"十三五"高等教育医药院校规划教材/多媒体融合创新教材

供护理、助产、相关医学技术类等专业使用

五官科护理学

WUGUANKE
HULIXUE

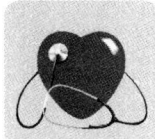
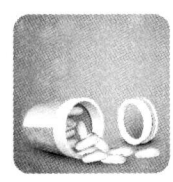

主编 ◎ 张洛灵　张秀梅

郑州大学出版社

郑　州

图书在版编目(CIP)数据

五官科护理学/张洛灵,张秀梅主编. —郑州:郑州大学出版社,2017.7(2019.7重印)

ISBN 978-7-5645-4063-0

Ⅰ.①五… Ⅱ.①张…②张… Ⅲ.①五官科学-护理学-高等学校-教材 Ⅳ.①R473.76

中国版本图书馆 CIP 数据核字(2017)第 053409 号

郑州大学出版社出版发行
郑州市大学路 40 号　　　　　　　　邮政编码:450052
出版人:张功员　　　　　　　　　　发行电话:0371-66966070
全国新华书店经销
郑州市诚丰印刷有限公司印制
开本:850 mm×1 168 mm　1/16
印张:31.5
字数:761 千字
版次:2017 年 7 月第 1 版　　　　　印次:2019 年 7 月第 2 次印刷

书号:ISBN 978-7-5645-4063-0　　　　定价:68.00 元

本书如有印装质量问题,由本社负责调换

作者名单

主　　编　张洛灵　张秀梅
副 主 编　王　昕　姜瑞中　孟晓红
　　　　　　赵新爽　王世晗　王亚琼
编　　委　（按姓氏笔画排序）
　　　　　　王　昕　郑州大学护理学院
　　　　　　王世晗　河南科技大学第一附属医院
　　　　　　王亚琼　河南科技大学第一附属医院
　　　　　　冯闪闪　河南科技大学第一附属医院
　　　　　　张秀梅　河南理工大学医学院
　　　　　　张洛灵　河南科技大学护理学院
　　　　　　陈英英　河南科技大学第一附属医院
　　　　　　孟晓红　南阳医学高等专科学校
　　　　　　赵新爽　河南科技大学护理学院
　　　　　　施丹丹　河南科技大学第一附属医院
　　　　　　姜瑞中　河南理工大学医学院
　　　　　　袁惠平　河南科技大学第一附属医院
　　　　　　窦嬗嬗　河南科技大学第一附属医院
编写秘书　赵新爽

"十三五"高等教育医药院校规划教材/多媒体融合创新教材

建设单位

（以单位名称首字拼音排序）

安徽医科大学	济宁医学院
安徽中医药大学	嘉应学院
蚌埠医学院	井冈山大学
承德医学院	九江学院
大理学院	南华大学
赣南医学院	平顶山学院
广东医科大学	山西医科大学
广州医科大学	陕西中医药大学
贵阳中医学院	邵阳学院
贵州医科大学	泰山医学院
桂林医学院	西安医学院
河南大学	新乡医学院
河南大学民生学院	新乡医学院三全学院
河南广播电视大学	徐州医科大学
河南科技大学	许昌学院医学院
河南理工大学	延安大学
河南中医药大学	延边大学
湖南医药学院	右江民族医学院
黄河科技学院	郑州大学
江汉大学	郑州工业应用技术学院
吉林医药学院	

前言

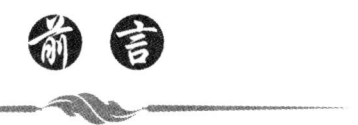

为了适应高等护理教育的新趋势及眼耳鼻咽喉口腔临床护理技术的迅猛发展,在全国高等医药教材建设研究会和全国高等学校护理学专业教材评审委员会的指导下,根据郑州大学出版社召开的主编会议精神,我们组织编写了本高等护理教育规划教材,供四年制护理本科专业学生使用。

本教材依据本科护理专业学生的培养目标与要求,紧密结合护士资格证考试,遵循"紧扣大纲,突出重点,注重整体,加强人文"的编写原则,同时注重教材的思想性、科学性、先进性、启发性及适用性,争取使之适应新时代的护理需求,符合国情需要,适合本科护理专业使用。

本教材为适用于本科层次的护理专业学生,在基本框架、基本内容上,遵循本科护理专业目标,强调基本理论、基本知识、基本技能,力求突出护理专业特色,体现护理程序。全书共28章,其中眼科护理部分14章,耳鼻咽喉护理部分7章,口腔颌面部护理部分7章。由于五官科的特殊性,每章都首先介绍了相应部位的解剖生理、各科护理概述,而后着重介绍了各科常见病、多发病的病因与发病机制、护理评估、治疗要点、护理诊断、护理措施及健康教育等。

本教材的特点:①全书的编写内容以护理程序为框架,统一体例,对每个疾病都包含完整的护理步骤,反映了护理学的系统性、完整性及五官科护理的专科性。②每章后的思考题,结合护士执业考试题型列出案例分析思考题等,通过思考练习巩固了所学知识,既检测了学习目标的完成情况,也增加了学生的学习兴趣,又启发学生进行临床思维。③教材内容紧密结合临床新技术与新知识,例如角膜接触镜佩戴者的护理、眼激光治疗病人的护理、泪液分泌试验操作、耳聋的预防与康复、手足口病等。④使用了大量插图,力求教材内容形象生动、易于理解。⑤强调以人为本的护理理念及人文素质的培养,以各种形式贯穿在教材中,例如病人的心理护理及病案思考题等。强化了健康教育和卫生宣传教育。

在本教材编写过程中,得到了相关院校的大力支持,在此表示诚挚的感谢。本教材广泛参考了国内外最新文献、高等医学院校有关教材及专著,引用了其中的一些内容和图表,在此表示歉意和感谢。

  本教材全体编者以高度负责的态度参与了编写工作。鉴于编写时间仓促,又限于内容篇幅,加之我们水平有限,教材内容肯定存在缺点和不足之处,恳请广大师生和各方读者不吝珠玉,多提宝贵意见,以便修订。

张洛灵 张秀梅

2016 年 9 月

内容提要

五官科护理学是护理专业的专业必修课,是研究五官科常见疾病的发生、发展规律,并运用护理程序的方法诊断和处理病人的健康问题,以促进和保持病人健康的一门临床护理学科。

本教材根据本科护理专业培养目标,从临床实际工作出发,介绍了眼耳鼻咽喉及口腔的解剖生理、护理概述、疾病的病因与发病机制、护理评估、护理诊断、护理目标、护理措施、健康教育及专科常用检查技术的护理配合。在各科疾病护理的有关章节中,重点介绍多发病、常见病、急重症的护理及在护理中与医生的协调,同时注重疾病与护理紧密结合,突出医学模式和护理学模式的转变。

本教材紧密结合临床新技术与新知识,通过病案的介绍分析,提高医护人员分析问题和解决问题的能力;突出以人为本的现代护理理念及人文素质的培养;使用了大量插图,力求教材内容形象生动、易于理解;强化了健康教育。

本书内容精练,实用性和可操作性强,可为护士生步入临床实习和工作打下坚实的基础。本书适合应用型本科护理专业及其相关医学专业使用。

目录

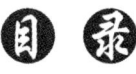

第一篇 眼科护理学

第一章 眼的应用解剖及生理 ········· 1
第一节 眼球的应用解剖及生理 ········· 1
一、眼球壁 ········· 1
二、眼球内容物 ········· 4
第二节 视 路 ········· 5
第三节 眼附属器的应用解剖及生理 ········· 6
一、眼睑 ········· 6
二、结膜 ········· 7
三、泪器 ········· 8
四、眼外肌 ········· 9
五、眼眶 ········· 9
第四节 眼的血液循环与神经支配 ········· 10
一、眼的血液循环 ········· 10
二、眼的神经支配 ········· 11

第二章 眼科患者护理概述 ········· 13
第一节 眼科患者的护理评估 ········· 13
一、健康史 ········· 13
二、身心状况评估 ········· 13
三、辅助检查 ········· 14
四、心理-社会状况 ········· 14
第二节 眼科常用检查及护理配合 ········· 15
一、眼部检查 ········· 15
二、视功能检查 ········· 18
三、眼部其他检查 ········· 21
第三节 眼科常用护理诊断 ········· 22
第四节 眼科常用护理技术操作 ········· 23
一、滴眼药水法 ········· 23

二、涂眼药膏法 ………………………………………………………… 23
　　三、结膜囊冲洗法 ……………………………………………………… 24
　　四、泪道冲洗法 ………………………………………………………… 24
　　五、球结膜下注射法 …………………………………………………… 25
　　六、球后注射法 ………………………………………………………… 26
　　七、球旁注射法 ………………………………………………………… 27
　　八、剪眼睫毛法 ………………………………………………………… 27
　　九、眼部加压包扎法 …………………………………………………… 28
　　十、结膜囊细菌培养法 ………………………………………………… 28
　　十一、睑腺炎切开排脓法 ……………………………………………… 29
　　十二、泪液分泌试验法 ………………………………………………… 29
　第五节　眼科患者手术前后护理常规 …………………………………… 30
　　一、眼部手术前护理常规 ……………………………………………… 30
　　二、眼部手术后护理常规 ……………………………………………… 31
　第六节　眼科护理管理 …………………………………………………… 31
　　一、眼科门诊护理管理 ………………………………………………… 31
　　二、眼科暗室护理管理 ………………………………………………… 31
　　三、眼科病房护理管理 ………………………………………………… 32

第三章　眼睑及泪器疾病患者的护理 ……………………………………… 34
　第一节　眼睑炎症患者的护理 …………………………………………… 34
　　一、睑腺炎 ……………………………………………………………… 34
　　二、睑板腺囊肿 ………………………………………………………… 36
　　三、睑缘炎 ……………………………………………………………… 38
　第二节　眼睑功能、位置和先天异常患者的护理 ……………………… 39
　　一、睑内翻和倒睫 ……………………………………………………… 40
　　二、睑外翻和眼睑闭合不全 …………………………………………… 41
　　三、上睑下垂 …………………………………………………………… 43
　第三节　泪液排出系统障碍患者的护理 ………………………………… 45
　　一、泪道阻塞或狭窄 …………………………………………………… 45
　　二、慢性泪囊炎 ………………………………………………………… 47
　　三、急性泪囊炎 ………………………………………………………… 48

第四章　结膜病患者的护理 ………………………………………………… 52
　第一节　结膜炎患者的护理 ……………………………………………… 52
　　一、急性细菌性结膜炎 ………………………………………………… 52
　　二、病毒性结膜炎 ……………………………………………………… 54
　　三、沙眼 ………………………………………………………………… 56
　　四、免疫性结膜炎 ……………………………………………………… 58
　第二节　翼状胬肉患者的护理 …………………………………………… 60
　第三节　干眼症患者的护理 ……………………………………………… 61

第五章　角膜和巩膜病患者的护理 ………………………………………… 66

第一节　角膜病患者的护理 ………………………………………………… 66
　　　　一、细菌性角膜炎 ……………………………………………………… 67
　　　　二、单纯疱疹性角膜炎 ………………………………………………… 69
　　　　三、真菌性角膜炎 ……………………………………………………… 72
　　　　四、角膜移植术 ………………………………………………………… 73
　　第二节　巩膜病患者的护理 ………………………………………………… 75

第六章　白内障患者的护理 …………………………………………………… 79
　　第一节　年龄相关性白内障患者的护理 …………………………………… 79
　　第二节　糖尿病白内障患者的护理 ………………………………………… 82
　　第三节　先天性白内障患者的护理 ………………………………………… 84

第七章　青光眼患者的护理 …………………………………………………… 88
　　第一节　青光眼概述 ………………………………………………………… 88
　　第二节　原发性急性闭角型青光眼患者的护理 …………………………… 89
　　第三节　原发性开角型青光眼患者的护理 ………………………………… 92
　　第四节　先天性青光眼患者的护理 ………………………………………… 94

第八章　葡萄膜与玻璃体疾病患者的护理 …………………………………… 97
　　第一节　葡萄膜疾病患者的护理 …………………………………………… 97
　　　　一、虹膜睫状体炎(前葡萄膜炎) ……………………………………… 97
　　　　二、脉络膜炎(后葡萄膜炎) …………………………………………… 99
　　第二节　玻璃体混浊患者的护理 ………………………………………… 100

第九章　视网膜与视神经疾病患者的护理 ………………………………… 104
　　第一节　视网膜疾病患者的护理 ………………………………………… 104
　　　　一、视网膜中央动脉阻塞 …………………………………………… 104
　　　　二、视网膜静脉阻塞 ………………………………………………… 106
　　　　三、糖尿病性视网膜病变 …………………………………………… 108
　　　　四、中心性浆液性脉络膜视网膜病变 ……………………………… 109
　　　　五、年龄相关性黄斑变性 …………………………………………… 111
　　　　六、视网膜脱离 ……………………………………………………… 113
　　第二节　视神经疾病患者的护理 ………………………………………… 114
　　　　一、视神经炎 ………………………………………………………… 114
　　　　二、视神经萎缩 ……………………………………………………… 116

第十章　屈光不正、斜视与弱视患者的护理 ……………………………… 120
　　第一节　屈光不正患者的护理 …………………………………………… 120
　　　　一、近视 ……………………………………………………………… 120
　　　　二、远视 ……………………………………………………………… 123
　　　　三、散光 ……………………………………………………………… 125
　　　　四、角膜接触镜佩戴 ………………………………………………… 126
　　第二节　斜视患者的护理 ………………………………………………… 128
　　　　一、共同性斜视 ……………………………………………………… 129

二、麻痹性斜视 ………………………………………………………………… 130
　第三节　弱视患者的护理 ……………………………………………………………… 132
第十一章　眼外伤患者的护理 ……………………………………………………………… 135
　第一节　眼钝挫伤患者的护理 ………………………………………………………… 135
　第二节　眼球穿通伤患者的护理 ……………………………………………………… 137
　第三节　眼异物伤患者的护理 ………………………………………………………… 139
　　　一、眼表异物伤 ………………………………………………………………… 139
　　　二、眼内异物伤 ………………………………………………………………… 141
　第四节　眼部化学伤患者的护理 ……………………………………………………… 143
　第五节　辐射性眼外伤患者的护理 …………………………………………………… 144
第十二章　眼部肿瘤患者的护理 …………………………………………………………… 147
　第一节　眼部良性肿瘤患者的护理 …………………………………………………… 147
　　　一、眼睑血管瘤 ………………………………………………………………… 147
　　　二、眼睑色素痣 ………………………………………………………………… 148
　第二节　眼睑恶性肿瘤患者的护理 …………………………………………………… 150
　第三节　脉络膜黑色素瘤患者的护理 ………………………………………………… 152
　第四节　视网膜母细胞瘤患者的护理 ………………………………………………… 154
　第五节　眼眶恶性肿瘤患者的护理 …………………………………………………… 156
　　　一、泪腺恶性肿瘤 ……………………………………………………………… 156
　　　二、眼眶横纹肌肉瘤 …………………………………………………………… 159
第十三章　眼科激光治疗患者的护理 ……………………………………………………… 162
第十四章　盲与低视力患者的康复与护理 ………………………………………………… 166

第二篇　耳鼻咽喉护理学

第十五章　耳鼻咽喉的应用解剖及生理 …………………………………………………… 170
　第一节　耳的应用解剖及生理 ………………………………………………………… 170
　　　一、耳的应用解剖 ……………………………………………………………… 170
　　　二、耳的生理 …………………………………………………………………… 177
　第二节　鼻的应用解剖及生理 ………………………………………………………… 179
　　　一、鼻的应用解剖 ……………………………………………………………… 179
　　　二、鼻的生理 …………………………………………………………………… 186
　第三节　咽的应用解剖及生理 ………………………………………………………… 186
　　　一、咽的应用解剖 ……………………………………………………………… 186
　　　二、咽的生理 …………………………………………………………………… 190
　第四节　喉的应用解剖及生理 ………………………………………………………… 191
　　　一、喉的应用解剖 ……………………………………………………………… 191
　　　二、喉的生理 …………………………………………………………………… 196
　第五节　气管、支气管及食管的应用解剖及生理 …………………………………… 197
　　　一、气管、支气管的应用解剖及生理 ………………………………………… 197

二、食管的应用解剖及生理 … 199

第十六章 耳鼻咽喉科患者护理概述 … 201
第一节 耳鼻咽喉科患者的护理评估 … 201
一、健康史 … 201
二、身心状况评估 … 201
三、辅助检查 … 204
四、心理-社会状况 … 204
第二节 耳鼻咽喉科常用检查及护理配合 … 205
一、检查者和患者的位置 … 205
二、专科检查 … 205
第三节 耳鼻咽喉科常用的护理诊断 … 220
第四节 耳鼻咽喉科常用护理技术操作 … 221
一、额镜的使用法 … 221
二、外耳道冲洗法 … 222
三、外耳道滴药法 … 223
四、鼓膜穿刺抽液法 … 224
五、耳部手术备皮法 … 225
六、耳部加压包扎法 … 225
七、滴鼻法 … 226
八、鼻腔冲洗法 … 226
九、上颌窦穿刺冲洗法 … 227
十、鼻窦置换疗法 … 228
第五节 耳鼻咽喉科手术患者的护理常规 … 229
一、耳科患者手术前后护理常规 … 229
二、鼻科患者手术前后护理常规 … 231
三、咽科患者手术前后护理常规 … 232
四、喉科患者手术前后护理常规 … 232
第六节 耳鼻咽喉科护理管理 … 233
一、耳鼻咽喉科护士的素质要求 … 233
二、耳鼻咽喉科门诊护理管理 … 234
三、耳鼻咽喉科病房护理管理 … 235

第十七章 耳科患者的护理 … 237
第一节 先天性耳前瘘管患者的护理 … 237
第二节 耳外伤患者的护理 … 238
一、耳郭外伤 … 238
二、鼓膜外伤 … 239
第三节 外耳疾病患者的护理 … 241
一、外耳道炎 … 241
二、耵聍栓塞 … 242
三、外耳道异物 … 244

　　　　四、耳郭假性囊肿 ………………………………………………… 245
　　第四节　中耳炎患者的护理 ………………………………………………… 247
　　　　一、分泌性中耳炎 ………………………………………………… 247
　　　　二、急性化脓性中耳炎 ………………………………………………… 250
　　　　三、慢性化脓性中耳炎 ………………………………………………… 252
　　第五节　内耳疾病患者的护理 ………………………………………………… 256
　　　　一、耳硬化症 ………………………………………………… 256
　　　　二、梅尼埃病 ………………………………………………… 259
　　第六节　耳聋患者的护理 ………………………………………………… 262
　　　　一、概述 ………………………………………………… 262
　　　　二、传导性耳聋 ………………………………………………… 263
　　　　三、感音神经性耳聋 ………………………………………………… 265
　　第七节　听神经瘤患者的护理 ………………………………………………… 267

第十八章　鼻科患者的护理 ………………………………………………… 272
　　第一节　鼻疖患者的护理 ………………………………………………… 272
　　第二节　鼻炎患者的护理 ………………………………………………… 274
　　　　一、概述 ………………………………………………… 274
　　　　二、急性鼻炎 ………………………………………………… 275
　　　　三、慢性鼻炎 ………………………………………………… 277
　　　　四、变应性鼻炎 ………………………………………………… 280
　　第三节　鼻窦炎患者的护理 ………………………………………………… 283
　　　　一、概述 ………………………………………………… 283
　　　　二、急性鼻窦炎 ………………………………………………… 283
　　　　三、慢性鼻窦炎 ………………………………………………… 286
　　第四节　鼻出血患者的护理 ………………………………………………… 288
　　第五节　鼻外伤患者的护理 ………………………………………………… 291
　　　　一、鼻腔异物 ………………………………………………… 291
　　　　二、鼻骨骨折 ………………………………………………… 293
　　　　三、脑脊液鼻漏 ………………………………………………… 294
　　第六节　鼻中隔偏曲患者的护理 ………………………………………………… 296
　　第七节　鼻息肉患者的护理 ………………………………………………… 298
　　第八节　鼻腔鼻窦肿瘤患者的护理 ………………………………………………… 300
　　　　一、良性肿瘤 ………………………………………………… 300
　　　　二、恶性肿瘤 ………………………………………………… 301

第十九章　咽科患者的护理 ………………………………………………… 306
　　第一节　咽炎患者的护理 ………………………………………………… 306
　　　　一、急性咽炎 ………………………………………………… 306
　　　　二、慢性咽炎 ………………………………………………… 308
　　第二节　扁桃体炎患者的护理 ………………………………………………… 309
　　　　一、急性扁桃体炎 ………………………………………………… 309

二、慢性扁桃体炎 ································· 312
　　三、扁桃体周围脓肿 ······························ 315
第三节　咽部肿瘤患者的护理 ························ 319
　　一、鼻咽纤维血管瘤 ······························ 319
　　二、鼻咽癌 ·· 321
第四节　阻塞性睡眠呼吸暂停低通气综合征患者的护理 ······ 324

第二十章　喉科患者的护理 ································· 330
第一节　喉部炎症患者的护理 ························ 330
　　一、急性会厌炎 ····································· 330
　　二、声带小结和声带息肉 ······················· 331
　　三、急性喉炎 ··· 334
第二节　喉阻塞患者的护理 ··························· 336
第三节　喉部肿瘤患者的护理 ························ 341
　　一、喉乳头状瘤 ····································· 341
　　二、喉癌 ·· 343

第二十一章　气管、支气管及食管异物患者的护理 ······ 351
第一节　气管、支气管异物患者的护理 ··········· 351
第二节　食管异物患者的护理 ························ 354

第三篇　口腔颌面部护理学

第二十二章　口腔颌面部的应用解剖及生理 ······ 358
第一节　口腔局部的应用解剖及生理 ·············· 358
　　一、口腔前庭 ··· 358
　　二、固有口腔 ··· 361
第二节　牙体及牙周组织的应用解剖 ·············· 362
　　一、牙齿 ·· 362
　　二、牙周组织 ··· 365
第三节　颌面部的应用解剖 ··························· 365
　　一、颌骨 ·· 365
　　二、肌肉 ·· 367
　　三、淋巴 ·· 369
　　四、血管 ·· 370
　　五、神经 ·· 371

第二十三章　口腔科患者护理概述 ···················· 375
第一节　口腔科患者的护理评估 ···················· 375
　　一、健康史 ·· 375
　　二、身体状况 ··· 376
　　三、辅助检查 ··· 378
　　四、社会-心理状况 ································· 379

第二节 口腔科常用检查及护理配合 ……………………………………………… 380
一、常用器械 …………………………………………………………………… 380
二、检查要求 …………………………………………………………………… 381
三、检查方法 …………………………………………………………………… 381
第三节 口腔科常用的护理诊断 ……………………………………………………… 385
第四节 口腔科常用护理技术操作 …………………………………………………… 386
一、含漱法 ……………………………………………………………………… 386
二、擦洗法 ……………………………………………………………………… 387
三、涂药法 ……………………………………………………………………… 388
四、牙周袋及冠周盲袋冲洗法 ………………………………………………… 389
第五节 口腔科患者手术前后护理常规 ……………………………………………… 389
一、手术前护理常规 …………………………………………………………… 390
二、手术后护理常规 …………………………………………………………… 390
第六节 口腔科诊疗的感染控制与常规工作程序 …………………………………… 391
一、感染源 ……………………………………………………………………… 391
二、感染途径 …………………………………………………………………… 391
三、控制和防护 ………………………………………………………………… 392
四、护理管理在口腔科感染控制中的作用 …………………………………… 393

第二十四章 口腔内科患者的护理 …………………………………………………… 396
第一节 牙体牙髓及根尖周疾病患者的护理 ………………………………………… 396
一、龋病 ………………………………………………………………………… 396
二、楔状缺损 …………………………………………………………………… 399
三、四环素牙 …………………………………………………………………… 401
四、牙本质过敏症 ……………………………………………………………… 402
五、牙髓病 ……………………………………………………………………… 403
六、根尖周病 …………………………………………………………………… 405
第二节 牙周病患者的护理 …………………………………………………………… 408
一、牙龈炎 ……………………………………………………………………… 409
二、牙周炎 ……………………………………………………………………… 412

第二十五章 口腔颌面外科患者的护理 ……………………………………………… 417
第一节 口腔颌面部感染患者的护理 ………………………………………………… 417
一、概述 ………………………………………………………………………… 417
二、面部疖痈 …………………………………………………………………… 418
三、颌面部间隙感染 …………………………………………………………… 420
四、下颌第三磨牙冠周炎 ……………………………………………………… 423
五、颌骨骨髓炎 ………………………………………………………………… 425
六、婴幼儿化脓性淋巴结炎 …………………………………………………… 427
第二节 口腔颌面部损伤的护理 ……………………………………………………… 429
一、概述 ………………………………………………………………………… 429
二、口腔颌面部软组织损伤 …………………………………………………… 433

　　　　　三、口腔颌面部骨折 ………………………………………………… 436
　　第三节　口腔颌面部肿瘤患者的护理 ……………………………………… 440
　　　　　一、舌癌 …………………………………………………………… 440
　　　　　二、牙龈癌 ………………………………………………………… 445
　　第四节　先天性唇裂与腭裂患者的护理 …………………………………… 448
　　　　　一、先天性唇裂 …………………………………………………… 448
　　　　　二、先天性腭裂 …………………………………………………… 452

第二十六章　口腔修复科患者的护理 ……………………………………… 459
　　第一节　口腔修复科常见病的特点 ………………………………………… 459
　　第二节　口腔修复科患者的护理 …………………………………………… 460

第二十七章　口腔正畸科患者的护理 ……………………………………… 465
　　第一节　口腔正畸科常见病的特点 ………………………………………… 465
　　第二节　口腔正畸科患者的护理 …………………………………………… 466

第二十八章　口腔疾病的预防与健康教育 ………………………………… 470
　　第一节　龋病的预防 ………………………………………………………… 470
　　　　　一、影响龋病流行的因素 ………………………………………… 470
　　　　　二、龋病的三级预防 ……………………………………………… 471
　　　　　三、龋病的预防方法 ……………………………………………… 471
　　第二节　牙周病的预防与健康教育 ………………………………………… 473
　　　　　一、牙周疾病的三级预防 ………………………………………… 473
　　　　　二、牙菌斑控制 …………………………………………………… 473
　　　　　三、刷牙术 ………………………………………………………… 473
　　第三节　口腔健康教育 ……………………………………………………… 476
　　　　　一、口腔健康教育的基本原则 …………………………………… 477
　　　　　二、重点人群口腔健康教育的内容 ……………………………… 477

参考文献 …………………………………………………………………………… 482

第一篇 眼科护理学

第一章 眼的应用解剖及生理

眼为视觉器官,由眼球、视路和眼附属器组成,是人体重要的感觉器官,约90%的外界信息是通过眼获得的。眼球接收外界信息并将其转为神经冲动,经视路传递到大脑枕叶视觉中枢,形成视觉。眼附属器有保护、运动眼球等辅助作用。

第一节 眼球的应用解剖及生理

眼球近似球形。成人的眼球前后径平均为 24 mm,垂直径 23 mm,水平径 23.5 mm。眼球位于眼眶前部,借筋膜、韧带与眶壁联系,周围有脂肪等组织填充,以减少眼球震动。眼球后部有视神经与颅内视路及其视觉中枢连接。正常眼球向前方平视时,眼球突出于外侧眶缘 12~14 mm,两眼突出度相差通常不超过 2 mm。由于眼球外侧部分暴露在眼眶外,易受外伤。眼球由眼球壁和眼内容物两部分组成(图1-1)。

一、眼球壁

眼球壁由外向内可分为3层,分别为纤维膜、葡萄膜和视网膜。

(一)纤维膜

纤维膜由坚韧致密的纤维组织构成。前部1/6为透明的角膜,后部5/6为瓷白色不透明的巩膜,两者移行区为角巩膜缘。纤维膜形成一个封闭的球腔,组织坚韧,有维持眼球形状和保护眼内组织的功能。

1. 角膜(cornea) 位于眼球前部中央,稍向前凸,略呈横椭圆形。角膜横径为 11.5~12.0 mm,垂直径为 10.5~11.0 mm。角膜曲率半径的前表面约为 7.8 mm,后

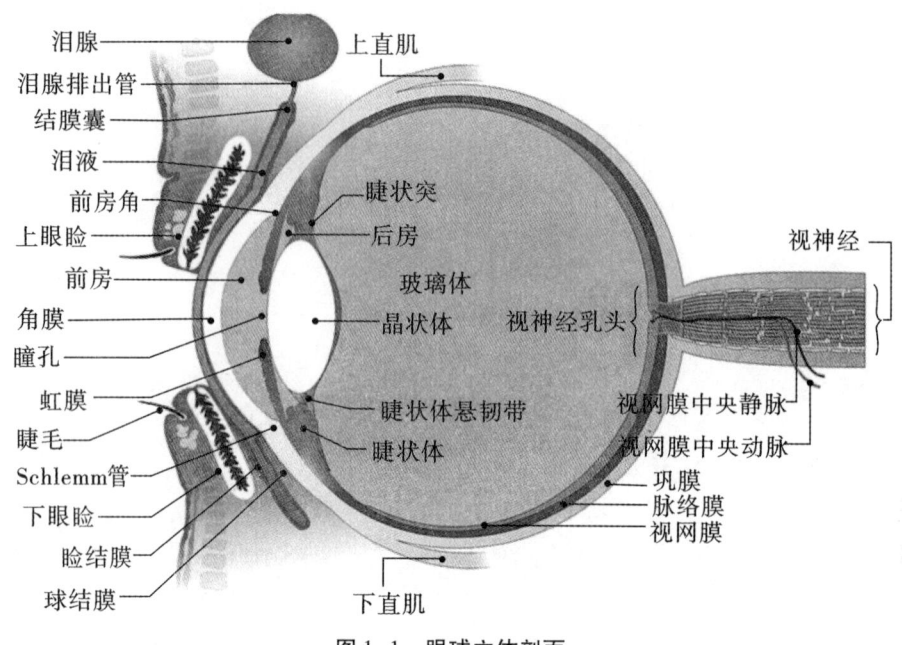

图1-1 眼球立体剖面

表面约为6.8 mm。角膜中央厚约0.5 mm,周边约1 mm。

组织学上角膜由前向后分为5层(图1-2)。①上皮细胞层:由5~6层鳞状上皮细胞组成,损伤后快速再生,且不留瘢痕,具有微生物屏障作用。②前弹力层:为一层均质无细胞成分的透明膜,损伤后不能再生。③基质层:主要由排列规则的胶原纤维束薄板组成,其间有角膜细胞和少数游走细胞,并有黏蛋白和糖蛋白填充;占角膜厚度的90%;损伤后不能再生,由瘢痕组织代替。④后弹力层:为较坚韧的透明均质膜,富有弹性,损伤后可再生。⑤内皮细胞层:由单层六角形扁平细胞构成,损伤后不能再生,缺损区主要依靠邻近的内皮细胞扩展和移行来覆盖。具有角膜-房水屏障作用。

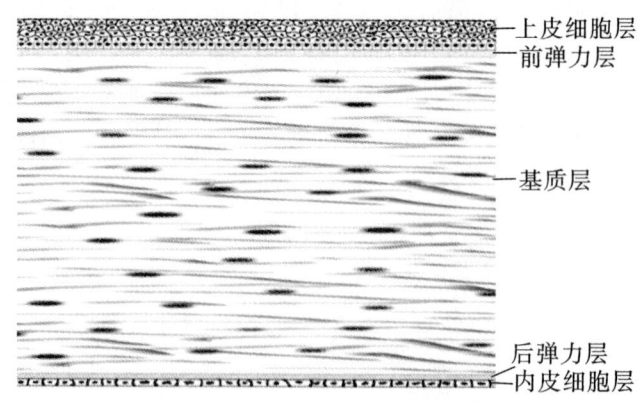

图1-2 角膜横切面组织学

角膜的生物学特性:①透明性。角膜无血管保证了角膜透明,同时因无血管使得角膜抵抗能力弱,病变时修复时间长。②敏感性。角膜感觉神经末梢丰富,感觉敏锐,具有良好的自身防御功能,病变时易引起角膜刺激症状。③屈光性。角膜屈光力约为+43D,约占整个眼屈光系统屈光力的70%,因此眼部屈光手术在角膜上完成。

2. 巩膜(sclera) 前接角膜。主要由致密而相互交错的胶原纤维和弹力纤维构成,质地坚韧,呈瓷白色。其外面为眼球筋膜包绕,里面紧贴睫状体和脉络膜。巩膜厚度各处不同:眼外肌附着处最薄,约0.3 mm;视神经周围最厚,约1 mm。在后部与视神经交接处巩膜分内外两层:外2/3移行于视神经鞘膜;内1/3呈网眼状,称巩膜筛板,视神经纤维束由此处穿出眼球,也是视网膜中央动、静脉也由此处通过。该处巩膜薄弱,当眼压长期升高时可形成特殊的凹陷,称"青光眼杯"。

巩膜表面被眼球筋膜包裹,前面又被球结膜覆盖,于角膜缘处角膜、巩膜和结膜、筋膜相互融合附着。

3. 角巩膜缘(limbus) 是角膜和巩膜的移行区,宽约1.5 mm,灰白色,半透明。其前界为角膜前弹力层止端,后界为巩膜突,是前房角及房水引流系统的所在部位。前房角内可见到小梁网和施莱姆(Schlemm)管,是房水排出的主要通道。角巩膜缘在临床上是施行内眼手术时的重要切口标志,组织学上是角膜缘干细胞所在之处。

4. 前房角(anterior chamber angle) 位于周边角膜与虹膜根部的连接处。在前房角内可见到如下结构:Schwalbe线、小梁网和Schlemm管、巩膜突、睫状带和虹膜根部。前房角是房水排出眼球的主要通道。

(二) 葡萄膜

葡萄膜(uvea)又称血管膜、色素膜,富含黑色素和血管。由前到后分为虹膜、睫状体和脉络膜。主要作用是遮光和营养。

1. 虹膜(iris) 位于角膜与晶状体之间,呈圆盘状的膜,将眼球前部腔隙隔成前房与后房。黄种人一般为棕褐色。虹膜悬在房水中,表面有辐射状凹凸不平的皱褶,称虹膜纹理和隐窝。虹膜的中央有一2.5~4.0 mm的圆孔,称为瞳孔(图1-3)。距瞳孔缘约1.5 mm的虹膜上有一环形齿轮状隆起,称为虹膜卷缩轮。

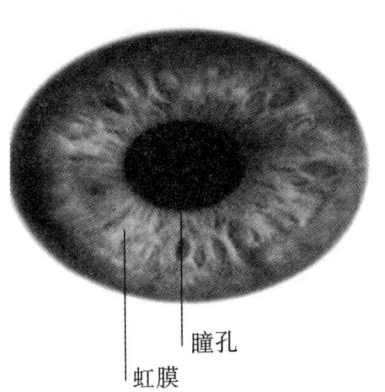

图1-3 虹膜与瞳孔

虹膜内有受副交感神经支配、呈环形的瞳孔括约肌,有缩瞳作用;受交感神经支配呈放射状的瞳孔开大肌,有散瞳作用。瞳孔随外界光线的强弱缩小和扩大,控制进入眼内的光量,以保证视网膜成像清晰。光照使瞳孔缩小,称为瞳孔对光反射。虹膜周边与睫状体连接处为虹膜根部,此部很薄,当眼球受挫伤时易从睫状体上离断。当晶状体脱位或手术摘除后,虹膜失去依托,在眼球转动时可发生虹膜震颤。

2. 睫状体(ciliary body) 为位于虹膜根部与脉络膜之间的环状组织,其矢状面略呈三角形。睫状体前1/3较肥厚,称睫状冠(pars plicata),内表面有睫状突(ciliary processes),可产生房水。后2/3薄而平坦,称睫状体扁平部(pars plana),是玻璃体手术的切口部位。扁平部与脉络膜连接处呈锯齿状,称锯齿缘(ora serrata)。

睫状体主要由睫状肌和睫状上皮细胞组成。睫状肌由外侧的纵行、中间的放射状和内侧的环行三组肌纤维构成。睫状体的环行睫状肌受副交感神经支配,其收缩和舒张可以松弛和拉紧晶状体悬韧带,改变晶状体的屈光度,进行眼的调节。睫状体内富含血管和三叉神经末梢,炎症时渗出和疼痛明显。

3. 脉络膜(choroid)　起自睫状体的锯齿缘,止于视盘周围,介于视网膜与巩膜之间。脉络膜有丰富的血管和色素细胞,具有营养眼内组织和遮光作用。

(三)视网膜

视网膜(retina)是一层薄而透明的膜,为神经组织,外与脉络膜紧贴,内与玻璃体相邻。外层为色素上皮层(retinal pigment epithelium, RPE),内层为神经层(neurosensory retina),二者之间有一潜在间隙,临床上视网膜脱离即由此处分离。视网膜后极部中央有一富含黄色素、无血管的凹陷区,称为黄斑(macula lutea),中央为黄斑中心凹(fovea centralis),是视觉最敏锐的部位。因色素多,检眼镜下颜色较暗,中心凹处可见反光点,称中心凹反射。黄斑鼻侧3 mm处有一直径约1.5 mm界限清楚的橙红色略呈竖椭圆形的圆形盘状结构,称视乳头(optic papillae),又称视盘(optic disc),是视神经纤维汇集成视神经穿出眼球的部位。视盘中央有小凹陷区,称视杯(optic cup)。视盘上有视网膜中央动脉和静脉通过,并分支走行在视网膜上,没有感光细胞且无视觉,在视野中形成生理盲点(图1-4)。

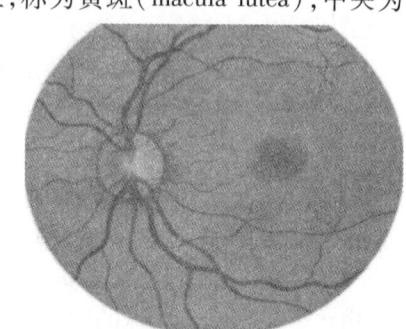

图1-4　正常眼底

视网膜神经感觉层由三级神经元构成,分别是光感受器、双极细胞及神经节细胞。光感受器有视锥细胞和视杆细胞两种。①视锥细胞:感受强光(明视觉)和色觉,主要集中在黄斑区。②视杆细胞:感受弱光(暗视觉),分布在视网膜周边部。在黄斑中心凹处只有视锥细胞。双极细胞和神经节细胞是视网膜上的第二、三级神经元,起传导作用。视觉神经冲动,依次经光感受器→双极细胞→神经节细胞形成的视神经纤维,沿视路传递到视觉中枢形成视觉。

视网膜血管为终末型血管,其结构与形态和心脑血管相似,故临床上通过眼底血管检查可以了解心脑血管状况。

二、眼球内容物

眼球内容物包括房水、晶状体和玻璃体三种透明物质,是光线进入眼内到达视网膜的通路,它们与角膜一并称为眼的屈光介质。

1. 房水(aqueous humor)　由睫状突上皮细胞产生的无色透明液体,充满前房与后房。前房(anterior chamber)指角膜后面与虹膜和瞳孔区晶状体前面之间的眼球内腔,容积约0.2 ml。前房中央部深2.5~3 mm,周边部渐浅。后房(posterior chamber)为虹膜后面、睫状体内侧、晶状体悬韧带前面和晶状体前侧面的环形间隙,容积约0.06 ml。含有少量的营养物质及无机盐。房水处于动态循环中,主要的循环途径:房水生成后先进入后房,经瞳孔进入前房,在前房角处经小梁网和Schlemm管进入血液循环(图1-5)。部分房水由虹膜表面隐窝吸收及葡萄膜巩膜途径排出。

房水具有营养与屈光作用,参与眼的代谢,维持眼内压。房水产生与排出保持相对平衡。当房水产生过多或排出障碍时,可使眼压增高,称为青光眼。

2. 晶状体(lens)　为富有弹性的透明的双凸透镜,位于瞳孔和虹膜后面、玻璃体前面,由晶状体悬韧带与睫状体的冠部联系固定。晶状体前曲率半径约 10 mm,后曲率半径约 6 mm,前后两面交界处称晶状体赤道部,两面的顶点分别称晶状体前极和后极。晶状体直径约 9 mm,厚度随年龄增长而缓慢

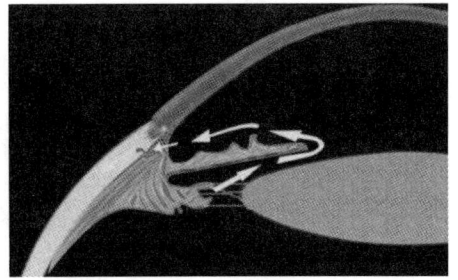

图1-5　房水循环

增加,中央厚度一般约为 4 mm。晶状体由晶状体囊和晶状体纤维组成。囊为一层具有弹性的均质基底膜。前囊和赤道部囊下有一层立方上皮,后囊下阙如。晶状体纤维为赤道部上皮细胞向前后极伸展、延长而成。一生中晶状体纤维不断生成并将原先的纤维挤向中心,逐渐硬化而形成晶状体核,晶状体核外较新的纤维称为晶状体皮质。晶状体的主要功能是参与眼的屈光与调节。随年龄增长晶状体核逐渐浓缩、增大,弹性逐渐减弱,调节功能减退,视近物困难,称老视。晶状体发生混浊形成白内障。

3. 玻璃体(vitreous body)　为无色透明的胶质体,充满于玻璃体腔内,占眼球内容积的4/5,约 4.5 ml。玻璃体的主要成分为水,约占 99%,其余为透明质酸、胶原纤维及微量蛋白质等。玻璃体前面有一凹面称玻璃体凹,以容纳晶状体,其他部分与视网膜和睫状体相贴,其间以视盘边缘、黄斑中心凹周围及玻璃体基底部(即锯齿缘前 2 mm 和后 4 mm 区域)粘连紧密。玻璃体中部有一光学密度较低的中央管,称 Cloquet 管,从晶状体后极至视盘前,为原始玻璃体的遗留物,在胚胎时曾通过玻璃体血管。玻璃体的主要作用是屈光及支撑视网膜。

第二节　视　路

视路(visual pathway)是指视觉信息从视网膜光感受器到大脑枕叶视觉中枢的神经传导径路。包括视神经、视交叉、视束、外侧膝状体、视放射及枕叶视觉中枢。视神经节细胞发出的纤维在视乳头处汇集成视神经,穿巩膜筛板出眼球,经视神经管进入颅腔。视神经全长平均约 40 mm。按其部位划分为眼内段、眶内段、管内段和颅内段四部分。视神经外由视神经鞘膜包裹,此鞘膜是三层脑膜的延续。鞘膜间隙与颅内同名间隙连通,有脑脊液填充。两侧视神经在蝶鞍交汇处形成视交叉,来自视网膜鼻侧的神经纤维交叉到对侧,来自视网膜颞侧的神经纤维不交叉。视交叉前上方为大脑前动脉及前交通动脉,两侧为颈内动脉,下方为脑垂体,后上方为第三脑室。这些部位的病变都可侵及视交叉而表现出特征性的视野损害。交叉的神经纤维与同侧的视网膜颞侧神经纤维合成视束,终止于外侧膝状体,在此交换神经元,形成视放射,终止于大脑枕叶视觉中枢。

视路中各段神经纤维的分布、走向和投射的部位不同。不同部位的病变,表现出不同的特征性视野损害,这有助于中枢神经系统病变的定位诊断(图1-6)。

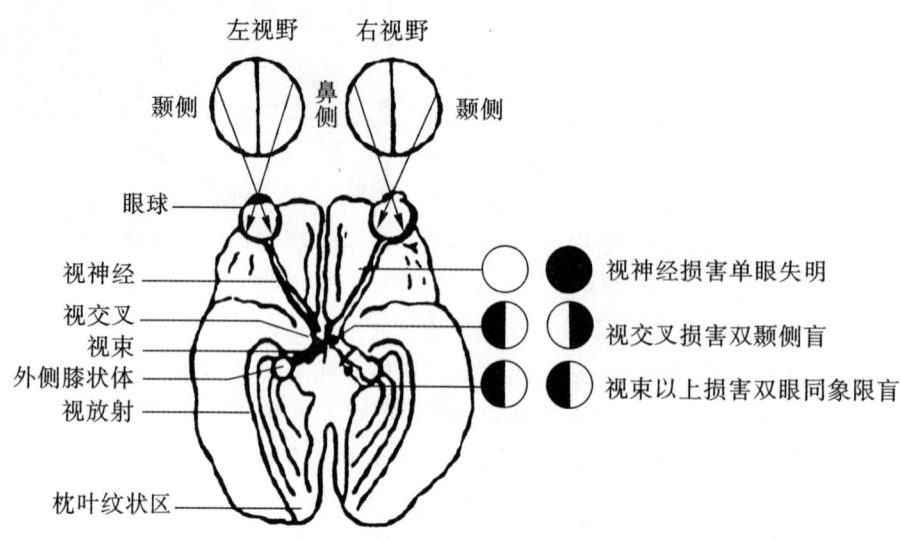

图 1-6 视路及其病变引起的视野缺损

第三节 眼附属器的应用解剖及生理

眼附属器包括眼睑、结膜、泪器、眼外肌和眼眶。

一、眼睑

眼睑(eye lids)位于眼眶前部,覆盖于眼球表面,分上睑和下睑,其游离缘称睑缘。上睑缘和下睑缘间的裂隙称睑裂,其内外连结处分别称内眦和外眦。正常平视时睑裂高度约 8 mm,上睑遮盖角膜上部 1～2 mm。内眦处有一小的肉样隆起称泪阜。睑缘有前唇和后唇。前唇钝圆,有 2～3 行排列整齐的睫毛,毛囊周围有皮脂腺(Zeis 腺)及变态汗腺(Moll 腺)开口于毛囊。后唇呈直角,与眼球表面紧密接触。两唇间有一条灰线乃皮肤与结膜的交界处。灰线与后唇之间有一排细孔,为睑板腺的开口。上下睑缘的内侧端各有一乳头状突起,其上有一小孔称泪点(图 1-7)。

眼睑从外向内分五层。

1. **皮肤层** 是人体最薄柔的皮肤之一,利于眼睑的开闭,易形成皱褶。
2. **皮下组织层** 为疏松结缔组织和少量脂肪。某些全身疾病或局部炎症时容易出现水肿,外伤时容易发生积气及瘀血。
3. **肌层** 包括眼轮匝肌、上睑提肌和 Müller 肌。眼轮匝肌肌纤维走行与睑裂平行呈环形,由面神经支配,司眼睑闭合。上睑提肌起自眶尖视神经孔周围的总腱环,沿眶上壁至眶缘呈扇形,分成前、中、后三部分:前部为薄宽的腱膜穿过眶隔,止于睑板前面,部分纤维穿过眼轮匝肌止于上睑皮肤下,形成重睑。此肌由动眼神经支配,收缩时提起上睑,开启睑裂。Müller 肌受交感神经支配,附着于睑板上缘(下睑 Müller 肌起于下直肌,附着于睑板下缘),在交感神经兴奋时开大睑裂。当面神经受损时,眼睑闭合不良；动眼神经麻痹时，出现上睑下垂。

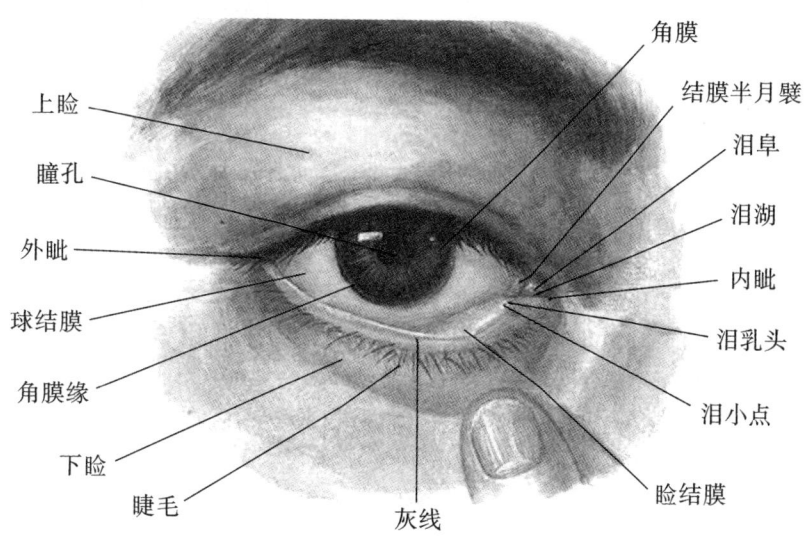

图1-7 眼睑外观

4. 睑板层 由致密结缔组织形成的半月状结构，两端借内、外眦韧带固定于眼眶内、外侧眶缘上。睑板内有若干与睑缘呈垂直方向排列的睑板腺（Meibomian腺），开口于睑缘，分泌类脂质，参与泪膜的构成并对眼表面起润滑作用。

5. 结膜层 紧贴睑板后面的透明黏膜，称为睑结膜。

眼睑生理功能是：①保护眼球，防止眼外伤；②眼睑瞬目运动可使泪液润湿眼球并保持角膜光泽。

二、结膜

结膜（conjunctiva）是一层覆盖于眼睑内面和眼球前部巩膜表面的薄而透明的黏膜组织，柔软光滑且富弹性。按解剖部位分为睑结膜、球结膜及穹窿结膜，这三部分结膜形成的囊状间隙称结膜囊（图1-8）。临床上结膜囊给药就是滴眼药水或涂眼膏。

1. 睑结膜（palpebral conjunctiva） 与睑板牢固黏附不能被推动，正常情况下可见小血管走行和透见部分睑板腺管。上睑结膜距睑缘后唇约2 mm处，有一与睑缘平行的浅沟，较易存留异物。

2. 球结膜（bulbar conjunctiva） 是最薄和最透明部分，可被推动。球结膜与巩膜间有眼球筋膜疏松相连，在角膜缘附近3 mm以内与球筋膜、巩膜融合。在泪阜的颞侧有一半月形球结膜皱褶称半月皱襞，相当于低等动物的第三眼睑。

3. 穹窿结膜（fornical conjunctiva） 此部结膜组织疏松，多皱褶，便于眼球活动。上方穹窿部有上睑提肌纤维附着，下方穹窿部有下直肌鞘纤维融入。

结膜组织内有副泪腺和杯状细胞，分泌泪液和黏液，主要作用是湿润和润滑眼球。近年的研究认为穹窿部结膜及睑缘部结膜可能是结膜干细胞所在之处。

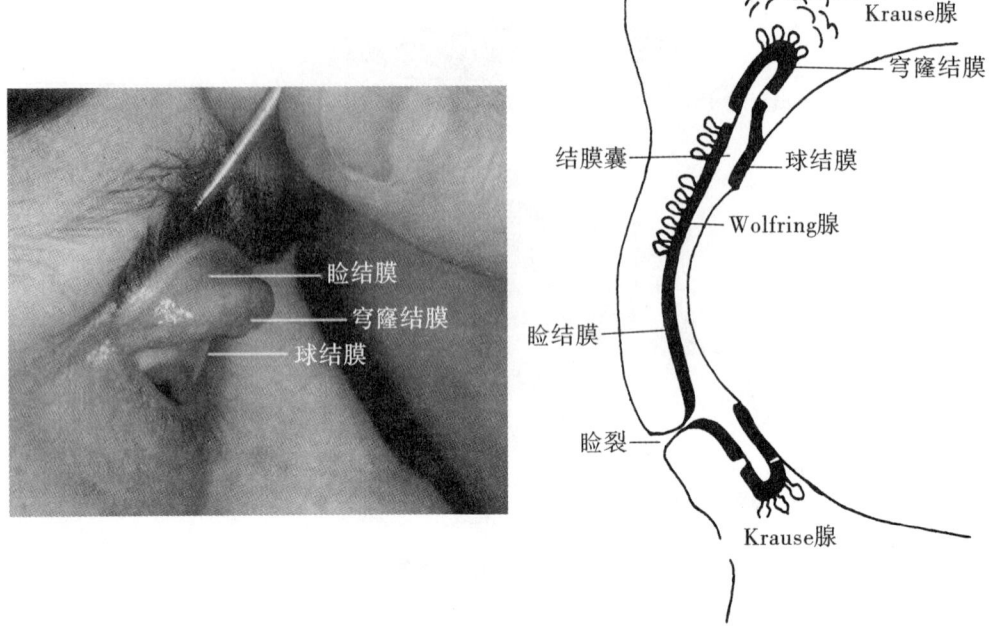

图1-8 结膜

三、泪器

泪器(lacrimal apparatus)包括泪腺和泪道两部分(图1-9)。

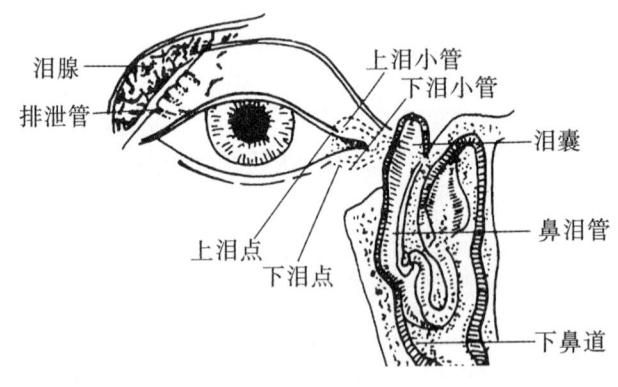

图1-9 泪器

1. 泪腺(lacrimal gland) 位于眼眶外上方的泪腺窝内,长约20 mm,宽12 mm,借结缔组织固定于眶骨膜上,上睑提肌外侧肌腱从中通过,将其分隔成较大的眶部泪腺和较小的睑部泪腺,正常时从眼睑不能触及。泪腺的排出管有10~12根,开口于外侧上穹窿结膜。泪腺是外分泌腺,主要分泌泪液。

2. 泪道(lacrimal passages) 是泪液的排出通道,包括上下泪点、上下泪小管、泪囊、鼻泪管。鼻泪管开口于下鼻道。①泪点:是泪液引流的起点,位于上、下睑缘后唇的乳头状突起上,是直径为0.2~0.3 mm的小孔,贴附于眼球表面。②泪小管:为连接泪点与泪囊的小管。从泪点开始先与睑缘垂直 1~2 mm,然后呈一直角转为水平位,长约 8 mm。到达泪囊前,上、下泪小管多先汇合成泪总管再进入泪囊中上部,亦有直接进入泪囊的。③泪囊:位于内眦韧带后面、泪骨的泪囊窝内。其上方为盲端,下方与鼻泪管相连接。④鼻泪管:位于骨性鼻泪管内,上接泪囊,向下后稍外走行,开口于下鼻道,全长约 18 mm。鼻泪管下端的开口处有一半月形瓣膜称 Hasner 瓣,有阀门作用。

3. 泪液　自泪腺分泌排入结膜囊后,经眼睑瞬目运动分布于眼球表面,并汇聚于内眦部的泪湖,靠泪点和泪小管的虹吸作用,进入泪囊、鼻泪管到鼻腔,经黏膜吸收。泪液为弱碱性透明液体,含有溶菌酶、蛋白质和无机盐,具有清洁、杀菌、营养和湿润眼球表面等作用。

四、眼外肌

眼外肌(extraocular muscle)是运动眼球的肌肉。每只眼有 6 条眼外肌,即 4 条直肌和 2 条斜肌(图 1-10)。眼外肌的功能与神经支配见表 1-1。双眼的眼外肌相互配合与协调,保持双眼正常的眼位与眼球的协调运动。当眼外肌或支配眼外肌的神经有病变时,可能出现眼位偏斜、复视等。

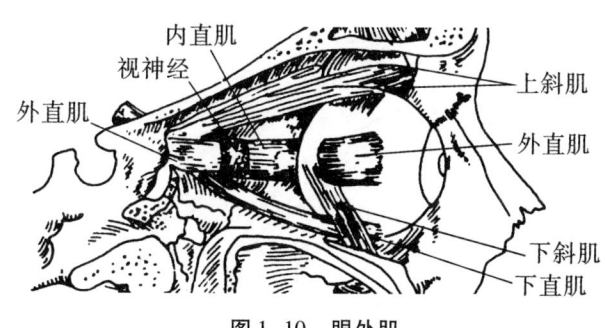

图 1-10　眼外肌

表 1-1　眼外肌的功能与神经支配

眼外肌	功能	神经支配
外直肌	外转	外展神经
内直肌	内转	动眼神经
上直肌	上转、内转、内旋	动眼神经
下直肌	下转、内转、外旋	动眼神经
上斜肌	内旋、下转、外转	滑车神经
下斜肌	外旋、上转、外转	动眼神经

五、眼眶

眼眶(orbit)为开口向前的四边锥形骨窝。由额骨、蝶骨、筛骨、腭骨、泪骨、上颌骨和颧骨 7 块骨构成。成人眶深为 40~50 mm,容积为 25~28 ml。眼眶有四个壁,即上壁、下壁、内侧壁和外侧壁。眼眶外侧壁较厚，其他三壁骨质较薄，较易受外力作用而发生骨折。另外，眶壁与额窦、筛窦、上颌窦毗邻，这些鼻窦病变时可累及眶内。眼眶后方有视神经孔、眶上裂、眶下裂等，是神经和血管的通道。

眼眶的生理功能：①为眼球提供可靠的骨性保护；②眶内在眼球、眼外肌、泪腺、血管、神经和筋膜等组织间有脂肪填充，这些软组织对眼球具有软垫样保护作用；③眶筋膜对眼球起支撑和固定作用。

第四节　眼的血液循环与神经支配

一、眼的血液循环

(一) 眼的动脉系统

眼球有视网膜中央血管系统和睫状血管系统(图1-11)。

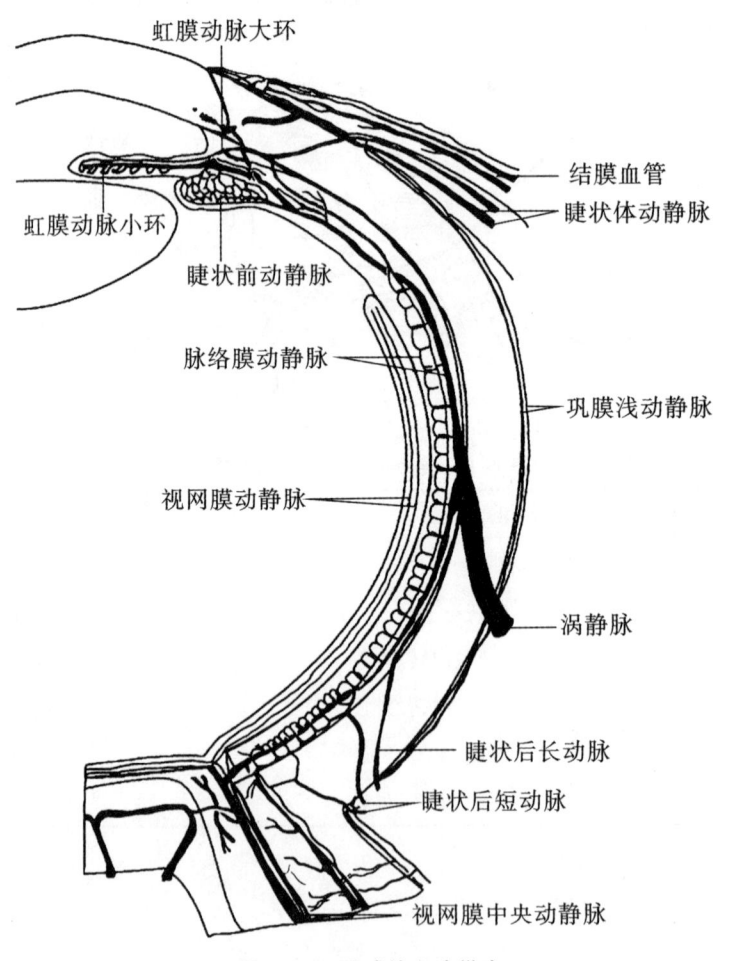

图1-11　眼球的血液供应

1. 视网膜中央动脉(central retinal artery,CRA) 为眼动脉眶内段的分支,在眼球后9~12 mm处从内下或下方进入视神经中央,再经视乳头穿出,分为颞上、颞下、鼻上、鼻下4支,走行于视网膜神经纤维层内,形成浅、深两层视网膜毛细血管网,逐渐分布达周边部。在视网膜黄斑区中央为一无血管区。CRA属于终末动脉,供给视网膜内5层。大约30%的眼还有源于睫状后短动脉的睫状视网膜动脉,也供应视网膜内层。

2. 睫状血管 按部位和走行分为睫状后短动脉、睫状后长动脉和睫状前动脉。

(1)睫状后短动脉:为眼动脉的一组分支,分鼻侧和颞侧两主干,在视神经周围穿入巩膜前分为约20支,进入脉络膜营养视网膜外5层。

(2)睫状后长动脉:由眼动脉分出2支,在视神经鼻侧和颞侧稍远处,斜穿巩膜进入脉络膜上腔,前行达睫状体后部,少数分支返回脉络膜前部,大多数分支到睫状体前、虹膜根部后面,与睫状前动脉的穿通支交通,组成动脉大环;大环再发出一些小支向前,在近瞳孔缘处形成虹膜小环,部分小支向内至睫状肌和睫状突构成睫状体的血管网。

(3)睫状前动脉:由眼动脉分支肌动脉而来。走行于表层巩膜与巩膜实质内,并分为巩膜上支、巩膜内支和穿通支。①巩膜上支,前行至角膜缘组成角膜缘血管网;②巩膜内支,穿入巩膜终止于Schlemm管周围;③穿通支,穿过巩膜到睫状体参与动脉大环的组成。

视神经乳头血供有其特点:视盘表面的神经纤维层系CRA的毛细血管供应,而筛板和筛板前的血供则来自睫状后短动脉的分支,即Zinn-Haller环,此环与CRA也有沟通。

(二)静脉系统

1. 视网膜中央静脉(central retinal vein,CRV) 与同名动脉伴行,经眼上静脉或直接回流到海绵窦。

2. 涡静脉(vortex vein) 位于眼球赤道部后方,为4~7条,汇集脉络膜及部分虹膜睫状体的血液,经眼上静脉、眼下静脉回流到海绵窦。

3. 睫状前静脉(anterior ciliary vein) 收集虹膜、睫状体的血液。上半部静脉血流入眼上静脉,下半部静脉血流入眼下静脉,大部分经眶上裂注入海绵窦,一部分经眶下裂注入面静脉及翼腭静脉丛,进入颈外静脉。

二、眼的神经支配

分布于眼的神经有6对脑神经,分别是第Ⅱ脑神经至第Ⅶ脑神经及来自颈交感的自主神经。眼球受睫状神经的支配。

1. 睫状神经节(ciliary ganglion) 位于视神经外侧,总腱环前10 mm处。节前纤维由3个根组成:①长根为感觉根,由鼻睫状神经发出;②短根为运动根,由第Ⅲ脑神经发出,含副交感神经纤维;③交感根,由颈内动脉丛发出,支配眼血管的舒缩。节后纤维即睫状短神经。眼内手术施行球后麻醉,即阻断此神经节。

2. 鼻睫状神经(nasociliary nerve) 为第Ⅴ脑神经眼支的分支,司眼部感觉,在眶内又分出睫状节长根、睫状长神经、筛后神经和滑车下神经等。①睫状长神经:在眼球后分2支分别在视神经两侧穿过巩膜进入眼内,有交感神经纤维加入,走行于脉络膜上腔,司膜感觉。其中交感神经纤维分布于睫状肌和瞳孔开大肌。②睫状短神经:为混合纤维,6~10支,在视神经周围及眼球后极部穿入巩膜,走行于脉络膜上腔,前行到睫状体,组成神经丛。由此发出分支,司虹膜睫状体、角膜和巩膜的感觉,其副交感纤维分布于瞳孔括约肌及睫状肌,交感神经纤维至眼球内血管,司血管舒缩。

(张秀梅)

 同步练习

一、名词解释
1. 黄斑
2. 生理盲点

二、填空题
1. 视觉器官包括_____、_____、_____。
2. 光感受器分为_____与_____,前者分布于眼球_____部,主要作用是_____。
3. 眼球内容物包括_____、_____、_____。

三、选择题
A型题
1. 黄斑中心凹的细胞构成是(　　)
   A. 只有锥细胞
   B. 大部分为锥细胞,含少量杆细胞
   C. 只有杆细胞
   D. 大部分为杆细胞,含少量锥细胞
   E. 锥细胞和杆细胞数量相等
2. 下列哪项不是角膜的特点(　　)
   A. 无血管,修复和抵抗能力弱
   B. 神经丰富,感觉敏锐
   C. 透明
   D. 调节进入眼内光线的量
   E. 屈光,像前凸后凹的透镜
3. 下列有关眼球内容物的叙述哪项是错误的(　　)
   A. 晶状体参与眼的调节
   B. 房水的主要功能是维持眼内压
   C. 玻璃体有支撑视网膜的作用
   D. 是屈光系统的重要组成部分
   E. 晶状体混浊以后称为白内障

B型题
   A. 外直肌
   B. 上斜肌
   C. 上直肌
   D. 下直肌
   E. 内直肌

4. 滑车神经支配的是(　　)
5. 外展神经支配的是(　　)

四、简答题
1. 简述眼球的解剖生理及各部分的功能。
2. 简述眼附属器的解剖及各部分的功能。
3. 简述视路各部分病变与视野的关系。

第二章 眼科患者护理概述

第一节 眼科患者的护理评估

眼科患者的护理评估是有计划地、系统地搜集资料的过程,并详细研判这些资料,以了解患者目前的健康状况,是确定护理问题和制订护理计划的依据,是整个护理程序的基础。在评估时,护士不但要了解患者的身体状况,还要关心患者的心理、社会、文化、经济等状况;不但要评估患者的眼部状况,还要了解全身状况,才能做出全面的评估。眼科患者的护理评估内容如下。

一、健康史

(1)了解患者此次患病经历、主要症状,如生活环境等,有无明显诱因,诊断和治疗过程,评估眼科疾病由何种因素引起。

(2)了解患者过去的健康状况,有无高血压、血液病、营养不良等相关性疾病,有无家族史、外伤史、手术史、过敏史等。女性患者还应了解月经史和生育史。

(3)如果患者就诊或住院时,有严重的视力障碍或眼部疼痛等不适,护士应缩短询问病史时间,只需采集最关键的问题,避免增加患者的不适和痛苦。

二、身心状况评估

(一)常见症状

1. 视功能障碍 有看远或看近不清楚,视物变形、变小、变色、夜盲、复视、视野缩小、眼前出现黑影等。当双眼视力均低于0.05、两侧管状视野或双眼包盖将造成患者生活能力低下,饮食、起居、洗漱、大小便、行走等发生困难时,均须给予护理照顾,以减轻患者心理负担和避免发生意外。视功能的变化既反映病情的变化,也反映护理效果,所以,还必须认真、准确地观察、测定视功能,特别是进行视力的监测。

2. 感觉异常 有眼痛、眼干、眼痒、畏光流泪、异物感等。眼痛是关于病情的重要信息,必须了解其疼痛的性质、部位,有无异物感和伴随有关情况。密切观察其变化,并及时分析,准确判断,正确处理。眼部胀痛伴同侧头痛,多见于青光眼。眼眶部疼痛可见于球后视神经炎症、屈光不正等。颞颅部疼痛也可见于三叉神经痛、血管性偏头痛、颅内压增高、青光眼和屈光不正等，注意鉴别。眼部异物感或刺痛可见于眼表异物、急性结膜炎、角膜炎、睑结膜结石等。患者较重的眼疼痛是需要解决的护理内容。病因治疗是解决疼痛的根本方法，必要时需药物止痛。良好的心理护理可以安定情绪，提高痛阈，缓解疼痛反应。

3.外观异常　包括眼红、眼部分泌物增多、眼睑肿胀和水肿、肿块、眼球突出，可见于各种炎症和过敏反应。瞳孔发白或发黄可见于先天性白内障、视网膜母细胞瘤等。上睑下垂、斜视可以是先天性异常，也可以为全身其他疾病的眼部表现。

(二)常见体征

1.眼部充血　可分为结膜充血、睫状充血和混合性充血三种类型。①结膜充血：以穹窿部为著，血管表浅，并可随结膜的推动而移动。结膜充血见于眼睑及其周围和结膜的炎症和外伤。②睫状充血：以角膜周围充血为著，血管模糊不清，色暗红，无移动性。睫状充血见于角膜、巩膜、虹膜睫状体的病变或外伤，亦见于急性闭角型青光眼的急性发作期。③混合性充血：上述两种类型的充血混合并存，其临床意义同睫状充血，但病情更为严重。

2.视力下降　一般指中心视力而言。借助视力表可检查患者的视力情况，正常视力一般在1.0以上。一过性视力下降一般24 h内可恢复，常见原因有体位性低血压、视网膜中央动脉痉挛等。视力突然下降，不伴有眼痛见于视网膜动脉或静脉阻塞、缺血性视神经病变、玻璃体积血、视网膜脱离等疾病；视力突然下降伴有眼痛见于急性闭角型青光眼、虹膜睫状体炎、角膜炎等；视力逐渐下降不伴有眼痛见于白内障、屈光不正、开角型青光眼等；视力下降而眼底正常见于球后视神经炎、弱视等疾病。

3.眼压升高　可通过指压或眼压计来测量确定，眼压升高常见于青光眼患者。

4.眼球突出　是指眼球突出度超出正常范围，可用眼球突出计测量。可由眶内肿瘤、鼻窦炎症或肿瘤、眶内血管异常、甲状腺功能亢进等因素引起。

5.其他　常见的体征还包括角膜上皮脱落、角膜混浊、前房变浅、瞳孔异常、晶状体混浊、玻璃体积血、视网膜脱离、杯/盘比异常等。

眼科护士应仔细评估者的异常症状和体征，以便得出正确的护理诊断。

三、辅助检查

视功能检查包括视力、对比敏感度、暗适应、色觉、立体视觉、视野和视觉电生理检查等。影像学检查包括眼超声检查、CT检查、磁共振检查和眼科计算机图像分析等。辅助检查可帮助护理人员进一步明确患者的疾病和阳性体征。

四、心理-社会状况

视觉的敏锐与否对工作、学习和生活有很大的影响，因此眼病患者的恐惧、焦虑、紧张等心理问题较明显，相同疾病的不同患者以及同一患者在疾病的不同发展阶段心理问题都会有所不同，因此护士应及时、准确评估患者的心理状态并给予相应的护理。

第二节 眼科常用检查及护理配合

一、眼部检查

眼部检查一般先右后左,先健眼后患眼,由外向内,有顺序而系统地检查,以免遗漏重要体征。可在自然光线下进行,也可在手电筒照明下进行,临床上更常用的是裂隙灯显微镜和检眼镜。

(一)眼附属器检查

1. 眼睑　观察眼睑有无红肿、淤血、肿块、瘢痕、色素沉着等,有无内翻或外翻,眼睑运动是否自如及双眼睑裂大小是否对称。睫毛生长是否整齐,有无脱落、乱生或倒睫。

2. 泪器　观察泪点位置是否正常;泪囊区有无红肿、瘘管,挤压时有无分泌物自泪点外溢;泪腺可否触之,有无肿块。

3. 结膜　检查上睑结膜及上穹窿部结膜时,应翻转上睑,嘱患者眼向下看,检查者以拇指和示指提起上睑中央部皮肤,轻拉眼睑稍离开眼球,然后示指指尖下压睑板上缘,拇指配合轻轻向上捻转皮肤,即可翻转上睑;用另一手拇指隔下睑向后挤压眼球,可暴露结膜上穹窿部。检查下睑及下穹窿部结膜,嘱患眼向上看,牵拉下睑即可。检查球结膜时,以拇指和示指分开上、下睑,嘱患者转动眼球,即可看到。应注意睑结膜颜色、光滑度及透明度,有无充血、乳头肥大、滤泡增生、瘢痕形成;球结膜有无充血、出血、疱疹、色素沉着及新生物。

4. 眼球位置及运动　注意两侧眼球是否对称,大小有无异常,是否突出或内陷。有无眼球震颤、斜视及向各方向转动是否障碍。

5. 眼眶　观察两侧眼眶是否对称,触诊有无肿块、触痛及缺损。

(二)眼球前段检查

1. 角膜　可用集光灯和放大镜检查角膜大小、透明度、弯曲度及光滑度。检查角膜上皮是否完整,可用无菌的1%～2%荧光素钠滴于下穹窿部,闭眼1～2 min后,用生理盐水冲洗结膜囊,上皮缺损区呈黄绿色着色。检查角膜知觉,可用消毒棉签上的细棉丝从受检眼外侧触及角膜,如不即时引起瞬目反射,表明角膜知觉减退,常见于疱疹病毒引起的角膜炎或三叉神经受损者。

2. 巩膜　注意有无黄染、局限性充血、结节、压痛及紫色隆起等。

3. 前房　应注意前房的深浅。正常时,角膜中央后面与瞳孔缘虹膜表面的距离为2.5～3.0 mm,周围逐渐变浅。正常房水清澈透明,应观察房水有无混浊,前房有无积脓或积血。

4. 虹膜　观察虹膜的颜色,表面纹理是否清楚,有无新生血管、色素脱落、萎缩、结节,有无与角膜及晶状体前囊粘连,有无根部断离,有无震颤。

5. 瞳孔　注意瞳孔位置是否居中,是否等大、等圆,边缘是否整齐。正常成人在白天弥散光线下瞳孔直径为2.5～4.0 mm,幼儿与老年人稍小。检查瞳孔的直接光反射

(光照一侧瞳孔引起缩小)、间接光反射(光照一侧瞳孔引起对侧瞳孔缩小)是否灵敏,集合反射(由远看近时,双眼球内聚)是否正常。

6. 晶状体 观察晶状体是否透明,有无混浊和脱位。

7. 裂隙灯显微镜检查法 裂隙灯显微镜(slit-lamp biomicroscope)为眼科最常用的检查工具之一,可放大 10~16 倍,协助眼病的诊断或治疗。①检查眼前节改变,如结膜、巩膜、角膜、前房、虹膜、晶状体和前部玻璃体;②附加前房角镜、前置镜、三面镜,可检查前房角、玻璃体和眼底;③是进行眼内激光治疗的重要辅助设备。

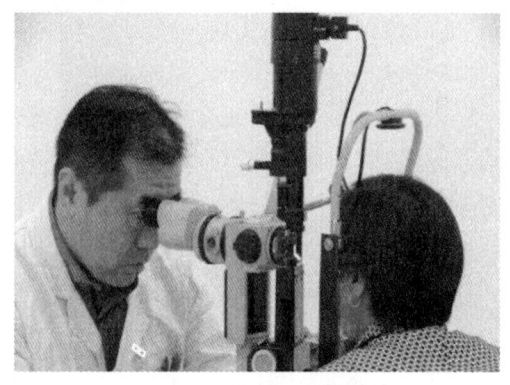

图 2-1 裂隙灯显微镜检查

操作时,调整好裂隙灯显微镜高度,使患者头部舒适地固定于颌架上,眼部正好位于观察平面(图 2-1)。打开光源,检查者左手撑开患者眼睑进行检查,常用的是直接照明法,即将灯光焦点与显微镜焦点联合对在一起,将光线投射在结膜、巩膜、角膜或虹膜上,可细微地观察该部位的病变。根据观察的需要可调节裂隙的宽度、光线强度和投射角度,一般光源投射角度与眼球呈 30°~60°,光线越窄,切面越细,组织层面越分明。根据检查需要还有弥散光线照明法、后部照明法、间接照明法等。

裂隙灯显微镜检查要求在暗室内进行,避免长时间用强光照射患眼引起患者不适。检查好后应随时关闭电源开关,避免长时间持续使用导致裂隙灯灯泡过热烧坏。注意保持仪器清洁,定期清洁和消毒。下巴托垫尽量使用一次性的,防止交叉感染。

(三) 眼后段检查

对玻璃体、视网膜、脉络膜和视神经盘进行检查,常用检查设备有直接检眼镜和间接检眼镜。观察玻璃体有无出血、混浊,视网膜、脉络膜有无出血、水肿、脱离等,视神经盘有无水肿、萎缩等。

眼底检查需在暗室内进行,可散瞳或不散瞳。使用间接或直接检眼镜,前者为双目立镜,可放大 4 倍,所见眼底为倒像;后者放大 16 倍,为正像,使用方便,是眼科临床普遍采用的检查方法(图 2-2)。

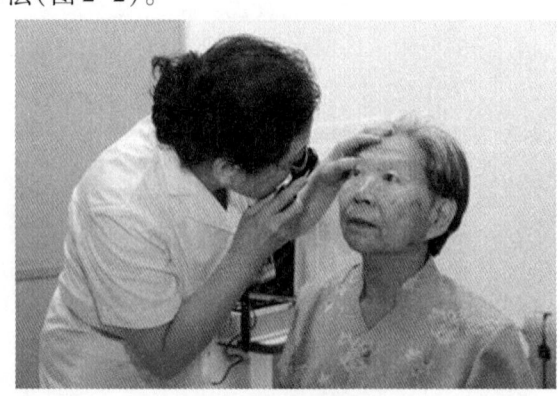

图 2-2 眼底检查

用直接检眼镜检查右眼时,检查者站在受检者右侧,右手持检眼镜,用右眼观察,检查左眼时相反。检查者示指放在检眼镜转盘上,调节镜片转盘屈光度直至看清眼底为止。一般检查眼底前,应将转盘拨到+8～+10D处,距被检眼10～20 cm处,做侧照检查眼的屈光间质,特别是玻璃体有无混浊。侧照完毕后,将转盘拨到"0"处,同时将检眼镜移近被检眼2～3 cm处检查眼底。检查时仔细观察视乳头、黄斑部、视网膜中央动静脉及视网膜是否正常,有无水肿、混浊、出血、渗出及脱离等。

眼底检查不仅可以检查、诊断眼内各部组织,而且可以检查心血管、内分泌、中枢神经系统等全身性疾病致使眼底发生的病变。因此,它是一种重要的检查手段。

(四)眼压检查

眼压是指眼球内容物对眼球壁产生的压力。正常而稳定的眼压对维持眼球外形和视功能起很重要的作用。我国正常眼压的范围是11～21 mmHg(1.47～2.79 kPa)。检查方法有指测法和眼压计测量法。

1. 指测法　检查时嘱被检者双眼向下注视,检查者用双手示指指尖放于上睑皮肤面,交替轻压眼球,感觉眼球的硬度来估计眼压的高低(图2-3)。记录:正常者记录为Tn,眼压偏高、很高、极高分别记录为T+1、T+2、T+3,眼压偏低、很低、极低则分别记录为T-1、T-2、T-3。此法简单,但结果不很精确,必要时应用眼压计测量。

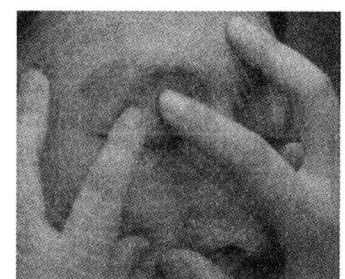

图2-3　指测眼压法

2. 眼压计测量法　有压陷式、非接触式、压平式三种类型。

(1) Schiötz眼压计测量法:Schiötz眼压计是目前最常用的一种压陷式眼压计。检查前应将眼压计放于试盘上校验,指针应灵活指向刻度"0"处。常用酒精灯加热眼压计底板消毒,放凉后使用,或者用75%乙醇消毒底板待干后使用。受检者仰卧,滴表面麻醉剂,表面麻醉成功后嘱受检者双眼凝视正上方或注视自己的手指,检查者用左手拇指、示指分开受检者上、下眼睑固定于上、下眶缘,勿压迫眼球,右手持眼压计,垂直向下使底盘放于角膜中央,迅速读出指针所指刻度(图2-4)。测量完毕滴抗生素眼药水,并告知患者不要揉眼,以防止角膜上皮脱离。结合所用砝码重量,查换算表即可得出眼压数值,即砝码重量/指针读数=眼压。如指针读数小于3,应更换砝码(7.5 g、10.0 g、15.0 g)重复测量,以便对比。

(2)非接触式眼压计测量法:是一种不直接接触眼球的测量方法,利用可控的空气脉冲,使角膜压平到一定的面积,通过监测系统感受角膜表面反射的光线,并记录角膜压平到某种程度的时间,将其换算为眼压值。避免了直接接触角膜可能导致的交叉感染及可能对角膜造成的损伤,且操作简便、快捷。患者取坐位,头置于头架上,前额紧靠头架。嘱患者睁大睑裂注视仪器内的红色指示点。检查者调整仪器操纵杆,聚焦清晰后按动操纵杆的气体触发器,显示屏上即出现眼压读数。连续测量3次,取平均值,即为眼压测量值。对于自动非接触式眼压计,只需对焦好即能自动进行眼压测量,最新的仪器还可自动对焦测量(图2-5)。

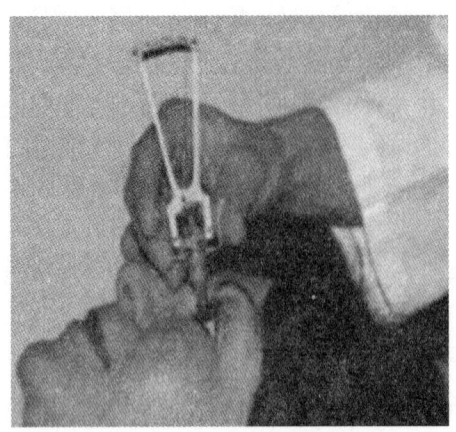 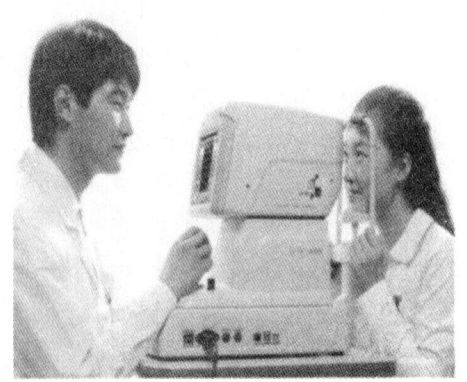

图2-4 Schiötz眼压计　　　　　　图2-5 非接触式眼压计

(3)压平式眼压计测量法：常用Goldmann压平眼压计，须安装在裂隙灯显微镜上测量，患者取坐位。根据压平角膜一定面积所需的压力来测算眼压，在测量时仅使角膜压平而不下陷，所以不受眼球壁硬度的影响，准确性较Schiötz眼压计和非接触式眼压计高。患者取坐位，下巴放在裂隙灯显微镜颌托上，点1%丁卡因溶液表面麻醉后，结膜囊内放入荧光素纸片或滴入少许荧光素钠滴眼液，通过裂隙灯显微镜上钴蓝色滤光片观察，在眼压计测压头刚好接触角膜正中部位，两个半环内缘正好发生接触时，记录下此时的读数，乘以10即为眼内压的毫米汞柱值。

3.眼压描记检查　眼压描记仪器包括两部分：一个电子Schiötz眼压计和一个自动描记装置。检查时将电子眼压计持续置于角膜上4 min，由于眼压计的重量迫使房水排出，眼压下降。按照检查开始和终了眼压描绘图线，或按公式可计算出房水流畅系数(C)。C值的正常范围为0.19～0.65，在0.13以下者则为病理状态。

4.测量眼压注意事项　测量之前要向患者说明测量目的，测量中的注意事项，以消除患者的紧张情绪和取得患者的配合。

二、视功能检查

(一)视力检查

中心视力检查即视敏度检查，简称视力检查，主要检查视网膜黄斑中心凹对物体相邻两点的分辨能力。分远视力及近视力检查。

1.远视力检查　目前，我国临床上使用的远视力表有国际标准远视力表和对数远视力表。检查距离5.0 m，若置反光镜，视力表距镜面2.5 m，受检者面对视力表，受检眼与1.0行同高，照明充足均匀。一般按先右后左分别查两眼，从上而下依次辨认视标至看清最小视标为止。看清1.0～1.5行，为正常视力；若看不清1.0行，则以看清最小视标行的小数记录；如看清0.6行，则记录其视力为0.6，以此类推。如视力低于0.1，令其向视力表前移至看清0.1为止，其视力为"受检者与视力表间距(m)/5×0.1"，如在3.0 m处看清0.1视标，视力记录为0.06(3.0/5.0×0.1＝0.06)。对视力低于0.02者，令受检者背光而坐，从1.0 m处辨认指数，向前移动直至看清为止，如在40 cm能数出，则记录其视力为"数指/40 cm"。对在眼前不能辨认手指者，可改为辨认手动,如在眼前 20 cm 处辨认出手动时,则记录为"手动/20 cm"。若受检眼不能辨认手动,可于暗室内检查能否感知手电亮光,光定位检查通常检测 9 个方位,用"+"和"-"表示光定位的阳性和阴性。如各方位光感均消失,则记录为无光感(图 2-6)。

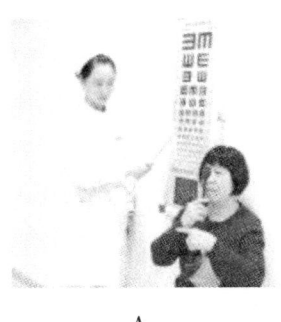 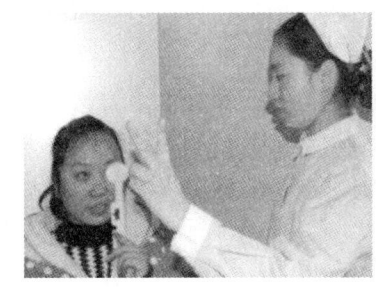 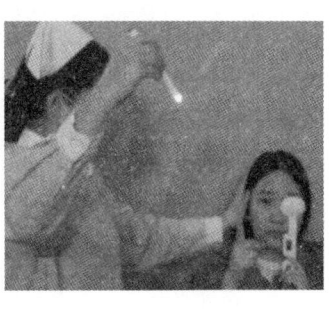

A　　　　　　　　　　B　　　　　　　　　　C

图 2-6　远视力检查法

A.远视力检查　B.指数检查　C.光定位检查

2.近视力检查　用标准近视力表,放在眼前 30 cm 处,在充足光线照明下检查,应避免反光,从上向下逐行辨认。正常近视力为 1.0/30 cm。若视力不良,可移近或移远距离,至最清楚时记录之,例如 1.0/20 cm、1.0/40 cm 等(图 2-7)。

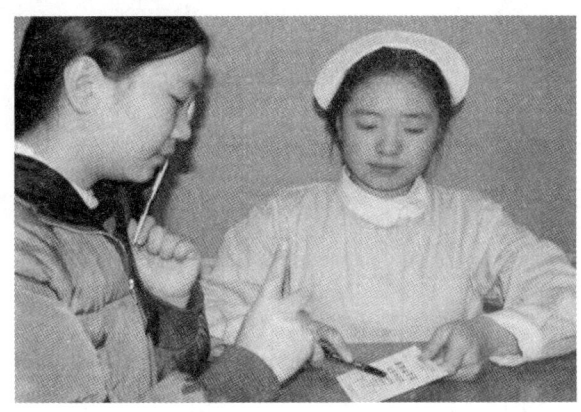

图 2-7　近视力检查

3.检查注意事项　视力检查时遮眼罩勿压迫眼球;对患者,尤其是儿童及老年患者,应耐心说明检查项目、方法,取得最佳的配合;对有屈光不正者,先查裸眼视力,再查矫正视力;检查完毕,做好记录,右眼用 OD 或 R 表示,左眼用 OS 或者 L 表示,双眼用 OU 或 BE 表示,例如视力 OD 0.5/1.0 表示右眼的远视力 0.5,近视力 1.0。

(二)视野检查

周边视力即视野检查,主要测定黄斑中心凹以外的视力,是当眼球固视正前方时所能看见的空间范围。其检查对眼底病与视路病、青光眼的诊断有重要的参考价值。包括周边视野及中心视野检查。

1.对比法检查　以检查者正常的视野与受检者视野进行比较,大致判定受检者的视野是否正常。方法:受检者与检查者相距 0.5 m 对视而坐,若查右眼,受检者右眼与检查者左眼相对视,遮盖另一只眼,检查左眼时相反。检查者以示指作视标,在两人中间从各方位向中央移动,如受检者在各个方向上与检查者同时看到视标,则视野大致正常。

2. 弧形视野计检查　是检查周边视野的仪器。受检眼注视视野中心的固视点,先查右眼,另一只眼遮盖,检查者将视标沿弧弓的内侧面,由周边向中央缓慢移动,直到受检眼看见视标时,将弧弓上的度数标在图上,最后将正上、下方,鼻、颞侧,鼻上、下及颞上、下八个径线所在图上记录的点连接起来,即为受检眼的周边视野范围。正常视野的大小,白色视野约为上方55°,鼻侧60°,下方70°,颞侧90°(图2-8)。

3. 平面视野计检查　是检查中心(30°以内)视野的动态视野计。受检者坐在无反光黑色绒布屏前,相距1.0 m,受检眼注视中心注视点,与其同高,另一只眼遮盖。先查生理盲点,然后检查者将视标(直径3 mm)按正上、正下,鼻侧、颞侧,鼻上、鼻下,颞上、颞下八个径线方向,从周边向中央缓慢移动,将检查结果描绘在图上(图2-9)。此法可测定有无暗点及视野缺损。另外可以用阿姆斯勒(Amsler)方格表检查10°范围以内的中心视野,对黄斑病变简单而有价值(图2-10)。

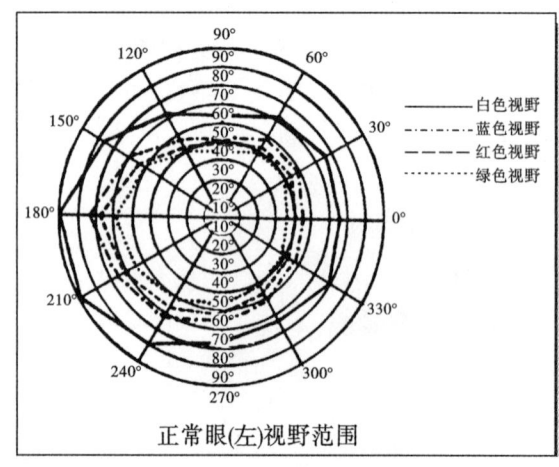

图2-8　正常视野　　　　图2-9　平面视野图

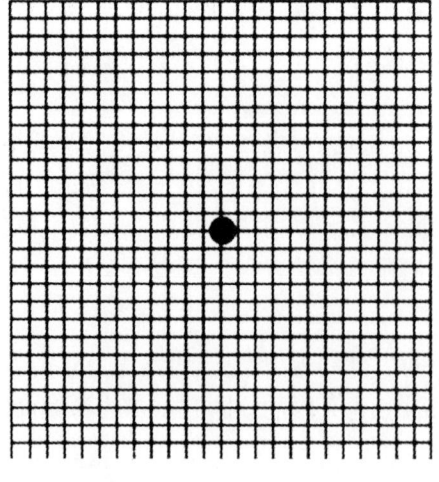

A.正常

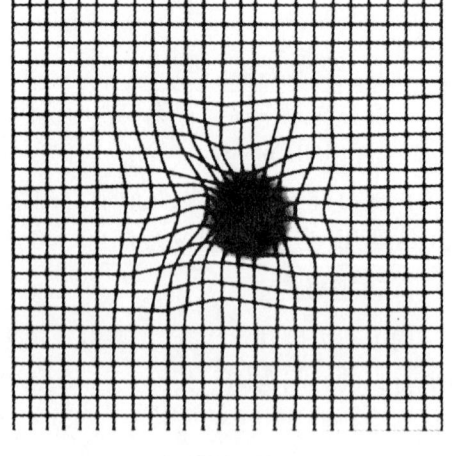

B.黄斑病变

图2-10　Amsler方格表

4. 自动视野计检查　为目前最新型的由电脑控制的静态定量视野计,能按程序在视野的各个点进行由弱到强的光刺激,由电脑分析后打印出报告。该设备有检查青光眼、黄斑部疾病、神经系统疾病的特殊程序。

(三) 色觉检查

色觉检查主要检测黄斑区锥细胞的辨色能力。检查应在良好的自然光线下,常用色盲检查图(假同色图),距离 0.5 m,双眼同时看图,对每图的辨认时间约为 5 s。识图正确、反应灵敏为色觉正常;如辨图困难,读错或不能读,则对照色盲检查说明书,判定为色盲或色弱。亦可采用 Nagel 色觉镜检查。该镜是利用红光与绿光适当混合成黄光的原理设计的一种光谱仪器,检查时记录红、绿光配所需的量(数字)以判断红、绿色觉异常。色觉障碍分为先天性和获得性。正常人为三色视,色弱者为异常三色视,红、绿、蓝单种色盲者为二色视,全色盲为一色视(图 2-11)。

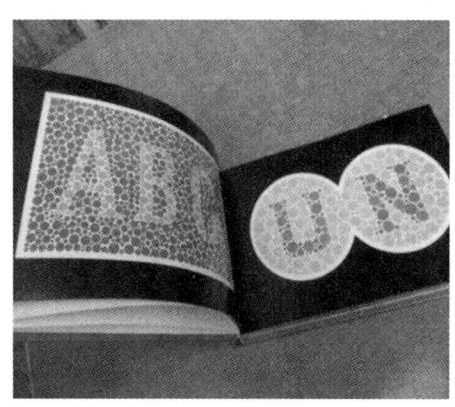

图 2-11　色觉检查

(四) 暗适应

人从明处一下进入暗处时,起初一无所见,随后渐渐能看清暗处的物体,眼的这种对光敏感度逐渐增加,对暗处发生适应的过程称为暗适应。暗适应检查可用于诊断各种可引起夜盲的疾病,如维生素 A 缺乏症等。最简单的检查方法是采用对比法,即暗适应正常的检查者和被检者同时进入暗室,比较两人能辨认周围物体的时间,如被检者适应的时间明显延长,则表示其暗适应能力差。

三、眼部其他检查

(一) 视觉电生理检查

视觉电生理检查是应用视觉电生理仪测定视网膜被光照射或图像刺激时产生的生物电活动来了解视网膜、视神经及视路功能,包括视网膜电图、眼电图和视觉诱发电位。视网膜电图为视网膜综合电位变化,常用于视网膜色素变性等的辅助诊断。眼电图主要代表视网膜色素上皮细胞的综合功能。视觉诱发电位主要用于检查神经节细胞以上至大脑皮质视中枢功能。可用于白内障、角膜病、玻璃体积血等屈光间质混浊患者的术前检查,以判断术后视力预后。

(二) 眼底血管造影检查

眼底血管造影是将造影剂从肘静脉注入,利用特定滤光片和眼底照相机,拍摄其随血液在眼底血管内流动及灌注的过程。其分为荧光素血管造影(fundus fluorescein angiography,FFA)及吲哚青绿血管造影(indocyanine green angiography,ICGA)两种。荧光素血管造影以荧光素钠为造影剂,主要反映视网膜血管的情况;吲哚青绿血管造影以吲哚青绿为造影剂,反映脉络膜血管的情况。患者充分散瞳后,将造影剂从肘静脉快速注入，注射后 5~8 s 开始拍摄，根据疾病的不同确定拍摄的时间。造影之前向患者解释检查的基本过程和注意事项，取得理解和配合。应详细询问全身病史，包括高血压史、心脏病史、过敏史及肝肾疾病史。对于有严重全身疾病者慎行检查。少数患者注射荧光素后会出现恶心、呕吐、荨麻疹等过敏反应，告诉患者不要紧张，稍做休息，常可恢复。必要时也可给予抗过敏药物。操作室应备氧气、抢救车等基本的抢救物品，以备发生严重过敏反应时进行抢救使用。

(三)眼部超声波检查

用于眼球生物测量，了解眼内及眶内病变性质，协助眼部疾病的诊断和治疗。包括：眼球生物测量（角膜厚度、眼轴长度等）；检查玻璃体视网膜病变的部位、程度和性质；屈光介质混浊时探查和定位眼内异物；眼内肿瘤的诊断；眼眶病变的诊断；眼和眶部血流动力学检测；超声引导肿瘤穿刺活检等。检查方法包括 A 型超声、B 型超声（图 2-12）和彩色多普勒成像。

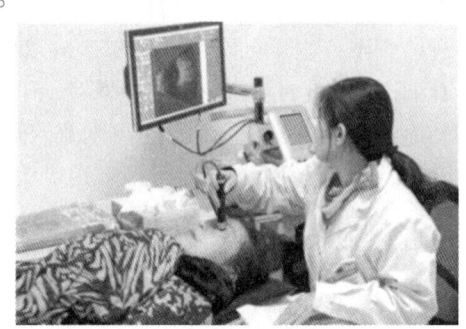

图 2-12　眼部 B 型超声检查

(四)光学相干断层成像术

光学相干断层成像术（optical coherence tomography，OCT）为一种新的光学诊断技术，采用波长 850 nm 的激光进行视描，主要用于黄斑水肿、裂孔的测量及青光眼视网膜神经纤维层的测量。

(五)超声生物显微镜检查

超声生物显微镜（ultrasoundbiomicroscopy，UBM）检查是利用超高频（40~100 MHz）超声技术，观察眼前节断面图像的一种影像学检查。其穿透力差，仅用于眼前段的疾病诊断，常用于闭角型青光眼、睫状环阻滞型青光眼、眼前段肿瘤及外伤的诊断。

(六)眼部屈光检查

眼部屈光检查主要是检查眼部的屈光状态，作为诊断、治疗或者配镜的依据。常用的有主观检查和客观检查。例如插片法、检影验光法、电脑验光法（图 2-13）。

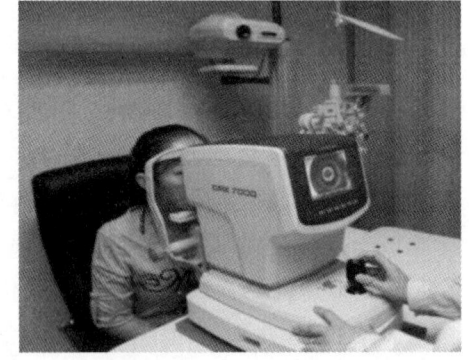

图 2-13　眼部屈光检查

第三节　眼科常用护理诊断

护理诊断是关于个人、家庭或社区对现存的或潜在的健康问题或生命过程所产生反应的一种临床判断。护理诊断提供了选择护理干预的基础，以达到护士职责范围的预期结果。眼科患者常见的护理诊断如下。

1. 感知紊乱　视力障碍与眼部病变有关。
2. 急性疼痛　与眼压升高、急性炎症反应、手术反应或缝线刺激等因素有关。
3. 慢性疼痛　与眼压升高、炎症反应或屈光不正等因素有关。
4. 有受伤的危险　与视功能障碍有关。
5. 知识缺乏　缺乏眼病的相关知识。
6. 自理缺陷　与视功能障碍或术后双眼遮盖等因素有关。
7. 焦虑　与视功能障碍、担心预后不良和经济负担等因素有关。
8. 组织完整性受损　由眼外伤所致。
9. 有感染的危险　与机体抵抗力低下或局部创口预防感染措施不当等因素有关。
10. 潜在并发症　眼压升高、创口出血、眼球萎缩等。

第四节　眼科常用护理技术操作

一、滴眼药水法

(一)目的
预防、治疗眼部疾病,散瞳或缩瞳,眼部表面麻醉。

(二)操作方法
(1)滴眼药水前,应严格核对药名、浓度与眼别,切勿滴错。摇晃药瓶看有无混浊、变色。如果眼药水是悬浊液,摇匀后使用。

(2)患者取仰卧位或坐位,嘱患者向上看,用手指向下拉开下睑,将滴管或眼药瓶的药水1~2滴滴入下穹窿的结膜囊内,闭眼1~2 min即可。

(3)有分泌物时,应先用消毒棉签拭去后,再滴眼药水(图2-14)。

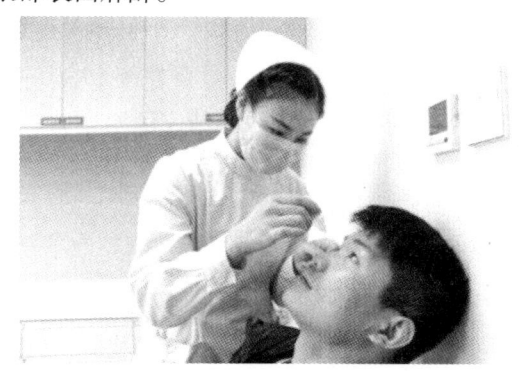

图2-14　滴眼药水法

(三)注意事项
(1)能引起全身反应或中毒的眼药水,如噻吗心安、阿托品等,滴后应用棉球压迫泪囊区2~3 min,对儿童更为重要,以免鼻腔黏膜吸收后导致毒性反应。

(2)滴药时,滴管口或眼药瓶口距眼2~3 cm,以避免接触眼睑或睫毛而造成污染,或者伤及角膜。

二、涂眼药膏法

(一)目的
眼药膏比眼药水在结膜囊内停留接触眼球时间长,作用时间持久,可减少用药次数。因眼药膏影响视力,宜在晚间睡前或于手术后使用。

(二)操作方法

(1)准备用物:眼药膏、消毒圆头玻璃棒、消毒棉球。

(2)嘱患者向上看,用消毒棉签或手指向下拉开下睑,暴露下穹窿,将眼药膏直接挤入结膜囊,或将蘸有眼药膏的玻璃棒,轻轻放入下穹窿结膜囊内,放松眼睑,然后捻转玻璃棒将其抽出。

(三)注意事项

(1)用前注意玻璃棒圆头有无破损,不光滑者不用,以防划伤结膜与角膜。

(2)蘸过阿托品或匹罗卡品眼膏的玻璃棒,应将残留的药膏擦洗干净后再消毒使用。

三、结膜囊冲洗法

(一)目的

冲洗结膜囊内分泌物,中和化学物质,眼部手术前准备,用于荧光素染色后冲洗。

(二)操作方法

(1)准备用物:冲洗液(生理盐水或相应的中和冲洗液)、洗眼器、受水器、消毒纱布、局部麻醉药。

(2)嘱患者取坐位或卧位,头略后仰并向病眼微倾。

(3)先点滴局部麻醉药1~2滴,以减轻不适症状。

(4)受水器紧贴患眼颊部或颞侧。

(5)操作者右手持洗眼器先冲洗眼睑及周围皮肤,后用左手的拇指和示指轻轻分开上下眼睑,暴露结膜囊冲洗,嘱患者尽量睁开眼睛并上下左右转动眼球,再翻转上下眼睑冲洗,然后用消毒纱布擦干眼睑,取下受水器。

(三)注意事项

(1)如眼部涂有眼膏或有分泌物,应先用棉签擦干净后再冲洗。

(2)做一般冲洗,冲洗液为生理盐水,冲力不宜过大,冲眼器距眼 3~4 cm 为宜。如为化学伤冲洗,冲力宜大,冲眼器距眼 10 cm 左右,冲洗时间为 20 min 左右,冲洗液根据化学成分而定,目的是降低化学成分浓度,减轻眼部受伤程度。

(3)如眼部有固体化学物质,应先用镊子或棉签取出后再冲洗,冲洗后再次检查有无异物残留。

(4)传染性眼病冲洗时,注意勿让冲洗液流向健眼,以防止交叉感染。

(5)眼球穿孔伤及角膜溃疡禁忌冲洗,以防止眼内容物脱出或眼球穿孔。

(6)不能直接冲洗角膜,以免刺激角膜。

四、泪道冲洗法

(一)目的

(1)了解泪道通畅情况,有无泪点狭窄、泪点闭锁及判断泪道阻塞部位以助诊断。

(2)清洗泪囊脓液及注入药物。
(3)内眼手术前做常规清洗。

(二)操作方法

(1)准备用物:无菌注射器,冲洗针头,泪点扩大器,无菌小棉签、棉球或纱布,生理盐水,0.5%丁卡因,受水器,抗生素眼药水。

(2)先做好解释,然后将浸润地卡因的无菌小棉签置于上、下泪点之间 5 min。将受水器置于面颊部,用无菌泪点扩大器扩张泪点。操作者左手拇指或示指轻拉下睑,充分暴露泪点,嘱咐患者向上看,右手持抽好无菌药液的注射冲洗针,垂直插入泪小管 1.0~1.5 mm,再自水平向鼻侧插入泪小管 5~6 mm,触达骨壁后稍退 1~2 mm,嘱患者头稍向前倾,缓推冲洗液,观察冲洗液是否从鼻孔流出(图 2-15)。若药液从另一泪点溢出,表示鼻泪管阻塞;若冲洗针头达不到骨壁且有逆流,表示泪总管阻塞。冲洗完毕,点抗生素眼药水。

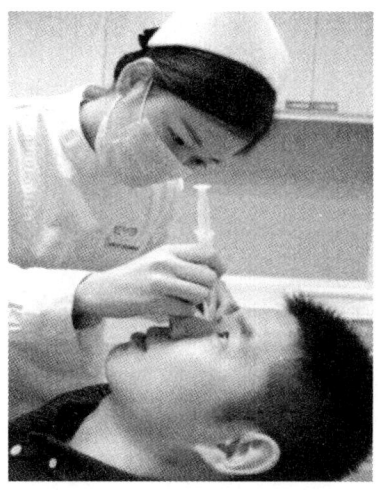

图 2-15 泪道冲洗法

(三)注意事项

(1)泪点狭小者,先用泪点扩张器扩大泪点,再冲洗。
(2)如进针有阻力,可能是泪道阻塞或进针方向不准确,不可猛力推进。
(3)注入冲洗时,如出现皮下肿胀,为误入皮下,应停止冲洗,给予抗感染治疗。

五、球结膜下注射法

(一)目的

将药液注射于球结膜下,使之直接由巩膜渗透到眼内,使前房内达到较高的药物浓度,提高疗效。常用于治疗眼前段疾病。

(二)操作方法

(1)用物准备:无菌注射器,针头,注射的药物,0.5%~1.0%丁卡因溶液,棉球,胶布,受水器及冲洗液,固定镊,必要时备开睑钩。

(2)患者取仰坐或仰卧位,做好解释,取得配合。操作者洗净手,戴口罩,三查七对。结膜囊内分泌物多时,先用生理盐水冲洗,然后结膜囊内点 0.5%~1.0%丁卡因 2~3 次,每次间隔 3~5 min。操作者右手持抽好药液的注射器,左手拉开眼睑(必要时用开睑钩),嘱患者向下或向上注视,使针头与角膜平行,距角膜缘 5~6 mm 处,避开血管,针斜面侧位与眼球呈 45°角刺入结膜下,再平行挑起结膜进针约 5 mm,缓缓将药液注入,呈局限性隆起状,平行拔针(图 2-16)。点抗生素眼药液,必要时用纱布遮盖或戴眼罩。

(三)注意事项

(1)球结膜下注射时应避免患者瞬目。照明条件要好,针头锐利、无钩。
(2)操作轻稳,以免损伤巩膜。

(3)角膜溃疡患者,勿压迫眼球,以免穿孔。

(4)若眼球震颤,麻醉后用固定镊固定眼球后再行注射。

(5)进针时勿触及角膜缘,以免角膜缘血管受压,影响角膜营养;避开血管,以免造成出血;多次注射者要更换部位,以免瘢痕粘连。

(6)注射高渗盐水时易使眼压升高,诱发青光眼急性发作,故注射前应注意询问病史。

(7)注射混悬液时抽药不宜过早,以免针头堵塞。

(8)注入强力散瞳剂时患者取仰卧位,避免药物反应引起不适或虚脱。

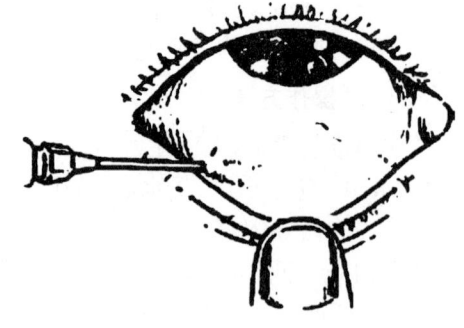

图 2-16 球结膜下注射法

六、球后注射法

(一)目的

(1)将药物注射至球后,以达到扩张血管、降低眼压、增强药物对眼部作用的目的,提高治疗效果。临床上用于眼底病治疗和止痛。

(2)内眼手术前做睫状神经节阻滞麻醉。

(二)操作方法

(1)用物准备:无菌注射器(5 ml、2 ml),5 号球后注射针头(长 3.0~3.5 cm)、碘酒、乙醇、无菌棉球、无菌纱布、无菌棉签、注射用药、胶布,必要时备冲洗液、受水器、0.5%地卡因、眼罩。

(2)操作者洗手,戴口罩,患者取仰坐或仰卧位,做好解释,消除恐惧,三查七对,用无菌棉签蘸碘酒消毒准备手术的眼眶下缘外 1/3 皮肤,等待 20 s,再用乙醇脱碘。按无菌操作要求,抽吸药液。操作者立于患者同侧,左手持无菌棉签压消毒区皮肤,嘱患者向下向外注视,右手持注射器,沿眶下缘外、中 1/3 交界处垂直刺入皮下 1.0~1.5 cm,再将针头倾斜约 45°,沿眶缘向眶尖缓慢推进,穿过眶隔膜及肌间膜,进入圆锥内 3 cm,回抽无回血后徐徐推入药液(成人进针 3.0~3.5 cm,儿童 2.5~3.0 cm)。注射完毕,拔出针头。拔针后用无菌棉球按压,嘱患者闭目,以手掌按压 3~5 min,或轻轻按摩片刻,使药液迅速扩散并防止出血。

(三)注意事项

(1)严格无菌操作。眼睑有炎症或疖肿时,禁做球后注射。

(2)进针时遇阻力大时,不可强行(避免在眶内反复捣动)刺入,应拔出重刺,以免刺伤眼球。

(3)勿刺伤眼外肌,以免造成复视或斜视。

(4)注药后若眼球发胀,且向前突出,表明眶内出血,应立即加压包扎,必要时全身用止血药和脱水剂。密切观察变化,或采取其他相应措施。

七、球旁注射法

(一)目的
提高局部组织内的药物浓度,起到消炎、抗感染的作用。

(二)操作方法
(1) 用物准备:注射器、$5_{1/2}$ 针头、注射药物、消毒液、消毒棉签。

(2) 操作前洗手,并核对患者的姓名、眼别、药物的名称及剂量。

(3) 患者取坐位或仰卧位,坐位头略后仰。

(4) 常规消毒眼睑周围皮肤。

(5) 嘱患者向内上方注视,左手持棉签在眶下缘中、外 1/3 交界处定位进针点,右手持注射器经皮肤刺入眶内,紧靠眶下壁垂直刺入 1 cm 左右,固定好针头,轻轻抽吸见无回血后,将药液缓慢推入。也可在颞上方或颞下方经球结膜进针。

(6) 左手固定好针旁皮肤,缓慢拔针,用消毒棉签压住针眼至无出血为止。

(三)注意事项
(1) 不宜用一次性注射针头。

(2) 如遇到阻力,不可强行进针,可稍稍拔出针头,略改变方向再进针。

(3) 针头的斜面应向上,防止损伤眼球,切忌针头在眶内上下左右捣动,以免损伤血管和神经。

(4) 注射过程中要观察眼部情况,如有眼睑肿胀、眼球突出,提示有出血症状,应立即拔针,给予加压包扎或用数块大纱布或眼垫用手按压至止血为止,必要时全身应用止血药。

八、剪眼睫毛法

(一)目的
便于手术操作,避免睫毛落入前房。

(二)操作方法
(1) 用物准备:睫毛剪、纱布、棉球、棉签、眼膏。

(2) 操作者衣帽整齐,戴口罩,洗净双手。右手持睫毛剪并涂以眼膏,以便粘着剪下的睫毛不致落入结膜囊内,左手持棉签清理剪下的睫毛。剪上睑睫毛时,嘱患者向下看,左手拇指固定上睑缘;剪下睑睫毛时与此相反。剪完后用棉球或纱布擦去眼睑残留的睫毛和油膏,冲洗结膜囊,滴抗生素眼药。

(三)注意事项
(1) 剪睫毛时嘱患者勿动,以免损伤眼睑及皮肤。

(2) 剪后仔细检查结膜囊内有无睫毛残留,并反复冲洗。

(3) 尽量一次剪短,勿伤眼睑皮肤。

九、眼部加压包扎法

(一)目的

(1)使包扎敷料固定牢固。

(2)局部加压,起到止血作用。

(3)对于术后浅前房者,局部加压包扎,促进前房形成。

(4)预防角膜溃疡穿孔。

(5)部分眼部手术以后,减少术眼活动,减轻局部反应。

(二)操作方法

(1)用物准备:20 cm纱条1根(双眼加压包扎时不必)、眼垫、眼膏、胶布、绷带等。

(2)操作前洗手,并核对患者的姓名和眼别。

(3)患者取坐位,患眼涂眼膏,盖眼垫。

(4)单眼包扎者,在健眼眉中心部置一条长约20 cm绷带纱条。绷带头端向健眼,经耳上方由枕骨粗隆下方绕向前额,绕头2周后再经患眼由上而下斜向患侧耳下,绕过枕骨至额部。再如上述绕眼数圈,最后将绷带绕头1～2周后用胶布固定,结扎眉中心部的绷带纱条。

(5)如为双眼包扎,则绷带按"8"字形包扎双眼。起端如以右侧为起点(左侧也可),耳上部绕1～2周后,经前额向下包左眼,由左耳下方向后经枕骨粗隆绕至右耳上方,经前额至左耳上方,向后经枕骨粗隆下方至右耳下方,向上包右眼,呈"8"字形状。如此连续缠绕数周后再绕头2圈,用两根胶布上下平行固定。

(三)注意事项

(1)包扎时不可过紧或过松,切勿压迫耳郭及鼻孔。

(2)固定处必须在前额部,避免患者仰卧或侧卧时引起头部不适或摩擦造成绷带松脱。

十、结膜囊细菌培养法

(一)目的

查出结膜囊内的细菌,便于诊断和治疗。

(二)操作方法

(1)用物准备:含无菌棉签的培养管、酒精灯、无菌棉签。

(2)操作前洗手,并核对患者的姓名和眼别。

(3)患者取卧位或坐位。

(4)左手持棉签牵拉者下睑皮肤,右手用无菌试管内的无菌棉签在患者的下穹窿部擦拭。

(5)将试管口在酒精灯火焰上消毒,将棉签放回试管内,送检。

(三)注意事项

(1)严格执行无菌操作技术。

(2)采集的标本及时送检。

十一、睑腺炎切开排脓法

(一)目的
排出脓液,使炎症消退。

(二)操作方法
(1)用物准备:尖刀片、引流条、无菌手套、无菌镊子、眼带、胶布、抗生素眼膏。
(2)患者取仰卧位。
(3)外睑腺炎切开时可不用麻醉,局部消毒后,左手手指固定病灶两侧的眼睑皮肤,右手在波动感的低位处用尖刀片,平行于睑缘方向切开脓点处皮肤,排出脓液,用棉签擦净。如脓液黏稠,切开后不易自然排出,可用小镊子撑开脓腔,使脓液排出。如脓肿较大且脓液较多应放置引流条。
(4)内睑腺炎切开时先滴药表面麻醉,然后翻转眼睑,用左手拇指固定睑缘,尖刀对准脓点与睑缘垂直方向切开脓点处睑结膜,让脓液流出,并用无菌棉签擦净。结膜囊内涂抗生素眼药膏并包扎(图2-17)。

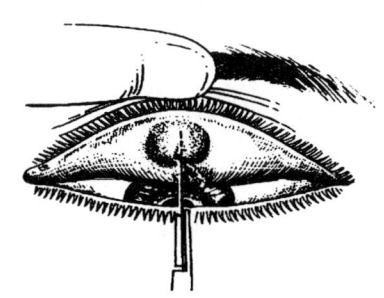

图2-17 睑腺炎切开排脓法

(三)注意事项
(1)脓肿尚未充分形成时,不要切开。
(2)切开后不可挤压,防止感染扩散,引起眼睑蜂窝织炎。

十二、泪液分泌试验法

(一)目的
判断泪液基础分泌量与反射分泌量,为诊断干眼症提供依据。

(二)操作方法
1. 患者准备 被检查者端坐检查椅上,擦净眼睛。
2. 护士准备 洗手,评估受检者的认知能力,讲解检查方法。
3. 物品准备 5 mm×35 mm 测量滤纸、抗生素眼药水、0.5%丁卡因眼药水、秒表。
(1)泪液基础分泌量测定:用1条5 mm×35 mm测量滤纸,将一端折弯5 mm,置于下睑内侧1/3结膜囊内,其余部分悬垂于皮肤表面,轻闭双眼,5 min后测量滤纸被泪水渗湿的长度(图2-18)。取出滤纸后,抗生素点眼。
(2)泪液反射分泌量测定:0.5%丁卡因眼药水点眼2~3次,检查方法同泪液基础分泌量的测量。取出滤纸后,抗生素点眼。嘱患者不要揉眼,以免角膜上皮脱落。

(三)结果判断
1. 泪液基础分泌量测定 主要评价泪腺功能,短于10 mm为异常。
2. 泪液反射分泌量测定 主要评价副泪腺功能,短于5 mm为异常。

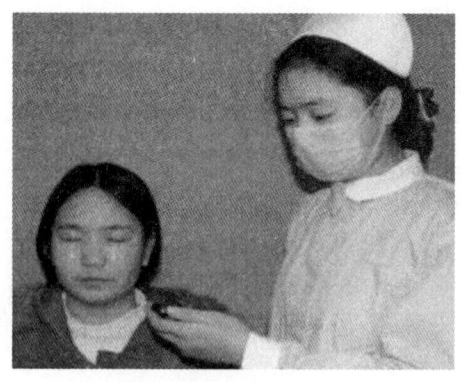

图 2-18 泪液分泌试验法

(四)注意事项

检查前禁忌:避免情绪刺激。

第五节 眼科患者手术前后护理常规

一、眼部手术前护理常规

(1)根据病情及拟行的手术向患者或家属讲明手术的目的及手术前后应注意的问题,积极做好患者的心理护理,使患者消除恐惧,密切合作。

(2)完成各种常规检查,了解患者的全身情况,高血压、糖尿病患者应采取必要的治疗及护理措施;如有发热、咳嗽、月经来潮、颜面部疖肿及全身感染等情况要及时通知医生,以便进行必要的治疗和考虑延期手术。

(3)术前3 d开始点抗生素眼药水,以清洁结膜囊。手术当日(急症手术例外)冲洗结膜囊。眼眶手术根据手术需要决定是否剃去眉毛。

(4)训练患者能按要求向各方向转动眼球,以利于术中或术后观察和治疗。指导患者如何抑制咳嗽和打喷嚏,即用舌尖顶压上腭或用手指压人中穴,以免术中及术后因突然震动,引起前房积血或切口裂开。

(5)给予营养丰富易消化的饮食,保持大便通畅,防止术后并发症。局部麻醉患者术前一餐不要过饱,以免术中呕吐。全身麻醉患者术前6 h应禁食禁水。

(6)协助患者做好个人清洁卫生,如洗头、洗澡、换好干净内衣和内裤,长发要梳成辫子。取下隐形眼镜和所有首饰。

(7)术晨测量生命体征,有异常及时与医生沟通。

(8)遵医嘱用术前药。

(9)去手术室前嘱患者排空大小便。

(10)与手术室工作人员交接术前准备情况,保证患者术前准备完善。

(11)患者去手术室后,护士整理床单位,准备好术后护理用品等待患者返回病房。

二、眼部手术后护理常规

（1）嘱患者安静卧床休息，头部放松，全身麻醉患者按全身麻醉术后护理常规，监测生命体征并记录。

（2）术眼根据病情加盖保护眼罩，防止外力碰撞。注意观察局部伤口的渗血情况，眼垫、绷带有无松脱。嘱患者在术后2周内不要做摇头、挤眼等动作。

（3）遵医嘱局部或全身用药，术后数小时内患者如有疼痛、呕吐等，应正确评估可能的原因，及时与医生沟通，按医嘱给予镇痛、止吐药。

（4）为避免感染，术后换药时所用的抗生素眼药水、散瞳剂等应为新开封的，敷料每日更换，注意观察敷料有无松脱、移位及渗血，绷带的松紧情况；眼部包扎期间，嘱患者勿随意解开眼带，以免感染。

（5）继续给予易消化饮食，多进食蔬菜和水果，保持大便通畅，有便秘者常规给予缓泻剂。

（6）门诊手术患者和住院患者，出院前嘱其按医嘱用药、换药和复查，做好相关的自我保健知识宣教。

第六节　眼科护理管理

一、眼科门诊护理管理

眼科门诊护理的主要任务是做好开诊前准备，安排患者就诊，协助医师进行检查，搞好卫生宣教与护理指导等。

1. 诊室卫生　应注意诊室卫生，做到清洁、整齐、明亮、通风。同时，每日清晨上班准备好洗手消毒用水及擦手毛巾。

2. 诊室物品　准备好诊桌上的物品，包括聚光手电筒、放大镜、近视力表、无菌荧光素钠、丁卡因溶液、抗生素眼药水、散瞳及缩瞳眼药水、消毒玻璃棒等。

3. 就诊秩序　按病情特点及挂号先后进行分诊。急症患者可立即到治疗室初步处理。老弱幼残患者可提前就诊。

4. 协助检查　事先做好患者的视力检查，根据医嘱给患者滴数滴散瞳及缩瞳眼药水、查视野及测量眼压等。对双眼视力低下、行动障碍者，应给予有效的护理照顾，检查时护士应在患者一侧引导前行，领入诊察位置。

5. 护理指导　根据患者的具体情况，运用护理知识，给予生活、用药及健康教育等方面必要的护理指导，需要时登记预约复诊时间。

6. 健康教育　利用壁报、板报、电视等形式，宣传常见眼病的发病原因及防治知识。

二、眼科暗室护理管理

暗室是眼科的特殊检查环境，眼部许多精细检查要在暗室进行，室内有许多精密检查仪器,加强暗室护理管理很重要。

(1)暗室内地面应不反光、不打滑,墙壁为深灰色或墨绿色,窗户应设置遮光窗帘,以保证室内黑暗状态,利于使用眼科仪器进行细微观察。

(2)加强暗室清洁卫生,保持室内空气流通及相对干燥,以免损坏室内仪器。常用干燥剂为硅胶,其吸收水分由蓝色变为粉红色时,可在100 ℃温箱内烘干变蓝后再使用。

(3)暗室常设仪器有裂隙灯显微镜、检眼镜、灯光视力表、验光仪、镜片箱等。仪器安放应合理,以利于检查操作、患者方便及安全。

(4)制定暗室内精密仪器的使用、保养规程。严格按规程操作,督促按期执行维修保养规定。切勿用手触摸镜头、镜片等光学仪器部件,如表面有污渍,可用擦镜纸或95%乙醚轻拭。发现仪器异常状况,要做记录并及时报告科主任处理。

(5)暗室环境患者陌生,应给予护理指导和帮助,以避免发生意外。必要时与医师合作完成暗室各项检查。

(6)每天下班前,应把暗室内各种检查仪器从工作位恢复原位,切断电源,加盖防尘罩,并将水龙头、门窗等关好。

三、眼科病房护理管理

(1)保持病房安静、整洁、舒适和安全。

(2)保持病房清洁卫生,室内不准吸烟,注意通风。

(3)患者的安全管理为眼科病房管理的重点。因眼科患者均有视力不同程度障碍,识别危险能力下降,故应着重预防患者跌倒、烫伤、危险物品伤害等。具体管理措施包括:统一病房摆设,室内物品摆放要考虑到患者视力障碍,固定位置,不得随意悬挂物品。热水瓶要妥善放置。危险物品,如刀子、剪刀等要尽量远离,走廊和过道不可摆放任何障碍物,以免碰撞。卫生间厕所旁应设扶手,地面应防滑,以防患者摔倒。

(4)病房内应设置专门的检查室,作为患者眼科检查和换药用。检查室内应备好眼科常用检查用具如裂隙灯、视力表,还应备好敷料,常用眼药水、眼药膏等。

(5)做好护理安全管理,预防差错事故。眼科各种眼药制剂较多,每个患者用药种类不一,加之患者左右眼用药常常不同,因此,在为患者用药时要严格执行核对制度,严防用错药。另外,针对眼科患者住院周期短、手术频率高、床位周转快的特点,做好患者手术安全管理工作、患者的健康教育以及术后随访管理工作。

(6)做好消毒隔离质量管理工作,包括眼药水使用的管理、滴眼药水的规范操作、医生换药时的无菌操作规范、特殊感染患者的隔离规范、患者用眼卫生的自我保健教育等,从各个环节预防院内感染的发生。

(王 昕)

思考题

眼病患者须进行泪道冲洗、结膜囊冲洗、球旁、球后、球结膜下注射地塞米松,局部涂阿托品眼膏及滴抗生素滴眼液,请说明操作流程及注意事项。

同步练习

一、名词解释
1. 视力
2. 暗适应

二、填空题
1. 视功能检查包括_____、_____、_____等方面的主观检查。
2. 正常远视力的标准为_____,距离为_____。
3. 正常眼压范围在_____。

三、选择题
A型题
1. 世界卫生组织规定,较好眼最佳矫正视力低于多少为低视力(　　)
   A. 1.0　　　　　　　　　　　　B. 0.8
   C. 0.3　　　　　　　　　　　　D. 0.1
   E. 0.05
2. 如眼前手动仍不能识别,则应查(　　)
   A. 指数　　　　　　　　　　　　B. 光定位
   C. 光感　　　　　　　　　　　　D. 针孔视力
   E. 色觉
3. 结膜充血哪项不符(　　)
   A. 愈近穹窿部愈明显　　　　　　B. 血管呈放射状
   C. 颜色鲜红　　　　　　　　　　D. 推动球结膜血管可移动
   E. 起源于结膜血管
4. 滴眼药水正确的部位为(　　)
   A. 上穹窿部　　　　　　　　　　B. 下穹窿部
   C. 内眦部　　　　　　　　　　　D. 外眦部
   E. 角膜

X型题
5. 房水的生理功能有(　　)
   A. 屈光　　　　　　　　　　　　B. 营养视网膜
   C. 营养角膜、晶状体　　　　　　D. 营养玻璃体
   E. 维持眼内压
6. 视网膜上的组织结构包括(　　)
   A. 视盘　　　　　　　　　　　　B. 黄斑
   C. 锯齿缘　　　　　　　　　　　D. 中心凹
   E. 血管

四、简答题
1. 试述远近视力的检查方法。
2. 视野检查有哪几种方法?

第三章 眼睑及泪器疾病患者的护理

眼睑覆盖于眼球前方,具有保护眼球和维持眼位的作用。许多眼睑病的发生与眼睑的开闭功能或眼球的位置关系失常有关,如睑内翻、上睑下垂等。另外,眼睑皮肤是全身皮肤的一部分,全身性皮肤病变都可在眼睑发生,如接触性皮炎、鳞状细胞癌等。眼睑位于颜面部,故在进行眼睑病治疗时,应考虑美容的问题。

第一节 眼睑炎症患者的护理

一、睑腺炎

睑腺炎(hordeolum)是眼睑腺体的化脓性炎症,又称麦粒肿。睑板腺感染,称内睑腺炎;若系睫毛毛囊或其附属皮脂腺、汗腺感染,称外睑腺炎。

【病因与发病机制】

常见的致病菌有金黄色葡萄球菌、链球菌。机体抵抗力下降、眼局部病变及用眼不卫生是常见诱因,糖尿病、青少年儿童是好发者等。

【护理评估】

(一)健康史

询问患者有无糖尿病、睑缘炎、屈光不正等病史,了解患者用眼卫生情况。评估患者眼睑肿痛时间、程度,有无头痛、发热、寒战等症状及治疗经过。

(二)身体状况

1.症状 病变处红、肿、热、痛。如并发眼睑蜂窝织炎或败血症,可出现发热、寒战、头痛等全身中毒症状。

2.体征 ①外睑腺炎的炎症反应集中于睫毛根部的睑缘处,开始时红肿范围较弥散,但可触诊到硬结。若感染靠近外眦部,可引起反应性球结膜水肿。脓点常溃破于皮肤面(图3-1)。②内睑腺炎的炎症浸润常局限于睑板腺内,肿胀较局限,有硬结,疼痛和压痛均较外睑腺炎剧烈,病程较长。脓点常溃破于睑结膜面(图3-2)。

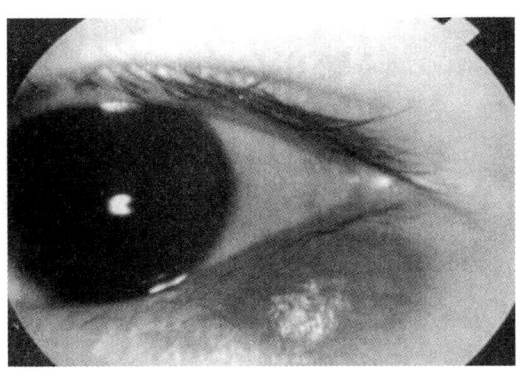
图 3-1 外睑腺炎

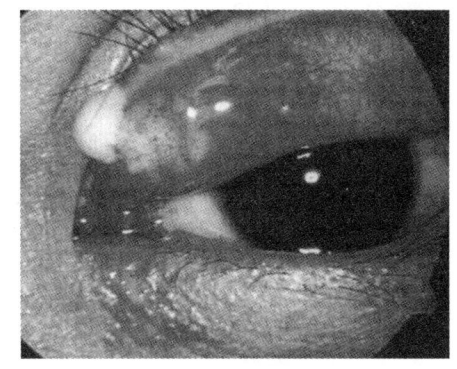
图 3-2 内睑腺炎

(三)辅助检查

根据病人的状况可化验血常规、血糖等。

(四)心理-社会状况

睑腺炎起病较急,疼痛明显,且影响外观,患者容易紧张、焦虑。尤其在脓肿未溃破之前,患者常常自行挤压或针挑。评估患者对疾病的认知程度。

【治疗要点】

寻找病因,进行病因治疗。早期局部热敷或者理疗。抗生素使用:白天抗生素眼药水点眼,夜间涂抗生素眼药膏;重症或合并全身中毒症状者,全身应用有效的抗生素。脓肿形成后切开排脓:外睑腺炎应在皮肤面切开,切口与睑缘平行,以减少瘢痕形成;内睑腺炎则在结膜面切开,切口与睑缘垂直,以免损伤过多的睑板腺管。

【常见护理诊断/问题】

1. 急性疼痛　与睑腺炎症反应有关。
2. 知识缺乏　缺乏睑腺炎正确的护理知识。
3. 潜在并发症　眼睑蜂窝织炎、海绵窦脓毒血栓。

【护理目标】

(1)疼痛减轻直至消失。
(2)病人或家属获得睑腺炎正确的护理知识。
(3)无并发症发生。

【护理措施】

1. 疼痛护理　耐心听取患者疼痛的主诉,仔细观察患者对疼痛的反应,解释疼痛的原因,给予支持与安慰,指导放松技巧。

2. 指导热敷　热敷可以促进血液循环,早期有助于炎症消散和疼痛减轻,晚期有利于脓肿成熟。热敷时应特别注意温度,以防烫伤。常用方法有:

(1)汽热敷法:将装满开水的保温瓶瓶口覆盖上一层消毒纱布,嘱患者眼部靠近瓶口,并将干净的双手围成筒状,使热气集中于眼部。温度以患者能接受为度,每次15～20 min,每日3次。

(2)干性热敷法:用装有2/3满的热水袋,外裹多层纱布,直接置于患眼。温度一般在40℃,每次15~20 min,每日3次。

(3)湿性热敷法:嘱患者闭上眼睛,先在患眼部涂上凡士林,再将消毒的湿热纱布拧干盖上,或者直接用湿热纱布覆盖,温度以患者能接受为度。每5~10 min更换一次,每次更换2~4遍,每日2~3次。

注意温度,不要烫伤。

3.用药护理 指导患者正确滴用抗生素眼药水,每天4~6次,例如妥布霉素眼药水、氧氟沙星眼药水等。睡前涂用抗生素眼膏。症状严重者根据医嘱全身应用抗生素。

4.病情观察 监测体温、血常规。合并糖尿病者,应积极控制血糖,按糖尿病常规护理。对顽固复发、抵抗力低下者,给予支持治疗,提高机体抵抗力。

5.手术护理 掌握脓肿切开引流的指征:脓肿成熟后如未溃破或引流排脓不畅者,应切开引流。

6.健康教育

(1)在脓肿未成熟前,切忌挤压或用针挑刺,以免细菌经眼静脉进入海绵窦,导致颅内、全身感染等严重并发症。

(2)养成良好的卫生习惯,不用脏手或不洁手帕揉眼。

(3)告诉患者治疗原发病的重要性,如有慢性结膜炎、睑缘炎或屈光不正,应及时治疗或矫正。

【护理评价】

通过治疗和护理计划的实施,评价患者是否能够达到:

(1)疼痛感减轻,引流排脓后疼痛消失。

(2)病人或家属获得睑腺炎正确的治疗与护理知识。

(3)无并发症发生。

二、睑板腺囊肿

睑板腺囊肿(chalazion)又称霰粒肿,是因睑板腺分泌物潴留引起的特发性无菌性慢性肉芽肿性炎症。睑板腺囊肿常见于青少年,以上眼睑居多。

【病因与发病机制】

睑板腺排出口阻塞,腺体分泌物潴留在睑板腺内,对周围组织产生慢性刺激而引起。与睑板腺分泌功能旺盛有关。

【护理评估】

(一)健康史

评估患者年龄,眼睑肿块发生的时间、部位、大小,是否反复发作,询问治疗经过,有无手术史及是否做过病理检查等。

(二)身体状况

本病常在不知不觉中偶尔发现,或因异物感而就医。病程进程缓慢,较小的囊肿可无明显自觉症状,较大的囊肿可使眼睑皮肤隆起,表现为皮下圆形肿块,大小不一,触之不痛,与皮肤不粘连。翻转眼睑,可见病变所在部位睑结膜面呈暗紫色。囊肿有时可自结膜面破溃,排出胶样内容物,肿块消退或在睑结膜面形成肉芽肿,加重摩擦感。如继发感染,则形成急性化脓性炎症,临床表现与内睑腺炎相似。

睑板腺囊肿和内睑腺炎的区别见表3-1。

表3-1 睑板腺囊肿和内睑腺炎的临床鉴别

鉴别项目	睑板腺囊肿	内睑腺炎
病程	长	短
炎症反应	无或轻	明显
皮肤外观	表面光滑,微隆起包块	疼、红、肿
触诊	无疼痛	疼痛剧烈
睑结膜面	蓝紫色,灰白隆起	紫红色隆起
脓点	无脓头	数日后出现脓头

(三)辅助检查

对于反复发作或老年人睑板腺囊肿,应将切除标本送病理检查,以排除睑板腺癌。

(四)心理-社会状况

需要手术者,病人或家属因惧怕手术而焦虑。反复发作者,对治疗缺乏信心。

【治疗要点】

小而无症状的睑板腺囊肿无须治疗,部分囊肿可自行吸收;较大的囊肿可行热敷,或向囊肿腔内注射糖皮质激素促其吸收。有症状或者较大者可行睑板腺囊肿刮除。手术时在睑结膜面做与睑缘垂直的切口,刮净囊肿内容物,并向两侧分离囊壁,将囊肿完整摘除,以防复发。继发感染者按照睑腺炎处理。

【常见护理诊断/问题】

1. 有感染的危险　与睑板腺囊肿未及时处理有关。
2. 知识缺乏　缺乏睑板腺囊肿防治知识。

【护理目标】

(1)无感染发生。

(2)获取睑板腺囊肿防治知识。

【护理措施】

1. 指导热敷　详见睑腺炎护理。
2. 用药护理　按医嘱进行眼部用药。
3. 手术护理　睑板腺囊肿刮除术护理如下。

(1)按外眼手术常规准备:滴抗生素眼液、清洁面部皮肤等。

(2)复发性或老年人的睑板腺囊肿,应将标本送病理检查。

(3)术后用手掌压迫眼部10~15 min,观察局部有无出血、肿胀等。

(4)患眼术后涂抗生素眼膏,并用眼垫遮盖。

4. 健康教育

(1)皮脂分泌旺盛者,平时应注意睑缘部的清洁,慎用眼药膏,以免阻塞腺体开口。勿用脏手或不洁手帕揉眼。

(2)饮食宜清淡,忌油腻、辛辣食物。

【护理评价】

通过治疗和护理计划的实施,评价患者是否能够达到:

(1)睑板腺囊肿得到及时有效处理,无继发感染发生。

(2)能进行自我护理,如热敷、滴药等。

三、睑缘炎

睑缘炎(blepharitis)指睑缘表面、睫毛毛囊及其腺体组织的亚急性或慢性炎症。临床上分为鳞屑性睑缘炎、溃疡性睑缘炎和眦部睑缘炎三种。

【病因与发病机制】

1. 鳞屑性睑缘炎　由于睑缘的皮脂溢出所造成的慢性炎症。主要是卵圆皮屑芽孢菌感染。

2. 溃疡性睑缘炎　睫毛毛囊及其附属腺体的慢性或亚急性化脓性炎症。常见金黄色葡萄球菌感染,也可因鳞屑性睑缘炎感染后转变而来。

3. 眦部睑缘炎　多为莫-阿(Morax-Axenfeld)双杆菌感染,与维生素 B_2 缺乏有关。

常见诱因有屈光不正、视疲劳、营养不良、长期使用劣质化妆品及不良卫生习惯等。

【护理评估】

(一)健康史

询问患者是否有屈光不正、视疲劳和营养不良等病史;了解患者的生活习惯,例如使用的化妆品、眼部美容以及平时的卫生习惯等;询问其是否有治疗及用药史等。

(二)身体状况

1. 症状　眼部干痒、刺痛和烧灼感。

2. 体征

(1)鳞屑性睑缘炎:睑缘充血、潮红,睫毛和睑缘表面附着上皮鳞屑,睑缘表面有点状皮脂溢出,皮脂集于睫毛根部,形成黄色蜡样分泌物,干燥后结痂。祛除鳞屑和痂皮后,暴露出充血的睑缘,但无溃疡或脓点。睫毛容易脱落,但可再生。如长期不愈,可使睑缘肥厚,后唇钝圆,泪点肿胀、外翻而导致溢泪。

(2)溃疡性睑缘炎:睑缘有较多的皮脂,睫毛根部可见散布的小脓疱,并有痂皮覆盖。除去痂皮后,露出睫毛根端和浅小溃疡。炎症感染破坏睫毛毛囊,睫毛常被干痂粘连成束,随痂皮而脱落,且不能再生,形成秃睫。溃疡愈合后,瘢痕组织收缩,使睫毛生长方向改变,形成睫毛乱生,如倒向角膜,可引起角膜损伤。如患病较久,可引起慢性结膜炎和睑缘肥厚变形,睑缘外翻,泪点肿胀或阻塞,导致溢泪。

(3)眦部睑缘炎:好发于双眼外眦部。外眦部睑缘及皮肤充血、肿胀、浸润、糜烂。

（三）心理-社会状况

因疾病顽固、反复发作、治疗困难,常常引起患者焦虑和对治疗失去信心的心理。

【治疗要点】

寻找病因进行治疗。局部清洗。选择有效的抗生素眼药局部使用。

【常见护理诊断/问题】

1. 舒适受损：眼部干痒、刺痛和烧灼感　与睑缘炎有关。
2. 潜在并发症　泪点肿胀或阻塞,慢性结膜炎。
3. 知识缺乏　缺乏睑缘炎治疗护理的相关知识和技能。

【护理目标】

(1) 眼部干痒、刺痛和烧灼感等症状减轻,直至消失。
(2) 无并发症发生,或并发症得到及时治疗和护理。
(3) 掌握本病相关的保健知识。

【护理措施】

1. 生活护理　保持良好的用眼卫生,减少烟酒刺激。加强营养,多吃富含维生素的食物,忌辛辣刺激性食物。保持大便通畅。
2. 用药护理　遵医嘱选用敏感抗生素眼药,教会患者正确滴眼液或涂眼膏方法。
(1) 鳞屑性睑缘炎：用生理盐水或3%硼酸水清洁睑缘,拭去鳞屑后涂抗生素眼膏,每日2~3次。
(2) 溃疡性睑缘炎：用生理盐水清洁睑缘,清除脓液、脓痂及已经松脱的睫毛,再涂敏感抗生素眼膏。
(3) 眦部睑缘炎：滴用0.25%~0.50%硫酸锌滴眼液,晚上涂用抗生素眼膏,持续用药7~10 d；适当口服维生素 B_2 或复合维生素 B。

炎症控制后坚持用药2周,以防止复发。

3. 健康教育
(1) 协助病人寻找并祛除本病的各种诱因,例如矫正屈光不正、加强营养等。
(2) 告知患者坚持用药的必要性。
(3) 加强体育锻炼,增加机体抵抗力；注意眼部卫生；避免使用劣质眼部化妆品。

【护理评价】

通过治疗和护理计划的实施,评价患者是否能够达到：

(1) 自觉眼部干痒、刺痛和烧灼感等症状明显减轻。
(2) 无并发症发生或并发症得到及时治疗和护理。
(3) 掌握本病相关的保健知识。

第二节　眼睑功能、位置和先天异常患者的护理

眼睑具有保护眼球、润泽眼球的作用。正常眼睑位置：①眼睑与眼球表面紧密相贴,中间有一潜在间隙；②上下睑睫毛应充分伸展指向前方,排列整齐,不与角膜相接

触,能阻挡灰尘、汗水等侵入眼内;③上下睑能紧密闭合;④上睑能上举至瞳孔上缘;⑤上下泪点贴靠在泪阜基部,使泪液顺利进入泪道。获得性或先天性眼睑位置异常可引起眼睑功能异常,造成眼球的伤害。

一、睑内翻和倒睫

睑内翻(entropion)是指眼睑,特别是睑缘部向眼球方向内卷,部分或全部睫毛倒向眼球的一种位置异常。当睑内翻达到一定程度时,睫毛倒向眼球,刺激角膜和球结膜,称为倒睫(trichiasis)。

睑内翻常与倒睫并存(图3-3)。

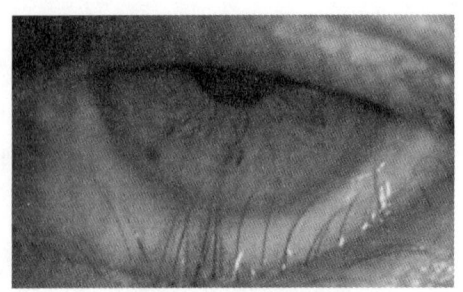

图3-3 睑内翻和倒睫

【病因与发病机制】

1. 瘢痕性睑内翻 因睑结膜与睑板瘢痕性收缩所致,常见于眼部化学伤、沙眼患者。

2. 痉挛性睑内翻 由于眼睑皮肤和皮下组织萎缩变薄,失去牵制眼轮匝肌的收缩作用,眼轮匝肌纤维向前上方滑动压迫睑板上缘,以致下睑上部向内翻卷。多发生于下睑,以老年人为常见,又称老年性睑内翻。如果因炎症刺激引起眼轮匝肌反射性痉挛,称为急性痉挛性睑内翻。

3. 先天性睑内翻 由内眦赘皮牵拉、眼轮匝肌过度发育及睑板发育不良所致。多见于肥胖的婴幼儿下睑内眦。

以上睑内翻的各种原因以及睑腺炎症等,均可导致倒睫。

【护理评估】

(一)健康史

询问患者眼部疾病史,如沙眼、结膜炎和角膜炎等;有无眼化学外伤史;评估婴幼儿是否肥胖、鼻梁发育情况、有无溢泪等。

(二)身体状况

1. 症状 眼部刺痛、异物感、畏光、流泪、眼睑痉挛,角膜混浊时视力下降。

2. 体征 睑缘向眼球方向内卷,睫毛内翻,倒向眼球,刺激结膜、角膜,结膜充血,角膜上皮可脱落。若继发感染,可发展为角膜溃疡。长期不愈,则角膜混浊、新生血管形成等。

(三)心理-社会状况

患者常因睫毛刺激角膜引起心理焦虑,需要手术者则担心手术疗效。

【治疗要点】

1. 并发结膜炎、角膜炎者 抗生素眼药水点眼。

2. 解除睫毛对眼球的摩擦刺激 常用的方法:①如果少量倒睫用拔睫毛镊子拔除或者拔出睫毛后进行电解破坏毛囊;②瘢痕性睑内翻可行睑板部分切除(Hotz手术)、睑板切断术及缝线术等手术治疗;③局部注射肉毒杆菌毒素A治疗痉挛性睑内翻,或者手术切除松弛皮肤和切断部分眼轮匝肌纤维;④先天性睑内翻,部分病人随着年龄的增长可逐渐改善,定期复查,必要时手术。

【常见护理诊断/问题】

1. 舒适受损　与睫毛摩擦眼球有关。
2. 知识缺乏　对睑内翻倒睫对眼球的危害性认识不足。
3. 潜在并发症　角膜炎症、角膜瘢痕形成。

【护理目标】

(1)眼部异物感、畏光、流泪等症状减轻或消失。
(2)患者或家属认识到倒睫对眼球的危害。
(3)减少或无并发症发生。

【护理措施】

1. 按照医嘱行专科护理　如仅有1~2根倒睫,可用睫毛镊拔除,或配合医生进行睫毛电解法,通过电解破坏倒睫的毛囊。如睑内翻症状明显,不能立即手术者可用胶布法或缝线法在眼睑皮肤面牵引,使睑缘向外复位。
2. 手术护理　对需要手术者遵医嘱做好手术矫正准备,按眼部手术常规护理。
3. 用药护理　遵医嘱给予抗生素眼药水滴眼,预防或治疗角膜炎。
4. 病情观察　观察角膜是否有感染迹象,手术者伤口愈合情况。
5. 健康教育　告知患者睑内翻倒睫对眼球的危害,应尽早治疗,以减少并发症的发生。

【护理评价】

通过治疗和护理计划的实施,评价患者是否能够达到:
(1)眼部异物感、畏光、流泪等症状减轻或消失。
(2)无并发症发生,或已有并发症得到有效治疗。
(3)患者了解睑内翻倒睫对眼球的危害。

二、睑外翻和眼睑闭合不全

睑外翻(ectropion)是指睑缘向外翻转离开眼球,睑结膜不同程度地暴露在外。睑裂闭合不全,又称兔眼(lagophthalmos),为眼睑闭合受限或完全不能闭合,导致部分眼球暴露。睑外翻常合并眼睑闭合不全(图3-4)。

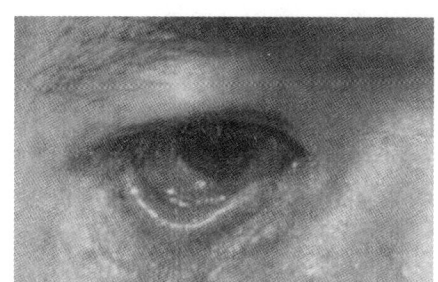
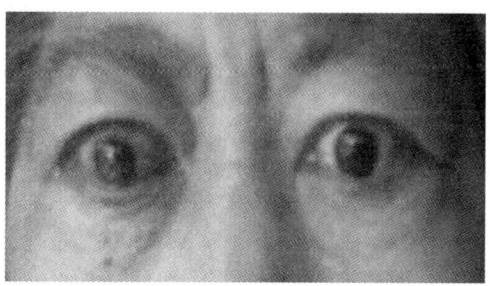

图3-4　睑外翻

【病因与发病机制】

(一)睑外翻

1. 瘢痕性睑外翻　多因眼部创伤、烧伤等引起眼睑皮肤瘢痕收缩。
2. 老年性睑外翻　由于下眼睑皮肤松弛及外眦韧带、眼轮匝肌纤维变性或松弛，睑缘不能紧贴眼球所致。
3. 麻痹性睑外翻　由于面神经麻痹,眼轮匝肌失去张力,下睑因重力而下垂,导致睑外翻。

(二)眼睑闭合不全

常见原因有面神经麻痹、瘢痕性睑外翻、眼球突出、上睑下垂手术后及全身麻醉或昏迷患者。少数正常人睡眠时,睑裂有一缝隙,角膜上转,称为生理性兔眼。

【护理评估】

(一)健康史

询问患者全身状况,如有无甲状腺功能亢进、面神经麻痹;有无眼部外伤史,如眼部创伤、烧伤、化学伤等;有无眼部上睑下垂手术史;有无眼眶肿瘤等;老年人要注意询问平时擦泪的习惯。

(二)身体状况

1. 症状　溢泪,因睑缘离开眼球,泪点不能与泪湖紧密接触;眼部干涩不适;并发角膜溃疡可有不同程度的视力障碍。
2. 体征　因睑结膜不同程度地暴露在外,引起结膜充血、干燥、肥厚及角化;严重患者可有角膜上皮脱落、溃疡,角膜新生血管形成及角膜瘢痕形成等。

(三)辅助检查

血液化验检查患者是否有甲状腺功能亢进,头部 CT 检查是否有眼眶肿瘤。

(四)心理-社会状况

因疾病导致患者眼部不适及外观异常,容易产生焦虑、自卑、孤独心理;如果是突发性眼部严重烧伤,患者多有恐惧,甚至绝望心理。

【治疗要点】

1. 病因治疗　积极寻找病因进行治疗:①如眼眶肿瘤或者甲状腺功能亢进,进行肿瘤切除或者全身治疗甲状腺功能亢进;②瘢痕性睑外翻,常用的手术方法是采用游离植皮,增加眼睑前层皮肤的垂直长度;③老年性睑外翻,常行睑板楔状切除睑缘缩短术;④麻痹性睑外翻,应先去除麻痹原因,积极治疗面瘫。
2. 保护治疗　保护角膜,如睡眠时眼部涂抗生素眼膏;如睑外翻不能立即手术者,可选择睑缘缝合,减少角膜溃疡的发生。

【常见护理诊断/问题】

1. 舒适受损:溢泪　与睑外翻和眼睑闭合不全有关。
2. 自我形象紊乱　与眼睑外翻、眼球突出影响容貌有关。
3. 知识缺乏　患者对本病的危害性认识不足。
4. 潜在并发症　暴露性角膜炎或溃疡、角结膜干燥症。

【护理目标】
(1) 自觉舒适,溢泪症状减轻。
(2) 改善容貌,恢复正常形象。
(3) 获得本病治疗护理知识。
(4) 无并发症发生,或已有并发症者得到有效治疗和护理。

【护理措施】
1. 用药护理　遵医嘱眼部滴用抗生素眼药水或涂抗生素眼膏,预防及治疗角膜炎症。
2. 保护治疗与护理　眼睑闭合不全者:①指导患者结膜囊内涂抗生素眼膏,再以眼垫遮盖;②"湿房",即用透明塑料片或胶片做成锥形空罩覆盖眼上,周围空隙用胶布密封,利用蒸发的泪液保持眼球的湿润;③戴软性角膜接触镜;④对需要者配合医生进行暂时性睑缘缝合术,以保护角膜。
3. 心理护理　睑外翻患者因颜面仪容受损,常产生自卑感,应对患者心理状态进行评估,多与患者交谈,进行心理疏导,使其正确对待疾病,配合治疗。
4. 手术护理　需要手术的患者,按照手术护理常规进行。
5. 健康教育　指导患者正确揩拭泪液的方法:用手帕由下眼睑往上揩,否则长期向下揩拭可加重睑外翻。告知患者保护角膜的意义与重要性。

【护理评价】
通过治疗和护理计划的实施,评价患者是否能够达到:
(1) 自觉溢泪症状减轻。
(2) 容貌恢复。
(3) 获得本病治疗、预防等相关知识。
(4) 无并发症发生,或已有并发症者得到有效治疗和护理。

三、上睑下垂

上睑下垂(ptosis)是指由于上睑提肌功能不全或丧失,导致的上睑部分或全部下垂,即在向前方注视时上睑缘遮盖角膜超过2 mm。

【病因与发病机制】
1. 先天性上睑下垂　由上睑提肌本身或支配上睑提肌的动眼神经上支发育不良所致。部分患者具有家族遗传性。
2. 获得性上睑下垂　常见的原因有神经系统或其他系统疾病,如动眼神经麻痹、上睑提肌损伤、交感神经疾患、重症肌无力及机械性开睑运动障碍,如上睑炎症肿胀或新生物等。

【护理评估】

(一) 健康史

评估患者的发病年龄、患病时间,有无外伤史、家族史、全身状况等。

(二) 身体状况

1. 先天性上睑下垂　双侧或单侧上睑位置低于正常,睑裂缩小,眉毛上抬,仰头视物。严重者可有视力障碍、弱视等。部分患者伴有其他眼睑发育异常,如内眦赘皮、内眦间距过宽、睑裂狭小、鼻梁低平及眼球震颤等(图3-5)。

2. 获得性上睑下垂 多为单侧,伴有其他神经系统病变,如动眼神经麻痹可伴有其他眼外肌麻痹;上睑提肌损伤有外伤史;交感神经损伤有 Horner 综合征;重症肌无力所致的上睑下垂,其特点为晨轻夜重,频繁眨眼后上睑下垂加重,注射新斯的明后症状明显减轻。

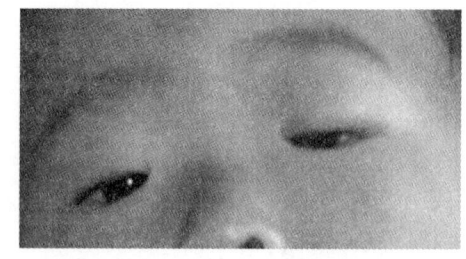

图3-5 先天性上睑下垂

(三)心理-社会状况

先天性上睑下垂患者因疾病导致容貌、形象受损,可造成自卑心理。获得性上睑下垂因发病突然,患者多焦虑。需要手术治疗的患者,常常担心手术效果。

【治疗要点】

先天性上睑下垂应尽早手术;获得性上睑下垂应先进行病因治疗或药物治疗,无效时再考虑手术治疗。常用手术方法有上睑提肌缩短术和额肌悬吊术。

【常见护理诊断/问题】

1. 自我形象紊乱 与上睑下垂影响容貌有关。
2. 潜在并发症 弱视。

【护理目标】

(1)改善容貌,消除自卑心理。

(2)预防或治疗弱视。

【护理措施】

(1)获得性上睑下垂,护士要协助患者积极寻找病因,并进行治疗护理。

(2)对需要手术者按眼部手术护理常规,如果进行额肌悬吊术,需要剃眉毛。

(3)术后特别注意有无缝线和睫毛刺激角膜,观察眼睑闭合状态、角膜暴露程度及穹窿部结膜脱垂情况等;保持局部创口干燥,一般术后加压包扎24 h,术后7 d拆线。

(4)教会患者或家属涂眼药膏的方法,避免暴露性角膜炎的发生。

(5)耐心进行心理护理,鼓励患者表达容貌缺陷的感受,进行有效的心理疏导,消除自卑心理。

【护理评价】

通过治疗和护理计划的实施,评价患者是否能够达到:

(1)容貌恢复。

(2)没有弱视发生或者弱视得到早诊断及早治疗护理。

第三节 泪液排出系统障碍患者的护理

泪器包括泪液分泌系统和泪液排出系统。

泪液分泌系统包括泪腺、副泪腺、结膜杯状细胞等。泪液有湿润结膜、冲洗和清洁结膜囊、营养角膜及杀菌作用,另外在角膜表面形成良好的光学界面。

泪液排出系统则由上泪点、下泪点、泪小管、泪总管、泪囊及鼻泪管组成,其主要功能是排出泪液。在正常情况下,除了很少量的泪液通过蒸发消失外,大部分泪液依赖于眼轮匝肌的"泪液泵"作用,通过泪道排出。在眼睑闭合时,泪点暂时封闭,眼轮匝肌收缩,挤压泪小管和泪囊,迫使泪囊中的泪液通过鼻泪管排入鼻腔。睁开眼睑时,眼轮匝肌松弛,泪小管和泪囊因自身弹性扩张,腔内形成负压,聚集在泪湖的泪液通过重新开放的泪点被吸入泪小管和泪囊。

流眼泪是泪器病的主要症状之一,其原因有二:一是排出受阻,泪液不能流入鼻腔而溢出眼睑之外,称为溢泪(epiphora);二是泪液分泌增多,排出系统来不及排走而流出眼睑外,称为流泪(lacrimation)。临床上常见的泪器病有泪道阻塞或者狭窄、泪囊炎等。

一、泪道阻塞或狭窄

泪道阻塞或狭窄是指泪道的各部位如泪点、泪小管、泪总管、鼻泪管等,因先天或外伤、炎症、肿瘤和异物等因素引起管径狭窄、阻塞,泪液不能流入鼻腔而致溢泪。

【病因与发病机制】

1. 眼睑及泪点位置异常　泪点不能接触泪湖。
2. 泪点异常　包括泪点狭窄、闭塞或缺如,泪液不能进入泪道。
3. 泪小管至鼻泪管的阻塞或狭窄　包括先天性闭锁、炎症、肿瘤、外伤、异物、药物毒性作用等各种因素引起的泪道结构或功能不全,导致泪液不能排出。鼻泪管下端是解剖学的狭窄段,更易受鼻腔病变的影响。
4. 其他原因　如鼻阻塞等。

【护理评估】

(一)健康史

(1)评估患者有无沙眼及并发症,如倒睫及睑内翻、瘢痕等;有无泪道疾病病史,如泪道外伤、炎症;鼻部病变,如慢性鼻炎、鼻窦炎、鼻甲肥大、鼻息肉、鼻中隔偏曲等病史。青年患者多有泪道外伤史。

(2)如为患儿,评估其有无溢泪病史。正常婴儿出生后4~6周鼻泪管下端的残膜可自行萎缩而恢复通畅。

(二)身体状况

溢泪为主要症状,在刮风或寒冷气候时症状加重。因长期泪液浸渍,可引起慢性刺激性结膜炎、下睑和面颊部湿疹性皮炎;由于不断揩拭眼泪,可导致下睑外翻,加重溢泪症状。溢泪分为功能性和器质性两种。

1. **功能性溢泪** 无明显的泪道阻塞,泪道冲洗后通畅。溢泪主要因为眼轮匝肌松弛,泪液泵作用减弱或消失,泪液排出障碍,为功能性滞留。

2. **器质性溢泪** 泪道阻塞或狭窄引起的溢泪。

(三)辅助检查

1. **染料试验** 在双眼结膜囊内滴入2%荧光素钠溶液1滴,5 min后观察和比较双眼泪膜中荧光素消退情况。正常情况下在滴入荧光素钠2 min后,用一湿棉棒擦拭下鼻道,则棉棒带黄绿色,说明泪道通畅,或没有完全性阻塞。如其中一只眼荧光素保留较多,说明该侧泪道可能有相对性阻塞。

2. **泪道冲洗术** 从泪点注入生理盐水,正常情况冲洗无阻力,液体顺利进入鼻腔或咽部,表明泪道通畅。根据冲洗液流向判断泪道阻塞部位(图3-6)。①冲洗液完全从注入原路返回,提示泪小管阻塞;②冲洗液自下泪点注入,液体由上、下泪点反流,泪囊部没有隆起,提示泪总管阻塞;③冲洗有阻力,部分自泪小点返回,泪囊部隆起,提示鼻泪管狭窄;④如果同时有脓性分泌物,提示鼻泪管阻塞合并慢性泪囊炎。

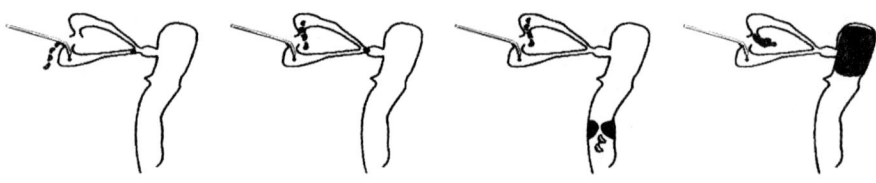

图3-6　泪道冲洗及常见阻塞部位

3. **泪道探通术** 诊断性泪道探通用于了解泪道,包括泪点、泪小管、泪囊的阻塞部位;治疗性泪道探通主要用于婴幼儿泪道阻塞。

4. **X射线碘油造影** 可以显示泪囊大小及阻塞部位。

(四)心理-社会状况

溢泪会给患者带来不适,并且影响容貌,患者容易产生焦虑不安心理。患者不重视原发病治疗的,可导致不良后果。

【治疗要点】

1. **功能性溢泪** 选用硫酸锌及肾上腺素溶液滴眼,以收缩泪囊黏膜。

2. **器质性溢泪** 根据病变部位不同采取不同治疗措施。①泪点狭窄、闭塞或阙如:可用泪点扩张器扩张或探通;②睑外翻泪点位置异常:手术矫正使泪点复位;③泪小管阻塞:泪小管探通,并行泪道硅管留置治疗,或选用激光治疗,先用探针引导光纤维到阻塞部位,利用YAG激光的汽化效应打通阻塞部位,再配合插管或置线;④鼻泪管阻塞:泪囊鼻腔吻合术,近年来开展鼻内镜下泪囊鼻腔吻合术或鼻泪管支架置入术。

【常见护理诊断/问题】

1. **舒适受损:溢泪** 与泪道阻塞或狭窄有关。

2. **自我形象紊乱** 与疾病引起的容貌改变有关。

【护理目标】

(1) 患者自觉溢泪症状改善或消失。

(2) 改善容貌,消除自卑心理。

【护理措施】

(1) 帮助患者查找溢泪原因,检查阻塞部位和阻塞程度。

(2) 向患者说明治疗原发病的重要性,积极治疗原发病。

(3) 泪囊鼻腔吻合术围术期护理重点:①术前3 d滴用抗生素眼药水,并进行泪道冲洗;②术前1 d用1%麻黄碱液滴鼻,以收缩鼻黏膜,利于引流及预防感染;③解释手术过程:泪囊鼻腔吻合术是将泪囊和中鼻道黏膜,通过一个人造的骨孔吻合起来,使泪液经吻合孔流入中鼻道;④术后取半卧位,利于伤口积血的引流,减少出血量,出血量较多者可行面颊部冷敷,注意鼻腔填塞物的正确位置,以达到压迫伤口止血的目的,嘱患者勿牵拉填塞物及用力擤鼻;⑤用1%麻黄碱液滴鼻,以收敛鼻腔黏膜,利于引流;⑥手术当天不要进过热饮食;⑦术后第3天开始连续进行泪道冲洗,并注意保持泪道通畅;⑧鼻内镜下泪囊鼻腔吻合术者,术前须清洁鼻腔、剪除鼻毛,术后注意并发症的观察,如眶周淤血、复视等。

(4) 心理护理:评估患者心理状态以及对疾病认知程度,加强沟通、疏导,树立信心,积极配合治疗。

【护理评价】

通过治疗和护理计划的实施,评价患者是否能够达到:

(1) 溢泪症状消失,患者感觉舒适。

(2) 情绪稳定,配合治疗。

二、慢性泪囊炎

慢性泪囊炎(chronic dacryocystitis)是泪囊黏膜的慢性炎症,是常见的眼病,好发于中老年女性,多为单侧发病。

【病因与发病机制】

鼻泪管狭窄或阻塞,泪液滞留于泪囊内,引起细菌大量繁殖并刺激泪囊内壁黏膜导致感染,产生黏液性或脓性分泌物。致病菌多为肺炎球菌、白色念珠菌等。

【护理评估】

(一) 健康史

了解患者有无沙眼、溢泪病史,询问患者的发病时间、主要症状、是否治疗、治疗经过和治疗效果。

(二) 身体状况

主要症状为溢泪。结膜充血,内眦部位的皮肤浸渍、糜烂、粗糙、肥厚及湿疹。泪囊区囊样隆起,用手指压迫或泪道冲洗,有大量黏液脓性分泌物自泪点反流。由于分泌物大量潴留,泪囊扩张,可形成泪囊黏液囊肿。

(三) 辅助检查

X射线泪道造影检查可了解泪囊的大小及阻塞部位;分泌物培养,可确定致病菌和选择有效抗生素。

（四）心理-社会状况

评估患者的生活、工作情况以及对疾病的认知程度。慢性泪囊炎的反复发作，常常使患者失去治疗信心，或者因疾病开始时症状轻，不引起重视。

【治疗要点】

1. 药物治疗　抗生素滴眼液滴眼。

2. 手术治疗　常用手术方法是泪囊鼻腔吻合术，或最近几年开展的鼻内镜下鼻腔泪囊造口术或鼻泪管支架置入术，可以达到消除溢泪症状，治疗慢性泪囊炎的目的。对于无法进行上述手术的患者可选择泪囊摘除术，以祛除病灶，但溢泪症状仍然存在。

【常见护理诊断/问题】

1. 舒适受损：溢泪　与慢性泪囊炎有关。

2. 潜在并发症　角膜炎和眼内炎。

【护理目标】

(1) 自觉溢泪症状改善或消失。

(2) 无并发症发生或并发症得到及时治疗。

【护理措施】

1. 用药护理　指导正确滴眼药。每日4~6次，每次滴抗生素眼药前，先用手指按压泪囊区或行泪道冲洗，以排空泪囊内的分泌物，利于药物吸收。

2. 冲洗泪道　选用生理盐水加抗生素行泪道冲洗，每周1~2次。

3. 手术护理　做好泪囊鼻腔吻合和鼻内镜下鼻腔泪囊造口术的护理。泪囊摘除术者，应向患者及家属说明，手术可以消除病灶，但仍可能有溢泪症状存在。

4. 治疗其他疾病　及早治疗沙眼和鼻炎、鼻中隔偏曲等疾病，预防慢性泪囊炎的发生；积极治疗泪囊炎，可预防角膜炎和眼内炎等并发症的发生。

5. 健康教育　向患者解释及时治疗慢性泪囊炎及其他相关疾病的重要性，因慢性泪囊炎使结膜囊处于带菌状态，眼外伤或眼部手术极易引起化脓性感染，导致角膜炎、角膜溃疡和眼内炎。

【护理评价】

通过治疗和护理计划的实施，评价患者是否能够达到：

(1) 自觉溢泪症状消失。

(2) 无并发症发生。

三、急性泪囊炎

急性泪囊炎（acute dacryocystitis）是泪囊黏膜的急性卡他性或化脓性炎症。

【病因与发病机制】

常见致病菌多为金黄色葡萄球菌或溶血性链球菌等。儿童常因流行性感冒嗜血杆菌感染。急性泪囊炎常发生在慢性泪囊炎的基础上。

【护理评估】

(一) 健康史

评估患者有无慢性泪囊炎的病史。

(二) 身体状况

患眼充血、流泪,有脓性分泌物;泪囊区皮肤红肿,触之坚实、剧痛,炎症可扩展到眼睑、鼻根及面颊部(图3-7),甚至引起眶蜂窝织炎。常伴有耳前淋巴结肿大。严重时可伴畏寒、发热等全身症状。数日后红肿局限,并有脓点,脓肿穿破皮肤,脓液排出,炎症减轻。

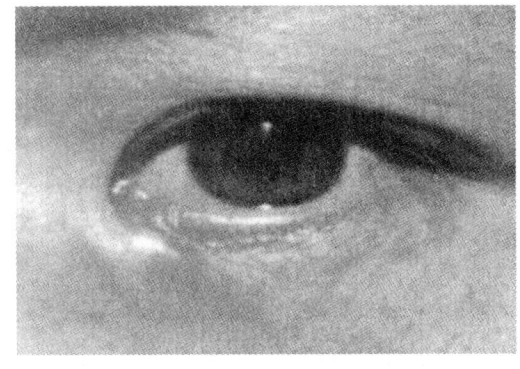

图3-7 急性泪囊炎

(三) 辅助检查

血常规检查可见中性粒细胞计数升高。

(四) 心理-社会状况

急性泪囊炎患者由于起病急,症状重,常常有焦虑心理。

【治疗要点】

局部、全身应用足量抗生素,待炎症控制后择期手术。常采用的手术方式:泪囊鼻腔吻合、鼻内镜下鼻腔泪囊造口或泪囊摘除等。

【常见护理诊断/问题】

1. 急性疼痛　与泪囊炎泪囊区红肿、压痛有关。
2. 潜在并发症　眶蜂窝织炎等。

【护理目标】

(1) 自觉泪囊区红肿、疼痛减轻或消失。

(2) 无并发症发生。

【护理措施】

(1) 指导患者正确热敷和超短波物理治疗,以缓解疼痛,但要注意防止烫伤。

(2) 按医嘱应用有效抗生素,注意观察药物的不良反应。

(3) 急性期切忌泪道探通或泪道冲洗,以免导致感染扩散,引起眶蜂窝织炎。

(4) 严密观察体温变化及皮肤温度、颜色的变化,及时向医师汇报。

(5) 换药、点眼药时要严格无菌操作,预防交叉感染。

(6) 脓肿形成前,切忌挤压。脓肿形成后,应切开排脓,放置橡皮条引流。术后观察引流情况及敷料是否清洁干燥,如有污染及时更换。

【护理评价】

通过治疗和护理计划的实施,评价患者是否能够达到:

(1) 自觉泪囊区红肿、疼痛减轻或消失。

(2) 无并发症发生。

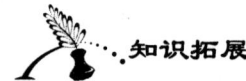

新生儿泪囊炎(先天性鼻泪管堵塞)是小儿常见的困扰家长的眼科疾病,婴幼儿发病率为5%~6%,可单眼或双眼发病,主要表现有溢泪、黏性或脓性分泌物、泪湖等症状,泪道冲洗不通畅且有黏液或脓性分泌物反流。不仅影响了小儿眼部外观,更给患儿和家长带来不少困扰和痛苦,而且长期的泪囊炎可能引起结膜炎、角膜炎、睑缘炎、泪囊瘘等多种慢性感染,导致严重后果。

(窦嬗嬗)

思考题

朱阿姨,女,80岁,右眼间断溢泪、流脓6个月,近1周出现泪囊区红、肿、热、痛伴发热。

眼部检查:视力右眼0.6,左眼0.8。右眼红肿,无内翻及倒睫。双眼位正。右眼结膜充血,有脓性分泌物。瞳孔大小正常,对光反射灵敏,晶状体、玻璃体未见混浊。右眼泪囊区触之有轻微波动感,挤压有少量脓性分泌物溢出。

请问:

(1)该患者的医疗诊断及常见致病菌是什么?

(2)提出该患者的护理诊断。

(3)护士应采取哪些护理措施?

同步练习

一、名词解释

1. 睑腺炎
2. 睑板腺囊肿

二、填空题

1. 睑板腺囊肿又称_____,是一种慢性的_____。
2. 睑腺炎俗称_____,分为两种,即_____和_____。

三、选择题

A型题

1. 睑腺炎的病因是( )

　A. 细菌感染　　　　　　　　　　　　B. 真菌感染

　C. 睑板腺分泌过旺　　　　　　　　　D. 睑板腺出口阻塞

　E. 睑板腺变性

B型题

　A. 皮肤面,与睑缘垂直　　　　　　　B. 皮肤面,与睑缘平行

C.睑结膜面,与睑缘垂直   D.睑结膜面,与睑缘平行

2.外睑腺炎切开部位及方向是(　　)

3.睑板腺囊肿刮除术,切口应在(　　)

X型题

4.鼻腔泪囊吻合术后护理要点有(　　)

 A.半坐卧位   B.出血量较多者面颊部冰敷

 C.勿自行扯出鼻腔纱条及用力擤鼻   D.1%麻黄碱液滴鼻

 E.术后第3天开始冲洗泪道

四、简答题

简述睑缘炎的类型及护理方法。

第四章 结膜病患者的护理

第一节 结膜炎患者的护理

结膜是一层半透明的薄的黏膜组织,覆盖于眼睑后部和眼球前部,其表面大部分暴露于外界环境中,容易受各种病原微生物侵袭和物理、化学因素的刺激。正常情况下结膜组织具有一定的防御能力。当全身或局部的防御能力减弱或致病因素过强时,将使结膜组织发生急性或慢性的炎症,统称为结膜炎(conjunctivitis)。结膜炎是最常见的眼病之一。结膜炎的致病原因可分为微生物性和非微生物性两大类。微生物性因素是结膜炎最常见的原因,主要是细菌和病毒感染。非微生物性因素主要由于物理性刺激(如风沙、烟尘、紫外线等)和化学性损伤(如药物、酸碱和气体等)。

结膜炎的分类:①按病因分为感染性、免疫性、化学性或刺激性、全身疾病相关性、继发性结膜炎等。②按发病的快慢分为超急性(24 h 内)、急性或亚急性(几小时至几天)和慢性结膜炎(几天至几周)。通常病程短于 3 周称为急性结膜炎,病程长于 3 周称为慢性结膜炎。③按病变结膜的主要形态分为乳头性、滤泡性、膜性或假膜性、瘢痕性和肉芽肿性结膜炎。

一、急性细菌性结膜炎

急性细菌性结膜炎(acute bacterial conjunctivitis)是由细菌所致的急性结膜炎症的总称,俗称"红眼病"。包括超急性化脓性结膜炎和急性卡他性结膜炎。

【病因与发病机制】

1. 超急性化脓性结膜炎　由奈瑟菌属细菌(淋球菌或脑膜炎球菌)感染引起的传染性极强的细菌性结膜炎。成人主要为淋球菌性尿道炎的自身感染,多为单眼感染。传染途径多为生殖器→眼或生殖器→手→眼。新生儿主要是分娩时通过患有淋球菌性阴道炎的母体产道被感染,多为双眼。脑膜炎球菌性结膜炎最常见于血源性感染。

2. 急性卡他性结膜炎　常见致病菌为肺炎双球菌、流感嗜血杆菌和金黄色葡萄球菌等。常双眼同时或间隔 1~2 d 发病。

【护理评估】

(一) 健康史

评估患者有无传染性眼病接触史及日常用眼卫生习惯。淋球菌性结膜炎患者应了解其有无淋球菌性尿道炎病史,新生儿患者则应了解其母亲分娩前有无阴道炎病史。

(二) 身体状况

1. 超急性化脓性结膜炎

(1) 淋球菌性结膜炎:①新生儿常在出生后 2~5 d 发病,多为双眼发病。发病急速,表现为畏光、流泪、眼睑、结膜高度水肿和充血;重者球结膜突出于睑裂外,可有假膜形成;常伴有耳前淋巴结肿大;眼部分泌物由初期的浆液性迅速转为脓性,脓液量多,不断从睑裂流出,又称"脓漏眼"。本病具有潜伏期短、病程进展急剧、传染性极强的特点。严重者可引起角膜溃疡、穿孔和眼内炎。婴儿的淋球菌性结膜炎可并发身体其他部位的化脓性炎症,如关节炎、脑膜炎、肺炎、败血症等。②成人潜伏期为 10 h 至 2~3 d,症状通常较小儿轻。

(2) 脑膜炎球菌性结膜炎:潜伏期为数小时至 1 d,常为双侧发病,多见于儿童,其症状与淋球菌性结膜炎相似,严重者可引起化脓性脑膜炎而危及生命。

2. 急性卡他性结膜炎 潜伏期为 1~3 d,病程约 2 周,通常有自限性。起病较急,传染性强,可以双眼同时或间隔 1~2 d 发病。患者自觉有异物感、灼热感、发痒、畏光、流泪等;检查发现结膜充血、水肿,严重者可有结膜下出血;眼部有较多的浆液性、黏液性或脓性分泌物,晨起时上、下睫毛常被粘住,睁眼困难。白喉杆菌感染的结膜炎可在睑结膜表面发现假膜。

(三) 辅助检查

结膜分泌物涂片及结膜刮片可见大量多型核白细胞及细菌,必要时还可做细菌培养及药物敏感试验,以明确致病菌和选择敏感抗生素。

(四) 心理-社会状况

患者因发病突然,结膜高度充血、水肿和大量分泌物而急于就诊。如果患者被实行接触性隔离,容易产生孤独心理。

【治疗要点】

1. 针对病因选择有效抗生素抗感染治疗 例如 0.3% 妥布霉素滴眼剂、0.3%~0.5% 左氧氟沙星滴眼剂或眼膏。淋球菌感染则局部和全身同时用药,局部用药有 5 000~10 000 U/ml 青霉素溶液,常用全身药物有大剂量青霉素、头孢曲松钠(菌必治)等。

2. 其他 局部清洗,禁止包扎患眼,预防交叉感染。

【常见护理诊断/问题】

1. 舒适受损:异物感 与结膜炎症反应有关。
2. 潜在并发症 角膜炎症、溃疡和穿孔。
3. 有传播感染的危险 与细菌性结膜炎的传染性有关。
4. 知识缺乏 缺乏本病的预防和治疗相关知识。

【护理目标】

(1)患者异物感、不适减轻或者消失。

(2)无角膜炎症、溃疡和穿孔等并发症发生。

(3)自觉执行消毒隔离措施,患者及家属无交叉感染发生。

(4)患者或者家属获得本病的预防知识。

【护理措施】

1.结膜囊冲洗 常选用生理盐水、3%硼酸溶液冲洗结膜囊。淋球菌感染选用1∶5 000的青霉素溶液。注意冲洗时使患者取患侧卧位,以免冲洗液流入健眼。冲洗动作要轻柔,以免损伤角膜。如有假膜形成,应先除去假膜再进行冲洗。

2.用药护理 根据医嘱选择眼药,急性期每15~30 min滴眼一次,夜间涂眼膏。症状缓解后改为1~2 h一次,分泌物较多时应先清除再给药。

3.严密观察病情变化 特别是出现角膜刺激征或角膜溃疡症状者,及时处理。

4.禁忌包扎患眼 因包盖患眼,使分泌物排出不畅,不利于结膜囊清洁,反而有利于细菌生长繁殖,加重炎症。

5.做细菌培养及药物敏感试验 使用药物治疗之前,遵医嘱留取结膜分泌物,做细菌培养及药物敏感试验。

6.减轻患者不适感 炎症严重时可用冷敷减轻充血水肿。为了减少眼部的光线刺激,建议佩戴太阳镜。

7.传染性结膜炎急性感染期应实行接触性隔离

(1)注意洗手和个人卫生,勿用手拭眼,勿进入公共场所和游泳池,以免交叉感染。接触患者前后双手要立即彻底冲洗与消毒。

(2)接触过眼分泌物和病眼的仪器、用具等都要及时消毒隔离,用过的敷料要烧毁。

(3)双眼患病者,一人一瓶眼药;单眼患病者,一眼一瓶眼药;做眼部检查时,应先查健眼,后查患眼。

(4)提倡一人一巾一盆。淋球菌性尿道炎患者,要注意便后立即洗手。

(5)患有淋球菌性尿道炎的孕妇须在产前治愈。未治愈者,婴儿出生后,立即用1%硝酸银液、青霉素液滴眼,0.5%四环素或红霉素眼膏涂眼,以预防新生儿淋球菌性结膜炎。

【护理评价】

通过治疗和护理计划的实施,评价患者能否达到:

(1)异物感减轻或者消失。

(2)无角膜刺激征或角膜溃疡发生。

(3)无交叉感染发生。

(4)患者及家属获得本病的预防与治疗知识。

二、病毒性结膜炎

病毒性结膜炎(viral conjunctivitis)是一种常见的传染性眼病。按病程分为急性和慢性两组。前者多见,包括以急性滤泡性结膜炎为主要表现的流行性角结膜炎、流行性出血性结膜炎、咽结膜炎、单疱病毒性结膜炎和新城鸡瘟结膜炎等。慢性病毒性结膜炎包括传染性软疣性睑结膜炎、水痘-带状疱疹性结膜炎、麻疹性角结膜炎等。传染力强,曾引起世界性大流行,好发于夏秋季节,通常有自限性。临床上以流行性角结膜炎、流行性出血性结膜炎为最常见。

【病因与发病机制】

1. 流行性角结膜炎　发病急剧,传染性强的急性结膜炎。主要通过接触传播。由腺病毒8、19、29和37型引起,其中主要为8型。

2. 流行性出血性结膜炎　是由70型肠道病毒(偶由A24型柯萨奇病毒)引起的一种暴发流行的自限性眼部传染病,又称"阿波罗11号结膜炎"。

【护理评估】

(一)健康史

评估患者的发病原因(有无病毒性眼病接触史,或近期是否去过病毒性眼病流行区域)、发病时间以及治疗经过。

(二)身体状况

1. 症状　起病急,症状重,双眼发病。主要表现为眼红、异物感、眼痛、畏光,伴水样分泌物。部分患者可有发热、咽痛、中耳炎、腹泻等全身症状,并有耳前淋巴结肿大、压痛。患者若并发角膜炎,可有视力下降。

2. 体征　眼睑水肿,结膜充血,睑结膜滤泡增生,分泌物呈水样,常侵犯角膜,荧光染色可见角膜上点状上皮脱落,流行性出血性结膜炎患者球结膜上有点状、片状出血。

3. 病程　流行性角结膜炎潜伏期多为5~7 d,病程3~7周。若并发角膜炎,病程可持续数月。流行性出血性结膜炎潜伏期常为18~48 h,病程5~7 d。

(三)辅助检查

分泌物涂片镜检可见单核细胞增多,并可分离到病毒。

(四)心理-社会状况

患者因异物感、结膜充血、流泪而紧张焦虑。也可因被实行接触性隔离而孤独。

【治疗要点】

本病具有自限性。主要是眼部滴用抗病毒眼药水,如干扰素滴眼剂、0.1%阿昔洛韦、0.15%更昔洛韦等。如果合并细菌感染,再加用抗生素眼药。

【常见护理诊断/问题】

1. 舒适受损:眼摩擦感　与结膜、角膜炎症反应有关。
2. 有传播感染的危险　与病毒性结膜炎的传染性有关。
3. 潜在并发症　病毒性角膜炎。
4. 知识缺乏　缺乏本病的预防与治疗知识。

【护理目标】

(1)患者眼部不适减轻或消失。
(2)患者及家属无交叉感染发生。
(3)无并发症发生。

(4)病人或者家属获得本病的预防与治疗知识。

【护理措施】

1. 减少疾病的传播　所有接触感染者的器械必须仔细清洗消毒,告知患者避免接触眼睑和泪液,经常洗手。当出现感染时尽可能避免人群之间的接触。

2. 用药护理　根据医嘱选择药物,抗病毒眼液每小时滴眼1次;合并角膜炎、混合感染者,可配合使用抗生素眼药水;角膜基质浸润者可酌情使用糖皮质激素,如0.02%氟美童。角膜上皮病变可选择人工泪液及促进上皮细胞修复药物。使用糖皮质激素时注意观察其副作用。

3. 防止交叉感染　一旦发现本病,应及时按丙类传染病要求,向当地疾病预防控制中心报告。注意做好传染性眼病的消毒隔离,发病期间勿去公共场所,如游泳池等,防止交叉感染。

【护理评价】

通过治疗和护理计划的实施,评价患者能否达到:

(1)自觉摩擦感消失。

(2)严格消毒隔离,患者及家属无感染及交叉感染发生。

(3)无并发症发生。

(4)病人或者家属获得本病的预防与治疗知识。

三、沙眼

沙眼(trachoma)是由沙眼衣原体引起的一种慢性传染性结膜角膜炎,因其睑结膜面粗糙不平,形似沙粒,故名沙眼。沙眼是致盲性眼病之一。

【病因与发病机制】

沙眼主要由 A、B、C 或 Ba 血清型沙眼衣原体感染所致。沙眼衣原体耐寒怕热,70 ℃以上的温度、75%乙醇均可将其杀死。沙眼的传播途径有直接接触或污染物间接接触传播,节肢昆虫也是传播媒介。易感因素包括卫生条件差、环境酷热、沙尘气候等。

【护理评估】

(一)健康史

评估患者的生活居住条件、个人卫生习惯、有无沙眼接触史、患病的时间、是否治疗及治疗的经过。

(二)身体状况

沙眼常双眼发病。多发生于儿童及青少年时期,女性多见。慢性沙眼可反复感染,病程迁延数年至数十年。

1. 症状　急性期有异物感、刺痒感、畏光、流泪、少量黏性分泌物。慢性期眼部干涩、不适。若有角膜并发症,可出现不同程度视力障碍及角膜炎症表现。

2. 体征　①急性期:上穹隆部和上睑结膜血管模糊、充血;②乳头增生:由于炎症刺激导致结膜上皮增生而形成;③滤泡形成:因结膜上皮下淋巴细胞浸润、聚集,形成大小不等的黄白色半透明隆起,内有胶样内容物,称滤泡形成。慢性期结膜充血减轻,仍可见乳头增生和滤泡形成,角膜缘滤泡发生瘢痕化改变称为 Herbet 小凹。

3. 分期 按照沙眼的病程,我国于1979年制定了沙眼分期的方法。

Ⅰ期(进行活动期):上睑结膜乳头与滤泡并存,上穹窿结膜模糊不清,有角膜血管翳。

Ⅱ期(退行期):上睑结膜自瘢痕开始出现至大部分变为瘢痕,仅留少许活动病变。

Ⅲ期(完全瘢痕期):上睑结膜活动性病变完全消失,代之以瘢痕,无传染性。

4. 后遗症与并发症 重症沙眼会留下后遗症与并发症。①倒睫及睑内翻:由于睑板肥厚变形与睑结膜瘢痕收缩引起;②上睑下垂与睑球粘连:因结膜瘢痕性收缩引起;③慢性泪囊炎:由沙眼病变侵袭泪道黏膜引起;④结膜角膜干燥症:由于结膜瘢痕破坏杯状细胞及阻塞泪腺排出口引起;⑤角膜混浊:因沙眼衣原体可致上皮性角膜炎,角膜血管翳可发生角膜浸润,加以倒睫及睑内翻,最终导致角膜混浊。

WHO要求诊断沙眼时至少符合下列两项标准:①上睑结膜滤泡5个以上;②角膜缘滤泡或Herbet小凹;③典型的睑结膜瘢痕;④广泛的角膜血管翳。

(三)辅助检查

结膜刮片行Giemsa染色可找到包涵体;应用荧光抗体染色法或酶联免疫法,可测定沙眼衣原体抗原。

(四)心理-社会评估

早期,因沙眼症状不明显,患者常常不重视治疗;有病人缺乏坚持治疗的毅力;也有患者认为沙眼病程长、容易复发,对治疗丧失信心;晚期因并发症的发生或者视力障碍时,常有悲观失望的心理;部分病人担心传染家人。

【治疗要点】

以局部点抗生素眼药为主。重症病人结合全身用药。有并发症时对症治疗。

【常见护理诊断/问题】

1. 舒适受损:眼部刺激症状 与结膜感染有关。
2. 有传播感染的危险 与沙眼的传染性有关。
3. 知识缺乏 缺乏关于沙眼的防治知识。
4. 潜在并发症 倒睫、睑内翻、上睑下垂、睑球粘连、实质性结膜干燥症、角膜混浊。

【护理目标】

(1)眼部不适症状减轻或消失。
(2)消毒隔离措施到位,无交叉感染发生。
(3)掌握沙眼防治知识。
(4)无并发症发生或者降低并发症发生率。

【护理措施】

1. 按医嘱选用抗生素眼药局部治疗 常用0.1%利福平滴眼液、0.3%氧氟沙星滴眼液等点眼,睡前涂眼膏,疗程至少10~12周,重症者需要用药半年以上。
2. 全身治疗 沙眼急性期或病情严重的患者,可口服阿奇霉素、多丙环素(强力霉素)、红霉素和螺旋霉素等。一般疗程3~4周。

教会患者正确滴眼药或涂眼膏的方法,用药时先健侧再患侧。观察用药疗效及不良反应,向患者强调坚持用药的重要性,提高其依从性。

3. 消毒　严格消毒患者接触过的医疗器械及患者的洗脸用具。

4. 并发症及后遗症的治疗　如倒睫可选电解术,睑内翻可行手术矫正,角膜混浊可行角膜移植术。

5. 健康指导

(1)向患者及社区人群做好卫生宣教工作。宣传沙眼的危害性,重视沙眼的防治,坚持用药;积极治疗并发症,做到早发现、早诊断、早治疗。

(2)指导患者和家属做好消毒隔离,接触患者分泌物的物品通常选用煮沸和75%乙醇消毒方法。

(3)指导患者培养良好的卫生习惯,不与他人共用毛巾、脸盆,不用手揉眼,防止交叉感染。

(4)加强对服务行业的卫生监管,特别是理发店、游泳池、浴室等。

【护理评价】

通过治疗和护理计划的实施,评价患者是否能够达到:

(1)眼部不适症状减轻或消失。

(2)消毒隔离措施到位,无交叉感染发生。

(3)掌握沙眼相关防治知识。

(4)无并发症发生。

四、免疫性结膜炎

免疫性结膜炎(immunologic conjunctivitis)是结膜对外界过敏原的一种超敏性免疫反应,又称变态反应性结膜炎。临床上常见春季结膜炎和泡性结膜炎两种。眼部用药或者接触化学性物质也可以导致过敏性结膜炎。自身免疫性疾病也可引起免疫性结膜炎,如干燥性结膜炎、结膜类天疱疮等。

【病因与发病机制】

1. 春季结膜炎　病因还不确定,可能是患者对花粉、微生物、动物皮毛碎屑、空气粉尘、尘螨等过敏所引起。

2. 泡性结膜炎　是结膜角膜对微生物蛋白质发生的迟发免疫反应,相关微生物有结核杆菌、葡萄球菌、球孢子菌属及沙眼衣原体等。

【护理评估】

(一)健康史

评估患者的发病原因、有无复发病史、发病的季节性、发病时的主要症状特点,有无接触花粉、烟尘等过敏原或在户外活动后症状加重。

(二)身体状况

1. 春季结膜炎　好发于青少年男性,春夏暖季发病,冬秋自行缓解。发作期眼部奇痒、畏光、流泪、异物感,可有大量的黏液性分泌物,夜间加重。

临床上把春季结膜炎分为睑结膜型、角结膜缘型及混合型。

(1)睑结膜型:上睑结膜呈粉红色充血,其上布满呈铺路石样排列的巨大乳头。乳头形状不一,扁平外观,包含有毛细血管丛。荧光素可使乳头顶部着染,在乳头之间及其表面常有一层黏性乳白色分泌物,形成伪膜(图4-1)。一般炎症静止后结膜乳头可完全消退,不遗留瘢痕。

(2)角结膜缘型:围绕角膜缘可见黄褐色或污红色胶样增生。

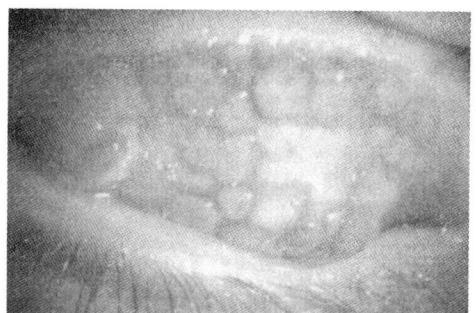

图4-1 春季结膜炎铺路石样乳头

(3)混合型:同时具备上述两型病变。

各型均可出现角膜上皮炎。

2.泡性结膜炎 好发生于女性、儿童及青少年。发病时有异物感。如病变侵犯角膜,有眼部刺痛、畏光、流泪及眼睑痉挛等明显角膜刺激征。

泡性结膜炎初起为实性、隆起的红色小病灶(1~3 mm),周围有局限性充血区。病变发生在角膜缘时,有单发或多发的灰白色小结节,结节较泡性结膜炎者为小,病变处局部充血,病变愈合后可留有浅淡的瘢痕,使角膜缘齿状参差不齐。反复发作后疱疹可向中央进犯,新生血管也随之长入,称为束状角膜炎,痊愈后遗留带状薄翳,血管则逐渐萎缩。

(三)辅助检查

春季结膜炎患者的结膜刮片中发现嗜酸性粒细胞或嗜酸性颗粒。

(四)心理-社会状况

因疾病反复发作,患者容易产生焦虑和厌烦心理。

【治疗要点】

查找过敏原,祛除诱发因素。对症治疗:局部滴用糖皮质激素眼药水,如0.1%地塞米松、0.5%可的松眼药水,可很快缓解症状。抗过敏治疗:局部应用抗组胺药物和肥大细胞稳定剂,如色甘酸钠、奈多罗米等,可缓解眼痒、结膜充血、流泪等症状。

【常见护理诊断/问题】

1.舒适受损:患眼痒、异物感 与变态反应有关。
2.潜在并发症 角膜炎、激素性青光眼。

【护理目标】

(1)眼痒、异物感减轻或消失。
(2)无角膜炎、青光眼等并发症发生。

【护理措施】

1.生活护理 协助病人积极寻找病因进行脱敏治疗。提供清淡、易消化、足够热量的饮食,多补充维生素,加强营养,改善体质。注意观察鱼、虾、蟹、蛋类、牛奶等易过敏食物是否是疾病的诱因。外出佩戴有色眼镜等。疾病严重时可冷敷。

2.用药护理 遵医嘱指导病人使用眼药。如地塞米松眼药水、2%环孢霉素A滴眼液等,详细交代药物的副作用。糖皮质激素眼药要用治疗疾病的最低浓度、最少次数,逐渐减少点眼次数后停药,禁止长期使用,以免引起激素性青光眼与激素性白内障。注意观察眼压及视力变化。

3.健康指导

(1)避免接触过敏原,外出戴有色眼镜,减少与光线、花粉的接触及刺激等。

(2)告知春季结膜炎为自限性疾病,消除病人或家属的焦虑情绪。

(3)空调房或者相对寒冷的环境可以减少春季结膜炎的发病。

【护理评价】

通过治疗和护理计划的实施,评价患者是否能够达到:

(1)眼部奇痒、畏光、异物感减轻或消失。

(2)无角膜炎、青光眼等并发症发生。

第二节 翼状胬肉患者的护理

翼状胬肉(pterygium)是因睑裂部球结膜及结膜下的纤维血管组织呈三角形向角膜侵入,形似翼状而得名,俗称"攀睛眼"。通常双眼患病,多见于鼻侧。是常见的变性结膜病。

【病因与发病机制】

明确的病因尚不十分明确,因渔民、户外工作者多发,推测可能与结膜慢性炎症、风沙、粉尘、紫外线照射等长期刺激使结膜组织变性及增生有关。具有遗传性。

【护理评估】

(一)健康史

询问患者的工作性质、有无长期户外工作经历、家族中其他成员是否有同样病史。评估患病的时间,有无治疗及治疗经过。

(二)身体状况

1.症状 早期一般无明显症状,翼状胬肉充血时可有异物感。若胬肉侵及瞳孔区或者牵引角膜引起散光,可导致视力下降。复发的胬肉有时可导致眼球运动受限。

2.体征 典型的翼状胬肉可以分为头、颈、体3部分(图4-2)。翼状胬肉的尖端位于角膜部分为头部,其角巩膜缘为颈部,其球结膜处为体部。进展期翼状胬肉的头部前端角膜灰色浸润,其颈部、体部肥厚、充血;静止期翼状胬肉的头部前方角膜透明,颈部及体部较薄而无充血。

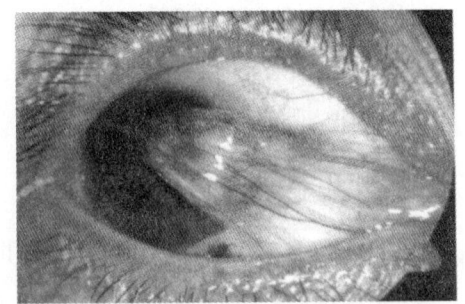

图4-2 翼状胬肉

(三)心理-社会状况

早期较小的胬肉,无明显症状,病人不重视。较大胬肉会影响患者的视力及外观,而且容易复发的特点常使患者焦虑、担心。

【治疗要点】

(1) 小而静止的胬肉一般不需要治疗,有症状时对症处理。

(2) 如胬肉侵袭瞳孔区影响视力,或因外观容貌上需要,可手术治疗。常用手术方法:①胬肉单纯切除术;②胬肉切除合并结膜瓣转移术;③胬肉切除联合角膜缘干细胞移植或羊膜移植术;④板层角膜移植联合角膜缘干细胞移植或羊膜移植术。手术后预防复发。

【常见护理诊断/问题】

1. 感知紊乱:视力障碍 与胬肉侵袭瞳孔区或者牵引角膜引起散光有关。
2. 自我形象紊乱 与胬肉影响外观有关。
3. 知识缺乏 缺乏翼状胬肉的预防、治疗和防止复发的相关知识。

【护理目标】

(1) 切除胬肉,保持或提高视力。

(2) 改善外观。

(3) 获得胬肉的相关防治知识。

【护理措施】

1. 对症护理 小而无须治疗者,应做好病情解释工作,避免风沙、粉尘、长时间光照等环境,并嘱患者定期门诊随访。有胬肉充血时,可点少量地塞米松眼药水。

2. 手术护理 对于需要手术的患者,参照眼部手术护理常规,术前 3 d 使用抗生素眼液,介绍手术过程和配合方法,消除患者紧张心理,积极配合手术。术后嘱患者按照医嘱换药,5~7 d 后拆除缝线。局部使用丝裂霉素 C 或者平阳霉素预防复发。

3. 健康指导 户外活动时戴上防风尘及防紫外线眼镜,避免风尘环境和减少户外工作时间,积极防治慢性结膜炎。手术患者定期复查,观察有无胬肉复发。

【护理评价】

通过治疗和护理计划的实施,评价患者是否能够达到:

(1) 视力保持或者提高。

(2) 外貌改善。

(3) 获得对该病的预防、治疗和防止复发的知识。

第三节 干眼症患者的护理

干眼症(dry eye syndrome)又称角结膜干燥症,是因泪液分泌质或量的异常,或动力学的异常引起泪膜功能异常和(或)眼表组织病变的总称。

泪膜是通过瞬目运动,将泪液均匀覆盖于角结膜表面而形成的薄膜。泪膜由外至内分3层。①脂质层:睑板腺分泌,减少泪液蒸发增加表面张力和润滑眼睑。②水液层:泪腺、副泪腺分泌,为角膜上皮运输氧气;提供平滑表面,增加光学质量;具有抗菌性;冲洗表面分泌物。③黏蛋白层:杯状细胞分泌,降低表面张力,使角膜由疏水性转向亲水性表面(图 4-3)。

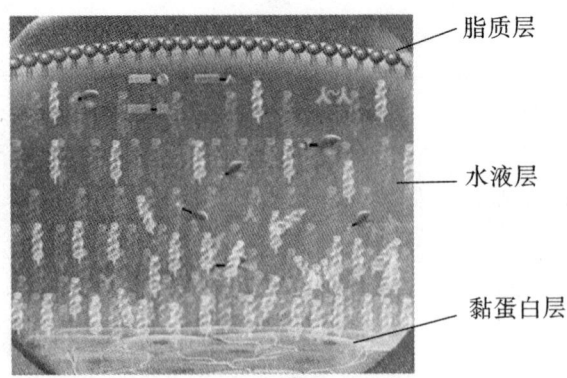

图 4-3 泪膜的结构

泪膜的主要生理功能：①形成光滑的光学折射面，提供良好的光学介质；②湿润眼球前表面；③向角膜提供必需的营养物质；④通过机械的冲刷及其抗菌成分抑制微生物生长，保护角膜。

【病因与发病机制】

多种因素可以导致干眼症的发生。常见的原因：①泪液生成不足型，免疫性疾病、性激素水平降低、某些药物的使用等可导致泪液分泌功能下降。②泪液蒸发过强，睑板腺功能障碍、眼睑闭合不全、长时间驾车等致泪液蒸发过多。③其他因素，维生素A缺乏、沙眼、眼部化学伤、眼部手术或者长期佩戴角膜接触镜、长期使用含有防腐剂的眼药水、长时间看末端视屏或处于空调房间等均可发生干眼症。

【护理评估】

(一)健康史

询问患者有无眼外伤病史、眼部手术史、沙眼病史、全身病史及用药史；评估患者的生活习惯，有无长时间用电脑、看电视和手机的习惯，或长时间处于空调或烟尘生活环境；有无角膜接触镜佩戴史等。

(二)身体状况

1. 症状　眼部干涩感、烧灼感、异物感、畏光、视疲劳及不能耐受有烟尘的环境等。
2. 体征　泪液分泌不足，泪膜不稳定，泪河变窄或中断，球结膜血管扩张，球结膜失去光泽、增厚、水肿、皱褶，眼表面上皮细胞病变，泪液渗透压增加等，严重者可以出现丝状角膜炎、角膜溃疡、角膜穿孔等。

(三)辅助检查

泪液分泌试验、泪河宽度、泪膜破裂时间检查、泪液的渗透压测定均可异常。荧光素染色可见角膜上皮缺损。虎红染色可观察到角结膜失活细胞着色等。

(四)心理-社会评估

干眼症病程长，治疗效果差，视觉疲劳症状明显，常常影响工作、学习，患者容易产生焦虑、烦躁的心理。

【治疗要点】

1. 对因治疗　积极寻找病因,并针对病因进行治疗。例如治疗睑缘炎症、补充维生素 A、改善工作习惯与工作环境等。

2. 对症治疗　补充泪液,保存泪液,减少泪液蒸发,增加泪液分泌。

【常见护理诊断/问题】

1. 舒适受损:眼部干涩感、痒感、畏光　与角结膜缺乏泪液、睑板腺功能障碍有关。

2. 知识缺乏　缺乏干眼症的预防和自我保健知识。

【护理目标】

(1)眼部干涩感、痒感、畏光等症状减轻或消失。

(2)掌握干眼症的预防和自我保健知识。

【护理措施】

1. 用药护理　遵医嘱指导病人使用人工泪液、自家血清等泪液替代产品。口服溴己新、盐酸毛果芸香碱、新斯的明等药物可以促进泪液分泌。重度干眼症可以选择 0.05%~0.10% 的环孢菌素 A 滴眼剂或 0.05% 他克莫司滴眼剂。眼睑炎症者眼部用抗生素滴眼剂。鼓励病人坚持治疗,并观察药物的副作用。

2. 生活护理　指导患者进行眼睑的局部清洁卫生,可选择生理盐水或硼酸水清洗眼睑缘和睫毛,局部湿热敷眼睑每天 2 次,每次 10 min,再用棉签顺着睑缘方向挤压,排出分泌物。为了减少泪液蒸发,指导患者佩戴硅胶眼罩、湿房镜、治疗性角膜接触镜。屈光不正者应佩戴合适度数的眼镜。如选用角膜接触镜,应配用质量较好的护理液。

3. 手术护理　对于需要泪点栓塞、永久性泪点闭塞、颌下腺导管移植手术者,向病人讲解手术的目的,并做好手术前后的护理准备。

4. 健康指导　①协助患者寻找病因,去除诱发因素。②避免长时间阅读和使用电脑、手机等末端视屏。对于必须长期应用电脑等末端视屏者,正确的姿势是眼睛尽量不要与屏幕在同一平面,视线稍向下 15°~20°;眼与屏幕距离 40~70 cm;一般在用电脑 1~2 h 后休息 10~15 min,并向远处眺望,按摩眼部,放松眼部肌肉。③避免接触烟雾、风尘环境,使用空调时要增加环境湿度。

【护理评价】

通过治疗和护理计划的实施,评价患者是否能够达到:

(1)眼部干涩感、痒感、畏光等症状减轻或消失。

(2)掌握干眼症的预防和自我保健知识。

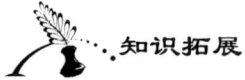

翼状胬肉手术方法:①翼状胬肉单纯切除术,适用于翼状胬肉侵入角膜较多,且为进行性胬肉或接近瞳孔缘威胁患眼视功能者,或对白内障、角膜移植术切口有影响或手术后会刺激翼状胬肉发展者,或胬肉有碍患者美观者。此种手术方法操作亦较简单,手术时间相对较短,但术

后易复发。②翼状胬肉切除联合游离结膜瓣移植术,适用于翼状胬肉较大且充血肥厚、生长较快者,或翼状胬肉切除术中结膜缺失较多者。此手术方法操作相对较复杂,并有一定难度,且用于移植的结膜瓣特别要预防正反面颠倒,但手术效果较好,术后复发率相对较低。③翼状胬肉切除及带蒂结膜瓣移植术,此种手术方法亦适用于胬肉较肥厚充血、生长较快者。由于结膜富有弹性和很好的依从性,利用这一特性可将邻接翼状胬肉切除区的球结膜分离,做适当的松解剪开后进行移位移植,以修复暴露的巩膜区。此法不会出现结膜瓣被反转,且血液供应好,被移植的结膜生长愈合较快。缺点是结膜被牵拉移位时可能有一定张力,故缝合伤口时应良好对位,以免结膜伤口裂开。

(窦嬗嬗)

同步练习

一、名词解释

1. 沙眼
2. 翼状胬肉

二、填空题

急性卡他性结膜炎的主要体征为_____和_____。

三、选择题

A 型题

1. 超急性细菌性结膜炎最常见的病因是( )
   A. 淋球菌　　　　　　　　　　B. 绿脓杆菌
   C. 金黄色葡萄球菌　　　　　　D. 肺炎双球菌
   E. 链球菌

2. 翼状胬肉如果侵入瞳孔区影响视力,则首选治疗方法是( )
   A. 丝裂霉素 C　　　　　　　　B. β 射线照射
   C. 手术治疗　　　　　　　　　D. 佩戴眼镜
   E. 以上都对

3. 治疗沙眼效果较好的药物是( )
   A. 青霉素滴眼液　　　　　　　B. 利福平滴眼液
   C. 氧氟沙星滴眼液　　　　　　D. 庆大霉素滴眼液
   E. 氯霉素滴眼液

X 型题

4. 结膜充血的特点有( )
   A. 鲜红　　　　　　　　　　　B. 网状交错
   C. 愈近穹窿部充血愈明显　　　D. 愈近角膜缘充血愈明显
   E. 滴 1% 肾上腺素后充血消失

5.对传染性结膜炎病人急性感染期的健康教育,正确的是( )
   A.滴用眼药时先健眼后患眼　　　　　B.可以游泳
   C.注意洗手　　　　　　　　　　　　D.用手拭除眼部分泌物
   E.滴用眼药时先患眼后健眼

四、简答题

1.简述急性细菌性结膜炎的护理措施。

2.沙眼常见的并发症有哪些?

3.为预防传染性结膜炎的交叉感染需要采取哪些护理措施?

第五章 角膜和巩膜病患者的护理

角膜(cornea)和巩膜一起构成眼球最外层的纤维膜,具有保护眼球的作用。同时角膜也是重要的屈光间质,是外界光线进入眼内在视网膜上成像的必经通路,因此轻微的角膜病变就能引起严重的视力障碍。

第一节 角膜病患者的护理

角膜病是我国的主要致盲眼病之一。角膜疾病主要包含炎症、外伤、先天性异常、变性、营养不良和肿瘤等,最常见的是感染性角膜炎症,其病原体包括细菌、真菌、病毒、棘阿米巴、衣原体等。

角膜和外界直接接触,透明、无血管,因此防御能力较弱,外界或内源性致病因素增强,均可能引起角膜组织炎症发生,统称为角膜炎。各种原因的角膜炎基本病理变化过程包括浸润期、溃疡形成期、溃疡消退期和愈合期四个阶段。

(1)浸润期:致病因子侵袭角膜,引起角膜缘血管网充血,炎症渗出液及炎性细胞侵入病变区,导致病变角膜出现水肿和局限性灰白色的浸润灶(图5-1)。如炎症及时控制,角膜仍能恢复透明。

(2)溃疡形成期:浸润期的炎症向周围或深层扩张,可导致角膜上皮和基质坏死、脱落形成角膜溃疡(图5-2)。如果致病菌向深层发展,基质层变薄,后弹力层暴露,在高眼压作用下,后弹力层向前膨出。如果继续发展则会出现角膜穿孔,此时房水急剧涌出,导致虹膜脱出、角膜瘘、眼内感染、眼球萎缩等严重并发症。

(3)溃疡消退期:由于炎症控制,患者自身免疫力增强,阻止致病因子对角膜损害,溃疡边缘浸润减轻,可有新生血管长入角膜。

(4)愈合期:溃疡期上皮再生,由成纤维细胞产生的瘢痕组织修复,溃疡面愈合后,遗留厚薄不等的瘢痕。浅层的瘢痕性混浊薄如云雾状,通过混浊部分仍能看清后面虹膜纹理者称角膜薄翳。混浊较厚略呈白色,但仍可透见虹膜者称角膜斑翳。混浊很厚呈瓷白色,不能透见虹膜者称角膜白斑(图5-3)。如果角膜瘢痕组织中嵌有虹膜组织,便形成粘连性角膜白斑,提示病变角膜有穿破史。若白斑面积大,而虹膜又与之广泛粘连,则可能堵塞房角,房水流出受阻使眼压升高,引起继发性青光眼。高眼压作用下,混杂有虹膜组织的角膜瘢痕膨出形成紫黑色隆起,称为角膜葡萄肿。

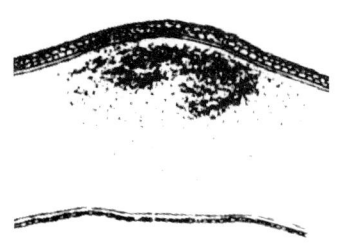 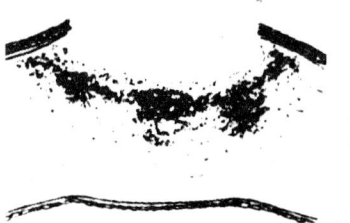 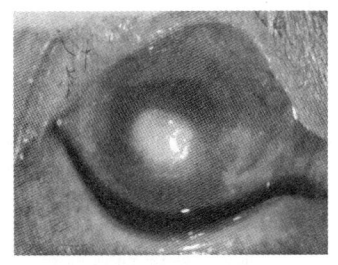

图 5-1　角膜炎浸润期　　　图 5-2　角膜炎溃疡形成期　　　图 5-3　角膜混浊白斑

一、细菌性角膜炎

细菌性角膜炎(bacterial keratitis)是由细菌感染引起的角膜上皮缺损及缺损区下角膜基质坏死的化脓性炎症,又称为细菌性角膜溃疡。细菌性角膜炎病情危重、发展迅速,如未及时控制感染,可发生角膜溃疡、穿孔,甚至眼内感染,最终眼球萎缩。使用药物能够控制感染,但会残留广泛的角膜瘢痕、角膜新生血管或角膜葡萄肿及角膜脂质变性等后遗症,严重影响视力甚至导致失明。

【病因与发病机制】

多为角膜外伤后感染或剔除角膜异物后感染所致,如无菌操作不严格、滴用污染的表面麻醉剂及荧光素等。常见的致病菌有表皮葡萄球菌、金黄色葡萄球菌、肺炎双球菌、链球菌、铜绿假单胞菌(绿脓杆菌)等。一些局部乃至全身疾病可降低机体对致病菌的抵抗力,或造成角膜对细菌易感性增加,如干眼症、慢性泪囊炎、倒睫、糖尿病、免疫缺陷、佩戴角膜接触镜、酗酒等。

【护理评估】

(一)健康史

1. 评估患者眼部情况　有无角膜外伤史、角膜异物剔除史、戴角膜接触镜史,有无慢性泪囊炎、眼睑异常、倒睫病史等。

2. 评估患者全身状况　有无糖尿病、营养不良,有无长期使用激素或免疫抑制剂等。

3. 其他　询问患病及用药情况、治疗效果等。

(二)身体状况

1. 症状　起病急骤,明显的眼痛、畏光、流泪、异物感、视力障碍、眼睑痉挛等,伴有较多的脓性分泌物。

2. 体征　眼睑、球结膜肿胀,睫状充血或混合性充血,病变早期角膜上出现界限清楚的上皮溃疡,溃疡下有边界模糊、致密的浸润灶,周围组织水肿。浸润灶迅速扩大,继而形成溃疡,溃疡表面和结膜囊多有脓性分泌物。并发虹膜睫状体炎的患者,表现为角膜后沉着物(keratic precipitates,KP)、瞳孔缩小、虹膜后粘连及前房积脓等,均是由于毒素渗入前房所致。

(1)革兰氏阳性球菌角膜感染:常表现为圆形或椭圆形局灶性脓肿、边界清楚,灰白基质浸润。金黄色葡萄球菌、肺炎双球菌所致的匍行性角膜溃疡是典型的细菌性角膜溃疡,常伴前房积脓。

(2)革兰氏阴性球菌角膜感染:常见的是铜绿假单胞菌(绿脓杆菌)感染,起病迅速、发展迅猛,表现为快速发展的角膜液化性坏死。剧烈眼痛,严重的睫状充血或混合性充血,眼睑及球结膜水肿,角膜溃疡浸润灶及分泌物略带黄绿色,前房积脓严重。感染如未控制,可导致角膜坏死穿孔、眼内容物脱出或全眼球炎。

(三)辅助检查

角膜病变区刮片镜检可发现致病菌;通过微生物培养,药物敏感试验可进一步明确病因和指导临床用药。

(四)心理-社会情况

护士应评估患者的心理状况:患者常因眼痛、畏光、流泪、视力下降而恐慌、烦躁。又因对疾病的发生后治疗转归缺乏了解,产生紧张、焦虑、悲哀的心理。

【治疗要点】

治疗前应常规行角膜刮片、细菌培养和药物敏感试验,积极局部与全身使用有效的抗生素控制感染,革兰氏阳性球菌感染选用头孢唑林钠、万古霉素;革兰氏阴性细菌感染选用妥布霉素、头孢他啶、多黏菌素B、喹诺酮类等药物治疗。增强机体抵抗力,减轻炎症反应,促进溃疡愈合。对症治疗,减少并发症发生及瘢痕形成。药物治疗无效、病情急剧发展,可能或已经导致角膜溃疡穿孔,眼内容物脱出者,可考虑行治疗性角膜移植,是一种以挽救眼球不至于毁坏,保存眼球视功能为目的施行的角膜移植。

【常见护理诊断/问题】

1. 急性疼痛　与角膜炎症刺激有关。
2. 感知紊乱:视力下降　与角膜炎症引起角膜混浊有关。
3. 有传播感染的危险　与细菌的传染性及患者缺乏预防知识有关。
4. 焦虑　与担心疾病预后不良有关。
5. 潜在并发症　角膜穿孔和眼内炎。
6. 知识缺乏　缺乏细菌性角膜炎相关的防治知识。

【护理目标】

(1)眼痛症状缓解或消失。
(2)视力提高或稳定。
(3)患者及家属掌握防止交叉感染的知识,无交叉感染发生。
(4)能够自我调节,保持情绪稳定,积极配合治疗和护理。
(5)无并发症发生或发生并发症后得到及时处理。
(6)患者或家属获得该病的自我护理知识。

【护理措施】

1. 生活护理　①提供安静、舒适的环境,病房要适当遮光,减少眼睛受光线刺激,保证患者充分休息、睡眠。②饮食宜清淡,多吃易消化、富含维生素、粗纤维食物,避免便秘,以防增加腹压。③嘱患者头部减少活动,避免低头、咳嗽、打喷嚏,预防角膜穿孔。④眼部疼痛严重者,及时给予安慰和理解,并向患者解释眼痛的原因,与患者聊感兴趣的话题,分散注意力,消除焦虑。⑤用眼罩保护患眼,避免外物撞击。

2. 用药护理　遵医嘱使用或指导患者使用药物治疗。

(1) 抗生素眼药：急性期选用高浓度抗生素眼液频繁滴眼，5 min 一次，病情控制后 30 min 一次。在细菌培养、药物敏感试验报告出来之前，常选用 0.3% 氧氟沙星、0.3% 妥布霉素等眼液。睡前涂眼膏。严重病例结膜下注射或全身应用抗生素。

(2) 并发虹膜睫状体炎者，使用 1% 阿托品滴眼剂或眼膏散瞳。

(3) 辅助疗法：局部使用胶原酶抑制剂如依地酸二钠、半胱氨酸等，抑制溃疡发展。选用维生素 B_2、维生素 C、维生素 A、维生素 D 等药物，有助于角膜溃疡的愈合。

(4) 注意事项：①滴眼剂、眼膏及器械应采取专人专眼专用；②治疗操作时动作要轻柔，禁止挤压眼球；③进行球结膜下注射时，先向患者解释清楚，并充分麻醉后进行，以免加重局部疼痛，避免同一地点反复注射；④使用阿托品散瞳时，注意压迫泪囊，防止吸收中毒。

3. 隔离护理　①告知患者或家属床边隔离和手卫生的相关知识，严格执行消毒隔离制度；②检查、换药、滴眼药等操作要遵守隔离技术和无菌技术操作原则。

4. 病情观察　严密观察患者的视力、角膜刺激征、结膜充血以及角膜病灶和分泌物的变化，并注意有无角膜穿孔的表现。若角膜后弹力层膨出，可绷带加压包扎患眼，配合全身应用降低眼压药物，嘱患者静卧休息。如角膜穿孔，房水从穿孔处急剧涌出，虹膜被冲至穿孔处，可出现眼压下降、前房变浅或消失、疼痛减轻等症状，要及时报告医生处理。

5. 手术护理　参考本章"角膜移植术"。

6. 健康指导

(1) 告知患者、家属或社区人群，工作时戴防护眼罩预防眼外伤。

(2) 养成良好的卫生习惯，不用手或不洁手帕揉眼。

(3) 对于佩戴角膜接触镜者，严格按照佩戴要求护理镜片，有眼红眼痛时立即停戴并就诊。

【护理评价】

通过治疗和护理计划的实施，评价患者能否达到：

(1) 眼痛症状缓解或消失。

(2) 患者及家属获得防止交叉感染的知识，无院内感染发生。

(3) 心情平稳，积极配合治疗和护理。

(4) 角膜溃疡得到控制，无角膜穿孔发生或发生角膜穿孔后得到及时处理。

(5) 视力提高或稳定。

(6) 获得该病的自我护理知识。

二、单纯疱疹性角膜炎

单纯疱疹性角膜炎(herpes simplex keratitis, HSK)是由单纯疱疹病毒引起的角膜感染。此病为最常见的角膜溃疡，在角膜病中致盲率居第一位。

【病因与发病机制】

单纯疱疹病毒分为Ⅰ型和Ⅱ型两个血清型。大多数角膜病变由Ⅰ型疱疹病毒引起，少数由Ⅱ型引起。大多数患者因为单纯疱疹病毒原发感染后复发。原发感染后，单纯疱疹病毒潜伏在三叉神经节,三叉神经任何一支所支配区的皮肤、黏膜等靶组织的原发感染均可导致三叉神经节感觉神经元的潜伏感染。当机体抵抗力下降,如患感冒等发热性疾病后,全身或局部使用激素、免疫抑制剂等,潜伏的病毒激活,沿三叉神经至角膜组织,引起单纯疱疹性角膜炎。

【护理评估】

(一)健康史

询问患者是否有复发病史;了解患病的诱因:有无如过度疲劳、熬夜、饮酒、情绪不良、月经来潮等;评估患者的全身状况:患者有无感冒发热、全身或局部应用糖皮质激素、免疫抑制剂;询问患者发病以来是否治疗及治疗效果等。

(二)身体状况

患者发病期间,眼痛、畏光、流泪、眼睑痉挛,中央角膜受累时视力下降明显。因角膜敏感性下降,患者早期自觉症状较轻。

1. 原发感染 常见于幼儿,有全身发热,耳前淋巴结肿大,唇部或皮肤疱疹,眼部表现为急性滤泡性结膜炎或假膜性结膜炎,眼睑皮肤疱疹,点状或树枝状角膜炎。疾病过程呈自限性。

2. 复发感染 因患者的抵抗力不同,病毒毒力不同,病毒性角膜炎有以下类型。①上皮型角膜炎:患眼角膜上皮呈点状浸润,排列成行或成簇,继而形成小水疱,水疱破裂互相融合,形成树枝状表浅溃疡。溃疡的特点是边缘羽毛状,末端球状膨大。随病情进展,炎症逐渐向角膜病灶四周及基质层扩展,可形成不规则的地图状角膜溃疡(图5-4)。病变区角膜知觉减退。②营养性角膜病变:基底膜损伤、泪膜不稳定、神经营养障碍、眼药的毒性均可引起营养性角膜病变,上皮表面或浅基质层呈圆形或椭圆形病灶,睑裂区多发,经久不愈,可导致角膜穿孔。③基质型角膜炎:分为免疫性基质型角膜炎(常见盘状角膜炎)及坏死性角膜基质炎。④角膜内皮炎:在上述病变的同时,出现角膜内皮水肿、内皮沉积物,严重时可导致角膜内皮功能失代偿。

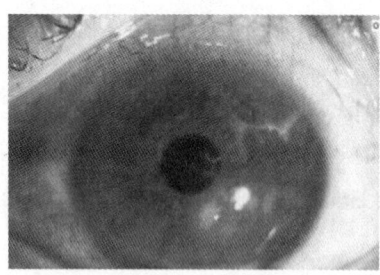
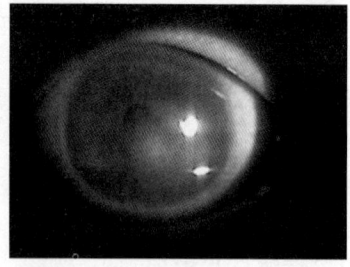

图5-4 树枝状角膜炎(荧光素染色)、盘状角膜炎

(三)辅助检查

角膜上皮刮片可见多核巨细胞;角膜病变处可分离到单纯疱疹病毒;单克隆抗体组织化学染色可发现病毒抗原;PCR技术可检测角膜、房水、泪液中的病毒DNA。

(四)心理-社会状况

患者因病情反复发作,病程持续时间长,容易产生焦虑、抑郁、悲观心理,并对治疗缺乏信心。护士在评估患者心理状况的同时,要了解患者的职业、经济、文化、教育背景以及患者、家属对疾病的认知程度。

【治疗要点】

局部抗病毒药物,抑制病毒在角膜内复制,减少角膜损害;角膜盘状基质炎在使用抗病毒药物的同时,可以适量使用糖皮质激素,可减轻基质水肿,缩短病程,减少瘢痕形成;有角膜上皮病变时,禁止使用糖皮质激素。已穿孔的患者可行治疗性穿透角膜移植。手术宜在静止期进行为佳。

【常见护理诊断/问题】

1. 舒适受损:眼病、畏光、流泪　与角膜炎症刺激有关。
2. 焦虑　与病情反复发作,病程持续时间长有关。
3. 感知紊乱:视力下降　与角膜炎症引起角膜透明度受损有关。
4. 知识缺乏　缺乏单纯疱疹性角膜炎相关的知识。
5. 潜在并发症　角膜穿孔、眼内炎。

【护理目标】

(1)眼痛、畏光、流泪症状减轻或消失。
(2)焦虑减轻,积极配合治疗和护理。
(3)视力得到提高。
(4)患者及家属获得单纯疱疹性角膜炎的保健知识,进行自我管理。
(5)无并发症发生或发生并发症后得到及时处理。

【护理措施】

1. 用药护理　遵医嘱指导患者使用有效的抗病毒药物:①常用抗病毒药物有更昔洛韦,滴眼剂和眼膏剂均为0.15%;阿昔洛韦,滴眼剂为0.1%,眼膏剂为3%;1%三氟胸腺嘧啶核苷以及重组人干扰素滴眼液。②完全由免疫反应引起的盘状角膜基质炎,在抗病毒药物应用基础上,联合局部糖皮质激素治疗,停用时,要逐渐减量。③有虹膜睫状体炎时,使用阿托品滴眼剂或眼膏剂散瞳。
2. 手术护理　按照眼部手术护理常规准备。
3. 心理护理　因平和良好的心态有利于疾病的恢复和减少复发,应多与患者沟通,解释疾病的相关知识,减轻焦虑情绪,树立战胜疾病的信心。
4. 观察病情　观察患者的视力、角膜刺激征、结膜充血及角膜炎症的进展。使用糖皮质激素的患者,注意观察药物副作用。全身使用抗病毒类药物,注意定期检查肝、肾功能。
5. 健康指导　①控制诱发因素降低复发率,如防寒保暖,加强营养,保证休息,避免疲劳和精神过度紧张,适当参加体育锻炼,增强体质,预防感冒。②避免刺激性食物和饮酒。

【护理评价】

通过治疗和护理计划的实施,评价患者是否能够达到:
(1)眼痛减轻或消失。
(2)情绪稳定,积极配合治疗和护理。
(3)视力稳定或提高。

(4)患者及家属掌握单纯疱疹性角膜炎的相关知识,能自我管理。

(5)无并发症发生或发生后得到及时处理。

三、真菌性角膜炎

真菌性角膜炎(fungal keratitis)是一种由致病真菌引起的致盲率极高的感染性角膜病变。随着抗生素和糖皮质激素的广泛使用以及对本病的认识和诊断水平的提高,其发病率不断提高。

【病因与发病机制】

真菌性角膜炎常见的致病真菌有镰孢属、弯孢属、曲霉属和念珠菌属四大类。真菌角膜感染诱因:①眼部植物性(树叶、稻草等)外伤;②全身或局部长期使用糖皮质激素、抗生素造成眼表免疫环境改变或菌群失调;③全身免疫性低下者(糖尿病、免疫抑制使用者等);④其他,过敏性结膜炎、佩戴角膜接触镜及眼表疾病(干眼症、眼睑闭合不全、病毒性角膜炎)。

【护理评估】

(一)健康史

询问患者有无眼部植物性外伤史;了解患者全身状况,有无糖尿病及长期应用广谱抗生素和糖皮质激素的药物;是否有眼表疾病。

(二)身体状况

1.症状 眼痛、畏光、流泪,伴视力下降,真菌性角膜炎自觉症状较轻,病程进展相对缓慢。

2.体征 眼部充血明显,角膜浸润灶呈白色或灰白色,表面微隆起,外观干燥而欠光滑,似牙膏样或苔垢样,溃疡周围有胶原溶解形成的浅沟或抗原抗体反应形成的免疫环。有时在角膜感染病灶旁可见"伪足"或"卫星样"浸润病灶,角膜后可有斑块状沉着物。前房积脓呈灰白色,黏稠或呈糊状。真菌穿透性强,进入前房或角膜穿破时易导致真菌性眼内炎(图5-5)。

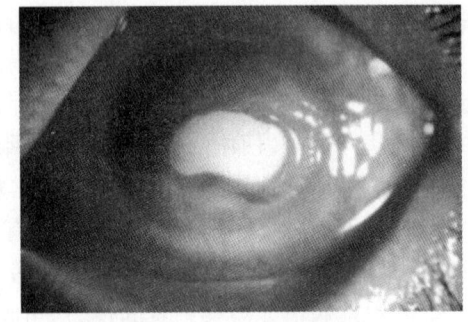

图5-5 真菌性角膜炎

(三)辅助检查

(1)角膜病变区刮片染色可发现真菌菌丝,为早期诊断最常见方法。

(2)病变区角膜组织活检,可提高培养和分离真菌的阳性率。

(3)角膜共焦显微镜检查角膜感染灶,可直接发现病灶内真菌病原体(菌体或菌丝)。

(四)心理-社会状况

真菌性角膜炎病程长,治疗效果差,患者对疾病的发生发展和治疗转归缺乏了解,容易产生焦虑、抑郁、悲观的心理。

【治疗要点】

选择有效地抗真菌药物局部与全身使用。角膜溃疡接近或已经导致穿孔者,可考虑行治疗性角膜移植,以穿透性角膜移植为宜。板层角膜移植只适用于病灶可以板层切除干净的患者。术后选用敏感的、毒性较低的抗真菌药物治疗,以防止术后感染复发。

【常见护理诊断/问题】

1. 舒适受损:眼痛、畏光、流泪　与角膜炎症刺激有关。
2. 焦虑　与担心疾病预后不良有关。
3. 有传播感染的危险　与真菌的传染性及患者缺乏预防知识有关。
4. 感知紊乱:视力下降　与角膜真菌感染引起角膜混浊有关。
5. 潜在并发症　角膜穿孔、眼内炎。
6. 知识缺乏　缺乏本病相关的防治和保健知识。

【护理目标】

(1)患者眼痛、畏光、流泪症状减轻或消失。
(2)患者了解焦虑的原因,能自我调节,情绪稳定,积极配合治疗和护理。
(3)患者及家属获得防止交叉感染的知识,无交叉感染发生。
(4)视力提高或稳定。
(5)无并发症发生或发生后得到及时处理。
(6)患者及家属获得真菌性角膜炎的自我护理知识。

【护理措施】

1. 用药护理　遵医嘱指导患者使用抗真菌药物:如 0.25% 两性霉素 B 滴眼剂、5% 那他霉素滴眼剂、0.5% 咪康唑滴眼剂、0.5% 氟康唑滴眼剂、1% 氟胞嘧啶滴眼剂。症状严重者可静脉滴注 0.2% 氟康唑 100 mg 或伏立康唑 100 mg。并发虹膜睫状体炎者,应使用1%阿托品滴眼剂或眼膏散瞳。不宜使用糖皮质激素。
2. 手术护理　参考本章"角膜移植术"。
3. 心理护理　耐心向患者解释病情,消除焦虑,恢复疾病。
4. 健康指导　①做好卫生宣教工作,预防眼外伤,如有植物性角膜外伤,应立即就诊;②合理使用抗生素和糖皮质激素,避免发生真菌感染;③糖尿病患者控制好血糖。

【护理评价】

通过治疗和护理计划的实施,评价患者能否达到:
(1)眼痛、畏光、流泪症状消失。
(2)情绪稳定,积极配合治疗和护理。
(3)患者及家属获得防止交叉感染的知识,无院内感染发生。
(4)视力得到提高或稳定。
(5)角膜溃疡得到控制,无角膜穿孔、眼内炎发生或发生后得到及时处理。
(6)患者及家属掌握真菌性角膜炎的相关知识,能够自我护理,防止复发。

四、角膜移植术

角膜移植术(keratoplasty)是一种采用同种异体的透明角膜替代病变角膜的手术

方法,以达到提高视力和治疗疾病为目的,同时也可以达到美容的效果。手术方式有穿透性角膜移植术、前部板层角膜移植术、深板层角膜内皮移植术等,现已研究出人工角膜。

1. 穿透性角膜移植术　是一种用全层供体角膜替代病变角膜的手术治疗方法。

2. 前部板层角膜移植术　是祛除、替换受损或病变的前部角膜组织(上皮细胞层、前弹力层和基质层),而保留受体后弹力层和内皮细胞层。

3. 深板层角膜内皮移植术　是用带有健康内皮细胞的后部板层植片替代病变或受损的内皮细胞。

4. 人工角膜　是用来替代病变角膜,发挥光学作用的人工装置。

【术前护理】

1. 护理常规　参考"眼部手术前护理常规"。

2. 术前评估　评估患者的眼部情况、自理能力、身心状况、教育程度、患者及家属对角膜移植手术相关知识的认知程度,了解家庭及社会支持情况。

3. 心理护理　耐心倾听患者的表述,给予心理疏导,消除焦虑、恐慌心理,树立信心。向患者讲解角膜移植术的相关知识、说明手术目的、注意事项,指导患者配合手术。

4. 术前准备

(1)双眼泪道冲洗、术眼结膜囊冲洗,对于角膜溃疡后弹力层膨出和角膜穿孔的患者冲洗角膜囊时不能翻转眼睑和加压眼球,冲洗时冲力不能过大。

(2)缩瞳:术前 1 h 用 1% 毛果芸香碱滴眼液缩瞳 2～3 次,瞳孔缩小可减少做环钻植孔时损伤晶状体的危险性,也有利于制作移植术时的中央定位,还有利于术毕注气或注液以重建前房。

(3)降低眼压:术前静脉滴注 20% 甘露醇 250 ml,稳定术中眼压,保证手术过程不出现晶状体虹膜隔隆起,保证手术能够顺利进行。

【术后护理】

1. 护理常规　参考"眼部手术后护理常规"。

2. 用药护理　术后静脉滴注糖皮质激素抗排斥反应,坚持足量、规则、缓慢停药原则,注意观察药物的副作用,应注意观察患者有无消化道不适感或出血征象,告知患者如何观察大便颜色,注意观察血压、体重、睡眠质量和患者的情绪,局部使用糖皮质激素滴眼剂、眼膏,要密切观察眼压的变化。如角膜组织愈合不佳者,遵医嘱给予促进角膜上皮修复的药物。

3. 饮食护理　手术后当天半流质饮食,以后改为普食,给予清淡、易消化、粗纤维食物,补充各种维生素,避免过硬的食物,保持大便的通畅。

4. 观察病情　了解患者对术眼绷带包扎的舒适度,观察眼部敷料有无松脱、渗血、渗液,角膜移植上皮愈合情况,眼痛的情况,监测眼压的变化等,根据病情变化,实施相应的护理措施。

5. 休息与活动　术后嘱患者多闭眼静卧休息,减少眼球运动和头部活动。深板层角膜内皮移植术后须保持面朝上仰卧位,因移植片与植床无缝线,仅靠空气泡支撑,利用空气的上浮力、表面张力顶托植片,体位的维持时间要求保持至少至气泡变小,无顶压作用为止。向患者解释特殊体位,保证治疗效果,减少并发症的发生。

6. 预防感染　按医嘱正确使用抗生素滴眼剂;保持眼周皮肤的清洁,用生理盐水清洁睑缘和眼睑皮肤;眼部敷料有渗血、渗液及时更换。

7. 健康指导

(1)向患者讲解角膜移植手术的有关知识,介绍角膜移植排斥反应的症状,如出现眼红、眼痛、视力下降、移植片混浊,即到医院就诊。

(2)指导患者继续眼部用药,教会患者正确滴眼药水、涂药膏,点眼时使用无菌棉签。滴眼剂按药物说明要求保存,如抗排斥药物他克莫司(FK506)滴眼液须冷藏。使用糖皮质激素者,告知患者按医嘱及时用药,停用时,要逐渐减量,不能随意增加使用次数和停用,并告知其危害性。

(3)术后角膜移植片知觉尚未恢复,指导患者自我保护术眼,眼部用药时眼药瓶口不能碰到角膜移植片;减少头部活动,避免碰伤,外出戴防护镜;患眼不能热敷,患者不能做游泳、打篮球、踢足球等剧烈运动,可以进行慢跑、打太极拳等运动。

(4)角膜缝线未拆除前,教育患者定期随访。

(5)向患者宣传手卫生的知识,不用手或不洁布擦眼,避免洗头、洗澡时水进入眼睛,如果水进入眼睛,用干净布擦干后,使用抗生素滴眼液。

(6)饮食起居要有规律,保证充足睡眠,注意预防感冒;多吃易消化的食物,多吃水果、蔬菜,忌吃刺激性食物和饮酒,保持大便通畅。

(7)防止眼睛过度疲劳,避免强光刺激,少看电视、电脑,阅读时间每次不超过1 h。

第二节　巩膜病患者的护理

巩膜是眼球壁的最外一层,由致密的胶原和弹力纤维构成,质地坚硬呈瓷白色,主要起着保护眼球的作用。其表面由球结膜和筋膜覆盖不与外界接触,深层几乎无血管。因此巩膜病变较少,一旦发生病变,修复力差,反应迟缓,病程冗长,治疗效果差,且易复发。巩膜病以炎症最常见,其次为巩膜变性。巩膜炎容易发生在血管相对较多的巩膜表层结缔组织,即巩膜外层炎;巩膜变性则主要发生于巩膜本身。巩膜炎症常可累及邻近组织,出现角膜炎、葡萄膜炎、白内障及继发性青光眼等并发症,根据累及部位巩膜炎症可分为巩膜外层炎和巩膜炎。

巩膜外层炎(episcleritis)是一种复发性、暂时性、自限性巩膜表层组织的非特异性炎症。巩膜炎(scleritis)为巩膜基质层的炎症,其病情和预后远比巩膜外层炎严重,对眼的功能和结构有一定破坏性。巩膜炎的病理特征为细胞浸润、胶原纤维破坏和血管重建。巩膜炎可分为前巩膜炎和后巩膜炎,后者诊断较为困难。

【病因与发病机制】

巩膜炎的病因不易确定,多数患者伴有全身免疫性疾病,与以下因素有关:①与多种全身感染性疾病有关,如结核、麻风、梅毒、带状疱疹等有关,也可能与感染灶引起的过敏反应有关;②与自身免疫性结缔组织疾病有关;③与代谢性疾病如痛风有一定关系;④其他因素,如外伤或结膜创面感染扩散等。

【护理评估】

（一）健康史

评估患者有无全身感染性疾病及自身免疫性结缔组织疾病,附近组织如结膜、角膜、葡萄膜或眶内组织炎症有无直接蔓延至巩膜。

（二）身体状况

前巩膜炎病变位于赤道部前,双眼先后发病。眼部疼痛、压痛、有刺激症状,部分病例夜间疼痛更明显,病变位于直肌附着处时,眼球运动可使疼痛加剧,有时也可表现同侧头部疼痛。视力可轻度下降,眼压略有增高。后巩膜炎临床较少见,单眼发病为多,一般眼前部无明显改变,程度不同的眼痛和压痛、视力减退,也可表现为头痛,有时眼痛和头痛剧烈,甚至伴有恐惧感。

（三）心理-社会状况

疼痛使患者容易产生焦虑、抑郁、悲观的心理,护士应评估患者的心理状况,了解该病对患者工作、学习、生活以及家庭经济的影响;了解患者对巩膜炎的认知程度。

【治疗要点】

巩膜炎常作为全身结缔组织病的眼部表现,及早发现和及时治疗十分重要。

1. 治疗病因　消除病灶。

2. 局部治疗　①0.5%可的松液或0.1%地塞米松液滴眼;②有巩膜炎时慎用结膜下注射;③并发虹膜睫状体炎者,滴1%阿托品液散大瞳孔;④湿热敷。

3. 全身治疗　全身应用皮质类固醇药物或口服消炎痛。顽固不愈,免疫学检查有阳性发现时,可酌情给予免疫疗法。

【常见护理诊断/问题】

1. 舒适受损:眼痛　与巩膜炎症刺激有关。

2. 焦虑　与反复发作和担心疾病预后不良有关。

3. 感知紊乱:视力下降　与并发角膜炎引起角膜混浊有关。

4. 潜在并发症　葡萄膜炎、角膜炎、白内障、继发青光眼。

5. 知识缺乏　缺乏本病相关的防治和保健知识。

【护理目标】

(1) 眼痛症状减轻或消失。

(2) 患者了解焦虑的原因,能自我调节,情绪稳定,积极配合治疗和护理。

(3) 视力提高或稳定。

(4) 无并发症发生或发生后得到及时处理。

(5) 患者及家属获得巩膜炎的自我护理知识。

【护理措施】

(1) 遵医嘱用药,如果巩膜有坏死表现,可考虑联合用药。

(2) 对单纯性巩膜外层炎,可通过冷敷或滴用预冷人工泪液以减轻症状,巩膜变薄时,可使用护目镜。

(3) 对坏死、穿孔的巩膜部位,可试行巩膜加固术或异体巩膜移植术。

(4)如并发青光眼时,应及时降低眼压;并发虹膜睫状体炎,应给予散瞳治疗。

(5)健康指导:戒烟忌酒,清淡饮食,避免进食辛辣、腥发之物,保持大便通畅。

【护理评价】

通过治疗和护理计划的实施,评价患者是否能够达到:

(1)眼痛症状减轻或消失。

(2)患者了解焦虑的原因,能自我调节,情绪稳定。

(3)视力提高或稳定。

(4)无并发症发生或发生后得到及时处理。

(5)患者及家属获得巩膜炎的自我护理知识,积极配合治疗和护理。

圆锥角膜:是以角膜中央变薄向前突出,呈圆锥形为特征的一种眼病。它常造成高度不规则近视散光和不同程度的视力损害,不伴有炎症。圆锥角膜多发生于20岁左右的青年,女性多见,通常为双眼先后发病,原因不明。圆锥角膜临床表现是一种发育性角膜异常,多在青春期逐渐发生视力下降,偶有钝挫伤诱发急性锥形角膜临床表现形成者,晚期一般眼镜不能矫正,无论何种程度的锥形角膜临床表现,药物治疗均不能根治。早、中期可佩戴接触镜改善视力,晚期应首选角膜移植,成功率达90%。

(窦嬗嬗)

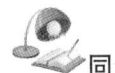 同步练习

一、名词解释

1. 角膜移植术
2. 巩膜外层炎

二、填空题

1. 单纯疱疹性角膜炎可分为三类,即_____、_____和_____。
2. 角膜炎的治疗原则为_____、_____、_____和_____。

三、选择题

A 型题

1. 哪一种角膜溃疡病情发展最凶猛(　　)

　A. 匐行性角膜溃疡　　　　　　　　B. 铜绿假单胞菌性角膜溃疡

　C. 真菌性角膜溃疡　　　　　　　　D. 病毒性角膜溃疡

　E. 蚕食性角膜溃疡

2. 角膜溃疡应用1%阿托品散瞳治疗是为了(　　)
   A. 迅速控制感染　　　　　　　　　B. 保护溃疡面
   C. 预防虹睫炎　　　　　　　　　　D. 预防穿孔
   E. 以上均不是

B型题
   A. 两性霉素B滴眼液　　　　　　　B. 庆大霉素滴眼液
   C. 氧氟沙星滴眼液　　　　　　　　D. 阿昔洛韦滴眼液
   E. 妥布霉素滴眼液

3. 治疗单纯疱疹性角膜炎选用(　　)
4. 治疗真菌性角膜炎选用(　　)
5. 治疗革兰氏阴性细菌感染的细菌性角膜炎选用(　　)

四、简答题

1. 简述角膜炎的病理变化过程。
2. 细菌性角膜炎的常见致病菌有哪些?
3. 简述巩膜炎的治疗要点。

第六章 白内障患者的护理

晶状体是眼的屈光间质之一，双凸面、透明，参与眼的屈光与调节。晶状体病变最常见的是晶状体混浊。因晶状体混浊而影响视力者称为白内障（cataract）。任何影响眼内环境的因素，如衰老、物理损伤、化学损伤、手术、肿瘤、炎症、药物（包括中毒）及某些全身性代谢性或免疫性疾病，晶状体或眼球的发育异常等都可导致晶状体混浊。白内障可按不同方法进行分类。

1. 根据病因　可分为发育性、年龄相关性、并发性、糖尿病性、药物及中毒性、外伤性、辐射性白内障等。
2. 根据发病年龄　可分为先天性、后天获得性白内障。
3. 根据晶状体混浊部位　可分为皮质性、核性、囊膜下性白内障等。
4. 根据晶状体混浊形态　可分为点状、冠状、绕核性白内障等。

本章重点介绍年龄相关性白内障患者的护理、糖尿病性白内障患者的护理、先天性白内障患者的护理。

第一节　年龄相关性白内障患者的护理

年龄相关性白内障（age-related cataract）又称为老年性白内障，是最常见的白内障类型，多见于50岁以上的中老年人，随着年龄增加患病率明显升高，常双眼先后发病。

【病因与发病机制】

年龄相关性白内障病是多种因素长期综合作用导致的晶状体退行性改变。流行病学研究表明，年龄、职业、紫外线照射、过量饮酒、吸烟、遗传以及糖尿病、高血压、心血管疾病等均是年龄相关性白内障的危险因素。年龄相关性白内障的发病机制尚不十分清楚。一般认为，氧化损伤是白内障的最早期改变，目前已知氧化作用可改变晶状体上皮细胞膜上的 Na^+-K^+-ATP 酶的活性，并可将晶状体的可溶性蛋白氧化水解成不溶性蛋白，使晶状体内结构发生改变，导致混浊。

【护理评估】

（一）健康史

了解患者年龄、职业；评估患者视力下降的时间、程度、发展的速度、是否治疗和治疗效果,询问患者有无糖尿病、高血压、心血管疾病病史、有无烟酒嗜好和家族史等。

(二)身体状况

1. 症状 视力呈渐进性、无痛性下降,下降的程度与晶状体混浊的部位、程度有关。早期患者常出现眼前固定不动的黑点,可出现单眼复视或多视,部分病人有近视性改变。

2. 体征 根据晶状体开始出现混浊的部位不同,可分为3种类型:皮质性、核性、后囊膜下白内障。其中以皮质性白内障最常见。

(1)皮质性白内障:按其发展过程分为4期。

①初发期:裂隙灯下见晶状体皮质内空泡和水隙形成,散瞳下可见周边楔状混浊,未累及瞳孔区一般不影响视力(图6-1)。②膨胀期或未成熟期:晶状体呈不均匀灰白色混浊。因晶状体皮质层尚未完全混浊,虹膜瞳孔缘部与混浊的晶状体皮质之间尚有透明皮质,用斜照法检查时,光线投照侧的虹膜阴影投照在深层的混浊皮质上,在该侧瞳孔区内出现新月形投影,称虹膜投影,为此期的特点(图6-2)。本期由于晶状体皮质吸水膨胀,体积增加,将虹膜推移向前,前房变浅,可诱发急性闭角型青光眼。③成熟期:晶状体完全混浊至乳白色;晶状体内水分逸出,肿胀消退,前房深度恢复正常;患眼视力降至眼前手动或光感,眼底不能窥入(图6-3)。④过熟期:此期晶状体体积缩小,囊膜皱缩,表面出现钙化点或胆固醇结晶,前房加深,虹膜震颤,晶状体纤维分解液化,核下沉,视力可突然提高。过熟期白内障囊膜变性可使囊膜通透性增加或出现细小的破裂,液化的皮质漏出,进入房水的晶状体蛋白诱发自身免疫反应,引起晶状体过敏性葡萄膜炎(图6-4)。此外,晶状体皮质颗粒或吞噬了晶状体皮质的巨噬细胞容易在房角积聚,堵塞小梁网,产生继发性青光眼,称为晶状体溶解性青光眼。

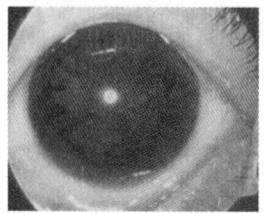
图6-1 初发期

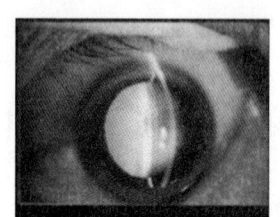
图6-2 膨胀期或未成熟期

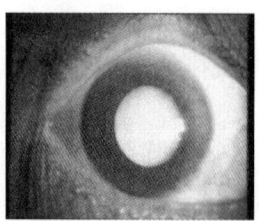
图6-3 成熟期

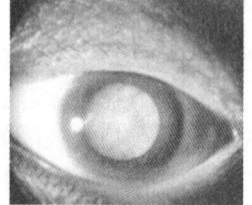
图6-4 过熟期

(2)核性白内障:此型发病较早,进展缓慢。混浊始于胚胎核,逐渐发展到成人核至完全混浊。早期核呈黄色,周边部透明,对视力影响不大,但在强光下因瞳孔缩小而使视力减退。当核变为深棕色、棕黑色或皮质也混浊时,视力才明显降低。

(3)后囊膜下白内障:是在晶状体后囊膜下的皮质浅层出现了混浊,呈金黄色或白色颗粒并夹杂着小空泡。其进展虽很慢,但因混浊位于视轴区,早期就可发生视力障碍。

(三)辅助检查

1. 眼电生理检查　评估视网膜、视神经的功能。

2. 角膜曲率及眼A/B型超声检查　可评估玻璃体状况及确定人工晶状体的度数。

(四)心理-社会状况

视力障碍影响患者工作、学习和日常生活,患者容易产生孤独悲哀心理。需要手术治疗的患者因缺乏对手术治疗相关知识而焦虑。

【治疗要点】

目前尚无阻止或者治疗晶状体混浊的特效药。当晶状体混浊影响到工作和日常生活时,可选择白内障手术治疗。常用的手术方法有白内障囊外摘除术联合人工晶状体植入术、超声乳化白内障吸除术联合人工晶状体植入术、激光乳化白内障吸除术联合人工晶状体植入术等。

【常见护理诊断/问题】

1. 感知紊乱　视力下降与晶状体混浊有关。
2. 自理缺陷、日常生活能力下降、有受伤的危险　与视力障碍有关。
3. 潜在并发症　急性闭角型青光眼、术后眼内炎等。
4. 知识缺乏　缺乏有关白内障防治和自我保健的相关知识。

【护理目标】

(1)视力得到提高。
(2)保证正常生活,预防外伤的发生。
(3)无并发症的发生或发生并发症得到及时处理。
(4)掌握相关的自我护理知识和技能。

【护理措施】

(一)生活护理

1. 对于白内障早期的患者　详细讲解白内障发生与发展过程,消除患者的焦虑心理,并告知在病变过程中,白内障有继发青光眼的可能,有眼疼痛时,及时就诊。解释当前白内障的有效治疗方法,预防患者不当的过度治疗。

2. 向患者介绍病区环境及相关的护理常识　如呼叫器使用、悬挂"防跌倒"标识、指导患者如何预防跌倒、常用物品定位放置、无障碍活动空间、厕所安装防滑垫和扶手等,鼓励患者寻求帮助,预防意外发生。

3. 对于自理能力缺陷的患者　协助做好患者的洗漱、进食等日常生活,注意饮食,保持大便通畅。

(二)手术前后护理

1. 手术前护理

(1)心理护理:详细讲解手术的目的与手术过程,手术中、手术后可能出现的问题与预防措施,耐心解答患者的各种疑问,减轻其对手术的恐惧心理,积极配合治疗。对于理解能力差的老年患者,选择合适的沟通方式,耐心细致使其领会。

(2)术前准备:①协助患者做好各项术前检查,讲解每项检查的目的、意义;②对合并有糖尿病、高血压、心血管疾病的患者,术前注意控制血糖、血压,评价心脏功能能否耐受手术;③术前指导患者眼球向各个方向转动并按照要求注视;④告知手术过程中抑制咳嗽、打喷嚏以防意外;⑤双眼泪道冲洗和术眼结膜囊冲洗;⑥用散瞳滴眼剂使术眼充分散瞳,并观察药物的不良反应。

2. 手术后护理

(1)手术后按照眼部手术常规护理,遵医嘱使用抗生素眼药预防感染。①术眼加盖眼罩,避免眼外伤;②嘱患者多卧床休息,头部不可过多活动,不要用力闭眼,避免咳嗽、打喷嚏、擤鼻涕,避免低头、弯腰,防止碰撞术眼;③洗头、洗澡时,避免水进入眼睛;④换药、点眼时动作轻柔,避免按压眼球。

(2)密切观察术眼情况。术眼胀痛伴同侧头痛、恶心、呕吐等症状,提示高眼压;术眼剧烈疼痛和视力急剧下降,流泪、畏光提示感染性眼内炎;有异常应及时通知医生处理。由于手术的应激,合并糖尿病、高血压的患者血糖、血压可能会升高,注意密切观察全身情况,及时控制血糖、血压。

3. 健康指导

(1)向患者、家属及社区人群讲解年龄相关性白内障的相关知识,指导患者用眼的卫生知识,不宜长时间看电视、电脑和阅读,宜多休息,外出戴防护眼镜。

(2)合并全身性疾病者,如高血压、糖尿病,应积极治疗。

(3)指导患者严格遵医嘱使用眼药。严格按医嘱门诊随访,若出现头痛、眼痛、视力下降、恶心、呕吐等症状,应立即到医院就诊。

(4)术后配镜指导:白内障摘除术后,未植入人工晶状体者,无晶状体眼呈高度远视状态,指导患者佩戴框架眼镜或角膜接触镜;植入人工晶状体者,3个月后屈光状态稳定时,可验光佩戴近用或远用镜。

【护理评价】

通过治疗和护理计划的实施,评价患者是否能够达到:

(1)视力提高。

(2)生活可以自理,无外伤发生。

(3)无并发症发生或并发症得到及时处理。

(4)获得相关的自我护理知识及技能。

第二节　糖尿病白内障患者的护理

糖尿病白内障(diabetic cataract)是指由于血糖升高导致晶状体代谢紊乱而引起的白内障。

【病因与发病机制】

晶状体的能量来自于房水中葡萄糖。晶状体糖代谢主要通过无氧酵解。在己糖激酶作用下,葡萄糖被转化为6-磷酸葡萄糖;而在醛糖还原酶和辅酶Ⅱ的作用下,葡萄糖被转化为山梨醇。正常时晶状体内葡萄糖不足以产生过多的山梨醇,但糖尿病时血糖增高,晶状体内葡萄糖增多,己糖激酶作用饱和,葡萄糖转化为6-磷酸葡萄糖受阻。此时醛糖还原酶的作用活化,葡萄糖转化为山梨醇。山梨醇不能透过晶状体囊膜,在晶状体内大量积聚,使晶状体内渗透压增加,吸收水分,纤维肿胀变性,导致混浊。

【护理评估】

(一) 健康史

评估患者视力下降的时间、程度、发展的速度等;了解是否有其他眼部并发症及治疗经过;询问患者糖尿病发病情况和治疗经过,有无家族史;了解目前血糖控制情况。

(二) 身体状况

1. 视力　由于晶状体混浊和糖尿病性视网膜病变,视力不同程度下降。伴有眼底出血时,可见眼前黑影飘动。部分病人血糖升高时,血液中无机盐含量下降,渗透压降低,房水渗入晶状体内使之变凸,形成暂时近视。

2. 真性糖尿病性白内障　多见于30岁以下、病情严重的幼年型糖尿病患者。常双眼发病,病程发展迅速,晶状体可于数天、数周或数月内完全混浊。最初在前、后囊膜下皮质区出现无数分散的、灰色或蓝色雪花样或点状混浊,可伴有屈光改变。

3. 合并年龄相关性白内障　临床表现与无糖尿病的年龄相关性白内障相似,只是起病年龄更早,病程发展更快。

4. 其他糖尿病眼底病变　糖尿病性视网膜病变、继发性青光眼等。

(三) 辅助检查

1. 实验室检查　如血糖、尿糖和酮体检查等。
2. 眼电生理检查　了解视网膜和视神经功能。
3. 角膜曲率及眼A/B型超声检查　评估玻璃体状况和计算人工晶状体的度数。

(四) 心理-社会状况

需要手术患者,因担心手术效果、手术后是否感染及伤口的愈合状况而焦虑;另外糖尿病为终身性疾病,漫长的病程和并发症的出现使患者产生悲观心理以及对疾病治疗失去信心。

【治疗要点】

积极治疗糖尿病,当白内障明显影响患者的工作和生活时,控制血糖后行白内障摘除术联合人工晶状体植入术。如果伴有糖尿病视网膜病变,在白内障手术的同时,进行眼底病治疗。术后积极控制感染与血糖。

【常见护理诊断/问题】

1. 感知紊乱:视力下降　与晶状体混浊有关。
2. 自理缺陷　与视力障碍有关。
3. 焦虑　与糖尿病病程漫长,担心引起各种并发症有关。
4. 潜在并发症　术后眼内出血、眼内炎。
5. 知识缺乏　缺乏糖尿病和糖尿病性白内障的治疗、护理的相关知识。

【护理目标】

(1)适应正常生活,能采取预防外伤的措施。

(2)视力得到提高。

(3)情绪稳定,积极配合治疗。

(4)无并发症发生或发生并发症后得到及时处理。

(5)掌握该疾病相关的自我护理知识和技能。

【护理措施】

1. 生活护理 饮食定时定量,以低糖、低脂、适当蛋白质、高纤维素、高维生素饮食。对于自理缺陷的病人,协助做好各种生活必需的项目,熟悉周围环境,避免意外事故的发生。

2. 用药护理 遵医嘱:①应用降血糖药并观察其疗效及副作用;②眼部常规用药。

3. 手术护理 ①做好术前评估,详细询问病人糖尿病类型、发病时间、血糖控制情况、有无其他眼部并发症,以评估术后效果。②做好术前解释工作,告知手术效果除了和手术操作有关,还与原有的糖尿病性眼部并发症有关。③按手术常规护理准备。④因糖尿病手术后易发生感染、出血及伤口愈合不良,术前应将血糖控制在正常范围,术后密切观察伤口变化。⑤其他护理要点参考本章第一节"年龄相关性白内障患者的护理"。

4. 心理护理 鼓励患者树立战胜疾病的信心,正确对待疾病与生活。

5. 病情观察 糖尿病性白内障术后易发生出血及感染,应密切观察局部与全身病情变化,伤口状况、血糖状况等。

6. 健康教育

(1)向患者及家属讲解糖尿病的有关知识,提高患者对糖尿病的自我管理能力,指导患者自我检测血糖。

(2)指导患者到糖尿病专科就诊,严格控制血糖。

【护理评价】

通过治疗和护理计划的实施,评价患者是否能够达到:

(1)无外伤发生。

(2)视力提高。

(3)情绪稳定,配合治疗护理。

(4)无并发症发生或发生并发症后得到及时处理,恢复良好。

(5)能应用相关的护理知识及技能自我管理。

第三节 先天性白内障患者的护理

先天性白内障(congenital cataract)指出生时即存在或出生后第一年内发生的晶状体混浊,是常见儿童眼病,也是造成儿童盲目与低视力的重要原因。多为双眼。

【病因与发病机制】

各种影响胎儿晶状体发育的因素均可引起先天性白内障。

1. 遗传因素 约 1/3 的白内障与遗传有关。遗传方式有常染色体显性遗传、常染色体隐性遗传和 X 连锁隐性遗传等,其中以常染色体显性遗传最常见。

2. 环境因素 母体怀孕前三个月,胎儿晶状体囊膜未完成发育,不能抵抗有害物质的侵犯。此期如果母体感染病毒(风疹、水痘、疱疹病毒及流感病毒等)、营养失调、代谢紊乱(糖尿病、甲状腺功能亢进和缺钙等)、全身应用某些药物(如糖皮质激素、大量四环素等)和中毒,均可导致晶状体的发育不良。新生儿早产、缺氧、高浓度吸氧也可引起先天性白内障。

3. 其他原因不明 难以确定遗传因素或环境因素,多表现为散发。

【护理评估】

(一)健康史

询问患儿白内障发生的时间;了解有无家族遗传史;询问患儿母亲孕期是否有病毒感染、用药情况、有无接触放射线等有害物质;了解患儿出生的健康情况,有无早产、缺氧、吸氧等。

(二)身体状况

1. 视力 视力障碍程度可因晶状体混浊发生部位和形态不同而异,因患儿年龄太小,不能自诉,须依赖其父母观察才发现。可为单眼或双眼起病,多数为静止期。

2. 先天性白内障 因晶状体混浊的形态、部位和程度不同,可分为膜性、核性、前极、后极、盘状、缝状、珊瑚状、花冠状、硬核液化和全白内障。

3. 部分患儿合并其他眼部或者全身先天异常 如斜视、眼球震颤、先天性小眼球等。

(三)辅助检查

针对不同的情况选择相应的实验室检查。如低血糖症者查血糖、尿糖和酮体检查等。遗传性白内障可进行致病基因的筛查。

(四)心理-社会状况

年龄稍大未得到及时治疗的患儿,因视力障碍表现为胆小、孤独。患儿的家庭成员因担心手术效果和孩子的未来表现为紧张、焦虑甚至恐惧。要了解患儿父母的情绪、文化层次、经济状况等,了解家长对该病的认知程度。

【治疗要点】

先天性白内障治疗的目标是恢复视力,减少盲目与弱视的发生。①对视力无影响或影响不大的静止性患儿,一般无须治疗,应随访观察。②对于明显影响视力者,应尽早给予手术治疗。在 3~6 个月手术为宜,最迟不超过 2 岁,以免发生视觉剥夺性弱视。③风疹病毒性白内障不宜过早手术,以免激活潜伏在晶状体内的病毒。④白内障摘除后无晶体眼须进行及时屈光矫正和视力训练,防治弱视,促进融合功能的发育。屈光矫正包括框架眼镜、角膜接触镜、人工晶状体植入。

【常见护理诊断/问题】

1. 感知紊乱:视力下降 与晶状体混浊有关。
2. 潜在并发症 失用性斜视、形觉剥夺性弱视。
3. 无能性家庭应对 与家庭照顾者掌握照顾患儿的相关知识和技能不足有关。

【护理目标】

(1) 视力提高。

(2) 弱视得到及时治疗。

(3) 家庭照顾者掌握照顾患儿的相关知识和技能,有效应对。

【护理措施】

1. 生活护理　对婴幼儿的护理动作轻柔、精心呵护,防止哭闹、抓挠术眼。

2. 手术护理

(1) 术前向家长做好解释工作,如手术过程、预期效果,以消除家长紧张心理。

(2) 婴幼儿应按全身麻醉常规护理,术后头侧位,患儿清醒 6 h 后方可进食。

(3) 术后尽早摘掉眼罩,以免引起弱视。告知家长要对无晶体眼进行屈光矫正和视力训练,防治弱视,并定期复查。

3. 健康指导　宣传优生优育,预防先天性疾病的发生。重视孕期卫生保健护理,向社区人员讲解先天性白内障的病因及防护知识,避免先天性白内障的发生。

【护理评价】

通过治疗和护理计划的实施,评价患者是否能够达到:

(1) 视力提高。

(2) 能及时进行屈光矫正和视力训练。

(3) 家庭照顾者掌握照顾患儿的相关知识和技能,有效应对。

白内障人工晶状体的种类有多种,通常可以分为非折叠人工晶状体和折叠人工晶状体。目前,使用较广泛的是折叠人工晶状体。

1. 非折叠人工晶状体　晶状体材料是硬性的,手术中不能将其折叠缩小,手术时需要一个与晶状体光学部大小相同的切口(6 mm 左右)才能将晶状体植入眼内。故手术切口较大,手术后短期内反应较大,术后散光相对大,恢复的时间长。

2. 折叠人工晶状体　晶状体材料是软性的,故手术中用显微器械将其折叠以缩小其面积后,可以通过更小的手术切口植入眼内。手术切口小,手术的损伤相对小,恢复快,术后的反应也更轻,术源性散光少。

(窦嫕嫕)

第六章 白内障患者的护理

思考题

骆阿姨,女,68岁,左眼渐进性视物模糊1年余。

眼部检查:视力右眼 0.8,左眼指数/1 m。眼压:右眼 16.7 mmHg,左眼 17.3 mmHg。双眼结膜无充血、水肿,巩膜无黄染,角膜清亮、透明,瞳孔等大等圆,直径约 3 mm,对光反应存在。右眼:晶状体轻度混浊,玻璃体及眼底窥视不清;左眼:晶状体灰白色混浊,玻璃体及眼底窥视不见。

请问:

(1)该患者的医疗诊断是什么?

(2)提出该患者的护理诊断。

(3)护士应采取哪些护理措施?

同步练习

一、名词解释

白内障

二、填空题

1. 临床上根据晶状体混浊的部位,将白内障分为＿＿＿＿＿、＿＿＿＿＿、＿＿＿＿＿。

2. 老年性白内障分四期:＿＿＿＿＿、＿＿＿＿＿、＿＿＿＿＿、＿＿＿＿＿。

三、选择题

A 型题

1. 白内障的主要症状是( )

   A. 视力障碍 B. 眼痛

   C. 眼充血 D. 压痛

   E. 眼分泌物

2. 白内障术后无晶体眼的屈光状态是( )

   A. 高度近视 B. 轻度近视

   C. 轻度远视 D. 高度远视

   E. 老视

X 型题

3. 下面哪些疾病可以引起并发性白内障( )

   A. 葡萄膜炎 B. 青光眼

   C. 视网膜脱离 D. 糖尿病

   E. 眼球挫伤

第七章 青光眼患者的护理

第一节 青光眼概述

青光眼(glaucoma)是一组以特征性视神经萎缩和视野缺损为共同特征的疾病,病理性高眼压是其主要危险因素。眼压升高水平和视神经对压力损害的耐受性与青光眼视神经萎缩和视野缺损的发生和发展有关。青光眼是主要致盲眼病之一,其有一定遗传倾向。在患者的直系亲属中,10%~15%的个体可能发生青光眼。

眼压是眼球内容物作用于眼球壁的压力。正常眼压范围是10~21 mmHg,双眼的眼压差值≤5 mmHg,24 h眼压波动范围≤8 mmHg。正常眼压对维持视功能起着重要作用,眼压稳定依靠房水的生成和排出之间的动态平衡,青光眼多数因房水排出阻力增加而引起。临床上,部分患者眼压虽已超越统计学正常上限,但长期随访并不出现视神经、视野损害,称为高眼压症(ocular hypertension);部分患者眼压在正常范围,却发生了典型青光眼视神经萎缩和视野缺损,称为正常眼压青光眼(normal tension glaucoma,NTG),说明高眼压并非都是青光眼,而正常眼压也不能排除青光眼。此外,也有部分患者在眼压得到控制后,视神经萎缩和视野缺损仍然进行性发展,提示除眼压外,还有其他因素参与青光眼的发病。种族、年龄、近视眼及家族史,以及任何可引起视神经供血不足的情况,如心血管疾病、糖尿病、血液流变学异常,也都可能是青光眼的危险因素。

青光眼视神经损害的机制主要有机械学说和缺血学说两种。机械学说认为视神经萎缩由于视神经纤维直接受压,轴浆流中断引起的;缺血学说则强调视神经供血不足,对眼压耐受性降低的重要性。目前认为青光眼视神经损害的机制很可能为机械压迫和缺血的合并作用。

临床上根据房角形态,分为闭角型青光眼及开角型青光眼;依据病因机制是否明确、发病年龄将青光眼分为原发性、继发性和先天性青光眼三大类。

第二节 原发性急性闭角型青光眼患者的护理

原发性闭角型青光眼(primary angle-closure glaucoma,PACG)是由于周边虹膜堵塞小梁网,或与小梁网产生永久性粘连,房水外流受阻,引起眼压升高的一类青光眼。患眼具有房角狭窄,周边虹膜易于与小梁网接触的解剖特征。根据眼压升高是骤然发生还是逐渐发展,又分为急性闭角型青光眼和慢性闭角型青光眼。本节重点介绍原发性急性闭角型青光眼患者的护理。

原发性急性闭角型青光眼是一种以眼压急剧升高并伴有相应症状和眼前段组织改变为体征的眼病。多见于50岁以上老年人,女性多见,男女患病之比约为1:2,双眼先后或同时发病。

【病因与发病机制】

1. 解剖因素 眼球局部的解剖结构变异,如小眼球、小角膜、浅前房、房角窄,晶状体较厚且位置靠前、远视眼等,这些特征易导致病理性瞳孔阻滞,使房水排出阻力增加,引起眼压升高。随年龄增长,晶状体厚度增加,前房更浅,使闭角型青光眼的发病率增高。

2. 遗传因素 有研究表明,急性闭角型青光眼家族史是急性闭角型青光眼发作最危险的因素,其发病率更高。遗传方式多数为多因子遗传、常染色体显性遗传与常染色体隐性遗传。

3. 发病诱因 情绪激动、长时间用眼、居住环境光线过弱、瞳孔散大(暗光及抗胆碱药物使用)、气候突变、劳累、疼痛是本病的常见诱因。

【护理评估】

(一)健康史

询问患者的发病的诱因、时间、主要症状及伴随症状,是否有过发作史,有无家族史,有无治疗及治疗效果。

(二)身体状况

急性闭角型青光眼按发病经过及疾病归转可分为六期。

1. 临床前期 有前房浅、房角窄等闭角型青光眼发作的解剖因素,但眼压正常,无自觉症状,在一定诱因下发生急性闭角型青光眼,或一只眼已发生急性闭角型青光眼,另一只眼虽无症状也称为闭角型青光眼临床前期。

2. 先兆期 在急性发作之前间歇性的小发作。病人在情绪激动等诱因作用下,一过性患侧额部疼痛、眼胀、恶心、视蒙、虹视或伴同侧鼻根部酸胀,睡眠或休息后自行缓解。若即刻检查可发现眼压升高,常在40 mmHg以上,眼局部轻度充血或不充血,角膜上皮水肿呈轻度雾状,前房极浅,但房水无混浊,房角大范围关闭,瞳孔稍扩大,光反射迟钝。小发作缓解后,除具有特征性浅前房外,一般不留永久性组织损害。

3. 急性发作期

(1)症状:发病急。表现为剧烈的眼球胀痛及同侧头痛,伴恶心、呕吐、发热等全身症状。视力急剧下降,常降到指数或手动。虹视(由于角膜水肿,使通过的光线产生折射现象)。

(2)体征:眼压急剧升高,多在50 mmHg以上;混合性充血;角膜上皮水肿,呈雾状混浊;角膜后色素沉着;前房较浅,前房角闭塞;瞳孔竖椭圆形散大,对光反应消失;房水可有混浊;后期虹膜节段性萎缩;晶体前囊下灰白色斑点状或地图状的混浊,称为青光眼斑。眼底可见视网膜动脉搏动。

4.缓解期 也称间歇期。小发作自行缓解,或急性发作及时治疗的病人,眼压下降,视力恢复,房角重新开放或大部分开放。这种病情缓解是暂时的。

5.慢性期 急性大发作或反复小发作之后,房角广泛粘连,小梁功能已遭受严重损害,眼压中度升高,瞳孔散大,眼底视神经萎缩,视野缺损。

6.绝对期 持久高眼压的病人,视神经萎缩,视功能丧失称绝对期青光眼。

(三)辅助检查

1.前房角镜或超生生物显微镜检查 可见窄房角或房角关闭。

2.临床前期与先兆期的病人可进行暗室试验 以便早期确诊。试验前停用各种抗青光眼药物48 h。测量眼压后,被检查者在清醒状态下,于暗室内静坐1~2 h后,暗光下再测量眼压,静坐前后眼压差值>8 mmHg为阳性。

(四)心理-社会状况

多数急性闭角型青光眼的病人,性情急躁、易怒,情绪不稳定。急性发作时,因疼痛剧烈、视力下降明显,病人焦虑、紧张。晚期因视功能恢复困难,又担心手术效果,病人有较重的恐惧心理。

【治疗要点】

本病的治疗原则是手术治疗。急性发作期先用药物降低眼压后手术治疗。临床前期和先兆期一般做周边虹膜切除术,目的是预防青光眼的急性发作。如果小梁功能受到破坏,房角粘连>1/3周者,行滤过性手术,例如小梁切除手术。对绝对期青光眼可进行睫状体冷冻、透热以减少房水生成,降低眼压。

【常见护理诊断/问题】

1.急性疼痛 与眼压升高有关。

2.感知改变:视力障碍 与高眼压导致角膜水肿及视神经损害有关。

3.焦虑 与疼痛和视力障碍有关。

4.自理缺陷、有受伤的危险 与视力障碍有关。

5.知识缺乏 缺乏急性闭角型青光眼相关知识。

【护理目标】

(1)眼压下降,疼痛减轻或消失。

(2)提高或保存视力。

(3)情绪稳定。

(4)无外伤发生。

(5)获得青光眼自我护理知识。

【护理措施】

1.生活护理 对急性发作的病人,提供安静舒适的环境,保证病人充足的睡眠。

不要在暗光下长时间停留。饮食清淡易消化,保持大便通畅。对失明或双眼包扎的病人,协助其各项生活护理,物品摆放以方便病人为原则,活动空间不设置障碍物,避免病人受伤。教会病人使用传呼器,并鼓励病人寻求帮助。

2. 用药护理　遵医嘱及时正确给药并观察用药反应。

(1)缩瞳药:缩小瞳孔,开放房角,增加房水排出。常用1%毛果芸香碱(匹罗卡品)眼药水,对急性发作的病人,每隔15 min用药1次,连续1~2 h,至瞳孔接近正常时,改为3次/d。或4%毛果芸香碱凝胶,每晚1次滴眼。该药有头痛、暂时性近视眼及胃肠道反应等副作用,每次点眼后应压迫泪囊区3~5 min。

(2)β-肾上腺素能受体阻滞剂:减少房水生成。常用0.25%噻吗洛尔或0.25%~0.50%倍他洛尔等滴眼液点眼,2次/d。此类药物有减慢心率的副作用,有房室传导阻滞、窦房结病变、支气管哮喘者忌用。

(3)碳酸酐酶抑制剂:抑制房水的生成,使眼压下降。代表药为乙酰唑胺,每片250 mg,口服,2次/d,该药久服可引起口周及四肢麻木、低血钾、尿路结石、血尿等副作用,故不宜长期服用,病人要多饮水,服等量碳酸氢钠。1%布林佐胺滴眼剂,其降眼压效果略小于全身用药,但全身副作用也很少。

(4)高渗脱水剂:这类药物可在短期内提高血浆渗透压,使眼组织,特别是玻璃体中的水分进入血液,从而减少眼内容量,迅速降低眼压。①20%甘露醇注射液,1.0~1.5 g/kg体重,快速静脉滴注。对年老体弱和心血管疾病者,注意呼吸和脉搏的变化。②50%甘油,口服,2~3 ml/kg体重,应使温度适宜,减少恶心、呕吐及上腹不适等感觉,因其参与体内糖代谢,糖尿病患者慎用。

3. 手术护理　按眼部手术病人常规护理。术后遵医嘱用药、换药、拆线。

4. 病情观察　密切观察病人治疗前后的视力、瞳孔大小、前房深浅、眼压、伤口情况等,做好记录,如有异常情况及时报告医生。

5. 心理护理　青光眼病人常因情绪激动而发病,护士要有耐心,应教会病人控制情绪的方法,消除紧张、焦虑的心理。讲解青光眼的危害和预防措施,使其积极配合治疗。

6. 健康教育

(1)向病人及家属宣教本病的病因及防治知识,例如告知病人应保持平和的心态,近距离工作不要时间过长,环境不宜光线太暗,不宜佩戴有色眼镜,以防眼压升高。

(2)积极宣传青光眼防治的意义,社区内指导可疑人群(如40岁以上有青光眼家族史者)学会自我监测,如出现眼胀、头痛、虹视,应立即就诊。有闭角型青光眼家族史者,应警惕青光眼的发生,以减少青光眼盲的发生。

(3)嘱术后病人定期复查眼压及视野。对于过滤泡瘢痕化者,教会其用手指指腹轻轻按摩眼球。

(4)对于绝对期青光眼的病人:①指导其多用听觉、触觉和残余视力;②训练病人判断方向、距离,防止受伤的方法;③告知家属给病人安全的生活环境。

【护理评价】

通过治疗与护理病人是否达到:

(1)眼痛、头痛消失。

(2)眼压下降。

(3)视力稳定。
(4)无外伤发生。
(5)获得青光眼自我护理知识。

第三节　原发性开角型青光眼患者的护理

原发性开角型青光眼(primary open angle glaucoma,POAG)症状不明显,进展缓慢,因此不容易早期发现。其特点是高眼压状态时前房角是始终开放的。有家族史、糖尿病、心血管疾病、视网膜静脉阻塞等是本病的高危人群。

【病因与发病机制】

原发性开角型青光眼病因尚不完全明了,因其眼压升高房角开放,所以房水外流受阻主要在小梁网-Schlemm管系统。组织学检查提示小梁网胶原纤维和弹性纤维变性,内皮细胞脱落或增生,小梁网增厚,网眼变窄或闭塞,小梁网内及Schlemm管内壁下有细胞外基质沉着,Schlemm管壁内皮细胞的空泡减少等病理改变。

【护理评估】

(一)健康史

评估患者的发病时间、眼病史;了解其家族史;患病以来诊断、治疗经过及治疗效果,询问有无糖尿病、甲状腺功能低下、心血管疾病及血液流变学异常等。

(二)身体状况

1.症状　起病隐匿、进展缓慢,多无明显自觉症状。少数病人高眼压时,有眼胀、雾视、虹视。随着眼压逐渐升高,晚期视力、视野均有显著损害,可有行动不便及夜盲。

2.体征

(1)眼前节检查:前房深浅正常或较深,虹膜平坦,房角开放。双眼视神经损害程度不一致的患者可发现相对性传入性瞳孔障碍。

(2)眼压:早期眼压不稳定,昼夜波动范围大。测量24 h眼压曲线有助于诊断。随病情进展,眼压逐渐增高,晚期眼压持续性升高。

(3)眼底:主要表现为①视乳头盘沿面积减少和凹陷扩大,视杯加深、垂直性扩大,即杯/盘(C/D,即视杯直径与视盘直径比值)比值增大(图7-1);②视盘上下方盘沿变窄或形成切迹;③双眼C/D差值≥0.2;④视盘或盘周浅表出血;⑤视网膜神经纤维层缺损。

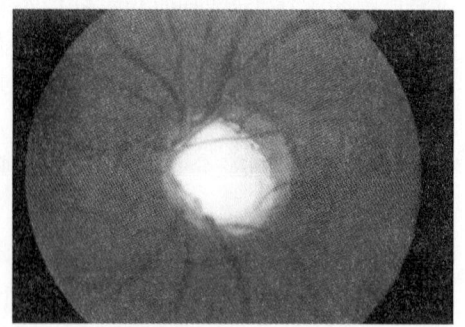

图7-1　开角型青光眼C/D改变,视神经凹陷、萎缩

(4)视野:青光眼早期对视神经的损害首先发生在视乳头的颞上或颞下及上、下方弓形区的神经纤维,尤以颞下更为常见,因此相应的青光眼早期视野损害多位于上下方Bjerrum区,并以上方Bjerrum区更常见,尤其

是靠近生理盲点处。早期青光眼视野缺损多表现为旁中心暗点,随病程进展可呈现典型的神经纤维束缺损,旁中心暗点进一步发展互相融和成弓形暗点,如上下弓状纤维都受损则形成环形暗点。如果颞侧水平线上或下方的神经纤维束损害不对称造成鼻侧等视线压陷而形成鼻侧阶梯(图7-2)。

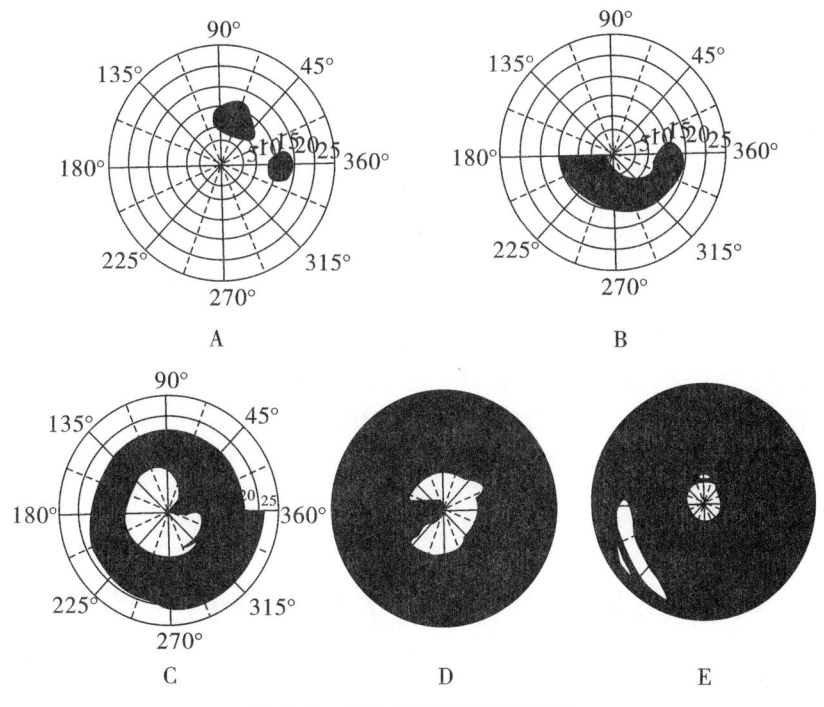

图7-2 开角型青光眼视野改变
A.旁中心暗点;B.弓形暗点;C.环形暗点;D.管状视野;E.晚期管状视野伴颞侧视岛

(5)其他:获得性色觉障碍、对比敏感度降低等。

(三)辅助检查

①24 h眼压测量:在24 h内,每2~4 h测量眼压一次并记录。最高值与最低值差值≥8 mmHg为阳性。②视野检查:检测有无视神经损害有助于疾病诊断,也可监测病情进展情况,评估抗青光眼治疗是否有效。③眼底检查:是否有青光眼性改变。④视神经OCT检查,可以了解记录视神经损坏的情况。

(四)心理-社会状况

因本病发生隐匿,病人发现较晚,往往就诊时已经有明显的视功能损害,而且恢复困难,病人及家属多不能接受现实,比较焦虑、悲观。

【治疗要点】

原发性开角型青光眼的治疗原则是控制眼压,保护视功能。主要的治疗方法包括药物治疗、激光治疗和手术治疗。①药物治疗的原则一般是从低剂量的药物局部治疗开始,如不能控制眼压,再增加药物浓度或联合用药。②激光治疗:多采用氩激光小梁成形术。③小梁切除术是原发性开角型青光眼最常用的手术方式。由于药物治疗存在副作用及依从性差,目前有人主张一旦诊断明确,应尽早手术。

【常见护理诊断/问题】

1. 感觉紊乱：视功能障碍　与视神经损害有关。
2. 自理缺陷　与视野缺损导致活动受限有关。
3. 有受伤的危险　与视野缺损有关。
4. 焦虑　与担心疾病的预后不良有关。

【护理措施】

1. 病情观察　监测病人眼压、视野及眼底变化。观察24 h眼压波动曲线,以便指导用药。密切观察药物疗效和副作用。
2. 药物护理　遵医嘱指导病人正确使用降眼压药,详见急性闭角型青光眼。
3. 手术护理　见眼部手术护理常规。
4. 心理护理　耐心地给病人及家属讲解青光眼的发病过程、危害及防治常识,消除焦虑心理,减轻对预后的恐惧感,说明稳定的情绪对治疗的积极影响;对视功能严重损害者耐心进行疏导、释疑、鼓励,使其心理平衡,正确面对现实。
5. 对青光眼致盲者　按盲与低视力康复护理。
6. 健康教育　告知病人早期诊断、及时复查和遵医嘱坚持治疗,可有效保护视功能。

第四节　先天性青光眼患者的护理

先天性青光眼是由于胚胎期前房角发育异常所致的青光眼。我国将先天性青光眼分为婴幼儿型青光眼和青少年型青光眼。婴幼儿型青光眼是最常见的一种。

【病因与发病机制】

先天性青光眼具体病因不明。主要是房角结构发育异常。病理组织学可见虹膜根部附着靠前,致小梁网通透性下降。具有遗传性,双眼多见,好发于男性。

【护理评估】

（一）健康史

了解患者发病的时间、出生史、治疗经过及家族史等。

（二）身体状况

1. 婴幼儿型青光眼　①常在3岁以前发病;②畏光、流泪及眼睑痉挛;③角膜增大,角膜上皮水肿呈雾状混浊,直径一般超过11 mm,后弹力层有条状混浊及裂纹;④眼球扩大(图7-3),前房加深,房角检查可能发现虹膜、房角发育异常;⑤眼底视乳头萎缩和视杯凹陷扩大;⑥眼压升高。
2. 青少年型青光眼　其发病、临床表现和治疗与原发性开角型青光眼类似。

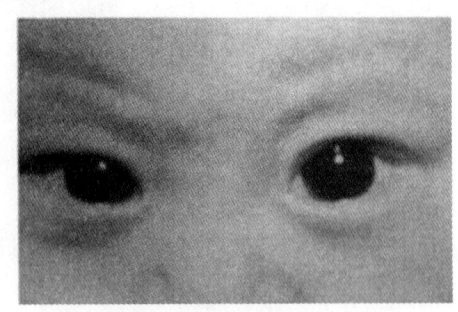

图7-3　先天性青光眼

(三)心理-社会状况

因患儿较早视力障碍,治疗效果差,家属对患儿的未来担心、焦虑。年龄大的患儿因严重视力功能障碍会出现恐惧、孤单的心理。

【治疗要点】

药物治疗效果不佳,一旦确诊尽早手术治疗,挽救视功能。常用的手术方式有小梁切开术、房角切开术及小梁切除术。手术后进行视功能恢复治疗,如矫正屈光不正、治疗弱视等。

【常见护理诊断/问题】

1. 感觉紊乱:视功能异常 与高眼压所致视神经损害有关。
2. 有受伤的危险 与视神经萎缩有关。
3. 家庭应对无效 与患儿家属对该病的防治知识不足有关。

【护理目标】

通过对先天性青光眼患者的治疗与护理,患者可以达到:
(1)高眼压得到有效控制,视功能得到保护,视力稳定或提高。
(2)患者自我护理,没有外伤发生。
(3)家长掌握该病的防治知识,可以有效应对。

【护理措施】

1. 生活护理 因年龄原因,病人缺乏对疾病症状的正常反应,细心观察病人的各种状况。保证患儿充分的营养,饮食均衡。
2. 手术护理 配合医生进行抗青光眼手术,做好术前准备及手术后护理。
3. 健康教育 告知家长:①婴幼儿有畏光、流泪应尽早就诊;②眼球明显增大患儿,注意保护,避免外伤;③提倡优生优育,避免近亲结婚。

(张秀梅)

**思考题**

1. 张大娘,女,68 岁。晚饭后,看报纸 2 h,自觉双眼胀痛休息。1 h 后胀痛无缓解,且左眼胀疼加重,伴有同侧头疼、恶心、呕吐及视力下降,前来就诊。眼科检查:视力右眼 0.8,左眼指数/20 cm。右眼前房较浅,其他无明显异常,左眼混合性充血,角膜水肿,瞳孔散大约 5 mm×6 mm,纵椭圆形,对光反射消失。眼压右眼 20 mmHg,左眼 60 mmHg。医生检查后诊断为:急性闭角型青光眼右眼前驱期,左眼急性发展期。

(1)找出患者的护理问题。
(2)给张大娘制订护理计划,并详细写出护理措施。
(3)患者及家属同意手术后,护士须做哪些护理工作?并应注意什么问题?

2. 男,38 岁,教师。因双眼视疲劳 1 年而就诊。病人双眼近视眼-6.00D。眼部检查视力:双眼矫正视力均 0.8。眼压:右眼 28 mmHg,左眼 32 mmHg。外眼检查正常。角膜透明,前房深浅正常。眼底 C/D 0.7。视野检查见双眼视野环形缺损。

(1)患者的疾病诊断最可能的是什么?
(2)写出护理诊断。
(3)对病人进行健康指导。

同步练习

一、名词解释

1. 青光眼
2. 管状视野

二、填空题

1. 正常眼压值为_____。
2. 急性闭角型青光眼急性发作期患眼痛;眼压____;角膜____;瞳孔____;前房____。
3. 急性闭角型青光眼治疗原则是_____。

三、选择题

A型题

1. 房水最主要的排出途径是( )
   A. 虹膜   B. 脉络膜
   C. 视网膜   D. 角膜
   E. 房角小梁网

2. 原发性闭角型青光眼与原发性开角型青光眼最根本的区别在于( )
   A. 眼压的升高程度   B. 眼压升高时房角的开放或闭合
   C. 药物治疗的效果   D. 是否有眼胀痛症状
   E. 视乳头凹陷的程度

3. 急性闭角型青光眼发病因素不包括( )
   A. 眼轴短   B. 大角膜
   C. 晶状体厚   D. 前房浅
   E. 瞳孔阻滞

X型题

4. 不适合于原发性闭角型青光眼的激发试验是( )
   A. 饮水试验   B. 暗室试验
   C. 皮质类固醇试验   D. 眼球加压试验
   E. 妥拉唑啉试验

四、简答题

简述先天性青光眼的护理评估。

第八章 葡萄膜与玻璃体疾病患者的护理

第一节 葡萄膜疾病患者的护理

葡萄膜是眼球壁的中层组织,富含色素和血管,而且血流缓慢,这些特点容易使葡萄膜受到自身免疫、感染、血源性、肿瘤等因素的影响。葡萄膜疾病中最常见的是葡萄膜炎症,好发于青壮年,反复发作,是常见的致盲性眼病。按病因和病理将葡萄膜炎分为感染性与非感染性、肉芽肿性与非肉芽肿性。根据发病部位可分为前葡萄膜炎、中间葡萄膜炎、后葡萄膜炎和全葡萄膜炎。病程分类规定小于3个月者为急性,大于3个月者为慢性。在临床诊断中通常联合使用,例如急性肉芽肿性前葡萄膜炎。

一、虹膜睫状体炎(前葡萄膜炎)

虹膜睫状体炎(iridocyclitis)即前葡萄膜炎,是葡萄膜炎中最常见的类型。多见于青壮年,常反复发作,可引起严重的并发症。是常见的致盲性眼病之一。

【病因与发病机制】

1. 感染性虹膜睫状体炎　是细菌、真菌、病毒等直接或由身体其他部位经血行播散进入眼内,感染虹膜睫状体所致。

2. 非感染性虹膜睫状体炎　自身免疫异常是最常见的原因,如对自身视网膜S抗原、色素等产生免疫反应;其他见于眼外伤、手术及理化刺激等引起的虹膜睫状体炎症反应。

3. 全身性相关疾病　如结核、风湿性疾病、溃疡性结肠炎等。

【护理评估】

(一) 健康史

评估患者的发病时间,有无复发病史,有无眼部外伤史、手术史,有无相关全身病史如结核、风湿性疾病等。

(二) 身体状况

1. 症状　眼痛、畏光、流泪、不同程度的视力下降。

2.体征

(1)睫状充血或混合充血。睫状体部位压痛。

(2)角膜后沉着物:主要是炎性细胞或色素颗粒在角膜内表面沉积所致。

(3)房水混浊:裂隙灯显微镜下前房内光束增强,成灰白色半透明带,称为前房闪辉。是蛋白、炎症细胞进入房水造成的。大量的炎症细胞沉积可形成前房积脓。

(4)虹膜改变:①虹膜水肿,纹理不清;②虹膜粘连:因炎症渗出使虹膜与晶状体粘连称虹膜后粘连,与角膜后表面粘连称虹膜前粘连;③虹膜因炎症可出现结节。

(5)瞳孔改变:①瞳孔缩小,对光反射迟钝或消失;②如果虹膜部分后粘连,散瞳后可出现不规则瞳孔形状,如梅花状、梨状等;③虹膜全周与晶状体粘连形成瞳孔闭锁;④如瞳孔区被纤维膜覆盖称瞳孔膜闭。瞳孔闭锁与膜闭(图8-1)均可继发青光眼。

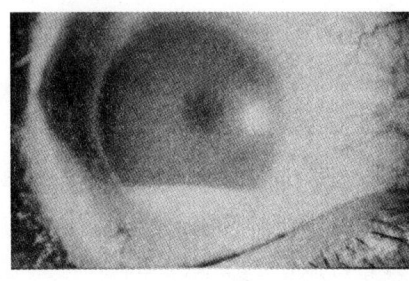
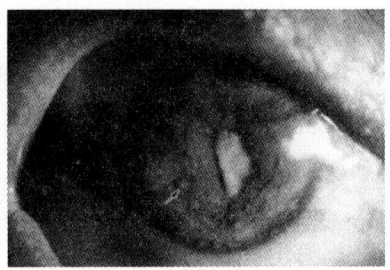

图8-1 瞳孔闭锁与膜闭

(三)辅助检查

血常规检查了解机体有无感染,血沉检查对诊断结核、类风湿有帮助。

(四)心理-社会状况

本病因发病急,症状重,患者易出现紧张、焦虑心理。又因疾病反复发作,容易使其产生悲观心理。

【治疗要点】

1. 散瞳 为最重要的治疗措施,具有解痉、止痛、防止虹膜后粘连、预防并发症的作用。常用的眼药有阿托品、后马托品、托品卡胺。

2. 糖皮质激素 具有消炎、抗免疫作用。一般局部点眼,重症患者可全身应用。

3. 非甾体类抗炎药 可抑制炎症介质的形成,常用的有吲哚美辛、双氯芬酸钠眼药。

4. 其他 针对病因,治疗全身疾病,如有感染,选用敏感抗生素;积极治疗并发症。

【常见护理诊断/问题】

1. 急性疼痛 与炎症刺激有关。
2. 感知改变:视力下降 与房水混浊、角膜后沉着物和眼部并发症有关。
3. 焦虑 与视功能障碍、病程长、反复发作有关。
4. 潜在并发症 继发青光眼,并发白内障、眼球萎缩等。

【护理目标】

(1)眼部疼痛减轻或消失。

(2)视力提高。

(3)患者情绪稳定。

(4)无并发症或者减少并发症的发生。

【护理措施】

(一)用药护理

1. 散瞳剂　如1%阿托品或托品卡胺眼药水,1~2次/d,滴阿托品后应压迫泪囊区3~5 min,防止药物经鼻腔黏膜吸收致全身中毒。告知患者如果出现口干、面色潮红等药物反应,应多饮水。散瞳期间外出佩戴有色眼镜可避免强光刺激。

2. 糖皮质激素　0.1%地塞米松眼药水点眼,早期每1次/1~2 h,炎症减退后要逐渐减少点眼次数。对于全身用药的患者,注意观察糖皮质激素副作用,如胃出血、激素性青光眼等。

3. 非甾体抗炎药　如双氯芬酸钠眼药水,3~5次/d。用药前告知患者该药刺激性强。

(二)其他护理

(1)嘱患者注意休息,清淡饮食,忌辛辣食物。

(2)协助患者寻找病因。

(3)患眼湿热敷可促进炎症吸收,减轻炎症反应,10~15 min/次,2~3次/d。

(三)健康教育

(1)向患者及家属宣教急性虹膜睫状体炎的病因及防治知识。

(2)本病易反复发作,告知患者戒烟酒,锻炼身体,提高机体的抗病能力。

【护理评价】

通过治疗和护理,评价患者是否达到:

(1)疼痛消失或减轻。

(2)视力提高。

(3)情绪稳定。

(4)无并发症发生。

二、脉络膜炎(后葡萄膜炎)

脉络膜炎是指各种病因引起脉络膜、玻璃体后部及视网膜组织炎性病变的总称。

【病因与发病机制】

同前葡萄膜炎。

【护理评估】

(一)健康史

评估患者的相关全身病史,如结核、风湿性疾病等。询问有无眼部外伤史、手术史。

(二)身体状况

1. 症状　主要取决于炎症的类型与严重程度。可有眼前黑影或暗点、闪光、视力下降和视物变形等症状。

2. 体征　以炎症的部位和程度而定。①玻璃体炎症细胞和混浊;②脉络膜、视网膜上大小不一的浸润性病灶;③视网膜血管炎,血管闭塞、出血及血管鞘;④视网膜水肿、渗出性脱离及新生血管等。

（三）辅助检查

荧光素眼底血管造影、吲哚青绿血管造影、眼部B型超声、光学相干断层扫描等对脉络膜炎诊断均有帮助。

（四）心理-社会状态

脉络膜炎无眼痛、眼红症状,发病初期不能引起患者注意。视力下降影响工作和生活时,心理负担大。

【治疗要点】

1. 病因治疗　如感染因素所致者,给予抗感染治疗;由免疫因素引起的给予免疫抑制剂治疗。

2. 对症治疗　玻璃体混浊明显、炎症渗出严重或者有并发症可手术治疗。

【常见护理诊断/问题】

1. 感知改变:视力下降　与玻璃体混浊、视网膜血管炎、渗出性视网膜脱离有关。

2. 知识缺乏　缺乏本病防治知识。

【护理措施】

1. 用药护理　遵医嘱给予抗炎治疗,对顽固类型的后葡萄膜炎,可用免疫抑制剂治疗,如苯丁酸氮芥、环孢菌素A等,并注意观察药物反应。糖皮质激素与免疫抑制剂联合用药常能降低药物的用量和副作用,增强疗效。用药期间,定期检查肝肾功能、血常规等,如有异常及时告知医生停药并处理。

2. 心理护理　向患者解释疾病病因、治疗中注意事项,鼓励患者树立信心战胜疾病。

3. 健康教育　见前葡萄膜炎。

第二节　玻璃体混浊患者的护理

玻璃体是眼的屈光间质之一。主要由纤细的胶原结构和透明质酸组成,正常情况下呈透明的凝胶状态。对晶状体、视网膜等组织有支持、减震作用。玻璃体常见的疾病是变性与混浊。玻璃体混浊不是一种独立的眼病,而是许多眼病的共同表现,例如玻璃体液化、后脱离、玻璃体炎症、玻璃体积血等,其中以玻璃体炎症和玻璃体积血最常见。

【病因与发病机制】

1. 玻璃体变性　透明质酸因代谢、光化学作用发生解聚,胶原纤维支架塌陷浓缩,水分析出,凝胶状态破坏变为液体,称玻璃体液化。胶原纤维凝集收缩,成为混浊物。

2. 眼内炎性　视网膜、葡萄膜的炎症渗出物,进入玻璃体成为混浊物。

3. 外伤或视网膜、脉络膜出血积存在玻璃体内　常见视网膜出血的原因有糖尿病性视网膜病变、视网膜静脉阻塞、视网膜静脉周围炎、黄斑变性等。

4. 其他　眼内异物、寄生虫、转移性肿瘤细胞也可形成玻璃体混浊。

【护理评估】

(一) 健康史

询问患者年龄、有无高度近视、眼部外伤史、手术史。评估患者是否患有葡萄膜炎、视网膜炎及视网膜血管病病史。评估全身状况,是否有高血压、糖尿病等病史。

(二) 身体状况

1. 症状

(1) 飞蚊症:自觉眼前有大小不等、形状不一的黑影飘动,眼球静止时,黑影下沉。

(2) 视力减退:根据原发病的不同,混浊的大小、性质的不同,可有不同程度的视力障碍。玻璃体积血多时,可仅剩光感,机化物形成后可继发视网膜脱离。

2. 眼底检查

(1) 玻璃体变性混浊:混浊多呈絮状和丝状,混浊随眼球自由浮动,且长期不会有明显变化。常见于高度近视者和老年人。

(2) 炎性玻璃体混浊:可在玻璃体内呈现尘状、絮状、条索状混浊。

(3) 出血性玻璃体混浊:轻度出血混浊多呈絮状或云片状;大量出血,可见瞳孔区红光反射,玻璃体中血块浮动并有大量血色素颗粒。

(4) 其他疾病引起的玻璃体混浊:糖尿病、肾炎、妊娠高血压综合征、眼内肿瘤和玻璃体内寄生虫等均可引起玻璃体混浊。

(三) 辅助检查

眼部 B 型超声检查可见玻璃体腔内有形状各异、大小不一的混浊。

(四) 心理-社会状况

因眼前黑影与视力障碍程度不同有不同的心理障碍。眼前黑影飘动时,患者会担心病变加重。严重视力障碍时,患者可有焦虑、恐惧情绪。

【治疗要点】

(1) 针对病因进行治疗。

(2) 严重的玻璃体混浊可行玻璃体切割术。

【常见护理诊断/问题】

1. 感知改变:眼前黑影、视力下降　与玻璃体混浊有关。

2. 焦虑　与担心预后不好有关。

3. 潜在并发症:视网膜脱离　与玻璃体积血机化牵拉有关。

【护理措施】

1. 病情观察　注意观察患者视力、眼底、眼压变化情况并记录。

2. 治疗护理　遵医嘱正确用药,注意观察用药反应。药物现配现用,对碘过敏、严重肾功能减退、活动性肺结核、甲状腺功能亢进及消化道溃疡者禁用碘剂。

3. 生活护理　玻璃体积血及视网膜脱离患者应尽量限制眼球运动,给予易消化、富含纤维素饮食,保持大便通畅。卧床和双眼包扎期间应协助患者生活护理,防跌伤。

  4. 手术护理 行玻璃体切割术按内眼手术护理常规护理。

  5. 健康教育 ①向患者及家属宣教玻璃体混浊的病因及防治知识;②指导患者术后用药,定期复查,若有不适,及时就医。

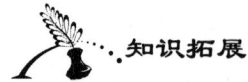

飞蚊症

  正常人注视白色物体或蓝色的天空时,可发现眼前有飘动的小点状或细丝浮游物,有时闭眼亦可看到,但客观检查却不能发现任何玻璃体的病变,此种现象称为生理性飞蚊症。一般认为飞蚊症是由于玻璃体皮质的细胞或行走于视网膜血管内的血细胞在视网膜上投影所致。

(张秀梅)

 **思考题**

  患者小张,右眼急性眼红、眼痛、畏光流泪,视力下降1天。检查视力:右眼0.3,不能矫正,近右眼睫状充血,瞳孔缩小,角膜后沉着物(KP++);房水混浊。诊断为右眼急性虹膜睫状体炎。

  请问:

  (1)该患者需要评估的相关全身性疾病有哪些?

  (2)该患者治疗要点有哪些?

  (3)找出患者的护理问题并制订护理计划。

同步练习

一、名词解释

1. 瞳孔闭锁

2. 飞蚊症

二、填空题

1. 前葡萄膜炎所致并发症有_____、_____、_____、_____等。

2. 引起玻璃体积血的疾病有_____、_____、_____、_____等。

三、选择题

A 型题

1. 急性前葡萄膜炎瞳孔常常表现为( )

  A. 正常   B. 扩大

  C. 缩小   D. 出血

E. 结节

2. 预防虹膜睫状体炎引起的继发性青光眼，局部应滴用（　　）

　　A. 1%毛果芸香碱（匹罗卡品）　　　　B. 0.5%噻吗心安

　　C. 0.5%可的松眼药水　　　　　　　　D. 1%阿托品

　　E. 0.1%利福平

B型题

　　A. 前葡萄膜炎　　　　　　　　　　　B. 后葡萄膜炎

　　C. 中间葡萄膜炎　　　　　　　　　　D. 全葡萄膜炎

　　E. 脉络膜视网膜炎

3. 虹膜与睫状体同时出现炎症为（　　）

4. 睫状体平坦部炎症为（　　）

5. 脉络膜炎为（　　）

6. 虹膜、睫状体和脉络膜同时发炎为（　　）

四、简答题

请说出引起患者眼前黑影的疾病有哪些？

第九章 视网膜与视神经疾病患者的护理

第一节 视网膜疾病患者的护理

视网膜为眼球壁最内层,由神经感觉层与色素上皮层组成,其结构精细,功能复杂,极易受到内、外致病因素的影响发生病变,导致视功能障碍。此外,视网膜易受血管疾病的影响,如高血压、糖尿病性视网膜病变等。

一、视网膜中央动脉阻塞

视网膜中央动脉阻塞(central retinal artery occlusion,CRAO)是指各种原因造成的视网膜急性缺血,使患者视力迅速下降,是眼科致盲的急症之一。

【病因与发病机制】

视网膜中央动脉阻塞是多因素造成的。

(1)血管内各种栓子(血栓、胆固醇栓子、心脏黏液瘤脱落物、血小板纤维蛋白栓子、肿瘤栓子等)栓塞。

(2)视网膜中央动脉痉挛。

(3)动脉粥样硬化。

(4)视网膜中央动脉受压,如青光眼、球后肿瘤等。高血压、糖尿病、动脉硬化、心内膜炎是本病的诱发因素。

【护理评估】

(一)健康史

评估患者的年龄,有无高血压、糖尿病、心脏病等病史,询问有无一过性黑矇病史。

(二)身体状况

1. 症状　视力突然无痛性丧失。部分患者有阵发性黑矇的先兆症状。

2. 体征　①瞳孔散大,直接对光反射消失,间接对光反射存在。②眼底:视乳头水肿、边界模糊;视网膜动脉狭窄;视网膜呈灰白色水肿,如有睫状视网膜动脉供应,该区视网膜呈舌形橘红色区;黄斑区樱桃红。数周后视盘苍白、萎缩(图9-1)。

（三）辅助检查

眼底荧光素血管造影早期显示视网膜循环时间延长，动脉无灌注。

（四）心理-社会状况

本病发病急，视力丧失突然且不易恢复，患者有严重的焦虑、恐惧心理。单眼发病时，无痛、外观正常，多就诊不及时，影响预后。

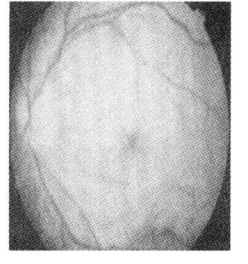

图 9-1　视网膜中央动脉阻塞

【治疗要点】

治疗应争分夺秒，积极抢救。方法：扩张血管、吸氧、降低眼压以改善视网膜循环和保存视功能。同时积极治疗原发病，预防另一只眼发病。

【常见护理诊断/问题】

1. 感觉紊乱：视力突然丧失　与视网膜中央动脉栓塞有关。
2. 焦虑　与视力突然丧失，担心预后不能恢复有关。
3. 知识缺乏　缺乏本病有关防治知识。

【护理目标】

（1）提高或保持视力。
（2）患者情绪稳定。
（3）患者或家属获得本病有关防治知识。

【护理措施】

（一）急救护理

1. 血管扩张剂　遵医嘱立即用速效扩张血管药物，如亚硝酸异戊酯 0.2 ml 吸入或硝酸甘油 0.5 mg 舌下含化。
2. 吸氧　吸入 95% 氧及 5% 二氧化碳混合气体，10 min/次，夜间 1 次/4 h。
3. 降低眼压　促使视网膜动脉扩张，改善血供。①协助或指导患者按摩眼球：患者轻闭双眼，手指压迫患眼数秒，松开数秒再压迫，如此重复，一般按摩 10～15 min；②配合医生进行前房穿刺或按医嘱使用降眼压药物。
4. 其他　遵医嘱使用溶解血栓药物；维生素 B_1、维生素 B_{12} 营养视神经；协助患者寻找病因积极治疗，例如疑有巨细胞动脉炎，应给予糖皮质类固醇激素治疗，预防另一只眼受累。

（二）病情观察

观察患者视力恢复的情况。身体虚弱或心脏病患者不能耐受急速的血管扩张，要仔细观察患者用药后的反应。

（三）心理护理

耐心解释按摩眼球、前房穿刺等治疗方法的目的和操作方法，解除患者的紧张心理，使其配合治疗。主动安慰患者，使其树立战胜疾病的信心。

（四）健康教育

（1）宣教本病的特点，使患者及家属学会预防与自救的方法。

(2)对患者、家属以及社区人群宣教本病发病的诱因,教育其应积极治疗高血压、糖尿病等危害身体健康的慢性疾病。

【护理评价】

通过治疗与护理,患者是否达到:

(1)提高或保持视力。

(2)患者情绪稳定。

(3)患者或家属获得本病有关防治知识。

二、视网膜静脉阻塞

视网膜静脉阻塞(retinal vein occlusion,RVO)是常见的可致盲性眼病。按阻塞发生部位可分为视网膜中央静脉阻塞和分支静脉阻塞两种类型。多为单眼发病。

【病因与发病机制】

本病的主要发病原因:①视网膜静脉受压,如筛板处神经纤维拥挤挤压,视网膜动脉粥样硬化对静脉压迫;②血栓形成,如视网膜血管炎症、血液黏稠度高、血小板数量增多、右心功能不全、颈动脉狭窄等使血流缓慢,均可导致静脉栓塞。

【护理评估】

(一)健康史

评估患者的全身状况,询问患者是否有高血压、糖尿病等病史。评估发病时的状态、治疗经过等。

(二)身体状况

1. 视力 患者视力与出血的位置、发病时间不同而表现不同程度的视力减退。

2. 眼底检查 视乳头充血肿胀、边界模糊;视网膜静脉腊肠样扩张、迂曲;视网膜水肿,视网膜内布满大小不等的火焰状出血斑,沿视网膜静脉分布,其间有灰白色渗出斑;黄斑区水肿,后期形成囊样水肿(图9-2)。分支静脉阻塞以颞上支阻塞最常见,受阻静脉引流区视网膜浅层出血、视网膜水肿及棉绒斑(图9-3)。根据临床表现和预后,静脉阻塞分为非缺血型和缺血型两种:缺血型病变视力下降明显,眼底荧光造影显示视网膜毛细血管大面积无灌注区,易发生虹膜新生血管和新生血管性青光眼,视力预后不良;非缺血型症状轻,预后较好。

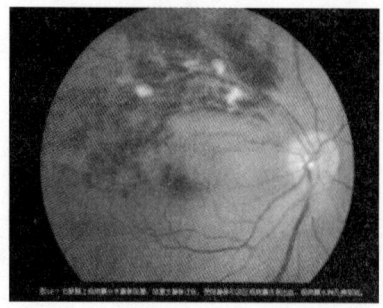
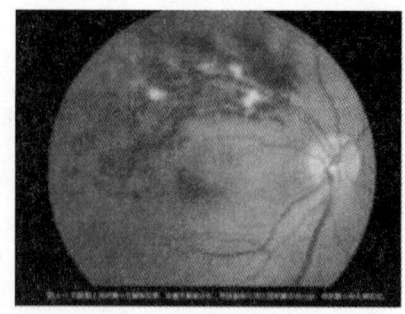

图9-2 后期形成囊样水肿

(三)辅助检查

眼底荧光素血管造影有助于分型和激光治疗。OCT检查有助于发现黄斑水肿。

(四)心理-社会状况

本病病程长,治疗困难,眼底药物注射花费较大,患者情绪低落,易产生焦虑心理。

【治疗要点】

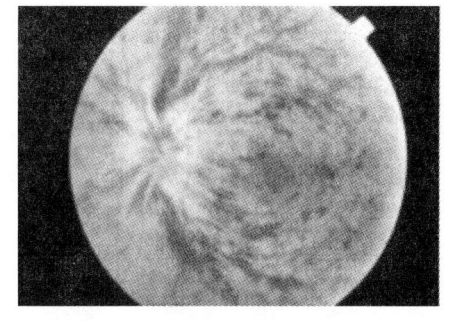

图9-3 视网膜水肿及棉绒斑

本病的主要治疗要点:①应积极治疗原发病,如高血压、糖尿病,降低血液黏稠度等以防止血栓形成,有血管炎可使用糖皮质激素治疗;②黄斑水肿可采用玻璃体腔内注射抗血管内皮生长因子药物或曲安奈德治疗;③对视网膜存在大面积无灌注区、新生血管以及新生血管性青光眼应行全视网膜光凝,以保存视力和预防并发症;④有玻璃体积血和视网膜脱离时,可行玻璃体切割术和眼内光凝。

【常见护理诊断/问题】

1. 感知紊乱:视力下降　与视网膜出血、黄斑水肿有关。
2. 焦虑、恐惧　与视力下降、预后不良有关。
3. 潜在并发症　视网膜脱离、新生血管性青光眼等。
4. 知识缺乏　缺乏对本病正确的防治知识。

【护理目标】

(1)视力提高或者保持。
(2)患者情绪稳定。
(3)无并发症发生或者减少并发症的发生。
(4)患者及家属获得对本病正确的防治知识。

【护理措施】

1. 病情观察　观察视力、眼压、血压及血糖的变化。如有异常及时告知医生处理。
2. 药物治疗护理　遵医嘱正确及时用药,向患者解释用药的目的和方法。
3. 激光治疗护理　详见"激光治疗患者的护理"。
4. 手术护理　需玻璃体腔注射或玻璃体切割者按眼部手术护理常规护理。
5. 心理护理　关心患者,对情绪低落、心理负担重者给予安慰疏导,增强治疗信心。
6. 健康教育　①嘱患者定期复查,以便早期发现视网膜缺血或新生血管;②向患者解释本病的特点、目前的治疗进展,以防止不正确的治疗,延误病情;③积极治疗高血压、糖尿病,鼓励低脂肪、低胆固醇饮食。

【护理评价】

通过治疗和护理,评价患者是否达到:
(1)视力提高或者保持。
(2)患者情绪稳定。
(3)无并发症发生或者减少并发症的发生。

(4)患者及家属获得对本病正确的防治知识。

三、糖尿病性视网膜病变

糖尿病是严重影响人们健康和生命的常见病。糖尿病性视网膜病变(diabetic retinopathy,DR)是指在糖尿病的病程中,视网膜微血管病变使视网膜缺血缺氧,形成增殖性视网膜病变。其是50岁以上人群中主要的致盲眼病之一。

【病因与发病机制】

高血糖使视网膜的微血管内皮细胞受损、渗漏、扩张形成微动脉瘤、视网膜水肿及出血,继续发展致血管闭塞,致毛细血管无灌注区形成,进而导致视网膜缺血缺氧。广泛的缺血,刺激视网膜,视盘新生血管大量生长,形成增殖性视网膜病变。

【护理评估】

(一)健康史

评估患者糖尿病的类型、发病时间、治疗状况、血糖控制状况,是否有全身其他并发症的形成。

(二)身体状况

1. 症状 可有糖尿病的全身表现,例如多饮、多尿、多食及体重下降等。早期眼部自觉症状不明显。晚期不同程度视力下降,视物变形、眼前黑影飘动及视野缺损等,甚至失明。

2. 眼底检查 视网膜可见微血管瘤、视网膜出血、硬性渗出、棉绒斑、新生血管,严重者可出现玻璃体积血和牵拉性视网膜脱离(图9-4)。按病变发展阶段和严重程度,临床分为非增殖性和增殖性(出现新生血管)视网膜病变。

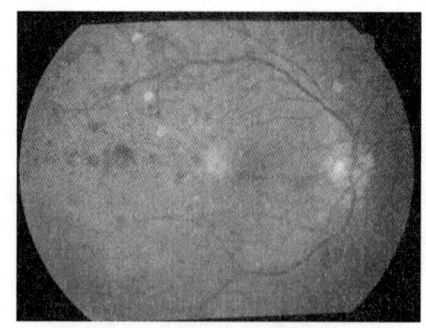

图9-4 牵拉性视网膜脱离

(三)辅助检查

眼底荧光素血管造影对DR的诊断、治疗指导及预后判定均有重要意义。

(四)心理-社会状况

患者因长期糖尿病并伴有严重视功能障碍,甚至失明,易产生焦虑情绪;又因缺乏对疾病正确认识易产生悲观绝望心理。

【治疗要点】

严格控制血糖,积极治疗高血压、高血脂,预防并发症的发生。根据病情采取恰当治疗,如有黄斑水肿、新生血管可玻璃体注射抗血管内皮生长因子药物或曲安奈德治疗,药物治疗后进行视网膜光凝术。对已发生玻璃体积血长时间不吸收、牵拉性视网膜脱离,特别是黄斑受累时,应行玻璃体切割术,术中同时行全视网膜光凝。

【常见护理诊断/问题】

1. 感知紊乱:视力下降 与视网膜出血、渗出有关。
2. 自理缺陷 与视力丧失有关。

3. 潜在并发症　玻璃体积血、视网膜脱离、新生血管性青光眼等。
4. 知识缺乏　缺乏此病防治知识。

【护理措施】

1. 生活护理　应告知患者控制血糖的意义。指导患者进食糖尿病饮食,并向患者介绍饮食治疗的意义及其具体措施,并监督落实。对视力低下的患者,注意安全保护措施,指导其生活自理的方法,避免发生意外损伤。

2. 治疗护理　①遵医嘱应用控制血糖、血脂和血压的药物,并注意观察药物反应。②需要激光治疗的患者告知激光治疗的目的是保存现有视力,避免失明(详见激光治疗患者的护理)。③对需要玻璃体注射、玻璃体切割术或继发性青光眼手术治疗的患者,按照眼部手术护理常规准备。④告知糖尿病患者定期复查眼底,以便早期发现视网膜病变。

3. 健康教育　详见视网膜中央静脉阻塞患者的护理。

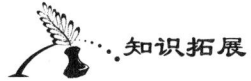

高血压性视网膜病变

高血压性视网膜病变(hypertensive retinopathy, HRP)是指由于高血压导致视网膜病变的总称,可以发生于任何原发性或继发性高血压患者。

1. 缓慢型高血压性视网膜病变　依据病变程度分为四级。Ⅰ级:动脉血管收缩、变窄,动脉反光带增宽,静脉隐匿。Ⅱ级:动脉硬化,呈铜丝或银丝状外观,动静脉交叉迹明显。Ⅲ级:视网膜渗出,可见棉绒斑、片状出血。Ⅳ级:在Ⅲ级改变的基础上合并视盘水肿。

2. 急进型高血压性视网膜病变　多见于40岁以下青壮年,短期内突然发生急剧的血压升高。眼底的改变为视盘和视网膜水肿,视网膜火焰状出血、棉绒斑、硬性渗出及脉络膜梗死灶。

告知高血压患者定期检查眼底,保持良好的生活习惯,如戒烟酒、多运动等。

四、中心性浆液性脉络膜视网膜病变

本病好发于20~45岁的青壮年男性,单眼或双眼发病,有自限性,预后好,可复发。

【病因与发病机制】

具体原因不明。目前认为是脉络膜毛细血管通透性增加引起视网膜色素上皮屏障功能破坏,导致色素上皮渗漏,液体积聚于视网膜神经上皮与色素上皮之间,形成后极部视网膜盘状脱离。本病诱发因素有情绪波动、精神紧张、大剂量应用糖皮质激素等。

【护理评估】

(一)健康史

评估患者年龄,发病时间,有无复发病史。询问本次发病有无诱因,治疗状况。

(二)身体状况

1. 症状 患眼视力中、低度下降,视物变暗、变形,伴有中央相对暗区。
2. 体征 眼底黄斑区可见 1~3PD 大小、圆形或椭圆形、扁平盘状浆液性脱离区,沿脱离缘可见弧形光晕,中心凹反射消失。病变后期,盘状脱离区视网膜下可有众多细小黄白点。

(三)辅助检查

眼底荧光素血管造影:静脉期病变区可见一个或数个荧光素渗漏点,后期逐步呈墨迹样扩大或喷射状的强荧光斑。

(四)心理-社会状态

本病病程长且反复发作,无有效药物治疗,患者易产生焦虑。

【治疗要点】

本病可自愈。无特殊药物治疗。应禁用糖皮质激素和血管扩张药。如渗漏点距中心凹 200μm 以外,可采用激光光凝渗漏点。

【常见护理诊断/问题】

1. 感知紊乱 视力下降及视物变形与黄斑区浆液性视网膜浅脱离有关。
2. 焦虑 与此病反复发作、病程长有关。
3. 知识缺乏 缺乏该病防治知识。

【护理措施】

(1)耐心解释本病的特点,避免滥用药物及过度治疗。
(2)需要激光光凝的患者,做光凝前的训练、指导。
(3)告知本病的预后,解除其焦虑心理。
(4)健康教育:介绍本病的发病诱因,保持良好的心态,避免精神紧张、劳累及烟酒刺激,以减少复发。

荧光素眼底血管造影

荧光素眼底血管造影是利用荧光素钠作为造影剂,从臂静脉注入,当荧光素钠随血流进入眼底血管时,通过有特定滤色片的眼底摄影机,持续拍摄眼底血管动态轮回的过程,为许多眼底病的发病机制、诊断、治疗和预后提供参考。

五、年龄相关性黄斑变性

年龄相关性黄斑变性(aged-related macular degeneration,ARMD)患者多为50岁以上,双眼先后或同时发病,视力呈进行性损害。该病是60岁以上老人视力不可逆性损害的首要原因。其发病率随年龄增加而增高。

【病因与发病机制】

确切病因不明。目前认为可能与遗传、黄斑长期慢性光损伤、吸烟、代谢及营养障碍、肥胖等因素有关,这些因素导致色素上皮变性损害,诱发脉络膜新生血管膜形成,引发黄斑部渗出或出血。

【护理评估】

(一)健康史

评估患者的发病年龄,视力损害程度及病变进展状况,询问有无遗传病史。

(二)身体状况

1. 干性ARMD 又称萎缩性或非新生血管性ARMD。起病缓慢,双眼视力逐渐减退,视物变形。眼底可见黄斑区大小不一、黄白色类圆形玻璃膜疣、色素紊乱及地图样萎缩(图9-5)。

2. 湿性ARMD 又称渗出性或新生血管性ARMD。患眼视力突然下降、阅读能力下降、视物变形、中央暗点、对比敏感度下降。眼底检查:可见后极部暗红或暗黑色大小不一出血区,可隆起。病变区内或边缘有黄白色脂性渗出及玻璃膜疣。大量出血可产生玻璃体积血。晚期黄斑形成盘状瘢痕,中心视力丧失(图9-5)。

(三)辅助检查

眼底荧光素血管造影用于本病的诊断与分型。Amsler方格表检查中心视野病变(图9-5)。

(四)心理-社会状况

由于本病对中心视力损害严重,导致患者不能阅读、正常行走和开车等,患者易产生抑郁、焦虑心理。

【治疗要点】

对干性病变,可行低视力矫治,定期复查。对湿性病变,有新生血管可行抗新生血管药物治疗与激光光凝治疗。有出血和黄斑前膜可行黄斑手术。

【常见护理诊断/问题】

1. 感知改变:视力下降及视物变形 与黄斑区出血、渗出有关。
2. 自理缺陷 与中心视力丧失有关。
3. 知识缺乏 缺乏该病防治知识。

【护理目标】

(1)视力提高或者保持。
(2)帮助患者提高自理能力。
(3)患者获得该病的防治知识。

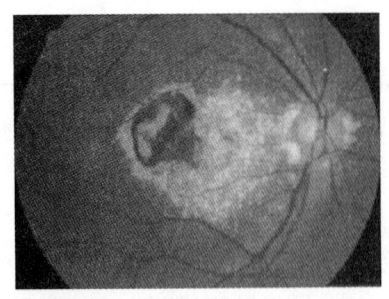

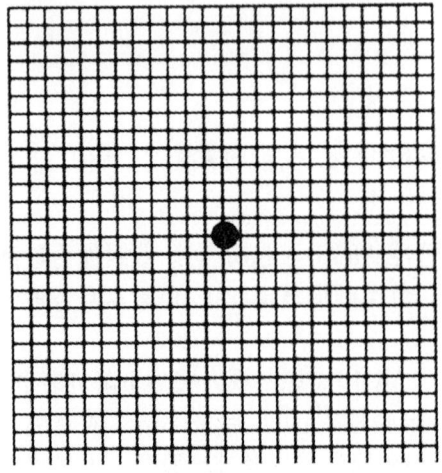
正常视觉

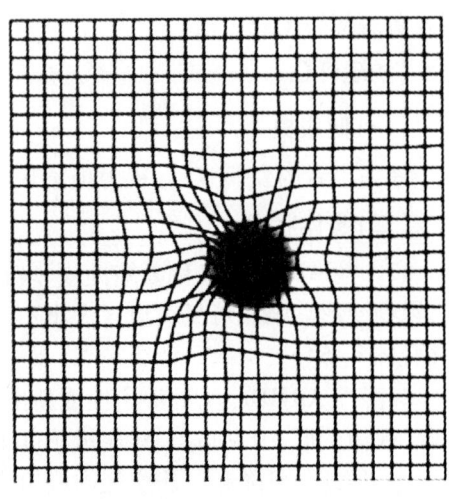
黄斑病变引起的异常视觉

图9-5 年龄相关性黄斑变性

【护理措施】

(1) 生活护理:饮食清淡,多食含有多种维生素、叶黄素、玉米黄素的蔬菜和水果。外出佩戴墨镜减少紫外线照射。

(2) 需要激光光凝的患者,做光凝前的训练、指导。

(3) 需要做玻璃体内注药或者手术的患者,按眼部手术护理常规准备。

(4) 对于中心视力严重丧失的患者,帮助其选择合适的助视器,以增加其自理能力。

(5) 健康教育:向患者及家属介绍本病的发病诱因,预防知识,定期复查。戒烟、戒酒。

【护理评价】

通过治疗及护理,患者是否达到:

(1) 视力提高或者保持。

(2) 帮助患者提高自理能力。

(3) 患者获得该病的防治知识。

六、视网膜脱离

视网膜脱离(retinal detachment,RD)是指视网膜的神经上皮层和色素上皮层之间的分离。按脱离形成的原因分为孔源性、渗出性和牵拉性三类。

【病因与发病机制】

1. 孔源性视网膜脱离 是由于视网膜变性或玻璃体的牵拉使视网膜神经上皮层发生裂孔,液化的玻璃体经此裂孔进入视网膜神经上皮与色素上皮层之间而导致视网膜脱离。老年、高度近视、无晶体眼、眼外伤是孔源性视网膜脱离的常见诱因。

2. 渗出性视网膜脱离 是由于渗出或出血所致视网膜脱离。

3. 牵拉性视网膜脱离 因增殖性玻璃体视网膜病变的增殖条带牵拉而引起的视网膜脱离,常见于糖尿病视网膜病变、视网膜静脉阻塞等。

【护理评估】

(一)健康史

询问患者的年龄,发病的时间,有无高度近视,有无眼部外伤史。渗出性视网膜脱离要询问患者的眼部其他病史,例如葡萄膜炎、视网膜炎病史。询问眼底出血病史、糖尿病病史有利于牵引性视网膜脱离的诊断。

(二)身体状况

(1)眼前闪光感和黑影飘动。不同程度的视力减退和(或)视野缺损(图9-6)。

(2)眼底:可见脱离的视网膜呈灰白色隆起,范围不一。视网膜上可见圆形、卵圆形或马蹄形裂孔(图9-6)。

(3)眼压:随着视网膜脱离面积的增大眼压降低。

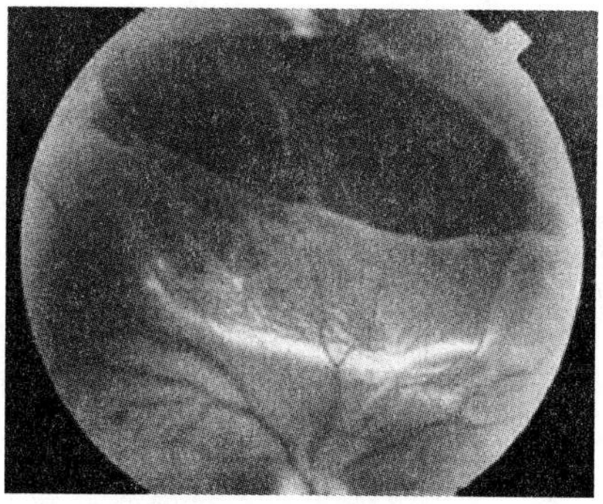

图9-6 眼底裂孔

(三)辅助检查

B型超声有助于判断是否有视网膜脱离及玻璃体牵引。

(四)心理-社会状况

患者对预后、手术及术后视力恢复状况容易产生焦虑心理。

【治疗要点】

孔源性及牵引性视网膜脱离尽早手术,封闭裂孔。手术方法有巩膜外垫压术,复杂病例选择玻璃体切除手术+气体或硅油填充。裂孔封闭方法可采用激光光凝、电凝、冷凝裂孔,促使脱离视网膜复位。渗出性视网膜脱离主要治疗原发病。

【常见护理诊断/问题】

1. 感知紊乱:视力下降及视野缺损 与视网膜脱离有关。
2. 焦虑 与视功能损害及担心预后有关。
3. 知识缺乏 缺乏本病防治知识。

【护理措施】

1. 生活护理　安静卧床休息,适当限制眼球运动,卧位应使裂孔区处于最低位,减少视网膜脱离范围扩大的机会,协助卧床者各种生活需要。

2. 手术护理　①术前常规护理;②术眼充分散瞳,以便详细查明裂孔;③耐心向患者讲解手术过程及术后注意事项,术后特殊体位的方法、意义,消除焦虑,配合手术;④术后部分患者有眼痛、头痛、恶心、呕吐等症状,观察患者疼痛的位置与性质,以区别手术反应、眼压升高或者其他。告知遵医嘱用药,采取恰当的体位(使裂孔位于高位),例如双眼包扎、俯卧位(玻璃体注气或注油患者为帮助视网膜复位和预防晶状体混浊)或者低头位。应告知患者和家属保持正确体位的重要性,取得患者的配合。同时在保证头位的情况下要注意更换体位。

3. 病情观察　观察术眼的反应、纱布有无渗血、特殊体位有无不适及眼压情况等,如有异常,应及时通知医生。

4. 健康教育　告知出院患者按医嘱坚持体位及用药。半年内勿做剧烈运动或从事重体力劳动,避免低头持重物及头部受震荡,以免视网膜脱离复发。定期复查,如有异常及时就诊。

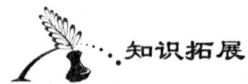

早产儿视网膜病变

早产儿视网膜病变是未成熟或低体重出生婴儿的增殖性视网膜病变。出生时体重不足1 500 g并接受过高浓度氧气治疗的早产儿,约60%会发生视网膜病变。分为急性期、退性期和瘢痕期。眼底表现有视网膜血管分化和未分化之间存在分界线,视网膜后极部血管的扩张和扭曲、视网膜外纤维组织增殖,严重时伴有视网膜脱离。减少或间歇吸氧,是预防早产儿视网膜病变发生的关键。对于胎龄34周以下、体重不足1 500 g、出生后有吸氧史的早产儿,要反复检查眼底,一旦发生,应尽早进行激光光凝治疗,封闭无血管区,以挽救视力。

第二节　视神经疾病患者的护理

视神经是视觉传导的主要径路,视神经病变可导致盲目。视神经疾病常见的类型有视神经炎症、视网膜血管性疾病、视神经萎缩、视神经肿瘤及遗传性疾病等。

一、视神经炎

视神经炎是指视神经的炎性脱髓鞘、感染、非特异性炎症等。因病变部位的不同,可分为视乳头炎及球后的视神经炎。视神经炎多见于青壮年,视乳头炎多见于儿童。

【病因与发病机制】

1. 局部因素 由鼻窦炎、脑膜炎、眶蜂窝织炎、葡萄膜炎、视网膜炎等引起。
2. 全身因素 儿童期的传染性疾病,如麻疹、水痘、猩红热、白喉、肺炎、化脓性脑膜炎、脱髓鞘性疾病等引起;维生素B缺乏。
3. 炎性脱髓鞘 各种原因所致的身体免疫功能紊乱,使得视神经髓鞘脱失,致视神经功能降低。另外,多发性硬化症也可侵犯视神经,表现为反复发作的球后视神经炎症状。

【护理评估】

(一) 健康史

询问患者是否有感染性疾病、用药史、免疫系统疾病史和系统性红斑狼疮、干燥综合征、结核病等非特异性炎症病史。评估其生活与工作环境及烟酒过度等不良嗜好。

(二) 身体状况

1. 症状 视力急剧下降,甚至全无光感。有时患者可伴有眼痛、眼眶痛及闪光感。视野改变,视力严重减退,瞳孔直接对光反应减弱,视力完全丧失。
2. 体征 ①瞳孔直接对光反应迟钝或消失,间接对光反射存在;②眼底检查:视神经乳头充血水肿,边缘模糊,视网膜静脉增粗,视盘表面可见出血点(图9-7)。球后视神经炎患者眼底可表现为正常。

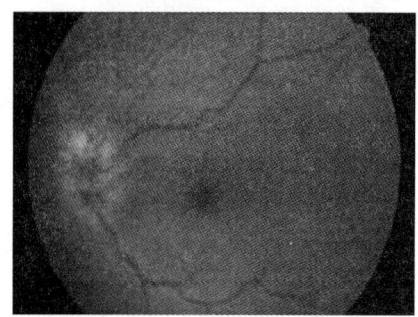

图9-7 视盘表面出血点

(三) 辅助检查

视野检查可见视野中心暗点或向心性缩小。视觉诱发电位(visual evoked potential,VEP)表现为P100潜伏期延长,振幅降低。其他可进行磁共振检查有无脑白质脱髓鞘斑。血常规、脑脊液检查有无感染。

(四) 心理-社会状态

本病发病急,视力严重障碍,患者常有紧张、焦虑心理。

【治疗要点】

积极查找原因,针对病因进行治疗。补充B族维生素,对急性者可使用糖皮质激素。

【常见护理诊断/问题】

1. 感知紊乱:视力急剧下降 与视神经炎症有关。
2. 舒适的改变:眼痛、眼眶痛 与视神经炎症有关。
3. 焦虑 与视力急剧下降、担心预后有关。
4. 功能性悲哀 与视力障碍有关。
5. 有受伤的危险 与视力障碍有关。

【护理目标】

(1)视力提高。

(2)眼痛、眼眶痛消失。

(3)心理疏导,自我调节,减少焦虑。

(4)情绪稳定,消除自卑心理。

(5)防止意外受伤。

【护理措施】

1. 病情观察　观察视力、瞳孔、视野的变化,有异常及时告知医生处理。

2. 治疗护理　遵医嘱给予用药护理,使用抗生素及糖皮质激素治疗时,注意观察药物反应及副作用。

3. 心理护理　做好患者的心理护理,消除焦虑,提高战胜疾病的信心。

4. 饮食护理　多食营养丰富、清淡易消化的食物。

5. 健康教育　向患者及家属介绍本病的病因及相关防护知识。戒烟酒。

【护理评价】

通过治疗与护理计划的实施,评价患者是否达到:

(1)视力提高。

(2)眼痛、眼眶痛消失。

(3)心理疏导,自我调节,减少焦虑。

(4)情绪稳定,消除自卑心理。

(5)没有发生意外受伤。

二、视神经萎缩

视神经萎缩是指任何原因引起的视网膜神经节细胞及轴突发生病变,引起的轴突变性、萎缩。临床上视神经萎缩分为原发性和继发性两大类。

【病因与发病机制】

①高颅压或颅内炎症;②视网膜病变,如视网膜中央动脉血栓;③视神经病变(炎症、变性);④视神经受压,如颅内或眶内肿瘤;⑤外伤性病变;⑥高血压、糖尿病;⑦中毒性病变,如长期烟酒过量,砷、铊或某些药物(如乙胺丁醇、氯喹)中毒;⑧其他:遗传性病变(Leber病)、B族维生素缺乏等。

【护理评估】

(一)健康史

评估患者的既往眼部及全身病史、用药史及有无烟酒不良嗜好。询问生活与工作环境、咨询有无家族性遗传病史。

(二)身体状况

1. 症状　视力下降,甚至全无光感。

2. 眼底检查

(1)原发性视神经萎缩(下行性视神经萎缩):筛板后的视神经病变。视盘色淡或

苍白、边界清、视杯可见筛孔,视网膜血管正常(图9-8A)

(2)继发性视神经萎缩(上行性视神经萎缩):原发病在视网膜、视盘。视盘色淡或蜡黄色,边界不清、生理凹陷消失,可见血管白鞘或视网膜出血、渗出(图9-8B)。

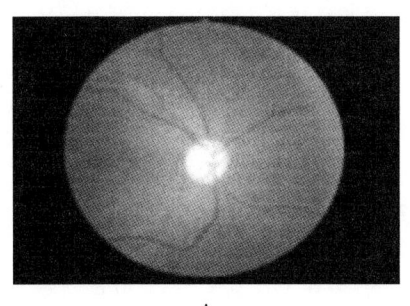 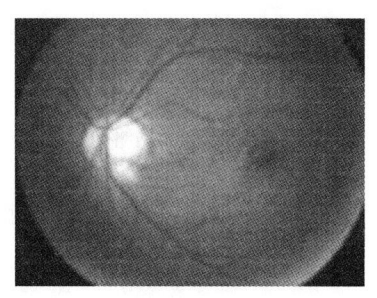

图9-8 视神经萎缩
A.原发性;B.继发性

(三)心理-社会状态

因视力丧失,患者焦虑、恐惧、悲观。

【治疗要点】

(1)积极治疗原发疾病,争取保留有用视力。
(2)试用神经营养剂及血管扩张剂。

【常见护理诊断/问题】

1. 感知改变:视力下降　与视神经萎缩有关。
2. 自理缺陷　与视力丧失有关。
3. 有受伤的危险　与视力丧失有关。
4. 功能性悲哀　与视力丧失有关。

【护理措施】

1. 生活护理　患者的生活区保证无障碍,减少患者受伤的危险。注意饮食,多食富含维生素、高蛋白饮食,戒烟酒。
2. 用药护理　遵医嘱及时用药,观察用药效果和反应。
3. 心理护理　患者因视力丧失,多有焦虑及悲观心理,应耐心向患者解释病情及治疗情况,消除悲观心理障碍,使患者情绪稳定,配合治疗。
4. 健康教育　向患者及家属介绍本病的病因及相关防治和护理知识。对视力丧失者,协助患者做好康复治疗,提高生活自理能力。

(张秀梅)

思考题

1. 李先生在上午工作时突然觉得眼前发黑,以为是长时间看电脑的原因,揉揉眼没有好转,心情紧张地来医院就诊。医生检查后告知他右眼视网膜中央动脉阻塞。

请问:
(1)配合医生急救的护理需要做哪些准备?
(2)哪些原因容易患此病?
(3)对李先生以后的生活需要做哪些健康指导?

2. 张先生,48岁,教师。左眼突然视物不见3 h。3 h前患者弯腰捡一物品,起身后突然觉得左眼眼前发黑,逐渐加重。平素身体健康。眼科检查视力:右眼1.0,左眼手动/20 cm。眼底:右眼视网膜上可见散在微血管瘤,左眼玻璃体积血,眼底不清。门诊以玻璃体积血(左眼),糖尿病性视网膜病变(双眼)收住院。

请问:
(1)如何对张先生做合理的生活指导?
(2)激光治疗一定能提高张先生的视力吗?为什么?

3. 李老师,主诉左眼视野缺损3 d。3 d前患者发现用左眼看人看不到腿和脚,无眼痛。眼科检查:视力右眼0.2/-6.5DS,矫正0.8,玻璃体轻度液化,周边部视网膜有格子样变性;左眼视力0.1,不能矫正。下方视野缺损,眼底可见玻璃体液化混浊,上方视网膜灰白色隆起,1:00可见一圆形裂孔。现以裂孔性视网膜脱离收住院。

请问:
(1)对李老师做出护理评估。
(2)简述李老师的治疗要点。
(3)制订李老师的护理计划。

同步练习

一、名词解释

1. 视网膜脱离
2. 湿性黄斑变性

二、填空题

1. 视网膜中央静脉阻塞的并发症可有_____、_____、_____等。
2. 视网膜脱离的原因有_____、_____、_____、_____等。
3. 裂空性视网膜脱离治疗的关键是_____。
4. 视网膜中央动脉阻塞的临床评估视力____、瞳孔_____、眼底_____状态。

三、选择题

A型题

1. 眼底樱桃红斑可见于( )
　　A. 视网膜中央动脉栓塞　　　　　　　　B. 视网膜中央静脉栓塞
　　C. 急性闭角型青光眼　　　　　　　　　D. 急性虹膜睫状体炎
　　E. 球后视神经炎

2. 视力丧失最快的眼病是( )
　　A. 视网膜中央动脉栓塞　　　　　　　　B. 视网膜中央静脉栓塞

C. 青光眼 D. 急性结膜炎
E. 眼内肿瘤
3. 缺血性视网膜中央静脉阻塞说法正确的是( )
A. 视盘无水肿 B. 荧光造影没有无灌注区
C. 视力下降不明显 D. 容易产生新生血管
E. 预后好

B 型题
A. 视力突然丧失 B. 视物变形
C. 视野进行性缩小 D. 视野缺损
E. 视力正常
4. 中心性浆液性视网膜脉络膜病变可见( )
5. 视网膜脱离可见( )
6. 视网膜中央动脉栓塞可见( )

X 型题
7. 视网膜中央动脉阻塞病人急救护理措施包括( )
A. 立即吸氧 B. 指导病人按摩眼球
C. 给病人吸入亚硝酸异戊酯 D. 舌下含服硝酸甘油
E. 抗生素眼药水点眼

四、简答题
简述视神经炎与视神经萎缩常见的病因。

第十章 屈光不正、斜视与弱视患者的护理

第一节 屈光不正患者的护理

眼球是一个复合光学系统,外界的物体,通过眼的屈光系统(角膜、房水、晶状体和玻璃体)折射后聚焦于视网膜上,是获得清晰视觉的前提。眼在调节静止时,来自 5 m 以外的平行光线经过眼的屈光系统后,聚焦在视网膜黄斑中心凹处屈光状态称为正视。若 5 m 以外的平行光线不能聚焦在视网膜黄斑中心凹处,称为非正视眼或屈光不正(refractive error),包括近视、远视及散光。屈光度用"D"表示,正视如图 10-1 所示。

当眼睛由远看近处时,睫状肌收缩,晶状体悬韧带放松,晶状体的凸度增加,眼屈光力加强,从而看清近处的物体,这一功能称为眼的调节。当眼调节功能降低,不能看清近处时,称为老视(老花眼)。

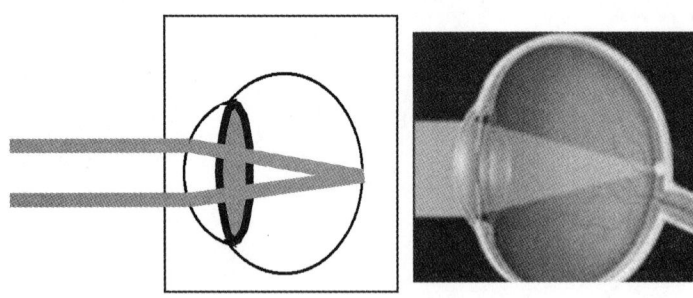

图 10-1 正视

一、近视

近视(myopia)是眼在调节静止时,来自 5 m 以外的平行光线经过眼的屈光系统屈折后,形成的焦点在视网膜之前的屈光状态(图 10-2)。

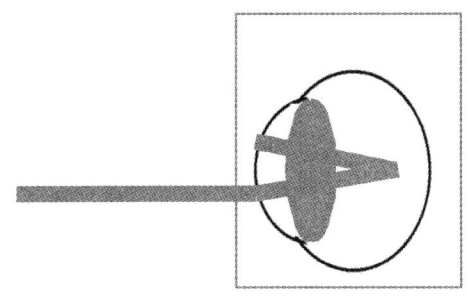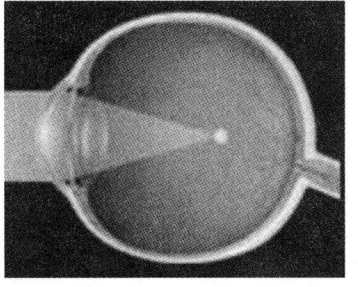

图 10-2 近视

【病因与发病机制】

近视的发生原因目前尚不完全清楚,其发生受遗传和环境等多种因素的综合影响。

1. 遗传因素 近视眼的发生有明显的遗传倾向,尤其是高度近视。父母均近视的孩子发生近视的易感性增加。遗传方式有常染色体显性遗传、常染色体隐性遗传、性连锁遗传及多因子遗传。

2. 发育因素 眼球过度发育。正常成人眼球直径约 24 mm,在眼屈光度正常时,眼轴每增加 1 mm,近视增加约 3D。圆锥角膜、球形晶状体均可以致近视眼。

3. 环境因素 近距离工作过度可导致近视的发生,如近距离阅读、书写及末端视屏(电视、手机、电脑)使用过久等与近视发生有密切关系,尤其是眼球处于发育阶段的幼儿与青少年。

4. 其他因素 多数近视的发生是环境因素与遗传因素共同作用的结果。部分近视可由其他疾病导致,例如糖尿病、白内障等所致的晶状体膨胀可以引起暂时性近视。

【护理评估】

(一)健康史

评估近视眼患者的用眼卫生情况、发病年龄、家族史、配镜史、治疗训练经过等。

(二)近视眼分类

1. 根据近视度数分类 ①轻度近视:<-3.00D;②中度近视:-3.00~-6.00D;③高度近视:>-6.00D。

2. 按屈光成分分类

(1)轴性近视眼:是由于眼球前后轴的过度发育造成的近视。

(2)曲率性近视眼:是由于角膜或晶体表面弯曲度过强或屈光指数高,如圆锥角膜、球形晶状体。

3. 按近视的性质分类

(1)单纯性近视:即一般性近视,屈光度通常在 6.00D 以下的中低度近视,主要是指由发育期视近过度造成的近视。眼球组织正常,不出现病理性改变。

(2)变性近视:也称病理性近视,近视以遗传因素为主,多在儿童期起病,高度近视,且度数持续性增加。由于眼球直径不断加长,眼球的许多组织可发生病理性改变,如眼底变性、黄斑出血、视网膜裂孔、视网膜脱离、白内障等。一般性近视在 20 岁左右屈光度停止发展,但病理性近视成年后仍有可能发展,故也称为变性近视。

4.其他 ①假性近视:由于过度调节致晶状体凸度增加导致暂时性近视;②有人把婴幼儿期出现的近视眼叫先天性近视;③由其他疾病引起的近视叫继发性近视。

(三)身体状况

1.视力 远视力下降,近视力多数正常,合并眼部并发症时,可有近视力下降。部分高度近视者可有眼前黑影飘动。

2.视疲劳 常有眼胀痛、头痛及视物重影等症状。

3.眼位偏斜 由于看近时不用或少用调节,集合也相应减弱,易引起外隐斜或外斜视。

4.眼底检查 近视度数较高者,除远视力差外,常伴有眼底退行性改变(见变性近视)。

(四)辅助检查

角膜地形图检查角膜曲率,眼 A/B 型超声检查眼轴直径,电脑验光仪检查屈光度等。

(五)心理-社会状况

近视眼佩戴眼镜造成许多生活、工作方面的不方便;部分患者认为戴镜影响美观;患儿家长误解戴镜会加深度数;高度近视眼担心并发症发生;手术患者担心疗效和手术并发症等;以上这些都可引起患者及其家属的困惑、担心及焦虑。

【治疗要点】

根据近视者具体情况选择恰当的检查方法进行精确验光,通过不同的屈光矫治,达到看得清晰、舒服与持久,以获得最佳的视觉效果。常用的治疗与矫正方法有:框架眼镜、角膜接触镜和屈光手术等。

【常见护理诊断/问题】

1.感觉紊乱:远视力下降 与近视眼未矫正或高度近视眼矫正效果不佳有关。

2.知识缺乏 缺乏近视眼相关正确的防治知识。

3.潜在并发症 近视性黄斑变性、视网膜脱离。

【护理目标】

(1)远视力稳定、提高或者使用矫正视力。屈光度稳定。

(2)患者或者家属获得近视眼的防治知识。同时获得正确佩戴各种矫正眼镜的知识。

(3)没有并发症发生或者有效预防并发症发生。

【护理措施】

1.验光检查 配合医生对患者进行主觉或客观验光以确定屈光度。

2.用药的护理 对需要散瞳验光者,遵医嘱正确使用睫状肌麻痹剂,如1%阿托品眼药、0.5%托吡卡胺眼液等。点眼后压迫泪囊3~5 min,以免引起不良反应。并注意观察用药后反应。告知患者用药的目的是消除或减少调节,准确验光。讲解散瞳后畏光、视近物不清属正常现象,药物作用消失后以上症状消失,减轻心理负担。

3.配镜指导 近视眼选择凹透镜片矫正视力,配镜原则是最佳视力最大正镜度。

(1) 框架眼镜：选配安全合适的框架眼镜。佩戴眼镜注意事项如下。①双手取、戴眼镜，以免眼镜变形；镜面朝上放置减少镜片的摩擦；②专用眼镜布清洁保护镜片；③镜框发生扭曲时要专业人士调整，避免损坏眼镜架；④老年近视者可选用多焦点眼镜，以便由远到近的清晰视觉。

(2) 角膜接触镜：详见"本节角膜接触镜佩戴者的护理"。

(3) 发育期的儿童、青少年每3个月或半年复查1次，检查屈光度、瞳距是否有变化，眼镜是否合适，镜片有无摩擦、脱膜。

4. **角膜屈光手术护理** 详见眼科激光治疗患者的护理。

5. **健康教育** ①告知患者及家属理性看待各种近视眼矫治的广告宣传，目前还没有可以治愈近视眼的特效药物和器械；②养成良好的用眼卫生习惯，读书写字姿势端正，距离25～30 cm，不要在乘车、走路、阳光直射、暗光下看书，近距离阅读1 h应休息10 min；③教室光线充足，无眩光或闪烁，黑板无反光，桌椅高度合适；④青少年及学龄儿童要定期检查视力；⑤高度近视的定期复查眼底，避免剧烈运动和头部震荡，防止视网膜脱离；⑥合理饮食，生活有规律，积极锻炼身体，增强体质。

【护理评价】

通过治疗与护理计划的实施，评价患者是否达到：

(1) 远视力稳定、提高或者使用矫正视力。屈光度稳定。

(2) 患者或者家属获得近视眼的防治知识。同时获得正确佩戴各种矫正眼镜的知识。

(3) 没有并发症发生或者有效预防并发症发生。

知识拓展

视近三联征

由远看近时，为了看清近处物体，减少像差，眼睛会自动进行调节、集合（双眼内聚）与瞳孔缩小，眼的这种功能称为视近三联征。

二、远视

远视（hyperopia）是指当调节静止时，平行光线经过眼的屈光系统后聚焦在视网膜之后的一种屈光状态（图10-3）。

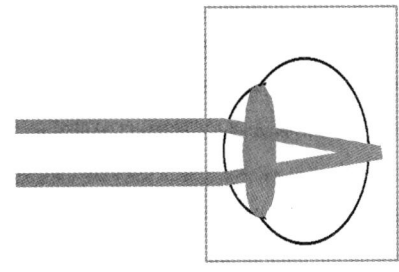
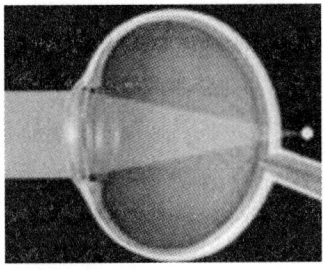

图10-3 远视

【病因与发病机制】

远视眼的主要原因是眼球发育不足。临床上常用的分类方法如下：

1. 轴性远视　眼球小、眼轴短。眼轴每缩短1 mm，约增加远视3D。
2. 屈光性远视　多见于扁平角膜、晶状体脱位或阙如、屈光指数降低。
3. 根据远视度数分类　①低度远视：0～+3.00D；②中度远视：+3.25～+5.00D；③高度远视：>+5.00D。
4. 生理性远视　正常情况下，婴幼儿出生时，由于眼球小，眼轴短，大部分都是处于远视状态，称为生理性远视。随着眼球的不断发育，眼轴延长，至学龄前生理性远视逐渐趋于正视，该过程称为"正视化"。

【护理评估】

（一）健康史

评估远视者的年龄、出生状况、家族史、远视的程度、验光戴镜史、有无弱视及训练治疗等。

（二）身体状况

1. 视力　视力减退的程度由远视的度数和年龄决定。轻度远视，可用调节代偿，大部分人40岁以前远视力、近视力均正常；中高度远视眼，远、近视力不同程度下降。
2. 视疲劳　远视眼看远需要调节，看近需要付出更大的调节量，因此常有眼胀痛、头痛等明显视疲劳症状，阅读或近距离工作时更明显。
3. 内斜视　①集合和调节是联动的，当调节发生时，必然会出现集合；②远视者未进行屈光矫正时，为了获得清晰视力，看远需要调节，看近需要更大的调节，同时伴随大的集合，易产生内隐斜或内斜。
4. 弱视　①屈光性弱视：发生在高度远视且未在6岁前给予矫正的儿童；②远视诱发内斜视，内斜持续存在可导致斜视性弱视；③屈光参差性弱视：双眼远视屈光度差异较大导致弱视。
5. 眼底　远视眼的眼底常可见视乳头较正常小而红、边缘不清、稍隆起，类似视乳头炎或水肿，称为假性视乳头。

（三）心理-社会状况

儿童远视导致内斜和弱视时，家长因此担忧、紧张，成年人远视多数因视疲劳，不能持久阅读而痛苦、焦虑。

【治疗要点】

精确验光，依据患者年龄、职业、症状、眼位和远视程度佩戴合适的凸透镜或手术矫正，消除视疲劳，预防、治疗内斜视与弱视。儿童远视应用睫状肌麻痹剂散瞳验光。

【常见护理诊断/问题】

1. 感知紊乱：视物模糊　与远视有关。
2. 舒适受损：眼胀、头疼等　与远视引起视疲劳有关。
3. 潜在并发症　调节性内斜视、弱视。

【护理措施】

1. 心理护理　向患者或者家属解释远视相关知识，有内斜视和弱视患儿，解释配镜的目的、原则及佩戴注意事项。对需要阿托品扩瞳的患儿,解释扩瞳的目的、方法与注意事项(详见近视眼)。

2. 配镜护理　向需要配镜者解释配镜原则:①轻度的远视,无视力障碍、视疲劳或斜视现象,无须矫正;②远视眼有视疲劳和内斜视需要矫正;③儿童应在睫状肌麻痹后检查远视度数;④对于初次戴镜不适应者,儿童可分次增加,成年人以清晰、舒适、持久为原则。

3. 病情观察　建立少儿及学生视力发育档案,定期检查记录视力、屈光度与眼位。

4. 健康教育　①学龄前生理性远视是眼球发育过程,无须担心和治疗;②高度远视儿童,近距离用眼如写字、画画、看电视有助于患儿视觉发育,不必限制;③儿童的眼睛处于发育期,眼镜度数、双眼的瞳孔都随眼睛发育而改变,要定期复查以更换眼镜。

三、散光

当眼的调节静止时,平行光线经过眼屈光系统屈折后,由于眼球各子午线上屈光力不同,不能在视网膜上形成焦点的屈光状态称为散光(astigmatism)(图10-4)。

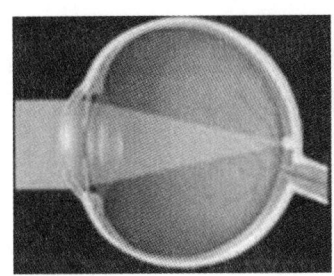
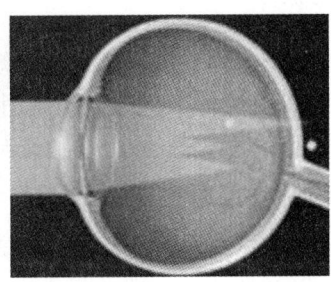

图 10-4　散光

【病因与发病机制】

1. 先天发育异常　眼球在不同方向上对光线的曲折能力不等。正常情况下,垂直向屈光力大(0.25~0.50 D)称生理性散光。

2. 后天性原因　眼科手术牵拉、角膜病变、翼状胬肉、晶状体位置偏斜、外伤引起的晶状体半脱位等均可造成散光。

【护理评估】

(一)健康史

评估患者的年龄、视力、眼部手术史、外伤史、戴镜史等。

(二)散光分类

1. 规则散光　两个主子午线相互垂直者为规则散光,此类散光可以用光学镜片矫正。

(1)规则散光依据所成焦线与视网膜的相对位置关系(各经线屈光状态)又可分为:①单纯近视散光;②单纯远视散光;③复合近视散光;④复合远视散光;⑤混合散光。

(2)根据垂直主经线和水平主经线屈光度强弱比较,规则散光又可分为:①顺规散光,散光眼的两条主要经线分别位于垂直方向和水平方向(±30°),且垂直主经线屈光力大于水平主经线。②逆规散光,散光眼的两条主要经线分别位于垂直方向和水平方向(±30°),且水平主经线屈光力大于垂直主经线。③斜轴散光,两条主经线分别位于45°(±15°)和135°(±15°)方向。

2. 不规则散光 由于角膜瘢痕、圆锥角膜或角膜外伤引起,不能用光学镜片矫正。

(三)身体状况

1. 视力 视物模糊,有重影,有时需要眯眼视物。
2. 视力疲劳 常有眼胀痛、头痛、恶心等症状。
3. 弱视 儿童高度散光,特别是远视散光没有早期戴镜矫正,可发生弱视。

(四)辅助检查

电脑验光仪测定散光度数、角膜地形图可测定角膜散光的状态。

(五)心理-社会状况

儿童散光可导致弱视,家长因此担心焦虑。成年人散光因视疲劳而苦恼。

【治疗要点】

精确验光,根据具体情况佩戴合适的矫正眼镜。①轻度无症状的散光无须矫正;②有视疲劳症状或视力障碍的散光均须用柱镜片矫正;③不规则散光可用角膜接触镜矫正;④儿童散光,尤其是远视散光应该早期矫正,以免形成弱视。

【常见护理诊断/问题】

1. 感知改变:模糊与重影 与散光有关。
2. 舒适改变:视疲劳 与散光有关。
3. 知识缺乏 缺乏散光配镜的相关知识。
4. 潜在并发症 弱视。

【护理措施】

1. 配镜护理 向患者及家属解释散光相关知识,配镜的目的。①正确指导框架眼镜的配镜及戴镜注意事项(详见近视眼);②角膜接触镜佩戴者见"角膜接触镜佩戴者的护理";③儿童每3个月或半年复查。
2. 健康教育 见远视眼。

四、角膜接触镜佩戴

角膜接触镜(conrneal contact lens)也称隐形眼镜,近年来在眼科的使用越来越多。主要用于矫正各种屈光不正,优点是像差小、影像质量好、视野大而清晰、美观、方便。另外在眼科治疗和美容方面也有广泛的使用者。佩戴者如果佩戴护理程序不规范,常常引起角膜炎等严重并发症。

【角膜接触镜分类】

1. 软镜 由含水的高分子化合物制成,材质软,含水量高,直径大,验配较简单、佩戴舒适,满足工作、活动需求。但容易引起蛋白质、脂质沉淀在镜片表面,护理不当,常引起结膜炎、角膜炎等并发症,而且不能矫正大度数散光。

2. 硬镜 硬性透气性接触镜,由质地较硬的疏水材料制成,其透氧性较高,表面抗脂质能力强,成像质量好,但验配要求高。

3. 角膜塑形镜 是特殊设计的硬性角膜接触镜。通过机械压迫及泪液的作用,矫正近视,提高裸眼视力,夜间戴镜,白天保持视力清晰,但视力有可逆性。

【护理评估】

（一）健康史

(1)有以下状况均不适合佩戴角膜接触镜:①眼部炎症、干眼症;②糖尿病、风湿性关节炎等;③服用安眠药、抗抑郁药和避孕药;④工作环境有烟尘及含酸碱物质的化学蒸汽等;⑤无自理能力。

(2)询问以前有无戴镜史,佩戴框架镜还是角膜接触镜,戴角膜接触镜的品牌、停戴的原因等。

（二）角膜接触镜使用范围

1. 矫正屈光不正 近视眼、远视眼、散光眼。

2. 矫正屈光参差 双眼的屈光度相差2.5 D以上,框架镜不能适应。

3. 治疗镜 ①硬性透气性接触镜治疗圆锥角膜;②绷带镜治疗大疱性角膜病变;③药物载体镜治疗眼表病变;④角膜塑形镜矫正和控制近视发展。

4. 其他 美容眼镜、老视眼镜、色盲镜等。

（三）辅助检查

角膜地形图检测角膜曲率、裂隙灯显微镜检查眼部有无炎症、泪液分泌试验检查有无干眼症等。

【护理措施】

1. 生活护理 角膜接触镜佩戴者要注意个人卫生。勤洗手,剪短指甲,长指甲容易划伤镜片与角膜。而且长指甲中容易藏细菌等微生物,污染镜片,造成眼部感染。

2. 佩戴护理

(1)镜片要每天清洗一次:每天取下镜片,不论佩戴时间长短,均应该清洗,以除去镜片上的异物(如灰尘)、沉淀物(蛋白质、脂质、无机盐)及微生物。

(2)戴、取眼镜的顺序:①戴镜,洗手→取片→护理液清洗→戴镜;②取镜,洗手→摘出镜片→清洗镜片→存放;③化妆戴镜,先戴镜再化妆,取镜片时,先取片再卸妆,整个过程,勿将化妆品污染角膜接触镜。

3. 并发症护理

(1)炎症:戴镜中如果有眼红、眼痛等症状,可能并发结膜炎或角膜炎,应该立即停戴,并去医院就诊,使用抗生素滴眼液等。

(2)护理液过敏:眼部红、肿、痒、流泪。停用角膜接触镜并使用抗过敏眼药水。

(3)结膜干燥症:长期佩戴角膜接触镜导致。嘱患者多眨眼,口服维生素A。

(4)巨乳头结膜炎:机械性刺激、过敏反应和炎症反应共同作用下产生。表现为上睑结膜巨大乳头(图10-5)。立即停戴,就诊。

(5)角膜缺氧:表现为角膜上皮水肿、角膜新生血管,要立即停戴。

4. 健康教育 ①告知角膜接触镜佩戴者每天的戴镜时间尽量缩短。禁止戴角膜接触镜过夜（角膜塑形镜除外）。洗头、洗澡、游泳禁戴。发热、感冒勿戴。②角膜接触镜要使用专用护理产品，禁止生理盐水、自来水等代替护理液。不要长期戴一副眼镜，勤更换。③眼部有异常感觉，立即就诊。

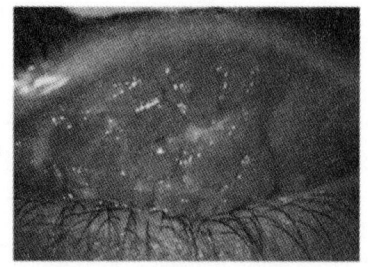

图 10-5 巨乳头结膜炎

老视

随着年龄增长，晶状体逐渐硬化，弹性减弱，睫状肌的功能逐渐减低，从而引起眼的调节功能逐渐下降。从 40～45 岁开始，出现阅读等近距离工作困难，这种由于年龄增长所致的生理性调节减弱称为老视，俗称老花眼。

老视的症状一般如下：①视近困难；②阅读需要更强的照明度；③视近不能持久。因为调节力减退，患者要在接近双眼调节极限的状态下近距离工作，所以不能持久；同时由于调节集合的联动效应，过度调节会引起过度的集合，故看报易串行，字迹成双，最后无法阅读。某些患者甚至会出现眼胀、流泪、头痛等视疲劳症状。

老视需要佩戴凸透镜。原有屈光不正时，可用双光眼镜或多焦眼镜。

第二节 斜视患者的护理

斜视（strabismus）是指任何一眼视轴偏离的临床现象。目前斜视尚无完善的分类方法，通常有以下几类：眼位表现有偏斜倾向，但通过正常的融合功能得到控制时称为隐斜；如融合功能失去控制，使眼位处于间歇性或恒定性偏斜状态时，则称为斜视（显斜）；根据偏斜方向分为水平斜视（图 10-6）、垂直斜视、旋转斜视和混合型斜视；根据眼球运动及斜视角有无变化分为共同性斜视和非共同性斜视。

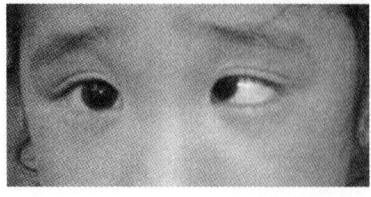 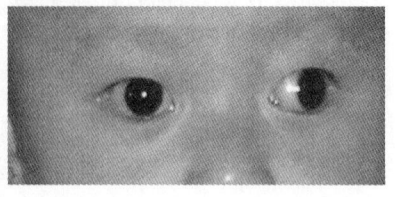

A B

图 10-6 水平斜视

A.内斜视；B.外斜视

一、共同性斜视

共同性斜视(concomitant strabismus)是指眼位有偏斜。两眼不能同时注视一个目标,但眼外肌和支配眼外肌的神经无器质性病变。

【病因与发病机制】

共同性斜视确切的病因不明,可能与神经支配因素、解剖因素、遗传因素与融合功能障碍有关。调节性内斜视是因过度调节导致,多见于远视眼和高 AC/A 者。

【护理评估】

(一)健康史

评估患者的年龄、斜视发生的时间、发病的诱因、有无屈光不正、有无外伤史和家族史、是否佩戴眼镜、有无治疗及治疗经过等。

(二)身体状况

当一只眼注视时,另一只眼眼位偏斜。例如偏向内侧者为内斜视,偏向外侧为外斜视。眼位偏斜,但眼球各方向运动正常,并且各方向斜视度基本相等。一般无复视和代偿头位。屈光检查多有屈光不正和弱视。

(三)辅助检查

1. 视力及屈光检查　排除弱视及调节性斜视。
2. 角膜映光法检查　患者注视 33 cm 处的点光源,根据反光点偏离角膜的中心位置判断斜视方向与斜视角。映光点偏向角膜中心鼻侧为外斜视,偏向角膜中心的颞侧为内斜视(图 10-7A)。点光源偏 1 mm,估计偏斜 7.5°(图 10-7B)。

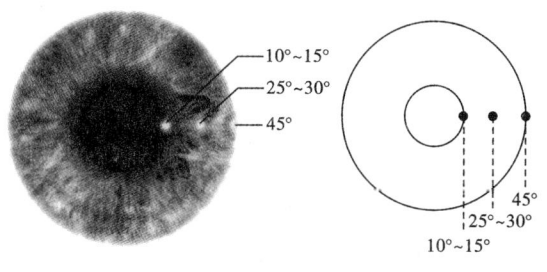
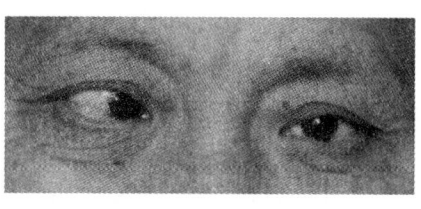

A　　　　　　　　　　　　　　　B

图 10-7　角膜映光法检查

A. 角膜映光法;B. 根据映光点判断斜视度数

3. 遮盖试验　①交替遮盖:检查者用遮眼板从一只眼迅速移到另一只眼,反复多次,观察是否有眼球移动,若有移动说明有斜视的趋势。从内向外移动为内斜视,从外向内移动为外斜视。②遮盖与去遮盖:用遮眼板遮盖任意一只眼,观察对侧眼是否有眼球移动,如果对侧眼有眼球移动,说明存在斜视,如果对侧眼无眼球移动,说明对侧眼处在注视位。然后观察遮眼板去除后,被遮眼的变化,如果被遮眼有返回注视位的运动,说明被遮眼为隐斜,如果被遮眼停在某一偏斜位置上,提示该眼有斜视。
4. 其他检查　三棱镜加遮盖法、同视机等检查斜视度数。

(四)心理-社会状况

因斜视影响外观与形象,患者多有自卑、焦虑心理。需要手术的患者与家属,因担心手术效果而焦虑。

【治疗要点】

斜视的治疗目的包括功能恢复和美容恢复。针对不同类型斜视尽早采取恰当的治疗,有利于恢复双眼正常视功能。治疗方法包括矫正屈光不正、棱镜治疗、药物治疗和手术治疗。①斜视伴有弱视儿童,先治疗弱视,视力提高后治疗斜视;②调节性内斜视验光配镜治疗;③其他斜视须尽早手术治疗,常用的手术方法有眼外肌后徙或缩短。

【常见护理诊断/问题】

1. 自我形象紊乱 与眼位偏斜有关。
2. 感知改变:视力低下 与斜视、屈光不正有关。
3. 知识缺乏 缺乏共同性斜视的相关知识。

【护理目标】

(1)眼位矫正,容貌恢复。
(2)视力提高或得到矫正。
(3)患者或家属获得共同性斜视的防治相关知识。

【护理措施】

1. 一般护理 向患者及家属解释疾病的相关知识。儿童尽早治疗以恢复双眼视功能。成年手术患者,告知手术只能改善外观。
2. 治疗护理 矫正屈光不正、治疗弱视。需要阿托品散瞳验光的患儿,向家长讲解阿托品用法,并告知使用后有持续3周的畏光和视近物模糊情况,避免家长紧张和担忧。
3. 手术护理

(1)做好术前准备:对于全身麻醉手术患儿告知家长术前注意事项,术前8 h禁食,术前4 h禁水。局部麻醉手术患者给予术前指导,术前3 d抗生素眼药水滴眼。
(2)术后护理:全身麻醉患者按全身麻醉术后护理,注意观察血压、心率等生命体征的变化。双眼包扎,避免眼球转动。小儿防止用手揉眼或撕脱敷料。成人术后按医嘱用药及换药。观察患者有无复视,并告知复视是暂时的,随时间复视可以消失。

4. 健康教育 向患者及家属介绍本病的病因及相关防治和护理知识。戴镜治疗患者,强调持续戴镜的重要性。手术患者定期复诊。

【护理评价】

通过治疗与护理,患者是否达到:
(1)眼位矫正,容貌恢复。
(2)视力提高或得到矫正。
(3)患者或家属获得共同性斜视的防治相关知识。

二、麻痹性斜视

麻痹性斜视(paralytic strabismus)是指各种原因致眼外肌、支配眼外肌的神经核或神经病变,导致眼外肌麻痹而发生眼位偏斜,又称为非共同性斜视。

【病因与发病机制】

引起眼外肌麻痹的常见原因有支配眼外肌的神经或眼外肌本身:①炎性病变;②颅脑或眼眶肿瘤压迫;③眼外肌先天发育异常;④外伤。另外脑血管疾病、糖尿病、重症肌无力、甲状腺功能亢进、多发性硬化等也可引起麻痹性斜视。

【护理评估】

(一)健康史

询问患者有无发病的时间,有无外伤史、感染、肿瘤病史。评估全身状况,有无高血压、糖尿病、甲状腺功能亢进、重症肌无力等全身病史。询问是否治疗及治疗经过。

(二)身体状况

1. 症状　复视或者重影,部分患者出现头疼、恶心、呕吐等症状。
2. 体征　①眼位偏向麻痹肌作用的反方向;②眼球向麻痹肌作用方向运动时,不同程度受限;③第二斜视角大于第一斜视角,即麻痹眼注视时的偏斜度大于正常眼注视时偏斜度;④复视与代偿头位,视物时复视,患者常用特殊的头位避免或减轻复视。

(三)辅助检查

常用的斜视检查方法有遮盖试验、角膜映光法、三棱镜法和同视机检查等。麻痹性斜视做相关的病因检查,如血压、血糖、头部 CT 检查等。

(四)心理-社会状况

麻痹性斜视病因复杂,治疗困难,且手术者会担心手术的效果,患者常感焦虑。

【治疗要点】

针对不同病因的斜视尽早采取恰当的治疗:①先天性麻痹性斜视,代偿头位明显,应手术治疗。②后天性麻痹性斜视,针对病因进行治疗,保守治疗 6 个月无效,可手术治疗。③其他治疗:A 型肉毒素注射在麻痹肌的拮抗肌内,减少斜视与复视。佩戴合适三棱镜减少复视。

【常见护理诊断/问题】

1. 舒适改变:复视、眩晕　与眼外肌麻痹有关。
2. 自我形象紊乱　与眼位偏斜有关。
3. 焦虑　与突然出现斜视、复视、自我形象受到影响有关。

【护理措施】

(1)协助患者寻找病因,并对病因治疗。

(2)三棱镜验配或遮盖一只眼(多数健眼)可暂时消除复视。

(3)遵医嘱给予药物治疗:①维生素 B 族类神经营养药物;②A 型肉毒素拮抗肌内注射防止其挛缩。解释用药的目的与注意事项,并观察药物副作用。

(4)手术护理:见共同性斜视。

(5)健康教育:①复视患者出行或上下楼梯可暂闭一只眼或不看楼梯,以免摔跤;②预防高血压、糖尿病等慢性疾病,减少其并发症的发生。

第三节 弱视患者的护理

弱视(amblyopia)是视觉发育期内由于异常视觉经验(斜视、屈光参差、高度屈光不正及形觉剥夺)导致单眼或双眼最佳矫正视力低于正常,眼部检查无器质性病变。

【病因与发病机制】

1. 斜视性弱视　发生在单眼性斜视儿童。由于斜视眼黄斑中心凹接收的不同物像(混淆视)受到抑制而导致弱视。

2. 屈光参差性弱视　由于两眼的屈光参差较大,致使两眼视网膜成像大小不等,大脑难以或不能将两物像融合,屈光不正较重一侧功能受到抑制,形成弱视。

3. 屈光不正性弱视　未经过及时矫正的高度屈光不正,无法在视网膜上形成清晰的像引起弱视,多见于远视与散光儿童。

4. 形觉剥夺性弱视　角膜混浊、先天性或外伤性白内障、完全性上睑下垂或遮盖一只眼过久,妨碍外界物体对视觉的刺激,产生弱视。

【护理评估】

(一)健康史

询问病儿出生史,有无患眼病、不恰当的盖眼史,是否有配镜病史及治疗训练病史。

(二)身体状况

1. 视力减退　单眼或双眼矫正视力低于正常同龄儿童。不同年龄儿童正常视力下限参考值:3岁为0.5,4~5岁为0.6,6~7岁为0.7,7岁以上为0.8。

2. 拥挤现象　对成行、成排的视标分辨力较单个视标差。

3. 其他　眼位偏斜或眼球震颤。部分患者双眼单视功能障碍。

(三)辅助检查

检查眼位有无斜视,裂隙灯显微镜及眼底检查排除眼部病变,视觉诱发电位检查表现潜伏期延长,波幅下降。

(四)心理-社会状况

患儿常常需要戴镜,治疗时间长,家长多表现焦虑、担心。

【治疗要点】

弱视是可治愈性疾病,年龄越小,治疗效果越好。消除病因,如屈光及斜视矫正。其他常采用遮盖法、压抑疗法、视刺激疗法等综合治疗。

【常见护理诊断/问题】

1. 感知紊乱:视力低下　与弱视有关。
2. 焦虑　与家属担心视力能否恢复有关。
3. 知识缺乏　缺乏弱视相关防治知识。

【护理目标】

(1)患者视力提高,获得双眼视功能。

(2)家长掌握了弱视的相关防治知识,消除焦虑,配合弱视治疗。

【护理措施】

1. 心理护理　耐心细致地向病儿及家长解释相关知识,提供治疗及预后信息,消除顾虑,树立信心,积极配合治疗。

2. 治疗配合　遵医嘱指导患者及家属佩戴合适的眼镜。早期治疗先天性白内障、先天性完全性上睑下垂和其他可引起弱视的斜视。

3. 遮盖治疗　双眼视力不一致时遮盖健眼,强迫弱视眼注视。对遮盖治疗依从性不好的患儿,也可采用压抑疗法,如健眼每日滴1%阿托品溶液散瞳,戴矫正眼镜,使健眼只能看清远距离。遮盖时间依据双眼视力差别而定。遮盖治疗时,须注意被遮盖眼的情况,避免被遮盖眼发生遮盖性弱视。双眼视力平衡后,停止遮盖。

4. 辅助治疗　主要是精细作业,例如画画、描图等。

5. 病情观察　定期复查视力、屈光度、眼位等。

【护理评价】

通过治疗与护理实施,评价患者是否达到:

(1)患者视力提高,获得双眼视功能。

(2)家长掌握了弱视的相关防治知识,消除焦虑,配合弱视治疗。

(张秀梅)

思考题

1. 张大爷,63岁,下午从家里出来,下楼梯时发现楼梯重影,不敢下脚,有点头晕、恶心,随去医院就诊,医生眼部检查后诊断为"右眼上斜肌麻痹"。

(1)需要帮助张大爷做哪些全身相关检查?

(2)为避免张大爷下楼梯摔跤,可以有哪些具体方法?

2. 小明,5岁,散瞳验光结果是右眼+2.0DS→0.9,左眼+5.0DS→0.4,其他眼部检查正常,临床诊断"左眼屈光参差性弱视"。

(1)帮助小明找出他的护理问题。

(2)给小明制订护理计划。

3. 小梅,做营销工作,双眼高度近视,为了清洗和美观,常年戴彩色角膜接触镜。

请为像小梅这样戴角膜接触镜者讲解正确的佩戴方法及注意事项。

4. 李女士抱住4岁的小刚来就诊,说幼儿园有人去体检,小刚双眼视力分别为0.6,无斜视,验光双眼均为+1.0DS,体检单位告知家长该儿童为弱视,该去进行弱视训练。小刚的妈妈相当紧张,来医院要求训练。

请问:(1)小刚是弱视吗?为什么?

(2)疏导小刚妈妈的担心与焦虑。

同步练习

一、名词解释
1. 近视眼
2. 调节性内斜视
3. 麻痹性斜视

二、填空题
1. 眼静止时,平行光线经过眼的屈光间质成像于视网膜之后的屈光状态称为_____。
2. 引起近视眼的主要原因有_____、_____、_____、_____等。
3. 高度近视眼的眼轴一般_____于正常眼,眼的屈光力_____于正常眼。

三、选择题
A 型题

1. 近视眼的矫正眼镜是(　　)
   A. 凸透镜　　　　　　　　　　　B. 凹透镜
   C. 柱镜片　　　　　　　　　　　D. 平光镜
   E. 三棱镜

2. 下列有关小儿散瞳验光用药的说法错误的是(　　)
   A. 向家长说明散瞳目的是为了更准确验光
   B. 用散瞳药后会有畏光现象
   C. 1%阿托品眼液点眼后指压泪囊区 3~5 min
   D. 用药后畏光、视近物不清楚、面红、口干等是暂时性的
   E. 用药后畏光、视近物不清楚、面红、口干等是永久性的

B 型题
   A. 弱视　　　　　　　　　　　　B. 外斜
   C. 复视　　　　　　　　　　　　D. 内视
   E. 旁中心注视

3. 近视易发生(　　)
4. 远视易发生(　　)
5. 麻痹性斜视易发生(　　)

第十一章 眼外伤患者的护理

机械性、物理性或化学性等因素直接作用于眼部,引起眼的结构和功能损害,统称眼外伤(ocular trauma)。由于眼的位置暴露,结构精细脆弱,功能复杂,受伤后往往造成严重的视力障碍,甚至失明,尤其是单眼失明的首要原因。由于眼的特殊位置,眼外伤也造成容貌的破坏。患者多为男性、青壮年或儿童,瞬间伤害会对患者的身心和生活质量造成严重影响。因此预防和正确处理眼外伤,对于保护和挽救视力及外观具有重要的临床和社会意义。

按致伤的原因可分为机械性和非机械性两类,前者包括钝挫伤、穿通伤和异物伤等;后者有热烧伤、化学伤、辐射伤和毒气伤等。

第一节 眼钝挫伤患者的护理

眼钝挫伤(ocular blunt trauma)是眼部受机械性钝力引起的外伤,可造成眼球和眼附属器的损伤。

【病因与发病机制】

砖、石块、木棍、拳头、球类、车祸及爆炸的冲击波等是眼挫伤常见原因。钝力除直接损伤打击部位外,还可在眼内组织传导,产生间接损伤。

【护理评估】

(一)健康史

详细询问患者的受伤原因和时间、受伤的经过、是否处理与处理经过。评估患者的血压、呼吸、脉搏等生命体征及眼部状况。

(二)身体状况

眼钝挫伤部位、性质、程度不同,分别表现不同症状及体征。

1. 眼睑钝挫伤　眼睑血肿(图11-1A)或者气肿,眼睑部皮肤撕裂伤,泪小管断裂眶骨骨折。

2. 结膜、角膜、巩膜挫伤　结膜充血水肿裂伤;角膜上皮擦伤,基质层水肿增厚混浊;角膜破裂伤;巩膜破裂。如果有角膜、巩膜的破裂伤,可有眼压降低、前房消失玻璃体积血等表现。

3.虹膜睫状体挫伤 外伤性虹膜根部断离(图11-1B),外伤性虹膜睫状体炎,外伤性瞳孔散大,前房积血,房角后退。

4.晶状体损伤 晶状体脱位(图11-1C)、半脱位、破裂,外伤性白内障,造成视力下降。

5.眼球破裂 可见眼内组织脱出或嵌顿在伤口、眼压降低、前房积血等。

6.其他 玻璃体积血,脉络膜破裂出血,视网膜震荡、裂孔、出血及脱离,视神经损伤。

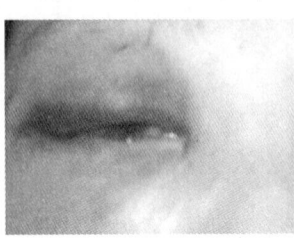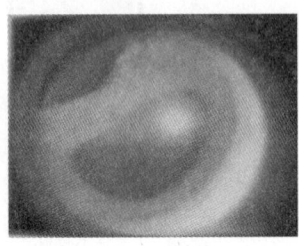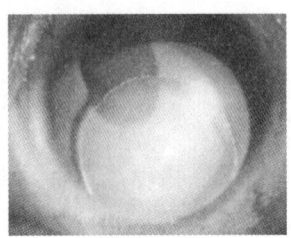

图11-1 眼钝挫伤
A.眼睑淤血;B.虹膜根部断离;C.晶状体脱位

(三)辅助检查

检查患者双眼视力、瞳孔反应、眼球运动有无受限、裂隙灯检查眼内情况,有无感染迹象等。怀疑有异物、骨折或者眼球破裂时,可以进行CT、眼B型超声(眼球破裂慎用)检查。照相记录受伤状况。

注意眼球破裂时,禁止眼部加压检查或强行检查,以免造成二次伤害。儿童可以在麻醉下检查。

(四)心理-社会状况

眼外伤为意外伤害,患者视功能和容貌遭到双重损坏,所以患者焦虑、恐惧、不安。

【治疗要点】

眼钝挫伤时,依据受伤的部位与受伤的程度进行恰当治疗:①有生命危险时,先抢救生命。②没有伤口的眼睑淤血,48 h内给予冷敷,以后热敷,促积血吸收。③清创缝合:撕裂伤及时清创缝合伤口,并给予抗炎止血、止痛及注射破伤风抗毒素;泪小管断离给予吻合。尽量做到功能和美容双重修复。④严重眼挫伤伴有前房积血给予双眼包扎,卧床休息。有晶状体脱位、白内障及青光眼、视网膜裂孔等病变,应对症手术处理。

【常见护理诊断/问题】

1.急性疼痛:眼痛 与眼组织损伤有关。

2.感知紊乱:视力障碍 与眼内积血、眼组织损伤有关。

3.焦虑 与担心预后有关。

4.潜在并发症 视网膜脱离、继发性青光眼等。

【护理目标】

(1)眼痛消失或减轻。

(2)视力提高或稳定。
(3)情绪稳定,正确对待眼外伤。
(4)没有并发症发生或者减少并发症的损害。

【护理措施】

1. 心理护理 眼外伤为意外伤,对于恐惧和焦虑的患者,给予关心、爱护,耐心做好心理疏导,使患者情绪稳定,配合治疗。
2. 病情观察 严密监测患者的血压、呼吸等生命体征;监测视力、眼压、眼部伤口的变化,并做好记录。如有异常,及时报告医生并协助处理。
3. 用药护理 遵医嘱给予抗生素、止血、止痛、降眼压、镇静、散瞳、糖皮质激素、破伤风抗毒素等药。
4. 手术护理 需手术患者做好术前术后护理。
5. 生活护理 前房积血患者,包扎双眼,半卧位休息,多食富含纤维素易消化的软食,保持大便通畅,避免用力排便、咳嗽及打喷嚏。如患者双眼视力受损,护士应协助生活护理。
6. 健康教育
(1)根据受伤的部位和程度,向患者及家属介绍相关防治和护理知识。
(2)加强卫生安全的宣传教育,严格执行操作规程,完善防护措施,能有效减少眼外伤。①工作者在操作时要有自我保护意识,对于处在可能造成损害的环境时,应戴防护面罩或防护眼镜;②制止儿童玩弄危险玩具、放鞭炮、射弹弓等;③老年人应避免摔伤或碰伤;④平时注意锋利物品的使用和保存;⑤注意预防房屋装修中的意外事故、啤酒瓶爆炸伤,烟花爆竹安全燃放,避免近距离激烈对抗运动,开车或乘车系好安全带等。

【护理评价】

通过治疗与实施护理计划,评价是否达到:
(1)眼痛消失或减轻。
(2)视力提高或稳定。
(3)情绪稳定,正确对待眼外伤。
(4)没有并发症发生或者减少并发症的损害。

第二节 眼球穿通伤患者的护理

眼球穿通伤是指眼球被锐器刺破、切割或异物击穿所致眼球壁的全层裂开,伴或不伴眼内组织的损伤或脱出(图11-2)。

【病因与发病机制】

刀、针、剪、铁丝等锐利器、异物碎片直接刺破眼球壁,或金属碎片飞溅入眼内所致眼球穿通伤,严重者可失明及眼球萎缩。

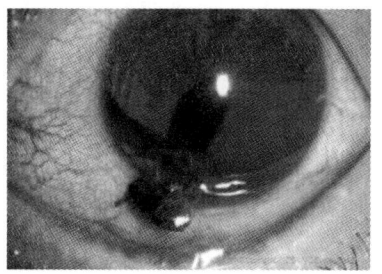

图11-2 角膜巩膜穿通伤

【护理评估】

(一)健康史

详细询问患者的致伤原因、时间、受伤的经过及受伤后诊疗经过。

(二)身体状况

1. 角膜穿通伤 眼痛、畏光、流泪、视力下降。创口小而规则者,可自行愈合,角膜呈点、线状混浊;创口大而不规则,可伴有虹膜、晶状体损伤。如有虹膜嵌顿于角膜伤口,前房变浅或消失,伴有前房积血。

2. 巩膜穿通伤 较小伤口不易发现,伤口表面仅见结膜下出血;大的伤口常伴有脉络膜、玻璃体、视网膜损伤及出血。

3. 角巩膜穿通伤 伤口累及角巩膜,多伴有葡萄膜组织脱出,眼内出血。

(三)辅助检查

行 X 射线、CT、MRI(金属异物禁用)等检查,确定有无眼内的异物及异物的位置,眶壁有无骨折等。

(四)心理-社会状况

由于意外眼球穿通伤,致视力突然改变,患者因害怕失明而恐惧,又因剧烈眼痛等不适感而焦虑,担心面容受损、损害形象而悲哀。

【治疗要点】

眼球穿通伤为眼科急诊,治疗原则是清创缝合伤口,防治感染等并发症,必要时行二期手术。

【常见护理诊断/问题】

1. 急性疼痛:眼部疼痛 与眼组织损伤有关。
2. 感知紊乱:视力下降 与穿通伤有关。
3. 焦虑 与担心视力不能恢复或容貌破坏有关。
4. 潜在并发症 外伤性白内障、继发性青光眼、眼内炎、外伤性增殖性玻璃体视网膜病变、视网膜脱离、交感性眼炎等。

【护理目标】

(1)眼部疼痛消失或减轻。
(2)视力稳定或提高。
(3)正视眼外伤,以平和的心态对待疾病并配合治疗。
(4)及时发现并早正确处理并发症,减少并发症带来的伤害。

【护理措施】

1. 病情观察 监测患者体温、脉搏、呼吸及血压等生命体征,有生命危险,首先抢救生命。监测伤眼视力、眼压变化,注意伤口有无出血、感染,观察健眼有无交感性眼炎发生,有异常及时报告医生迅速处理。

2. 用药护理 遵医嘱给予药物治疗,并注意观察用药反应。

3. 手术护理 要及时做好手术护理准备以协助医生进行手术。眼球穿通伤,术前切忌剪睫毛、冲洗结膜囊,防止污染异物进入伤口,引起感染。术后严格执行无菌操作,正确使用抗生素,局部检查和治疗时动作轻柔,以免加重眼内组织脱出和出血。

4. 心理护理　安抚患者及家属情绪,焦虑恐惧者给予心理疏导。须眼球摘除的患者向其介绍手术理由及手术方式,术后安装义眼等事宜。

5. 护理注意事项　检查及护理时禁止压迫眼球,避免加重损伤。对不合作患儿或者疼痛难忍的患者,可以在镇静、镇痛或麻醉下进行。即使一只眼受伤,也要双眼检查,做好记录,必要时做照相记录。

6. 健康教育　向患者及家属介绍本病的病因及相关防治和护理知识。注意经常观察未受伤眼的视力,预防交感性眼炎发生。其他详见"眼钝挫伤"。

【护理评价】

通过治疗与实施护理,评价患者是否达到:

(1)眼部疼痛消失或减轻。

(2)视力稳定或提高。

(3)正视眼外伤,以平和的心态对待疾病并配合治疗。

(4)及时发现并及早正确处理并发症,减少并发症带来的伤害。

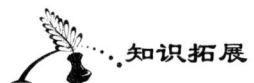

交感性眼炎

交感性眼炎是指发生于一只眼穿通伤或内眼手术后的双侧肉芽肿性葡萄膜炎,受伤眼被称为诱发眼,另一只眼则被称为交感眼。可发生于外伤或手术后5 d至数十年内,但多发生于2周至2个月内。表现为前葡萄膜炎、后葡萄膜炎、中间葡萄膜炎或全葡萄膜炎,其中以全葡萄膜炎为多见。

第三节　眼异物伤患者的护理

眼异物伤比较常见,常见的异物有金属类异物,如铁屑、铜屑等,也有非金属异物,包括玻璃、碎石、沙粒、煤屑及植物性(木刺、竹签)和动物性(毛、刺)异物等。不同性质的异物引起的损伤不同。

一、眼表异物伤

结膜、角膜异物多由铁屑、碎石、煤屑、木刺、飞虫溅入眼部而引起,附着于结膜或角膜上,为常见的眼外伤。若处理不当,可继发角膜感染导致视力下降。

【病因与发病机制】

防护不佳或者回避不及致使异物溅入眼内,附着于眼表。

【护理评估】

（一）健康史

询问致伤的原因,致伤物的种类、性质,致伤后眼部的症状及诊治经过。

（二）身体状况

1. 症状　眼部异物感、疼痛、畏光、流泪。伴有角膜感染时,视力下降。
2. 检查　结膜异物多位于上眼睑睑板下沟或穹窿部,角膜异物位于角膜上,铁质异物可形成锈斑。植物性异物容易继发角膜感染(图11-3)。

（三）辅助检查

裂隙灯显微镜可确诊眼表异物。

（四）心理-社会状况

同眼球穿通伤。

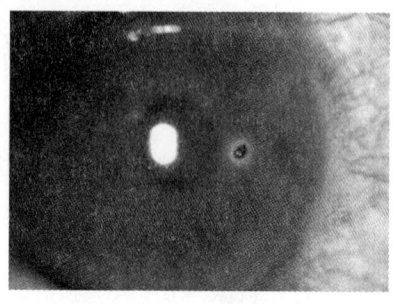

图11-3　角膜异物

【治疗要点】

尽早取出异物。抗生素应用防治感染。

【常见护理诊断/问题】

1. 舒适受损:眼部异物感、疼痛、畏光、流泪　与异物刺激及眼外伤有关。
2. 感知紊乱:视力下降　与异物导致角膜炎症有关。
3. 有感染的危险　与异物停留时间过长,处理不当及异物性质有关。
4. 知识缺乏　缺乏眼异物防治知识。
5. 潜在并发症　角膜炎。

【护理目标】

(1)眼部疼痛、异物感消失或减轻。
(2)视力稳定或提高。
(3)防控或减少感染。获得正确预防与处理眼异物伤的知识。
(4)及时发现并及早正确处理并发症,减少并发症带来的伤害。

【护理措施】

1. 专科护理　协助医生及早取出异物。①表浅异物可在表面麻醉下,用无菌湿棉签拭出,或结膜囊冲洗。稍深异物可用无菌注射器剔除。铁屑异物,若有锈斑,尽量一次刮除干净。多个深浅不一的异物,可分次剔除。剔除异物时应严格无菌操作技术,剔除异物后局部抗生素防治感染。②需要手术者,及时做好术前准备。眼部操作动作要轻,勿压眼球。忌剪睫毛及眼部冲洗。
2. 用药护理　按医嘱用药预防感染的发生,并观察药物反应。
3. 病情观察　密切观察视力与角膜的变化。
4. 健康教育　①向患者及家属介绍本病的防治和护理知识。风沙天气或锻焊工注意自我防护,外出及工作戴防护镜,如有异物溅入眼内,切忌揉眼或自行剔除,立即就诊。

【护理评价】

通过治疗与护理,评价患者是否达到:

(1)眼部疼痛、异物感消失或减轻。

(2)视力稳定或提高。

(3)防控或减少感染,获得正确预防与处理眼异物伤的知识。

(4)及时发现并及早正确处理并发症,减少并发症带来的伤害。

二、眼内异物伤

眼内异物(intraocular foreign body)是指异物击穿眼球壁,存留于眼内。是严重危害视力的一类眼外伤。任何眼部或眶外伤,都应怀疑并排除异物(图11-4)。

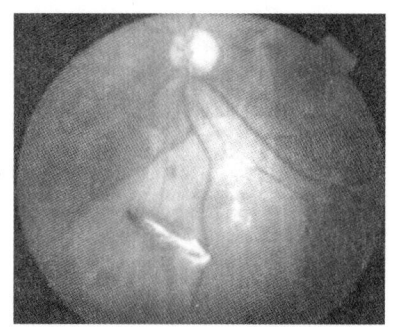

图11-4 眼内异物、铁质沉着症

【病因与发病机制】

最常见的原因是敲击金属与石块、玻璃、木材等异物。异物的损害因素:

1. 机械性破坏 眼内组织、异物刺激引起炎症反应,致细胞增生、牵拉性视网膜脱离、眼球萎缩。

2. 化学及毒性反应 ①铜质沉着症:纯铜有特别的毒性,引起急性铜质沉着症和严重炎症反应,典型的表现是在后弹力层沉着,绿色房水颗粒,虹膜变绿色,向日葵样白内障,棕红玻璃体混浊,条索形成,视网膜血管上和黄斑区有金属斑。金属弥散后,摘除异物不能减轻损害。②铁质沉着症:铁与玻璃体或眼内组织接触后,铁离子迅速氧化与扩散,激发 Haber-Weiss 反应,形成强力氧化剂,如羟自由基、超氧自由基、过氧化氢,引起脂质过氧化、细胞膜损伤及酶失活,造成严重结构与功能损害。

3. 感染 眼内异物感染。

【护理评估】

(一)健康史

评估患者受伤的原因,致伤的过程,致伤物的种类、性质,诊治的经过等。

(二)身体状况

1. 症状 眼痛、畏光、流泪、视力不同程度下降。

2. 体征 除了具有眼球穿通伤症状外,不同的眼内异物还有不同的临床表现。①铁质沉着症:角膜基质铁锈色沉着、虹膜异色症、瞳孔扩大及反应迟钝、晶状体前棕色沉着、白内障、玻璃体混浊、周边视网膜色素增生,视网膜血管变窄,视盘色淡、萎缩。继发开角型青光眼。②铜质沉着症:弹力层色素沉着,绿色房水颗粒,虹膜变绿色,向日葵样白内障,棕红玻璃体混浊,条索形成,视网膜血管上和黄斑区有金属斑。金属弥散后,摘除异物不能减轻损害。③所有异物均可导致外伤性虹膜睫状体炎、化脓性眼内炎、牵拉性视网膜脱离及眼球萎缩的可能。④其他:角膜有线状伤口或全层瘢痕,相应的虹膜部位有穿孔,晶状体局限性混浊,裂隙灯或检眼镜下直接看到异物。

(三)辅助检查

X射线摄片、CT扫描、B型超声有助于诊断及异物定位。MRI不能用于磁性异物检查。

【治疗要点】

磁性异物,电磁铁吸出;非磁性异物,行玻璃体切割术取出。防治感染:局部及全身抗生素防治感染,糖皮质激素减轻眼内炎症反应。

【常见护理诊断/问题】

1. 舒适受损:眼部异物感、疼痛、畏光、流泪　与眼外伤有关。
2. 感知紊乱:视力下降　与异物导致角膜炎症有关。
3. 有感染的危险　与异物停留时间过长,处理不当及异物性质有关。
4. 知识缺乏　缺乏眼异物防治知识。
5. 焦虑　与担心视力不能恢复,容貌受损有关。
6. 潜在并发症　角膜炎、白内障、青光眼、视网膜脱离、交感性眼炎及眼球萎缩等。

【护理目标】

(1)眼部疼痛、异物感消失或减轻。
(2)视力稳定或提高。
(3)防控或减少感染。获得正确预防与处理眼异物伤的知识。
(4)及时发现并及早正确处理并发症,减少并发症带来的伤害。
(5)心理疏导,正视眼外伤带来的伤害,积极配合治疗。

【护理措施】

1. 专科护理　协助医生及早取出异物。需要手术者,及时做好术前准备。眼部操作动作要轻,勿压眼球。忌剪睫毛及眼部冲洗。
2. 用药护理　按医嘱用药预防感染的发生,并观察药物反应。
3. 病情观察　密切观察视力、眼压及伤口的变化。观察健眼以尽早发现交感性眼炎。
4. 心理护理　眼异物伤直接影响视力和容貌,患者多有焦虑、恐惧情绪,应耐心解释病情、治疗方法,缓解恐惧,树立治疗信心,配合治疗与护理。
5. 健康教育　①向患者及家属介绍本病的防治知识。风沙天气或段焊工注意自我防护,外出及工作时戴防护镜,如有异物溅入眼内,切忌揉眼或自行剔除,立即就诊。②讲解交感性眼炎的特点,嘱患者注意观察未受伤眼,如有异常,尽早就诊。③见眼钝挫伤。

【护理评价】

通过治疗与护理患者是否达到:
(1)眼部疼痛、异物感消失或减轻。
(2)视力稳定或提高。
(3)没有感染发生。获得正确预防与处理眼异物伤知识。
(4)及时发现并正确处理并发症。
(5)心情平和,正视眼外伤带来的伤害,积极配合治疗。

第四节 眼部化学伤患者的护理

眼部化学伤(ocular chemical injury)是指化学物品的溶液、粉尘或气体接触眼部所致。眼部化学伤属眼科危急重症,其预后与致伤物的浓度、接触时间及急救的情况有关(图11-5)。

【病因与发病机制】

化学伤多发生在化工厂、施工现场、实验室或人为泼洒。常见的是酸烧伤、碱烧伤。由于酸对蛋白质有凝固作用,凝固坏死的蛋白质可阻止酸性物质继续向深层组织渗透。碱能溶解脂肪和蛋白质,碱烧伤后很快渗透组织深层和眼内,使细胞分解坏死,因此碱烧伤比酸烧伤组织损伤重,预后差。

【护理评估】

(一)健康史

详细询问受伤时间,致伤物质的性质、浓度、量及眼部接触时间,有无经过就地眼部冲洗及诊治。

(二)身体状况

根据酸碱烧伤后组织损伤程度,分为轻、中、重三度。

1. 轻度 眼睑和结膜充血水肿,角膜上皮点状脱落,数日后恢复,愈后不留瘢痕。
2. 中度 眼睑水疱或糜烂;结膜水肿坏死;角膜上皮大片脱落、混浊,愈后留有瘢痕。
3. 重度 结膜广泛缺血坏死;角膜全层灰白或瓷白色混浊,角膜溃疡或穿孔。可并发虹膜睫状体炎、继发性青光眼、白内障等。角膜溃疡愈合后形成角膜白斑,穿孔愈合后,形成角膜葡萄肿,致视力严重障碍或丧失。

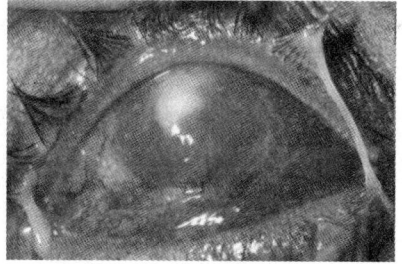

图11-5 化学性眼外伤

(三)心理-社会状况

化学伤使眼功能和容貌双重伤害,患者焦虑、恐惧、悲观失望。

【治疗要点】

①急救:争分夺秒就地取水,现场冲洗眼部;②散瞳及抗感染治疗;③如患者角膜溶解,可行角膜移植、结膜移植以挽救眼球;④早期糖皮质激素减轻炎症反应、半胱氨酸预防角膜溶解和依地酸二钠选择应用;⑤后期治疗并发症,矫正睑外翻、睑球粘连、角膜移植术等。

【常见护理诊断/问题】

1. 自理缺陷 与双眼烧伤视功能丧失有关。
2. 急性疼痛 与化学物质刺激眼部组织有关。
3. 知识缺乏 缺乏眼化学伤的防治知识。
4. 恐惧 与担心预后有关。

5. 潜在并发症　角膜溃疡、白斑、白内障、睑球粘连、眼睑畸形及眼球萎缩等。

【护理措施】

1. 急救护理　①现场立即就地取水,冲洗眼部。②遵医嘱生理盐水反复冲洗。冲洗时翻转眼睑,转动眼球,暴露穹窿部,冲洗时间至少 30 min,尽快清除残留于结膜囊内的固体化学物质。如果患者眼睑痉挛严重,可在表面麻醉后冲洗。

2. 用药护理　遵医嘱准确用药,注意观察用药效果和反应。

3. 手术护理　遵医嘱做好术前及术后护理。术后为防止睑球粘连,用玻璃棒分离球结膜和穹窿部结膜后涂抗生素眼膏,或安放隔膜。

4. 心理护理　外伤直接影响视功能和眼部外形,患者有恐惧、焦虑、悲哀心理,应积极开导患者,耐心解释病情及治疗情况,消除恐惧悲哀心理,增强自信心配合治疗。

5. 生活护理　重者卧床休息,给予高营养、高维生素、高蛋白饮食,多食蔬菜水果,保持大便通畅,双眼视力受损者,协助其生活护理。

6. 健康教育　经常宣传化学性眼外伤危害及预防。对从事化工工业的工作人员,告知其做好自身防护,规范操作,防化学物质飞溅入眼。介绍眼化学伤急救常识,一旦发生立即就地取水,彻底冲洗后送医院救治。

第五节　辐射性眼外伤患者的护理

辐射性眼外伤包括电磁波谱中各种辐射线造成的损害,如微波、红外线、紫外线等多种辐射线。不同波长的射线对眼的损害也不相同。

【病因与发病机制】

1. 紫外线损伤　电焊、高原、雪地及水面反光可造成眼部紫外线损伤,又称为电光性眼炎或雪盲。紫外线照射使蛋白质凝固变性,角膜上皮坏死脱落。

2. 红外线损伤　玻璃加工和高温环境可产生大量红外线。波长 800～1 200 nm 短波红外线可被晶状体和虹膜吸收,造成白内障。

3. 离子辐射性损伤　由 X 射线、β 射线、γ 射线,中子或质子束等所致的眼部损伤,射线进入体内组织后,破坏细胞内代谢过程,使细胞畸变死亡,造成血管损害。多见于肿瘤放射治疗和放射职业人员。

4. 可见光损伤　热和光化学作用可引起黄斑损伤。

5. 微波损伤　微波穿透性较强,可能引起白内障或视网膜出血。

【护理评估】

(一) 健康史

询问患者的职业、生活史,以明确辐射线的类型、性质及接触时间。

(二) 身体状况

1. 紫外线损伤　可在照射后 3～12 h 发作,双眼疼痛,畏光、流泪,眼睑痉挛,结膜水肿,角膜上皮点状或片状脱落。

2. 红外线、离子辐射、微波　都可造成晶状体混浊,形成白内障。

3. 可见光、离子辐射、微波 可造成黄斑变性及视网膜的出血、渗出等病变。

【治疗要点】

针对不同的病因与临床表现做不同的治疗。角膜上皮脱离主要是止痛、预防感染。白内障导致视力下降影响工作及生活,可行白内障摘除及人工晶状体植入术。视网膜出血渗出必要时可激光治疗。

【常见护理诊断/问题】

1. 舒适受损:畏光、流泪、眼痛、异物感 与角膜上皮脱落有关。
2. 感知紊乱:视力下降 与射线导致晶状体混浊、黄斑变性有关。
3. 知识缺乏 缺乏眼辐射伤防治知识。

【护理措施】

1. 对角膜上皮剥脱的患者 局部用少量1%丁卡因眼药镇痛,再涂抗生素眼膏预防感染。一般24 h后角膜上皮可愈合。
2. 对症护理 白内障需要手术者参照"眼科手术患者的常规护理",有眼底病变者按照医嘱护理。
3. 健康教育 ①向患者及家属介绍本病的病因及相关防治和护理知识。②加强安全教育,规范操作,注意个体防护。强光下应戴太阳镜,电焊环境下应戴防护镜,减少射线刺激。用铅屏、铅板隔离中子线、γ射线、X射线,防止辐射伤。实行眼部放射治疗时,用铅板保护好正常组织,避免损伤。

(张秀梅)

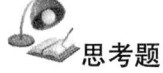**思考题**

1. 阳阳在和同学打羽毛球时被羽毛球打到右眼,检查右眼睑红肿、眼结膜混合充血(+),角膜透明,前房约2 mm积血,视力右眼0.3,不能矫正,眼底不清楚。左眼眼部检查未见异常。诊断为"右眼钝挫伤伴前房积血"。

(1)指导阳阳休息时采取正确体位。

(2)对阳阳做预防眼外伤的宣教工作。

2. 有一个案例,主人公刘女士因拒绝男朋友黄某某后,遭黄某某泼硫酸报复,导致双目失明和毁容。请问:

(1)假如你在现场,如何对刘女士进行现场急救护理?

(2)如果你以后的生活中遇到类似的状况,请找出正确处理问题的方法。

同步练习

一、名词解释
1. 眼球穿通伤
2. 电光性眼炎

二、填空题
1. 眼外伤按照致伤物的性质可分为_____眼外伤与_____眼外伤。
2. 单眼失明的首要原因是_____。
3. 眼球穿通伤护理时禁止_____眼球,以防止眼内容物脱出。

三、选择题
A 型题

1. 眼球穿通伤,术前护理错误的是(　　)
   A. 切忌剪睫毛　　　　　　　　　　B. 禁止冲洗结膜囊
   C. 压迫眼球降低眼压　　　　　　　D. 严格执行无菌操作
   E. 局部检查和治疗时动作轻,以免加重眼内组织脱出和出血

2. 被铁屑崩伤后,角膜有伤口,未见异物,需要进一步处理(　　)
   A. 清创缝合　　　　　　　　　　　B. X 射线检查
   C. 核磁共振检查　　　　　　　　　D. 眼部 B 型超声检查
   E. 以上都需要

【3~4】共用题干

电焊工人李师傅,在工作时感觉有异物进入右眼内,感觉眼痛、眼异物感,经过检查,诊断为角膜深层异物(右眼)。

3. 正确的护理是(　　)
   A. 局部点麻药止痛　　　　　　　　B. 用棉签擦去异物
   C. 洗眼　　　　　　　　　　　　　D. 先抗生素点眼消炎,2 d 后取出异物
   E. 表面麻醉下进行角膜异物剔除术

4. 对于像李师傅这样的社区人群卫生宣教工作错误的是(　　)
   A. 严格执行操作规章制度,完善防护措施
   B. 不用教育,因意外伤害不能预防
   C. 处在可能造成损害环境时,应戴防护面罩或防护眼镜
   D. 如有异物溅入眼内,切忌揉眼或自行剔除,立即就诊
   E. 异物取出后,还要预防角膜感染

第十二章 眼部肿瘤患者的护理

肿瘤(tumour)是指机体中正常细胞在各种致瘤因子作用下,局部组织细胞增生与异常分化所形成的新生物(neoplasm),因为这种新生物多呈占位性块状突起,也称赘生物(neoplasm)。根据新生物的细胞特性及对机体的危害性程度,又将肿瘤分为良性肿瘤和恶性肿瘤两大类,而癌症即为恶性肿瘤的总称。在全身发生的肿瘤,大多也可以在眼部发生。眼部肿瘤也分为良性和恶性两大类。本章重点介绍眼睑血管瘤、眼睑色素瘤、睑板腺癌、基底细胞癌等。眼睑肿瘤治疗与护理时除考虑肿瘤的预后外,还应考虑到保护眼睑的功能和美容问题。

第一节 眼部良性肿瘤患者的护理

眼部常见的良性肿瘤有血管瘤、眼睑黄色瘤、黑色素瘤、皮样囊肿等,临床上,大多数患者因良性肿瘤影响容貌或者视力而就诊。

一、眼睑血管瘤

眼睑血管瘤(hemangioma of the lid)是血管组织先天性发育异常。常见的类型有毛细血管瘤与海绵状血管瘤。

【病因与发病机制】

1. 毛细血管瘤(capillary hemangioma) 是最常见的眼睑血管瘤,由增生的毛细血管和内皮细胞组成。

2. 海绵状血管瘤 也是常见的眼睑血管瘤,为成人眼眶最常见的良性肿瘤。由内皮细胞衬里、管壁有平滑肌的大血管腔组成。

【护理评估】

(一)健康史

询问肿瘤发生的时间、出生后是否生长、有无治疗及治疗经过等。

(二)身体状况

1. 毛细血管瘤 在出生时或生后不久发生,生长迅速,至7岁时常自行退缩。如果部位表浅呈鲜红色,因此称为"草莓痣";如果部位较深,则呈蓝色或紫色。一般无刺激症状。深在的血管瘤可能累及眼眶,导致眼眶扩大。患眼可因血管瘤的压迫产生散光,导致屈光参差、斜视或弱视(图12-1)。

2.海绵状血管瘤　这种血管瘤是发育性的,而不是先天性的,常在10岁前发生。它不会自行退缩,而会增大。

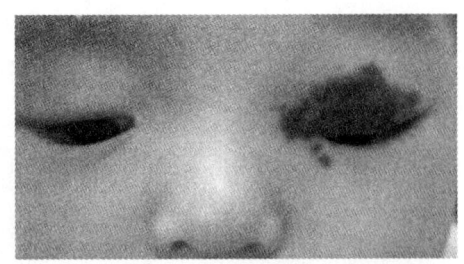

图12-1　眼睑血管瘤

【治疗要点】

(1)由于毛细血管瘤有自行退缩的趋向,因此可观察一段时间,一般到5岁以后治疗。

(2)若因肿瘤引起眼睑不能睁开,阻挡瞳孔,则不能等待,以免造成弱视。

(3)首选治疗方法是向血管瘤内注射长效糖皮质激素,治疗时注意不要将药液注入全身血液循环。如果治疗无效,可改用冷冻或部分手术切除。

【常见护理诊断/问题】

1.焦虑　与患儿家长担心肿瘤生长有关。

2.家庭应对无效　与患者或者患儿家属缺乏本病的相关知识有关。

3.自我形象紊乱　与外观异常有关。

4.潜在并发症　弱视。

【护理措施】

(1)耐心细致向患者或患儿家属解释病情,消除其紧张、焦虑与悲观心理。

(2)对需要注药者,协助医生进行瘤体内注射长效糖皮质激素。并观察药物的疗效。

(3)健康教育:对有并发弱视的患儿,告知家长进行弱视治疗与训练。

二、眼睑色素痣

色素痣(nevus)是眼睑先天性扁平或隆起的病变,界限清楚,由痣细胞构成。可在幼年即有色素,或直到青春期或成人时才有色素。

【护理评估】

(一)健康史

询问发生的时间、出生后是否生长、有无治疗等。

(二)身体状况

组织学上眼睑色素痣的分类:①交界痣,一般是平的,呈均匀的棕色,痣细胞位于表皮和真皮交界处。临床表现为扁平、色素斑疹、圆形或椭圆形,生长缓慢,有低度恶变趋势。②皮内痣,最常见,一般是隆起的,有时为乳头瘤状。色素很少,如有则为棕色至黑色。痣细胞完全在真皮内,可能无恶性趋势。③复合痣,常为棕色,由前两型成分结合在一起。有低度恶性趋势。④蓝痣,一般为扁平,几乎出生时就有色素,呈蓝色或石板灰色。无恶性趋势。⑤先天性眼皮肤黑色素细胞增多症,又称太田痣,是围绕眼眶、眼睑和眉部皮肤的一种蓝痣。好发于东方人和黑人,无恶性趋势。如发生于白人,则有恶性趋势。脉络膜黑色素瘤发病率增多与之有关(图12-2)。

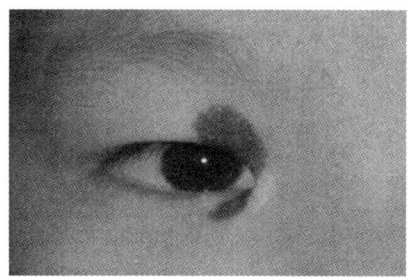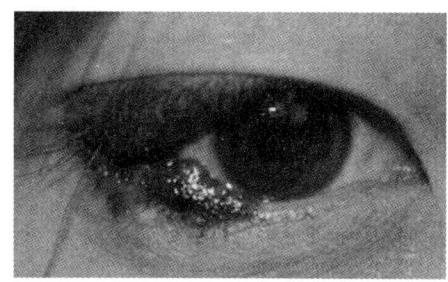

图12-2　眼睑色素痣

(三) 辅助检查

活检或者病理切片判断肿瘤是否恶变。

【治疗要点】

(1) 色素痣小,而且无迅速增大变黑及破溃出血等恶变迹象时,可不必治疗。

(2) 如果为了美容进行切除时,须完整而彻底,以免残留的痣细胞因受手术刺激而恶变。

【常见护理诊断/问题】

1. 焦虑　与肿瘤生长过快并伴有出血有关。
2. 家庭应对无效　与患者或患儿家属缺乏本病的相关知识有关。
3. 自我形象紊乱　与色素痣影响容貌有关。

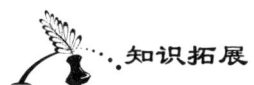

眼睑黄色瘤

眼睑黄色瘤常见于老年人。可发生于遗传性血脂过高、糖尿病和其他继发性血脂过高的患者中,但多数患者的血脂正常。病变位于上睑近内眦部,有时下睑也会发生,常为双侧,呈柔软的扁平黄色斑,稍隆起,与周围正常皮肤的境界清楚。黄色瘤实际上并不是肿瘤,而是类脂样物质在皮肤组织中的沉积。除非为美容可手术切除,否则不必治疗。切除后有复发的可能(图12-3)。

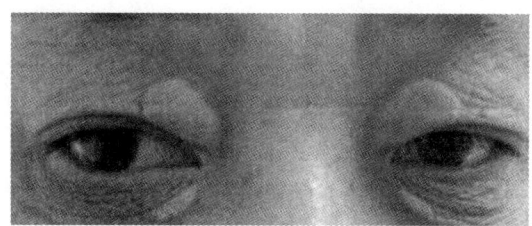

图12-3　眼睑黄色瘤

第二节 眼睑恶性肿瘤患者的护理

眼睑恶性肿瘤包括基底细胞癌、皮脂腺癌、鳞状细胞癌和恶性黑色素瘤等,其中最常见的是基底细胞癌,约占眼睑恶性肿瘤的90%,多见于老年人。其次是鳞状细胞癌,多发生于老年人,男性多于女性。皮脂腺癌多见于50岁以上的女性,发生于40岁以前者多有眼部放射治疗史。

【病因与发病机制】

病因不清,可能与遗传因素、年龄因素和局部长期慢性病变、环境污染等有关。

【护理评估】

(一)健康史

注意肿物发生的时间,是否疼痛;是否有遗传和家族病史;是否有复发性睑板腺囊肿;是否长期受过紫外线照射;儿童还要询问是否有白瞳症现象。

(二)身体状况

1.眼睑基底细胞癌 是我国最常见的眼睑恶性肿瘤,约占眼睑恶性肿瘤的95%。多见于中老年人。好发于下睑近内眦部。主要表现:①初起时为小结节,表面可见小的毛细血管扩张;②富含色素;③隆起较高,质地坚硬;④生长缓慢,患者无疼痛感;⑤病程稍久,则肿瘤中央部出现溃疡,其边缘潜行,形状如火山口,并逐渐向周围组织侵蚀,引起广泛破坏;⑥罕有转移。如发生转移,最常转移至肺、骨、淋巴结、肝、脾和肾上腺(图12-4)。

2.眼睑鳞状细胞癌 是发生于眼睑的恶性肿物,发病率低于基底细胞癌。好发于老年人,常见于睑缘皮肤与结膜交界处,上睑及外眦部易受累。鳞状细胞癌可以自发,或可发生于原先存在的病变,如上皮内癌、光射性角化病和放射治疗后。①眼睑无痛性结节,生长缓慢;②开始是过度角化的结节,以后出现溃疡,溃疡有一外翻的不规则边缘,坚实隆起;③肿瘤可渐向邻近组织蔓延,后期可通过淋巴系统转移,最后破坏眼球;④全身转移少见。患者可因颅内蔓延、继发感染、贫血、衰竭、恶病质而死亡(图12-5)。

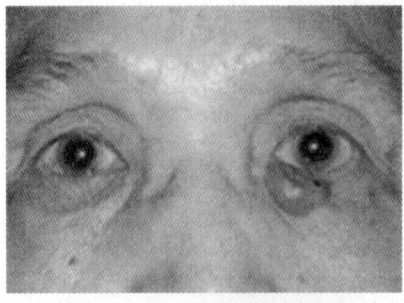
图12-4 眼睑基底细胞癌

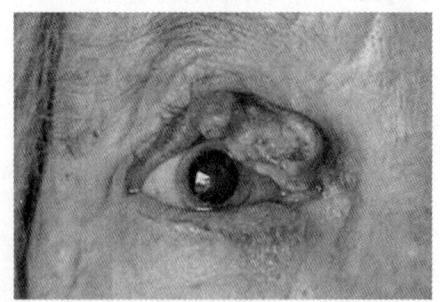
图12-5 眼睑鳞状细胞癌

3.睑板腺癌 占我国眼睑恶性肿瘤的第2位。多发于中老年妇女,好发于上睑。①肿瘤初起时为眼睑皮下小结节,与睑板腺囊肿相似。以后逐渐增大,睑板弥漫性斑块状增厚;②相应的睑结膜呈黄色隆起,表面皮肤正常;③当肿块逐渐增大后,可形成溃疡或呈菜花状;④可向眶内扩展,侵入淋巴管,并发生肝、肺、纵隔等全身转移。

(三)辅助检查

(1)病理学检查 明确诊断。

(2)B型超声、CT、MRI检查 了解病变范围。

(四)心理-社会状况

眼睑恶性肿瘤患者因担心丧失视力、疾病影响面部的功能和美容甚至肿瘤转移危及生命,常会产生紧张和焦虑等心理。应注意评估患者的情绪和压力状态,应注意评估患者的年龄、性别、职业、经济状况、受教育程度、家庭关系等,以采取针对性的护理措施。

【治疗要点】

眼睑恶性肿瘤的主要治疗方法是手术切除,常需要同期实施眼睑成形术。眼睑重建和成形的方式根据眼睑肿瘤切除后眼睑缺损的大小而有很大变化。另外,视肿瘤转移情况决定是否行眶内容物剜出术或淋巴结清扫术。皮脂腺癌和恶性黑色素瘤对化学治疗和放射治疗不敏感,早期主要为手术扩大切除。基底细胞癌和鳞状细胞癌对化学治疗和放射治疗均敏感,术后可辅助放射治疗和化学治疗。

【常见护理诊断/问题】

1. 焦虑 与担心肿瘤影响面部的功能和美容或肿瘤细胞扩散,危及生命有关。

2. 知识缺乏 缺乏眼睑恶性肿瘤的治疗知识。

3. 潜在并发症 切口出血、切口裂开、眼睑退缩、移植瓣坏死等。

【护理目标】

对眼睑恶性肿瘤的护理目标是,使患者能够达到:

(1)情绪稳定,积极配合治疗护理。

(2)获得疾病的相关知识。

(3)切口愈合好,无并发症发生。

【护理措施】

1. 心理护理 评估患者的焦虑程度和担心的问题,主动与患者沟通,鼓励和引导其倾诉,帮助其保持稳定的情绪,积极乐观地对待生活,同时向患者讲解疾病的相关知识,树立战胜疾病的信心。

2. 健康宣教 进行各种治疗和护理前,应告知患者治疗和护理的目的及注意事项,教会患者和家属手术前后、放射治疗、化学治疗等有关的自我护理知识,包括全身麻醉的相关配合、饮食、体位、活动、用药、随访等的相关注意事项。

3. 手术护理 不同术式患者术后护理有所不同,应密切与手术医生沟通,做好相关的护理工作。

(1)采用移植瓣重建眼睑的患者,移植处均需轻度的加压包扎,注意加压包扎的在位情况和松紧度,并及时调整。

(2)嘱患者保持足够时间的术眼闭合,以保证重建部位眼睑一定的张力来对抗术后早期眼睑的自然收缩,防止眼睑退缩。下睑重建者,保持闭眼4~8周,上睑重建者,术后须闭眼 6～12 周。

（3）术后需滴用眼药时,注意勿牵拉或翻转移植部位眼睑。

（4）行眶内容物剜出者,注意观察加压包扎的效果及伤口渗血情况,预防出血。

【护理评价】

通过对眼睑恶性肿瘤的治疗及护理,患者是否能够达到:

（1）情绪稳定,积极配合治疗护理。

（2）获得疾病的相关知识。

（3）切口愈合好,无并发症发生。

第三节　脉络膜黑色素瘤患者的护理

脉络膜黑色素瘤(melanoma of choroid)是成年人最常见的眼内恶性肿瘤,多见于 50～60 岁。起源于葡萄膜组织内的色素细胞和痣细胞。病因不明,可能与家族史有关。

【护理评估】

（一）健康史

评估患者的发病年龄、病史、治疗经过,有无家族史等。

（二）身体状况

如肿瘤位于黄斑区,病变早期患者即可出现视力减退和视物变形;如位于眼底周边部则无自觉症状,往往在出现视网膜脱离、青光眼或因肿瘤坏死出血、毒素刺激引起眼内炎时才被发现。根据肿瘤生长情况,表现为局限性和弥漫性两种,局限性表现为凸向玻璃体腔的球形隆起肿物,周围常有渗出性视网膜脱离;弥漫性沿脉络膜水平发展,呈普遍性增厚而隆起不明显,易发生眼外和全身转移,预后极差(图 12-6)。

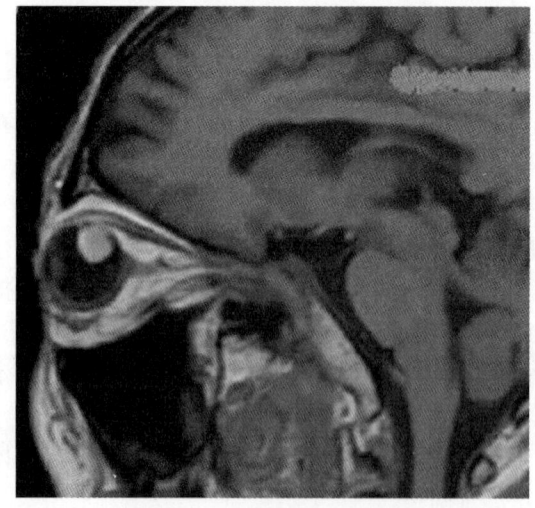

图 12-6　脉络膜黑色素瘤

(三)辅助检查

1. B型超声　是最主要的检查手段。
2. FFA、CT、MRI　可进一步明确诊断、病变部位和病变程度。
3. 眼内活检　进行细胞学检查。

(四)心理-社会状况

因疾病影响患者的视力,甚至出现视网膜脱离及全身转移等并发症,因此,患者紧张、焦虑、悲观的心理较严重。评估患者的性别、年龄、对疾病的认知程度。

【治疗要点】

新的理念强调个体化综合性治疗,应根据肿瘤大小、位置、形态、生长速度、患眼及对侧眼的视力、年龄、全身状况、心理因素等选用合适的、不同的治疗方法或多种方法联合治疗。小的肿瘤可局部切除、激光光凝和放射治疗,严密随访观察。肿瘤较大且患者已经失明或继发青光眼、视网膜脱离者,眼球摘除仍是主要的治疗选择。

【常见护理诊断/问题】

1. 感知紊乱:视力下降　与肿瘤破坏视功能有关。
2. 急性疼痛　与手术创伤有关。
3. 知识缺乏　缺乏有关的治疗和自我护理知识和技能。
4. 焦虑　与担心预后不良有关。

【护理目标】

通过脉络膜恶性黑色素瘤患者的治疗与护理,患者可以达到:

(1)配合医生积极治疗,控制肿瘤进一步发展。
(2)患者疼痛减轻或消失。
(3)了解手术治疗前后有关的自我护理知识和技能。
(4)情绪稳定。

【护理措施】

(一)定期随访

告知患者要定期随访检查视野,了解疾病进展情况。

(二)行眼球摘除手术患者的护理

1. 术前护理

(1)术前准备:按照眼科手术术前准备常规处理。
(2)心理支持:恶性肿瘤对于患者的伤害不仅是生理上的痛苦,同时也带来诸多心理问题。护理人员应深表同情和理解,鼓励其倾诉内心感受并宣泄压抑在内心的痛苦,减轻心理压力,积极面对治疗。

2. 术后护理

(1)敷料观察:术后须加压包扎,注意观察敷料有无松脱、渗血等,如绷带松脱、敷料渗湿,应及时通知医生更换。术后2d换药,注意观察伤口有无渗血或裂开,结膜囊内分泌物情况,更换结膜囊内的凡士林纱条,结膜囊用抗生素眼药水冲洗后仍加压包扎,一般术后5d拆除结膜缝线。

(2)疼痛管理:由于手术创伤患眼出现疼痛,遵医嘱应用抗生素及止痛剂。

(3)心理支持:术后患者思想负担重、焦虑、畏惧感及手术的疼痛感,故易引起患者情绪不稳定、睡眠差、不思饮食等,护士应针对不同患者的心理状态,进行耐心解释和安慰。向患者讲解同类病例治疗成功的经验,增强其战胜疾病的信心。

3. 健康指导　一期行义眼台植入者2～4周后复查可安装佩戴义眼。教会患者义眼的清洁和日常维护,嘱患者注意用眼安全,保护另一只眼睛,遵医嘱定期复查,如另一只眼出现视力模糊、眼红、眼痛等症状,应及时就诊。

【护理评价】

通过脉络膜恶性黑色素瘤患者的治疗与护理,患者是否达到:

(1)配合医生积极治疗,控制肿瘤进一步发展。

(2)患者疼痛减轻或消失。

(3)了解手术治疗前后有关的自我护理知识和技能。

(4)情绪稳定。

第四节　视网膜母细胞瘤患者的护理

视网膜母细胞瘤(retinoblastoma,RB)是儿童中最常见的原发性眼内恶性肿瘤,发病率为(0.1～0.2)/10万。约90%的患儿在3岁前发病,约30%的患儿双眼发病。无种族、地域及性别的差异。

【病因与发病机制】

40%的病例属于遗传型,为常染色体显性遗传,该型发病早,多为双侧,视网膜病变为多灶性,易发生其他部位原发性第二肿瘤;另外的60%为非遗传型,为患儿视网膜母细胞发生突变所致,该型发病较晚,多为单眼,视网膜上只有单个病灶。

【护理评估】

(一)健康史

评估患儿的发病年龄,详细了解患儿的病史、家族史、有无产伤、早产吸氧等;询问母亲妊娠期间有无患风疹、流感及服药史等。

(二)身体状况

(1)病变累及黄斑区时影响视力,出现斜视,或瞳孔区有黄白色反射如"猫眼"或称"白瞳症"。

(2)眼底早期肿瘤小,呈扁平透明或淡白色,长大后为白色或稍带粉白色的实体肿物。肿瘤长大后突破内界膜向玻璃体内生长(内生型),或向外突破外界膜,至视网膜神经上皮与色素上皮间潜在间隙生长(外生型)。在脱离较高的视网膜下可见单个或多个结节状肿物并伴有钙化点,最后视网膜全部脱离。晚期可向视神经蔓延,向后波及视交叉及颅内;亦可向前侵及虹膜、睫状体和前房角。瘤细胞在角膜缘处破溃向外发展迅速,或向球外、球后生长。肿瘤细胞可在视网膜内呈弥漫性浸润性发展,视网膜增厚不明显,无症状,临床上很易被漏诊和误诊。

(3) 虹膜可有新生血管,以致发生前房积血或新生血管性青光眼、眼压高、角膜混浊、患儿疼痛哭闹不思饮食。

(4) 肿瘤的转归为全身转移,或自发性退行,或复发。

(5) 眼超声检查:A 型超声可显示极高的反射波,但坏死液化区为超低的反射波;可有单个回声源和声影。B 型超声显示视网膜组织破坏及形状不规则的肿块和声影(图 12-7)。

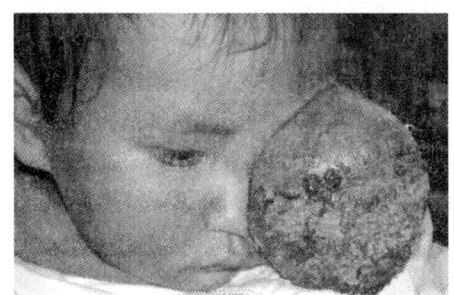
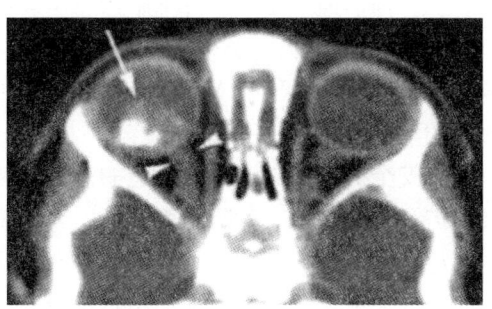

图 12-7 视网膜母细胞瘤

(三) 辅助检查

包括 X 射线检查、B 型超声探查、CT 扫描和 MRI 检查。

(四) 心理-社会状况

因患儿年幼不能诉说,故心理症状很难发现。到后期患儿眼痛、视力障碍会出现苦恼,烦躁不安,家长焦虑、悲伤心理较重。

【治疗要点】

首先考虑控制肿瘤生长、转移、挽救患儿生命,其次考虑能否保留眼球及有用的视力。

1. 手术治疗 ①眼球摘除术:眼内期,肿瘤占眼内容积的 50% 以上,保存疗法失败等应行眼球摘除术;②眼眶内容剜出术:若肿瘤穿破眼球向眶内生长、视神经管扩大,应行眶内容物剜出术,并且术后配合放射治疗。

2. 保存治疗

(1) 激光治疗:早期较周边小的肿瘤可采取激光光凝治疗。

(2) 放射治疗:视网膜母细胞瘤对放射治疗敏感,故为常用的有效治疗方法。分为两种①巩膜上敷贴放射疗法,适合于较小比较局限的肿瘤;②眼外部放射治疗,适合于眼内较大肿瘤以及眼球摘除或眼眶内容物摘除术后的辅助治疗。

(3) 化学治疗:发现已有全身转移,或作为上述疗法的补充。

(4) 其他:冷凝、经瞳孔温热疗法、光动力学治疗等。

【常见护理诊断/问题】

1. 慢性疼痛 与眼压升高有关。
2. 知识缺乏 与患儿父母缺乏疾病的治疗和护理知识有关。

【护理目标】

对视网膜母细胞瘤患者及患者家属的护理目标,使患者及家属能够达到:

(1)患者疼痛减轻或消失。
(2)患者家属获取本病的治疗和护理知识。

【护理措施】

(一)手术前护理

1. 术前准备　按照眼科手术术前准备常规处理。

2. 心理护理　视网膜母细胞瘤是一种恶性肿瘤,一旦确诊,大多数患儿家属难以接受,及时地提供人文关怀和有力的心理支持,向患儿家属介绍疾病的知识、治疗的目的、治疗方法及效果,手术前配合的相关知识。帮助患儿家属做好心理调适,积极配合患儿的治疗。

3. 安全护理　提供安全舒适的病房环境,向患儿家属进行安全教育,住院期间加强看护,慎防患儿跌倒、坠床等。

(二)手术后护理

1. 敷料观察　术后患眼加压包扎,绷带包扎期间,注意观察敷料有无渗血、渗液,绷带有无松动、移位。避免患儿用手抓眼部及揉擦术眼,防止缝线松动及切口裂开。

2. 眼部护理　保持眼部清洁,拆除绷带后用生理盐水清洁眼睑及周围皮肤,嘱家属勿用不清洁毛巾、手帕擦洗眼周,防止感染。

(三)健康指导

(1)一期行眼球摘除加义眼台植入术者于出院3周后回医院安装佩戴义眼。佩戴好义眼后应教会患儿家属义眼的放入、拿出和清洁的方法。

(2)若发现义眼台暴露,分泌物增多,应及时回医院就诊。

(3)嘱患儿家属出院后按医嘱为患儿用药及复查。眼球摘除术后第一次复诊时间为出院后1周,出院后3个月、半年各复查1次,以后每年定期散瞳检查健眼。进行化学治疗患者应根据化学治疗方案来决定下次复查及化学治疗时间。

(4)此病有遗传倾向,如有肿瘤家族史或双眼患病,其父母、兄弟姐妹应来医院做散瞳检查,患儿父母若想再次生育,应进行育前遗传咨询。

【护理评价】

通过对视网膜母细胞瘤患者的治疗与护理,患者及患者家属是否能够达到:
(1)患者疼痛减轻或消失。
(2)患者家属获取本病的治疗和护理知识。

第五节　眼眶恶性肿瘤患者的护理

一、泪腺恶性肿瘤

泪腺腺样囊性癌(adenoid cystic carcinoma of salivary glands)是最常见的泪腺恶性肿瘤,高度浸润,预后极差,占所有眼眶肿瘤的1.6%。

【护理评估】

(一)健康史

评估患者的发病年龄、性别、肿瘤生长速度。本病发病年龄多在 27～40 岁,以女性多见。

(二)身体状况

腺样囊性癌发病急,主要表现颞上眶缘硬实固定肿物,与良性肿物比较更加不规则,眼球向前下方突出及运动障碍,疾病早期即可表现为严重眶周及结膜水肿。由于肿瘤呈浸润性生长,故常有眼和头部疼痛及局部压痛症状。

(三)心理-社会状况

腺样囊性癌患者因担心疾病影响面部的功能、美容甚至肿瘤转移危及患者的生命,常会产生紧张和焦虑等心理。

【治疗要点】

腺样囊性癌以手术切除治疗为主,术后可配合局部放射治疗及化学治疗。

【常见护理诊断/问题】

1. 感知紊乱:视力下降　与肿瘤破坏视功能有关。
2. 慢性疼痛　与肿瘤生长侵及神经有关。
3. 焦虑　与担心肿瘤影响面部的功能和美容或肿瘤细胞扩散危及生命有关。
4. 知识缺乏　缺乏泪腺腺样囊性癌的相关知识。

【护理目标】

对腺样囊性癌患者的护理目标为,使患者能够达到:

(1)配合医生积极治疗,控制肿瘤进一步发展。

(2)患者疼痛减轻或消失。

(3)情绪稳定。

(4)掌握泪腺腺样囊性癌相关知识及手术治疗前后有关的自我护理知识和技能。

【护理措施】

(一)手术前护理

1. 术前准备　按照眼科手术术前准备常规处理。
2. 心理支持　眼眶肿瘤切除术要根据肿瘤的性质、生长及侵犯的部位而决定其手术方式。术后可能出现视力永久性的丧失及外观上的问题,应评估患者的年龄、职业、文化程度与背景,恰当地向患者及家属解释手术的性质及术后可能出现的结果,使患者及家属采取积极的态度配合治疗。
3. 饮食护理　给予高蛋白、高热量、高维生素、易消化饮食,特别是需要放射治疗、化学治疗的患者。
4. 特殊准备　备皮范围是患眼颞侧耳上至额头发际的皮肤。

(二)手术后护理

1. 病情观察

(1)全身麻醉手术清醒后回病房,要继续观察患者生命体征。

(2)观察敷料和引流条有无渗血和渗液,如渗血明显者,应在敷料上做范围标记,记录时间,严密观察有无活动性出血。眼眶肿瘤摘除术后,需绷带加压包扎,应观察绷带有无松脱、移位、是否过紧或不适。出现敷料污染、松脱及时更换。

(3)术眼视力监测:术毕检查术眼光感是否存在,具体方法:遮盖非手术,用电筒光照射术眼(无须解除绷带)或以特制的LED灯泡置于绷带内监测光感,术后48 h内,每隔2 h监测1次,以后每天监测3次,直至拆线。发现光感消失,立即通知医生给予紧急处理。

(4)术眼疼痛观察:眼眶肿瘤切除术后均有不同程度的疼痛,应注意观察疼痛的时间、性质、规律和伴随症状,遵医嘱给予止痛药物。

(5)术后呕吐观察:全身麻醉术后因麻醉药反应可引起呕吐,手术中牵拉眼肌也引起呕吐。轻者不能处理,呕吐频繁者暂停进食,遵医嘱应用止吐药物,必要时静脉补充营养和液体。

2. 并发症的观察

(1)感染:一般感染多出现于手术后48～72 h,也可出现于手术后一周,主要表现为疼痛明显,换药时见伤口局部红肿。遵医嘱全身应用抗生素控制感染。

(2)颅内出血:多因术中伤及硬脑膜或眶腔与颅腔相通,止血不彻底造成颅内出血。主要表现为头痛、昏迷等症状。

(3)观察术眼有无上睑下垂、眼球运动障碍。

3. 用药护理 较大的眼眶手术,一般术后全身应用抗生素3 d以预防术后感染。术中出血较多者,术后应用止血药物。为减轻术后炎症及组织水肿,一般术后使用20%皮质激素,口服或静脉滴注。如术后组织水肿严重,眶压高,可静脉滴注20%甘露醇。

4. 换药护理 一般在术后5～7 d拆线,如有引流条应在术后48 h内取出。

5. 生活护理 术后患者卧床休息期间,协助患者生活护理。

(三)健康指导

(1)用药指导:教会患者正确点眼药的方法,嘱患者出院后遵医嘱正确使用滴眼液、眼膏及口服药。

(2)饮食指导:进食高蛋白、高热量、高维生素、易消化的食物。避免进食辛辣、煎炸等食物。

(3)注意术眼卫生,预防眼部感染。

(4)注意劳逸结合,避免视力疲劳。适当参加体育锻炼,提高机体抵抗力。

(5)积极配合化学治疗计划,保持心情舒畅,正确对待术后病情情况,以利于疾病康复。

(6)遵医嘱定期复诊。

【护理评价】

通过对腺样囊性癌患者的护理,患者是否能够达到:

(1)配合医生积极治疗,控制肿瘤进一步发展。

(2)患者疼痛减轻或消失。

(3)情绪稳定。

(4)掌握泪腺腺样囊性癌相关知识及手术治疗前后有关的自我护理知识和技能。

二、眼眶横纹肌肉瘤

眼眶横纹肌肉瘤(thabdomyosarcoma of orbit)是常见的眶内恶性肿瘤。

【护理评估】

(一)健康史

评估患者的发病年龄、性别、肿瘤生长速度。眼眶横纹肌肉瘤是儿童时期最常见的眶内恶性肿瘤,发病年龄多在10岁以内,少见于青年人,偶尔见于成年人。

(二)身体状况

横纹肌肉瘤好发于眶上部,使眼球向前下方突出,眼睑水肿,球结膜水肿并突出于睑裂之外。生长极快,眶缘处可触及软性肿物,肿瘤坏死可于穿窿结膜处破溃。晚期肿瘤累及全眶,患者表现为眼球固定、视力丧失,并向颅内蔓延。

(三)心理-社会状况

眼眶肿瘤患者因担心疾病影响面部的功能、美容甚至肿瘤转移危及生命,常会产生紧张和焦虑等心理。

【治疗要点】

横纹肌肉瘤多采用综合治疗,即术前化学治疗使肿瘤缩小,然后行扩大手术切除,术后再行化学治疗及放射治疗辅助治疗。

【常见护理诊断/问题】

1. 感知紊乱:视力下降 与肿瘤破坏视功能有关。
2. 焦虑 与担心肿瘤影响面部的功能和美容或肿瘤细胞扩散危及生命有关。
3. 知识缺乏 缺乏眼眶肿瘤的相关知识。

【护理目标】

通过对眼眶肿瘤的患者实施护理,使患者能够达到:

(1)配合医生积极治疗,控制肿瘤进一步发展。
(2)情绪稳定。
(3)掌握眼眶肿瘤相关知识及手术治疗前后有关的自我护理知识和技能。

【护理措施】

同泪腺恶性肿瘤。

【护理评价】

通过对眼眶肿瘤的患者实施护理,患者是否能够达到:

(1)配合医生积极治疗,控制肿瘤进一步发展。
(2)情绪稳定。
(3)掌握眼眶肿瘤相关知识及手术治疗前后有关的自我护理知识和技能。

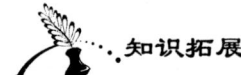

眼内恶性肿瘤分为原发性肿瘤与转移性肿瘤,多发生于视网膜和葡萄膜,巩膜及视神经较少见。眼内恶性肿瘤是一种严重致盲性疾病,甚至可危及患者的生命。明确诊断后选择恰当的治疗措施对于保留患者视功能、延长生命十分重要。随着医疗技术的发展,眼内恶性肿瘤的治疗已不局限于手术,还包括放射治疗、激光治疗、化学治疗及局部抗新生血管药物注射等。较小的或可疑的恶性肿瘤可定期随诊,若肿瘤出现明显的生长趋势可行经瞳孔温热疗法(transpupillary thermotherapy,TTT)、光动力治疗(photodynamics therapy,PDT)或巩膜外局部放射联合TTT。眼球周边部位的恶性肿瘤可行局部切除治疗。化学治疗和放射治疗适用于大多数眼内肿瘤,并且都能取得满意的效果。抗血管内皮生长因子玻璃体内注射是简便有效且对患者伤害较小的一种治疗方法,尚须进一步临床观察。未来的眼部肿瘤治疗将综合考虑患者病情选择一套治疗效果更好、复发率更低、不良反应更少、更能有效地提高患者的视力及生存质量的治疗方案。

(王 昕)

患儿女,4岁,因家长发现右眼瞳孔发白、视物不见 10 d 就诊。

专科检查:右眼视力无光感,眼压 33 mmHg;右眼球结膜充血(+),角膜上皮轻度水肿,前房浅,房闪(++),前房下方积脓约 1 mm,瞳孔直径约 4 mm,瞳孔缘外翻,对光反射迟钝,晶状体轻混,玻璃体腔混浊明显,眼底窥不清。

问题:

1. 还要考虑哪些辅助检查?
2. 最可能的医疗诊断是什么?
3. 提出主要护理诊断。
4. 制订相应的护理措施。

同步练习

一、名词解释
1. 交界痣
2. 皮内痣

二、填空题
1. 视网膜母细胞瘤在临床上可分为_____、_____、_____和_____4个阶段。
2. 眼睑肿瘤中对放射线最敏感的是_____。

三、选择题
A型题
1. 眼眶肿瘤的最主要症状为(　　)
   A. 充血　　　　B. 水肿　　　　C. 眼痛
   D. 突眼　　　　E. 复视
2. 老年患者的睑板腺囊肿多次复发,要考虑(　　)
   A. 基底细胞癌　　B. 鳞状细胞癌　　C. 睑板腺癌
   D. 眼睑黄色瘤　　E. 都不是

四、简答题
1. 简述海绵状血管瘤的临床表现和治疗。
2. 眼部恶性肿瘤的特点是什么?

第十三章 眼科激光治疗患者的护理

激光(laser light)即"受激辐射的光放大",随着激光科技的迅速发展,许多眼科疾病可以进行激光治疗,并取得很好的治疗效果。激光治疗的原理、治疗过程、患者适应证的选择、激光治疗前准备、治疗中与治疗后的护理、预后情况及会有哪些不良反应的发生等都是我们要学习的内容。

【激光治疗的分类与作用机制】

眼科临床用于治疗的激光机大致可分为以下类型。

1. 光化学效应激光治疗机　指激光到达组织后,使组织分子瞬间气化,精确地削切组织,达到治疗目的,例如准分子激光治疗近视眼。

2. 光电离效应激光治疗机　是一种高能巨脉冲激光,照射组织后可使组织发生电离,产生等离子体,其强大冲击波可使组织裂解,从而达到切割的目的,主要用于眼前段疾病的治疗,如虹膜造孔、晶状体后囊膜切开及泪道阻塞治疗。

3. 光热效应激光机　指靶组织在吸收了激光能量后局部升温,使组织的蛋白质变性凝固,称为光凝固效应,主要用于治疗眼底病。

【护理评估】

(一)激光治疗患者的适应证

1. 准分子激光　主要适应于近视眼有摘除眼镜要求的人。①年龄18～50岁;②屈光度2年没有变化;③矫正视力不低于0.5;④角膜中央厚度大于460 μm;⑤无其他眼病、糖尿病、胶原组织病和瘢痕体质等(图13-1)。

2. 眼前节激光治疗

(1)青光眼:①激光睫状体光凝术,利用激光对睫状体进行凝固、破坏,使其失去或减少房水生成的功能,降低眼压;②激光虹膜切除术,通过对虹膜进行切开,解除瞳孔阻滞使眼压维持在正常水平,常用的激光有氩激光和Nd-YAG激光;③激光巩膜切除术,外引流房水降低眼内压,具有操作简易、安全有效、切除精确、术后反应轻、并发症少等优点。

(2)白内障:①用激光乳化的方法将晶状体核乳化成微小颗粒,然后用手术仪的吸注系统吸除碎屑;②后发障切开。

(3)泪道疾病:YAG泪道激光机治疗泪道阻塞及慢性泪囊炎。

3. 眼底激光　①增殖期糖尿病视网膜病变、严重非增殖期糖尿病视网膜病变合并黄斑水肿;②缺血型视网膜中央静脉阻塞合并视网膜新生血管;③严重或广泛的视网膜静脉周围炎;④眼前段新生血管;⑤视网膜变性、裂孔(图13-2)。

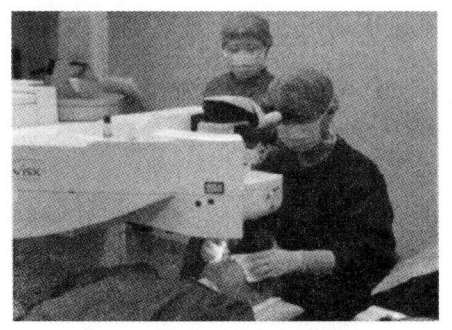

图13-1 准分子激光治疗

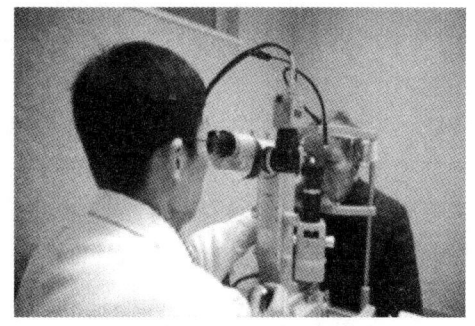

图13-2 眼底病激光治疗

(二)健康史

护士要详细询问患者疾病的发生时间、治疗经过、治疗效果及目前的身体状况。眼底激光治疗的患者,要评估目前血压、尿糖状况。

(三)辅助检查

检查视力、眼压、眼前节与眼底。全身检查心电图、测量血压、血糖。

(四)心理-社会状况

患者因视力下降而悲哀、担心激光治疗的效果而焦虑。

【治疗要点】

依据不同的疾病选择相应的激光种类进行治疗。

【常见护理诊断/问题】

1. 感知改变:视力低下　与原发疾病有关。
2. 疼痛　与激光治疗反应有关。
3. 焦虑、恐惧　与视力低下,担心激光治疗有无痛苦及治疗效果有关。

【护理措施】

1. 心理护理　耐心解释病情,介绍疾病治疗方法。介绍激光的安全性、先进性及疗效。告知预期的激光效果,例如眼底病激光治疗的目的是减少并发症发生,激光治疗后可能有视力下降。介绍激光治疗的过程及方法、注意事项等。认真正确的解答各种疑问,减轻患者心理压力。对于特别紧张的患者,可安排术后患者与其交流体会。

2. 治疗前护理　①固视训练:按照不同的激光治疗,选择眼前不同的距离和方位设计好一个注视视标,跟随视标转动眼球到达目标位置停止,并注视视标不动1 min以上。每天坚持练习数次,并告知良好的眼位可避免损伤正常组织。②遵医嘱指导患者及家属术前滴抗生素眼液。③糖尿病患者控制血糖、血脂及血压。治疗当天勿过饱或空腹。④多数患者视力低下,环境标示要清楚,无地面障碍,安全方便。

3. 各种激光治疗的具体护理措施

(1)准分子激光护理:①患者术前3周勿戴隐形眼镜,术前一日禁用化妆品。按医嘱滴抗生素眼药水。②术前患者除常规检查,还应检查角膜曲率、角膜厚度及眼轴长度。③告知患者术中固视指示红灯,开机时会有"哒、哒……"响声,并可闻到焦味,嘱患者勿紧张。④认真核对患者资料,按要求洗眼并消毒眼周皮肤。⑤滴表面麻醉眼药。⑥再次核对患者资料后激光治疗。⑦术后交替点抗生素眼液与0.1%氟美童两次,观察角膜瓣复位情况。⑧告知术后当天有畏光、流泪、眼内异物感等症状,切勿揉擦眼球。戴眼罩休息30~60 min,由家属陪同回家。⑨遵医嘱指导患者术后用药,抗生素、贝复舒和0.1%氟美童眼液。要密切观察眼压情况,防止发生激素性青光眼。⑩其他,术后1周内少食刺激性食物,减少转动眼球、挤眼、揉眼;术后2周内洗漱时勿将水溅入眼内,术后4周内勿游泳;术后减少强光刺激;避免长时间近距离使用眼睛,例如阅读、看电视等。术后初期,部分患者可能视远物和近物不适,或视物重影等症状,均可恢复。手术后1 d、1周、1个月、1年须复查,过矫或欠矫患者增加复查次数。

(2)眼前节激光治疗护理:遵医嘱使用术前药物,例如青光眼使用缩瞳药等。观察术后反应、疼痛、视力下降。遵医嘱局部用药并观察药物副作用。

(3)眼底激光治疗的护理:①散瞳。②局部麻醉,盐酸奥布卡因滴眼液点术眼。③协助患者舒适地坐在激光机前,嘱患者平稳呼吸,直视前方,保持头部及眼球静止。④嘱双眼同时睁开,向下注视,术眼睑裂内置入视网膜90°镜后开始激光治疗。⑤治疗中如果患者出现疼痛或其他不适不能忍受时,可稍作休息,缓解后继续。如有持续眼胀痛并心悸等情况,立即停止激光治疗,给予相应处理,必要时请相关科室会诊。⑥术后闭眼休息,减少眼球运动。不要憋气、用力咳嗽或打喷嚏,休息观察20 min后再离开治疗室。

4. 健康教育　详细讲解激光治疗的知识及术后注意事项。眼底病激光治疗告知治疗的目的不是提高视力,主要是减少并发症发生,减少失明。

(张秀梅)

思考题
小华,18岁。从三年级开始近视,目前戴-5.0D眼镜。高中毕业后,小华想当兵,但体检要求不能戴眼镜。小华需要做准分子激光手术,去掉眼镜。他很担心手术能否成功,不知道自己该做些什么?

(1)对小华进行心理疏导以解除小华的担心。

(2)告知小华手术前后的注意事项。

同步练习
一、名词解释

1. 激光凝固效应
2. 准分子激光

二、填空题

1. 眼科常用的激光机有＿＿＿＿、＿＿＿＿、＿＿＿＿等。
2. 眼底病激光治疗前,除了眼科专科检查,全身还需要检查＿＿＿＿、＿＿＿＿、＿＿＿＿等。
3. 眼底激光治疗的适应证有＿＿＿、＿＿＿、＿＿＿、＿＿＿、＿＿＿等。

4. 准分子激光治疗近视眼术前____周停戴角膜接触镜。
5. 光电离效应激光治疗机可以治疗的眼病有_____、_____、_____。

三、选择题
A 型题
1. 目前临床上准分子激光主要用于治疗( )
   A. 青光眼　　　　　　　　　　　B. 白内障
   C. 糖尿病性视网膜病变　　　　　D. 屈光不正
   E. 斜视
2. 眼科激光治疗前固视训练的目的是( )
   A. 为了配合医生固定眼位　　　　B. 为了减少手术疼痛
   C. 为了眼球转动灵活　　　　　　D. 为了手术后伤口愈合快
   E. 为了减少激光照射

X 型题

3. 目前可以用激光治疗的眼病是( )
   A. 青光眼　　　　　　　　　　　B. 眼底病
   C. 泪道疾病　　　　　　　　　　D. 屈光不正
   E. 急性结膜炎

四、简答题
简述眼用激光机的类型与作用机制。

第十四章 盲与低视力患者的康复与护理

盲(blind)和低视力(low vision)严重影响患者的生活和工作,给患者造成身心痛苦,加重家庭和社会负担,因此盲与低视力康复护理有重要意义。

【盲和低视力的标准】

世界卫生组织于1973年提出了盲和低视力的分类标准(表14-1)。

表14-1 视力损伤的分类(国际疾病分类标准,世界卫生组织,1973)

视力损伤		最好矫正视力	
类别	级别	较好眼	较差眼
低视力	1级	<0.3	≥0.1
	2级	<0.1	≥0.05(指数/3 m)
盲	3级	<0.05	≥0.02(指数/1 m)
	4级	<0.02	光感
	5级	无光感	

该标准还考虑到视野状况,指出不论中心视力是否损伤,如果以中央注视点为中心,视野半径≤10°,但>5°时为3级盲,视野半径≤5°时为4级盲。

实际工作中,为了能全面地反映盲和视力损伤情况,又将盲和低视力分为双眼盲、单眼盲、双眼低视力和单眼低视力。如果一个人双眼最好矫正视力都小于0.05,则为双眼盲;如果一个人双眼最好矫正视力都小于0.3,但矫正视力大于等于0.05时,则为双眼低视力。如果一个人只有一只眼最好矫正视力小于0.05,另一只眼矫正视力大于等于0.05时,则称为单眼盲。如果一个人只有一只眼最好矫正视力小于0.3,但矫正视力大等于0.05时,另一只眼矫正视力大于等于0.3时则称为单眼低视力。上述盲和视力损伤的标准都是以最好矫正视力来衡量的。

1999年世界卫生组织曾指出,盲人的定义是指因视力损伤不能独自行走的人,他们通常需要职业和(或)社会的扶持。

【病因与发病机制】

2010年世界卫生组织报告,我国低视力人数6 726万人,盲人825万人。盲和低视力的患病率随年龄增加而明显增加,女性比男性高,农村地区比城市高。

1995年统计我国盲的主要原因依次为白内障(46.1%)、角膜病(15.4%)、沙眼(10.9%)、青光眼(8.8%)、视网膜脉络膜病(5.5%)、先天/遗传性眼病(5.1%)、视神经病(2.9%)、屈光不正/弱视(2.9%)和眼外伤(2.6%)。

2005年以来,全国眼病和视力残疾人抽样调查发现白内障(56.7%)、视网膜葡萄膜病(14.1%)和角膜病(10.3%)是目前我国盲和视力损伤的主要原因。

目前的统计显示我国盲的主要原因依次为白内障、青光眼、黄斑变性、糖尿病性视网膜病变及其他。

各地在调查中发现,半数以上盲和视力损伤是可以预防和治疗的。

【护理评估】

(一)健康史

详细询问患者眼病史,如白内障、青光眼、黄斑变性等及诊治经过。全身状况,有无高血压、糖尿病等全身疾病。询问患者的生活史,有无吸烟、酗酒等不良嗜好。目前病情是否稳定。

(二)身体状况

1. 症状 不同程度的视力低下或视野缩小、对比敏感度下降、色觉障碍。
2. 体征 原发病的各种表现。

(三)辅助检查

除了眼科常规检查,还要进行详细验光,视野检查、眼电生理等检查。

(四)心理-社会状况

多数患者在疾病过程中经历惊恐、怨恨、消极、抑郁到平和接受。有些患者因社交障碍会有敏感、孤僻、偏执或懦弱依赖的心理。

【治疗要点】

针对病因采取相应的药物或手术治疗。借助助视器或放大镜增加视力,帮助低视力患者改善生活和工作能力。

【常见护理诊断/问题】

1. 自理缺陷 与严重视力障碍有关。
2. 有受伤的危险 与视力低下不能辨别生活环境危险因素有关。
3. 功能障碍性悲哀 与长期视力低下不能恢复有关。
4. 知识缺乏 缺乏盲与低视力康复知识。

【康复及护理措施】

1. 心理护理 不同年龄患者,视力低下程度不同,有不同的心理反应。对于情绪低落,甚至抑郁的患者,倾听患者的心理感受,耐心解释病情,安慰开导患者,做好心理疏导。

2. 生活护理 建议患者生活环境尽量无障碍,生活用品固定摆放,并容易取放。环境与读写均应减少眩光,增加对比敏感度,例如黑底白字。

3. 制定个体化康复指标 视觉康复是采取各种有效措施改善患者视功能,减轻视力残疾对生活造成的影响。不同类型的盲人对视力有不同的需求,要根据具体情况制定个体化康复指标。

(1)老年盲人需要适应家庭生活的训练,尽可能恢复其阅读、书写等能力,可以基本独立生活。

(2)年轻盲人则需要适应社会生活、教育、工作等全面的训练,包括盲文的训练。

(3)常用措施:①测量屈光度数,部分患者可以通过配镜提高视力;②确定最佳矫正远视力与近视力;③确定目标视力;④确定放大率;⑤试戴并确定助视器;⑥讲解助视器的使用方法和注意事项,例如注视、辨认、追踪等。

4.助视器的选择与使用　光学助视器和非光学助视器可以改进患者的视觉活动能力,使他们利用残余视力进行工作和学习,以便获得较高的生活质量(图14-1)。

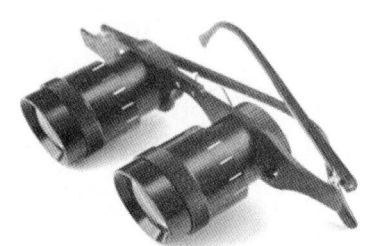
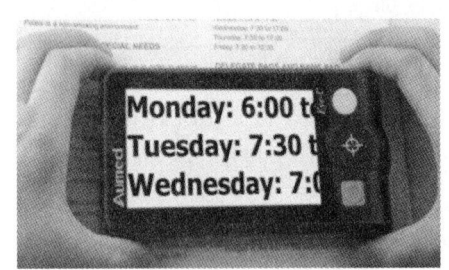

图14-1　助视器类型

(1)远用助视器:为放大2.5倍的双筒望远镜,以看清远方景物。这种助视器不适合行走时佩戴。

(2)近用助视器:①手持放大镜,是一种凸透镜,可使视网膜成像增大;②眼镜式助视器,主要用于阅读,其优点是视野大,携带方便;③立式放大镜,将凸透镜固定于支架上,透镜与阅读物之间的距离固定,可以减少透镜周边部的畸变;④双合透镜放大镜,由一组消球面差正透镜组成,固定于眼镜架上,有多种放大倍数,可根据需要选用;⑤近用望远镜,优点是阅读距离较一般眼镜式助视器远,便于写字或操作,但是视野小;⑥闭路电视助视器,包括摄像机、电视接收器、光源、监视器等,对阅读物有放大作用,其优点是放大倍数高、视野大,可以调节对比度和亮度,体位不受限制,无须外部照明,更适用于视力损伤严重、视野严重缩小和旁中心注视者,但价格较贵,携带不便。

(3)非光学助视器:包括大号字的印刷品、改善照明、阅读用的支架等,也有助于患者改善视觉活动能力。许多低视力患者常诉说对比度差和眩光,戴浅灰色的滤光镜可减少光的强度,戴琥珀色或黄色的滤光镜片有助于改善对比敏感度。

(4)其他:声呐眼镜、障碍感应发生器、激光手杖、字声机、触觉助视器等虽然不能给盲人获得像正常人那样的影像,但能明显提高他们的生活质量。

5.健康教育　①通过卫生宣教,预防、控制盲目与低视力的发病率。对于视力低下者应尽早使用助视器以提高生活自理能力。②向社会和政府呼吁,重视盲人的教育和就业。设立盲童学校,进行文化和专业技术培训。国家对吸收盲人的单位给予优惠政策,有助于全社会都来关心盲人,使他们能像普通人一样幸福地生活。

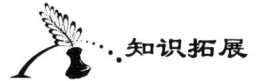

全国爱眼日

1992年,天津医科大学眼科教授王延华与流行病学教授耿贯一首次向全国倡议设立爱眼日,倡议得到响应并将每年的5月5日定为"全国爱眼日"。1996年,卫生部、教育部、团中央、中国残联等12个部委联合发出通知,将爱眼日活动列为国家节日之一,并重新确定每年的6月6日为"全国爱眼日"。"全国爱眼日"每年都有一个活动的主题。2014年6月6日,第十九届"全国爱眼日"活动主题:呵护眼睛,从小做起。

(张秀梅)

李奶奶,66岁。糖尿病10余年,半年前右眼视力下降,因左眼视力尚好,未做治疗。一月前突然左眼视物不见,就诊后被告知"双眼糖尿病性视网膜病变、玻璃体积血"。经过手术和激光治疗后,右眼视力0.02,左眼0.1,均不能矫正,生活自理困难。

1. 李奶奶的低视力是哪一级?
2. 帮助李奶奶找出护理问题。
3. 制订提高李奶奶生活自理能力的计划。

第二篇 耳鼻咽喉护理学

第十五章 耳鼻咽喉的应用解剖及生理

第一节 耳的应用解剖及生理

一、耳的应用解剖

耳由外耳、中耳及内耳三部分组成(图15-1)。

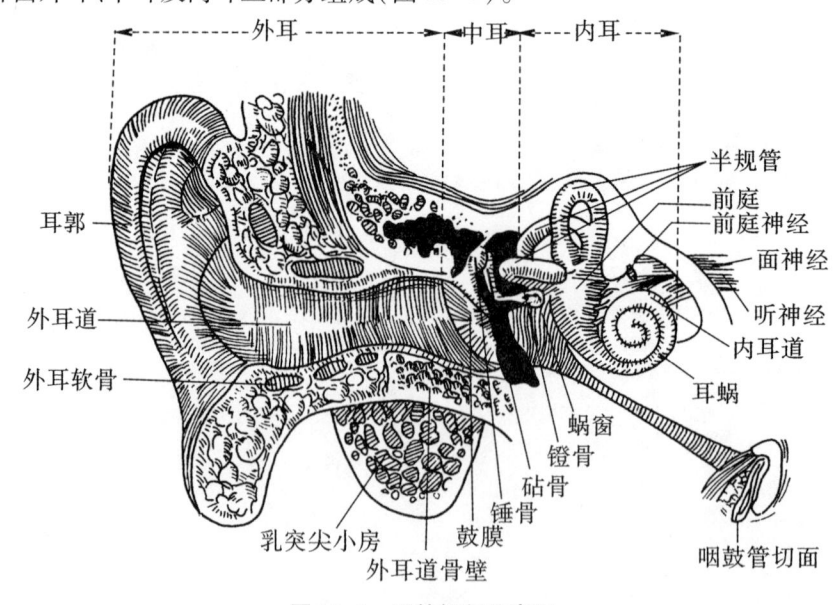

图15-1 耳的解剖示意图

(一)外耳

外耳(external ear)包括耳郭和外耳道。

1. 耳郭(auricle)　除耳垂由脂肪和结缔组织构成外,余均由弹性软骨组成,外覆软膜和皮肤,借韧带及肌肉附于头颅的两侧。与头颅约呈30°角,左右对称,分为前(外)面和后(内)面,其中耳郭前面凹凸不平。主要的表面标志有:耳轮(helix)、耳轮脚(crus of helix)、耳郭结节(auricular tubercle,或称Darwin结节)、三角窝(triangular fossa)、舟状窝(scaphoid fossa)、耳甲艇(cymba conchae)、耳甲腔(cavum conchae)、耳屏(tragus)、对耳屏(antitragus)和耳屏间切迹(intertragic notch)等(图15-2)。耳屏与耳轮脚之间的凹陷称耳前切迹(incisura anterior auris),因此处无软骨连接,故在其间做切口可不损伤软骨而直达外耳道和乳突的骨膜。对耳屏下方,无软骨的部分称耳垂(lobule)。耳郭后面较平整而稍隆起,其附着处称耳郭后沟,为耳科手术定位的重要标志。耳郭因皮下组织少,炎症时可导致剧烈疼痛,如果发生耳郭软骨膜炎,可引起软骨坏死,导致耳郭畸形。耳郭血管位置表浅、皮肤菲薄,故易冻伤。耳郭软骨与外耳道软骨相连续,当外耳道疖肿时,牵引耳郭可致剧痛。

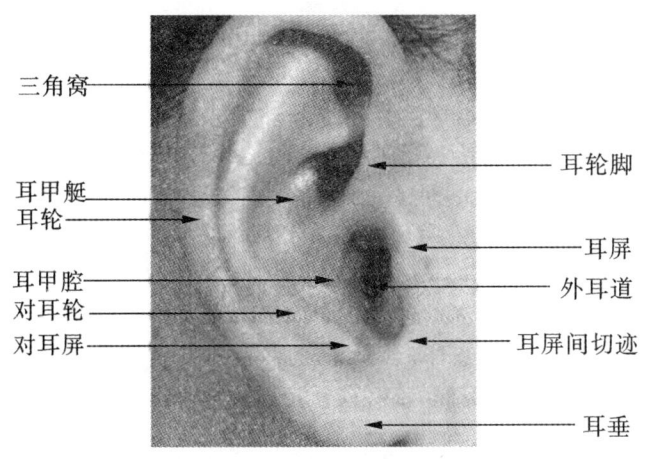
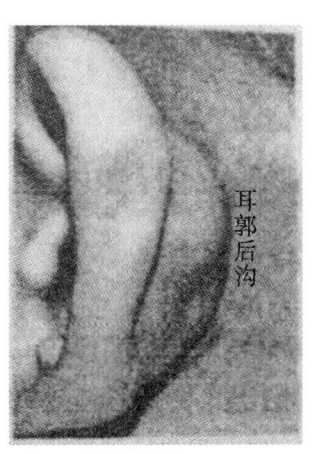

图15-2　耳郭表面标志

2. 外耳道(external acoustic meatus)　起自外耳道口,向内止于鼓膜,成人长2.5~3.5 cm。外1/3为软骨部,内2/3为骨部,骨部与软骨部交界处较狭窄,异物常嵌顿于该处。外耳道覆以皮肤,软骨部皮肤富有皮脂腺、耵聍腺及毛囊,是耳疖的好发部位,此处皮肤与软骨膜紧密相贴,感染肿胀时刺激神经末梢而引起剧痛。

外耳道略呈"S"形弯曲,在成人其走向是先向内后向上再转向内前下,故在检查外耳道深部或鼓膜时,须将耳郭向后上牵拉,使外耳道呈一直线方易窥及。新生儿的外耳道软骨部及骨部尚未发育完全,外耳道较狭窄。

(二)中耳

中耳位于外耳和内耳之间,由颞骨内不规则的含气空腔和通道组成,包括鼓室、咽鼓管、鼓窦和乳突四部分。

1. 鼓室(tympanic cavity)　为颞骨内最大的不规则的含气空腔,位于鼓膜与内侧壁之间,容积为1~2 ml,有外、内、前、后、上、下六个壁(图15-3)。依鼓膜紧张部的上缘、下缘为界,将其分为上鼓室、中鼓室、下鼓室。

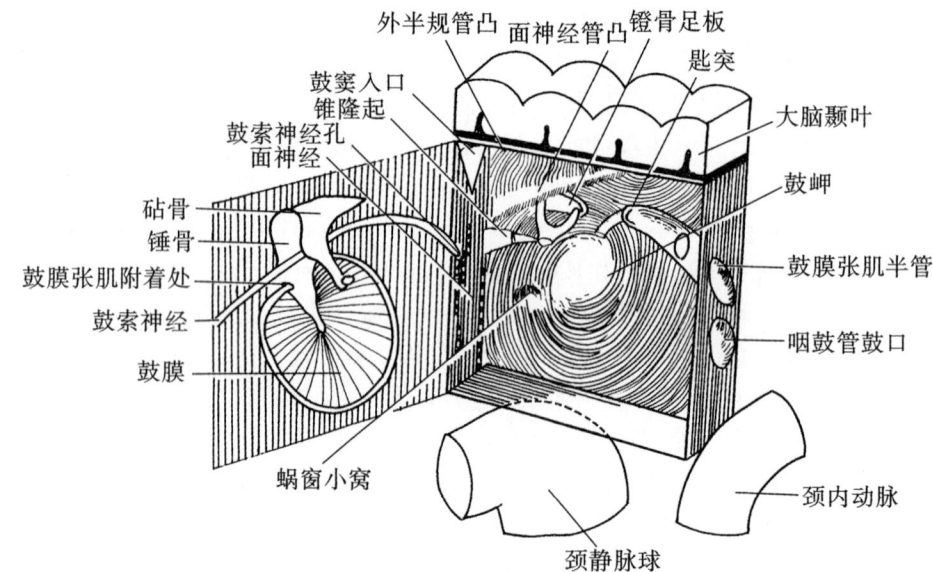

图15-3 鼓室六壁模式图

(1)上壁:也称鼓室盖,为一薄骨板,借此与颅中窝相隔。鼓室盖的岩鳞裂在婴幼儿尚未闭合,中耳感染可经此向颅内扩散。

(2)下壁:借薄骨板与颈静脉球相隔。

(3)前壁:上部有两口,上为鼓膜张肌半管开口,下为咽鼓管的鼓室口;下部借薄骨板与颈内动脉相隔。

(4)后壁:为乳突壁,是外耳道后壁的延续。面神经垂直段通过此壁的内侧。上方有鼓窦入口,借此与鼓窦及乳突气房相通,为急性化脓性中耳炎向后扩散的通道。

(5)内壁:即内耳的外侧壁。中央隆起部为鼓岬,为耳蜗底周所在处。在鼓岬的后上方有前庭窗(卵圆窗),为镫骨足板和环韧带所封闭,向内通入内耳的前庭阶。在鼓岬后下方有圆窗(蜗窗),为蜗窗膜(又称第二鼓膜)所封闭,向内通入内耳的鼓阶。鼓岬的上方有面神经骨管的水平段经过。面神经可由于骨壁不全而暴露于鼓室黏膜下,是急性中耳炎早期出现面神经麻痹的原因之一。

(6)外壁:由骨部及膜部构成。骨部较小,为上鼓室的外壁。膜部占大部分,即鼓膜(tympanic membrane)。

鼓膜为一半透明有弹性、椭圆形的薄膜,介于鼓室和外耳道之间,呈浅漏斗状,凹面向外,自外上斜向内下,与外耳道底呈45°~50°角;婴儿鼓膜的倾斜度更为明显,几乎水平。

正常鼓膜有以下标志:①鼓膜中心最凹点相当于锤骨柄的尖端,称为脐;②自脐向上向前达紧张部上缘处有一灰白色小突起为锤凸(锤骨短突隆起的部位);③脐与锤凸之间有一白色条纹称锤纹(锤骨柄透过鼓膜表面的影像);④自脐向前下达鼓膜边缘有一个三角形反光区,称光锥(外部光线被鼓膜的凹面反射而成);⑤在锤凸前、后各有一皱襞,称锤骨前襞和锤骨后襞,二者将鼓膜分为两部分,下部为鼓膜紧张部,上部为鼓膜松弛部(图15-4)。

为了便于临床描述,将鼓膜分为四个象限,即沿锤骨柄做一延长线,另经鼓膜脐做一与其垂直相交的直线,把鼓膜分为前上、前下、后上、后下四个象限(图15-5)。

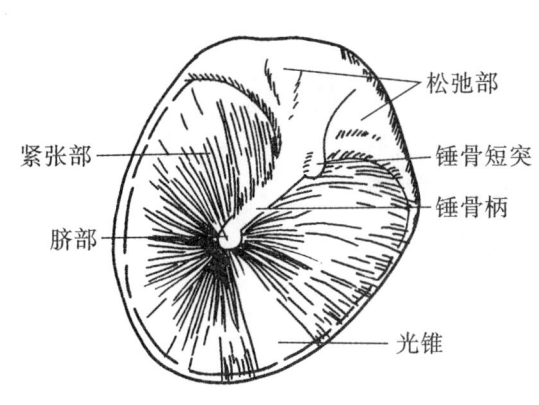

图15-4 右耳鼓膜正常标志

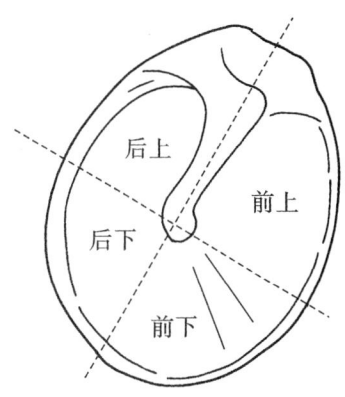

图15-5 鼓膜的四个象限

鼓膜紧张部的组织学结构包含三层:上皮层(外层)、纤维层(中层)、黏膜层(内层),锤骨柄位于纤维层和黏膜层之间。松弛部包含两层,缺少中间的纤维层。

鼓室内容物包括听骨、肌肉和韧带。听骨为人体内最小的一组小骨,即锤骨、砧骨和镫骨,借韧带与关节相互衔接成听骨链(图15-6)。锤骨柄与鼓膜相接,镫骨足板借环韧带连接于前庭窗,介导声波由外耳传入内耳。

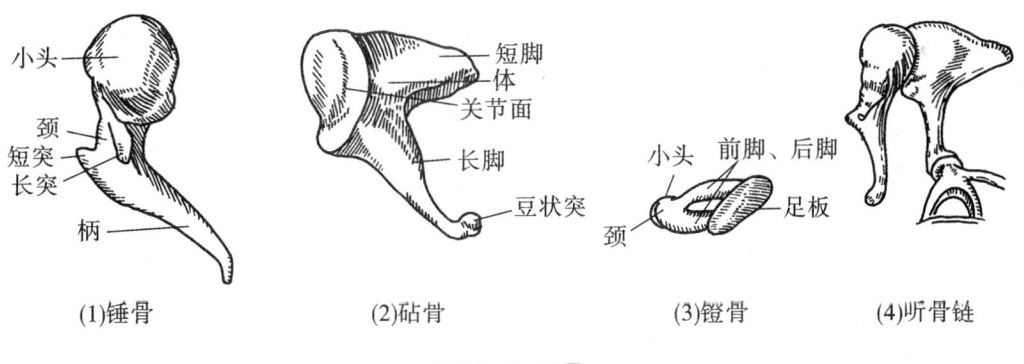

图15-6 听骨

2. 咽鼓管(pharyngotympanic tube) 为沟通鼓室与鼻咽的管道,成人全长约35 mm。外1/3为骨部,内2/3为软骨部。鼓室口起于鼓室前壁,向内、下、前方斜行止于鼻咽侧壁的咽鼓管咽口。在静止时是闭合的,当张口、吞咽、打呵欠时,咽鼓管咽口开放,以调节鼓室气压,保持鼓膜内、外压力平衡。咽鼓管黏膜为假复层纤毛柱状上皮,纤毛运动方向朝向鼻咽部的咽口,再由于成人的咽鼓管鼓室口高于咽口2.0～2.5 cm,可使鼓室分泌物得以排出;又因软骨部黏膜呈皱襞样,具有活瓣作用,故能防止咽部液体进入鼓室。小儿咽鼓管短而宽,又接近水平,因此小儿的咽部感染较易经此管侵入鼓室波及中耳而引起中耳炎(图15-7)。

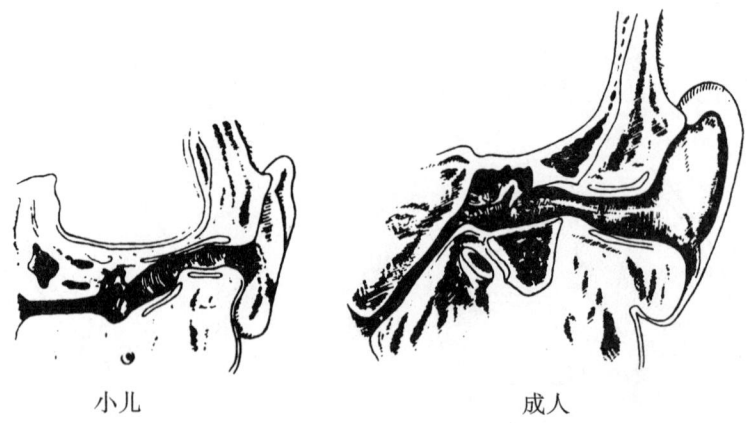

小儿　　　　　　　　　成人

图 15-7　小儿和成人的咽鼓管比较

3. 鼓窦（tympanic antrum）　为鼓室后上方的含气腔，内覆有纤毛黏膜上皮，前方通向上鼓室，向后下连通乳突气房，上壁以鼓窦盖与颅中窝相隔。

4. 乳突（mastoid process）　为鼓室和鼓窦的外扩部分。乳突腔内含有似蜂窝样、大小不同、形态不一相互连通的气房。根据气房发育程度，乳突可分为四种类型，即气化型、板障型、硬化型和混合型（图15-8）。乳突后壁借骨板与乙状窦和颅后窝相隔。

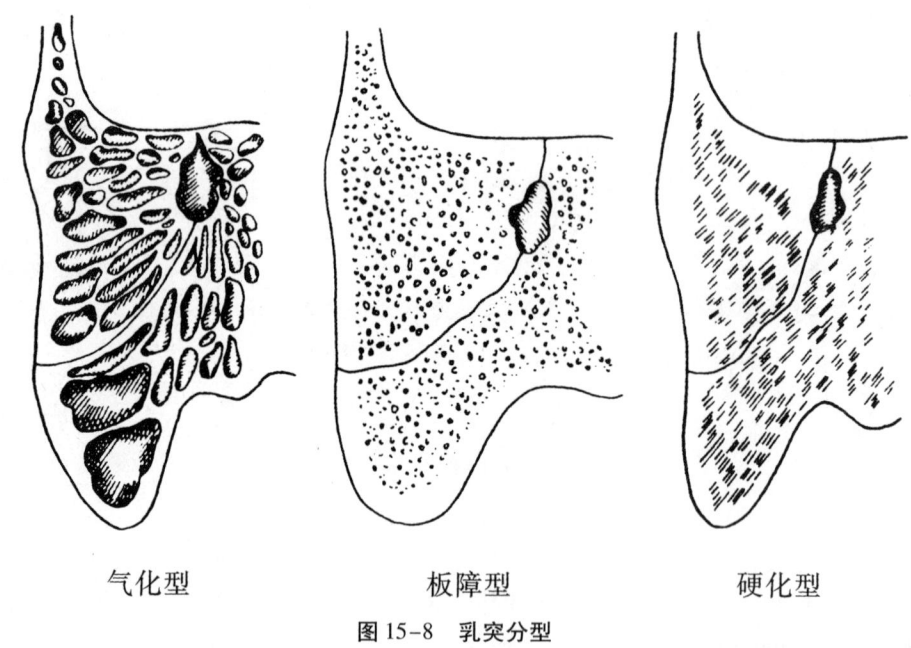

气化型　　　　　　　板障型　　　　　　　硬化型

图 15-8　乳突分型

（三）内耳

内耳埋藏于颞骨岩部，结构复杂而精细，故又称迷路（labyrinth）。按解剖和功能分为前庭、半规管和耳蜗三部分。组织学上可分为形状相似的两部分，即骨迷路和膜迷路。膜迷路位于骨迷路内，膜迷路内有听觉与位觉感受器。骨迷路与膜迷路之间充满外淋巴（perilymph）液，膜迷路内含有内淋巴（endolymph）液，内、外淋巴互不相通。

1. 骨迷路　由致密的骨质构成,包括前庭、骨半规管、耳蜗三部分(图15-9)。

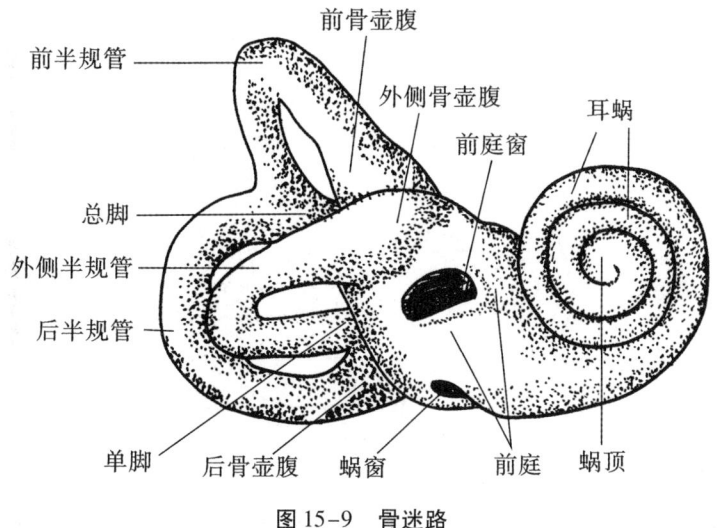

图15-9　骨迷路

(1)前庭(vestibule):位于耳蜗和半规管之间,呈椭圆形,前连耳蜗,后接骨半规管。外壁为鼓室内壁的一部分,有前庭窗及蜗窗。

(2)骨半规管(osseous semicircular canals):位于前庭后上方,由3个在不同平面上且互相垂直的约2/3环形骨管构成,按其空间位置分别称为前、后、外骨半规管。每个骨半规管的两端均与前庭相通,相通部位膨大称壶腹,前骨半规管与后骨半规管的单脚汇合成1个总脚与前庭相通,故3个半规管共有5个孔(即5个壶腹)通入前庭。

(3)耳蜗(cochlear):位于前庭的前部,形似蜗牛壳,由中央的蜗轴和周围的骨蜗管组成。骨蜗管旋绕蜗轴2.5~2.75周,底周向中耳凸出形成鼓岬。蜗轴有薄骨板伸入蜗管内,绕蜗轴由蜗底盘旋至蜗顶,称骨螺旋板(图15-10)。从骨螺旋板外缘到耳蜗外壁,有基底膜连接,由螺旋板斜伸出一薄膜称前庭膜。如此,骨螺旋板、基底膜及前庭膜将骨蜗管分隔成前庭阶、鼓阶和膜蜗管(也称中阶)3个管道(图15-11)。膜蜗管为一封闭的盲管,含内淋巴液,前庭阶和鼓阶都含外淋巴液,在蜗顶借蜗孔相通。

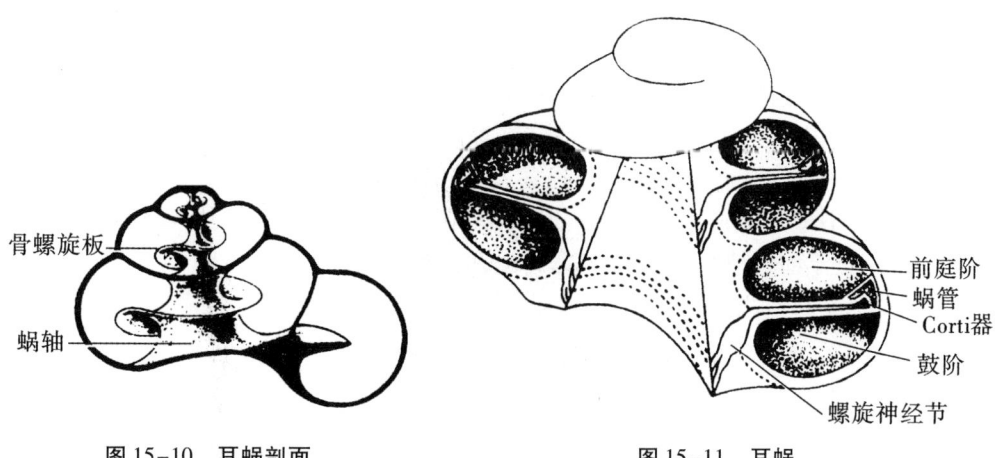

图15-10　耳蜗剖面　　　　图15-11　耳蜗

2.膜迷路 由椭圆囊及球囊、膜半规管和膜蜗管组成,各部相互通连形成一密闭的膜性管道,内含内淋巴液,借纤维束固定于骨迷路壁上,浮悬于骨迷路内的外淋巴液中(图15-12)。

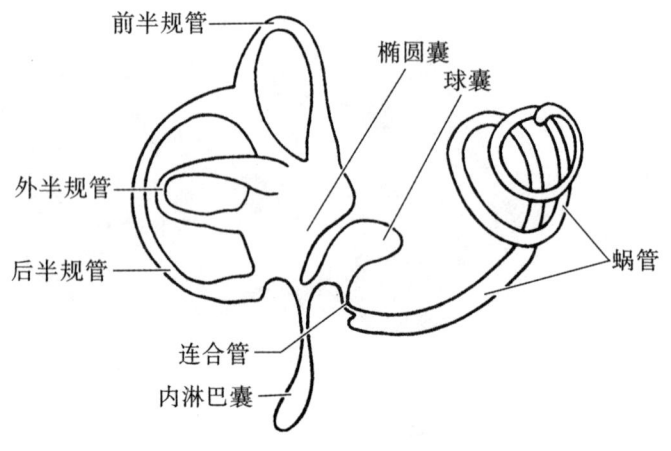

图15-12 膜迷路

(1)椭圆囊及球囊:位于前庭内,其囊壁上分别有椭圆囊斑和球囊斑(亦称位觉斑)为前庭神经的末梢感受器,感受位觉。

(2)膜半规管:位于骨半规管内,约占骨半规管腔隙的1/4,膜壶腹内的壶腹嵴,是前庭神经的末梢感受器,感受位觉。

(3)膜蜗管:位于耳蜗内的前庭阶与鼓阶之间,膜蜗管的基底膜上有螺旋器,又名Corti器,是听觉感受器。

3.内耳的血管 内耳的血供主要来自迷路动脉,又称内听动脉,由椎-基底动脉小脑前下动脉分出。内耳的静脉汇成迷路静脉、前庭导水管静脉和蜗水管静脉,流入侧窦或岩上窦及颈内静脉。

4.听神经(acoustic nerve) 听神经进入内耳道即分为前后两支,前支为蜗神经,后支为前庭神经(图15-13)。

(1)蜗神经:位于骨螺旋板相连处的螺旋神经节由双极细胞组成,其周围突穿过骨螺旋板分布于螺旋器的毛细胞,其中枢突组成蜗神经。蜗神经经内耳门入颅,终止于延髓与脑桥连接处的蜗神经背核和蜗神经腹核。

(2)前庭神经:位于内耳道底部的前庭神经节亦为双极细胞,其上部细胞的周围突分布于前、外半规管壶腹嵴及椭圆囊斑,下部细胞的周围突分布于后半规管壶腹嵴和球囊斑,其中枢突构成前庭神经。前庭神经在蜗神经上方进入脑桥和延髓,大部分神经纤维终止于前庭神经核区,小部分越过前庭神经核而入小脑。

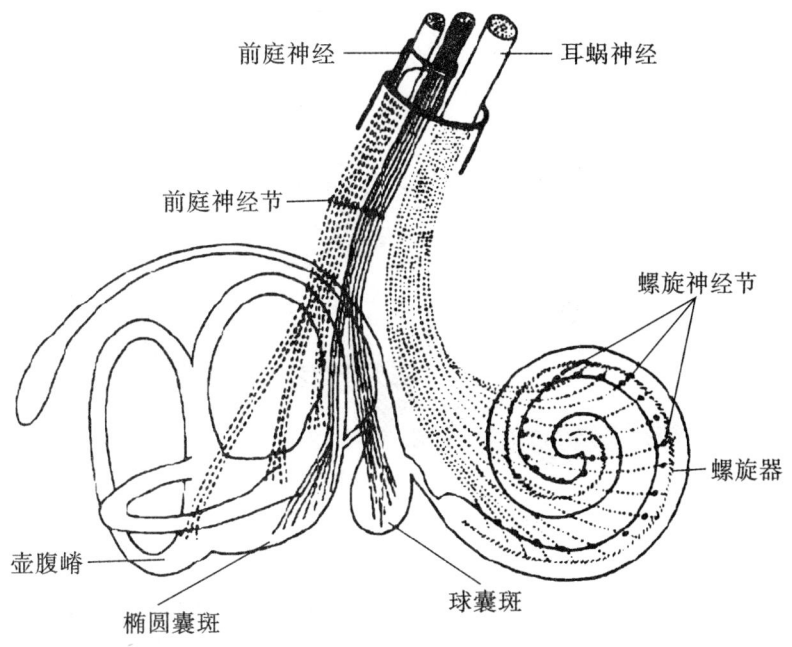

图 15-13 听神经

二、耳的生理

耳具有听觉和平衡两大生理功能。

(一) 听觉功能

1. 声音传入内耳的途径　人耳能感觉到声波的频率为 20～20 000 Hz，对 1 000～3 000 Hz 的声波最为敏感。声波传入内耳兴奋听觉感受器的途径有两种：一是通过鼓膜和听骨链，称空气传导（简称气导）；二是通过颅骨，称骨传导（简称骨导）。在正常生理状态下，以空气传导为主。

空气传导过程简示图：

```
声波          锤骨→砧骨
 ↓           ↑    ↓
耳郭→外耳道→鼓膜→镫骨→前庭窗→外内淋巴→螺旋器→听神经→听觉中枢
空气振动   传声变压           液体波动   感音    神经冲动   综合分析
(外耳)     (中耳)             (内耳)           (迷路后)   (大脑皮质)
```

(1) 空气传导(air conduction, AC)：是人耳感知声音的主要途径。声波由耳郭收集，经过外耳道振动鼓膜，使听骨链产生运动，连接前庭窗的镫骨足板振动前庭阶的外淋巴，产生的液波运动刺激基底膜上的螺旋器产生神经冲动，此神经冲动通过耳蜗神经纤维传入大脑皮质听觉中枢，产生听觉(图 15-14)。

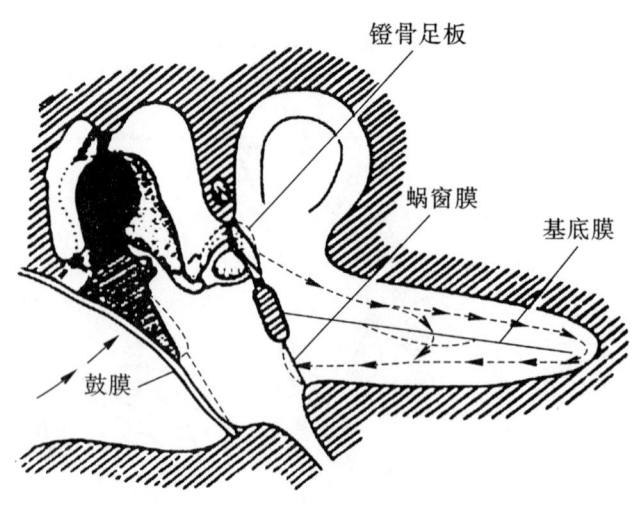

图 15-14 声音的传导途径

(2)骨传导(bone conduction,BC):声波也可直接由颅骨传至耳蜗,引起外淋巴液及内淋巴液振动,使基底膜上的螺旋器兴奋,产生听觉。在正常情况下,由颅骨传入内耳的声波,大部分为颅骨所反射,故传入内耳的极为微弱,对正常听觉不起重要作用。骨导听觉在耳聋性质鉴别诊断中意义重大,骨导曲线下降表明感音神经功能水平下降。

2. 外耳的生理 耳郭可收集声波到外耳道,并具有辨别声源方向的功能。根据物理学原理,一端封闭的圆柱形管腔对波长为其管长 4 倍的声波起最佳共振作用,外耳道为一端封闭的管腔,故 3 500 Hz 及其邻近频率在鼓膜附近的声压可提高 10~15 dB。另外,外耳道尚可保护耳深部结构免受损伤。

3. 中耳的生理 中耳为变压增益装置,通过鼓膜和听骨链组成的传声变压结构,使液体对声波传播的高阻抗与空气较低的声阻抗得到匹配,从而可把空气中的声波振动能量高效而顺利地传入内耳淋巴。

(1)鼓膜的生理:声波作用于鼓膜,通过听骨链的镫骨足板作用于前庭窗,由于鼓膜的有效振动面积约为 55 mm^2,比镫骨足板面积 3.2 mm^2 大 17 倍,因此从鼓膜表面的声压传到镫骨足板时可增加 17 倍。另外,根据弧形杠杆作用还使声压提高 1 倍。

(2)听骨链的生理:听骨链的杠杆作用可使声压自锤骨柄传至前庭窗时增加 1.3 倍。

(3)咽鼓管的生理:①保持中耳内、外压力平衡,咽鼓管软骨部具有弹性,平时呈闭合状态,当吞咽、打呵欠、咀嚼、打喷嚏时皆可使咽鼓管开放,从而调节鼓室内气压使与外界大气压保持平衡;②引流作用,鼓室与咽鼓管黏膜的杯状细胞及黏液腺产生的黏液,可借咽鼓管黏膜上皮的纤毛运动不断向鼻咽部排出;③防声作用,咽鼓管平时处于闭合状态,能阻挡说话声、呼吸声等经咽鼓管直接传入鼓室并振动鼓膜;④防止逆行感染的作用,咽鼓管软骨部黏膜较厚,表面的皱襞有活瓣作用,加上黏膜上皮的纤毛运动,对阻止鼻咽部的液体、异物及感染病灶等进入鼓室有一定的作用。

4. 耳蜗的生理 耳蜗的生理功能有二:①感音功能,即把传入的声能转换成适合刺激蜗神经末梢的形式;②对声音信息的编码,即分析传入声音的特性(如频率与强度),以便大脑能处理该刺激声中包含的信息。

5. 听神经的生理　将耳蜗毛细胞机-电转换的信息向听觉系统各级中枢传递。

(二)平衡功能

正常人体平衡的维持,有赖于前庭、视觉和本体感觉这三个系统的外周感受器感受身体运动、位置以及外界的刺激,向中枢传送神经冲动,通过各种反射性运动,维持身体的平衡。如果任何一个系统发生功能障碍,在代偿功能出现后,依靠另外两个系统的正常功能尚可,使人体在一般的日常生活中维持身体平衡;如果有两个系统发生功能障碍,则难以维持身体平衡,其中前庭系统最为重要。前庭感受器主司感知头位及其变化。半规管壶腹嵴感受头的旋转运动,即感受头部角加速度运动的刺激。球囊及椭圆囊主要感受头部直线加速度运动的刺激。产生的神经冲动,由前庭神经传至中枢,再经传出神经至相应的运动系统,从而产生平衡反应,协调身体的平衡。

第二节　鼻的应用解剖及生理

一、鼻的应用解剖

鼻(nose)由外鼻、鼻腔和鼻窦三部分构成。

(一)外鼻

外鼻(external nose)位于面部中央,外观类似三棱锥体(图15-15)。由骨和软骨构成支架(图15-16),外覆皮肤及皮下组织。前棱上部为鼻根(nasal root),向下依次为正中部的鼻梁(nasal bridge)及鼻尖(nasal apex)。左右两棱为鼻背(nasal dorsum),鼻尖两侧的半圆形膨隆部分为鼻翼(alae nasi)。三棱锥体的底部为鼻底(basis nasi),由鼻中隔软骨的前下缘及鼻翼软骨内侧脚构成鼻小柱(columella nasi),由鼻底向前延续形成左、右前鼻孔(anterior nares),鼻翼向外下与面颊交界处有一条浅沟,即鼻唇沟(nasolabial fold)。鼻根部皮肤薄而松弛,易于移动。鼻尖、鼻翼及鼻前庭皮肤较厚,与皮下组织及软骨膜连接紧密,炎症时皮肤稍有肿胀即压迫神经末梢,痛感明显;且此处皮肤富有皮脂腺和汗腺,是鼻疖、痤疮和酒渣鼻的好发部位。

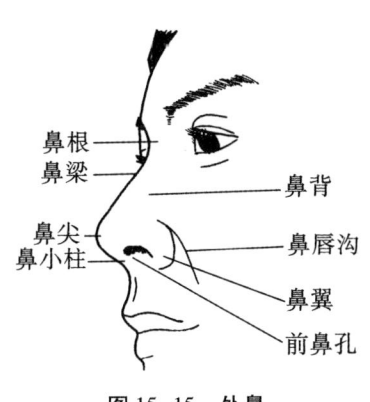

图15-15　外鼻

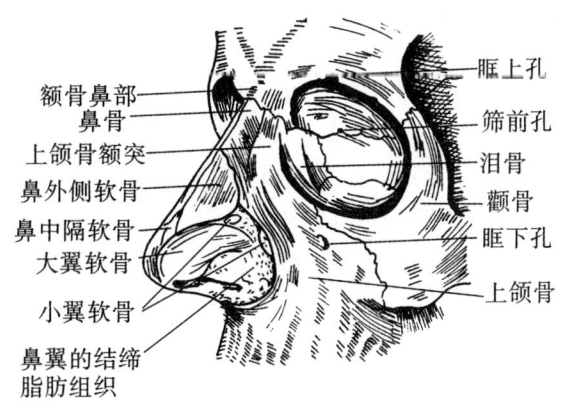

图15-16　外鼻的骨和软骨支架

外鼻静脉主要经内眦静脉(angular vein)、面静脉(facial vein)汇入颈内静脉。内眦静脉又可经眼上静脉、眼下静脉与颅内海绵窦(cavernous sinus)相通。面部静脉无瓣膜,血液可双向流动,血液可反流至颅内海绵窦,当外鼻和上唇有皮肤感染(如疖肿)时,则有引发致命的海绵窦血栓性静脉炎的可能(图15-17)。临床上将鼻根部与上唇间的三角形区域称为"危险三角区"。

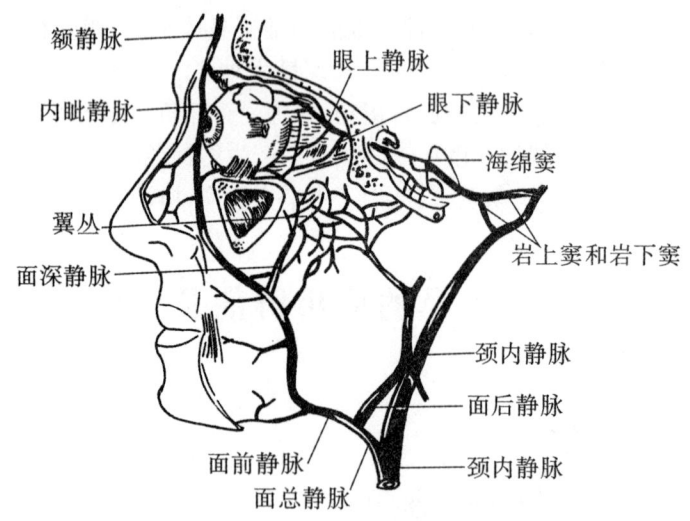

图15-17 外鼻的静脉与海绵窦的关系

(二)鼻腔

鼻腔(nasal cavity)左右各一,为一狭长而扁平的腔隙,其冠状切面呈三角形,矢状切面上内侧壁及外侧壁均呈四边形。起自前鼻孔,向后止于后鼻孔,与鼻咽部相通,由鼻中隔分为左右两侧鼻腔,每侧鼻腔包括鼻前庭和固有鼻腔两部分。一般所指鼻腔系固有鼻腔。

1. 鼻前庭(nasal vestibule) 始于前鼻孔,止于鼻阈。鼻前庭皮肤与固有鼻腔黏膜交界处的弧形隆起称为鼻阈(nasal limen)。表面由皮肤覆盖,内有鼻毛生长,富有皮脂腺和汗腺,易发生疖肿。由于皮肤与软骨紧密连接,一旦发生疖肿,疼痛明显。

2. 固有鼻腔(nasal fossa proper) 简称鼻腔,由黏膜覆盖,起自鼻阈,止于后鼻孔,有内、外、顶、底4壁。

(1)内壁:即鼻中隔,由鼻中隔软骨、筛骨垂直板及犁骨组成,外覆骨膜、软骨膜和黏膜。鼻中隔前下部黏膜内由动脉血管分支汇聚成丛,称为利特尔区(Little's area),是鼻出血的好发部位,也称为"易出血区"(图15-18)。

(2)外壁:为鼻腔的重要部分。有三个呈梯形排列、突出而卷曲的骨片,外覆黏膜,称为鼻甲,自下而上分别称为下、中、上鼻甲。其大小依次缩小约1/3,其前端的位置则依次后移约1/3。每一个鼻甲的下方与鼻腔外侧壁均形成一个间隙,分别称为下鼻道、中鼻道、上鼻道(图15-19)。

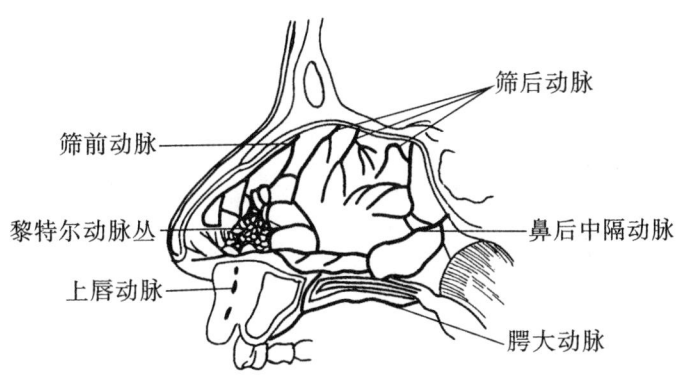

图 15-18　鼻中隔动脉及"易出血区"

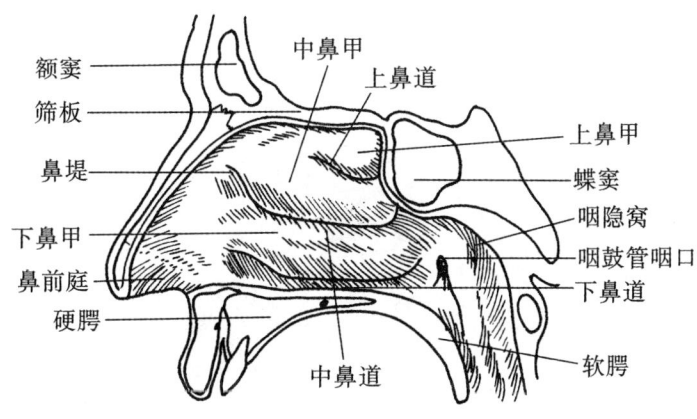

图 15-19　鼻腔外侧壁

1)下鼻甲和下鼻道(inferior nasal concha and inferior nasal meatus):下鼻甲骨最大、最长,为一单独呈水平状卷曲的薄骨片。下鼻甲前端接近鼻阈,后端距咽鼓管咽口1.0~1.5 cm,病理状态下(如下鼻甲肿胀及肥大时)可直接影响咽鼓管咽口的开放功能而出现耳部症状。下鼻道顶呈穹窿状,在其顶端有鼻泪管(nasolacrimal duct)开口,下鼻道外侧壁后部近鼻咽处有表浅扩张的静脉丛,称为鼻-鼻咽静脉丛,是中老年人鼻腔后部出血的好发部位。下鼻道外侧壁前段近下鼻甲附着处,骨质较薄,血管少,是临床上上颌窦穿刺冲洗的进针部位。

2)中鼻甲和中鼻道(middle nasal concha and middle nasal meatus):中鼻甲稍大,属筛骨一部分,为筛窦内侧壁的标志,附着于筛窦顶壁和筛骨水平板的连接处,中鼻甲基板将筛窦分为前组筛窦和后组筛窦。中鼻甲游离缘与鼻中隔之间的空隙称为嗅沟或嗅裂。中鼻道内有两个隆起,前下呈弧形棘状隆起,称钩突;其后上方的隆起称筛泡,两个突起之间的半月形裂隙,名半月裂孔,此孔向前下和外上扩大呈漏斗状,名筛漏斗,以筛漏斗为中心的解剖结构,包括中鼻甲、钩突、筛泡、半月裂,以及额窦、前组筛窦和上颌窦的自然开口等,称为"窦口鼻道复合体"(ostiomeatalcomples,OMC)(图 15-20),由 Naumann 首先提出。有额窦、前组筛窦及上颌窦均开口于此。中鼻甲钩突和筛泡是鼻内镜筛窦手术的标志和进路(图 15-21、图 15-22)。

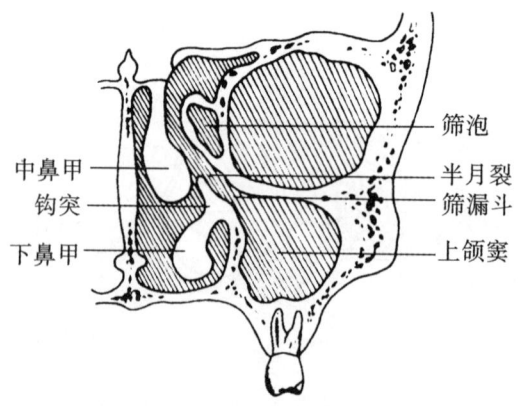

图 15-20　窦口鼻道复合体

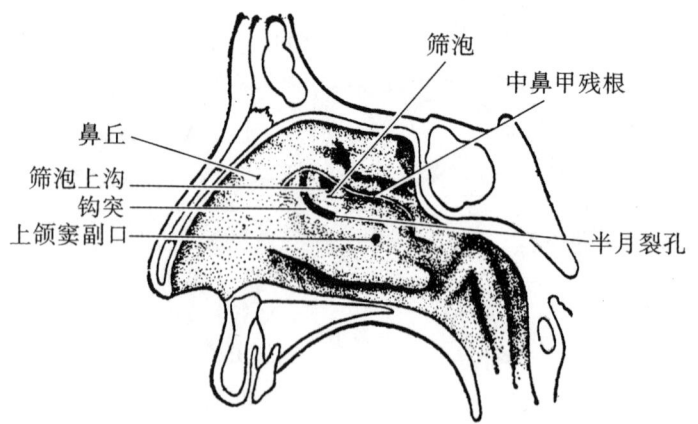

图 15-21　中鼻道外侧壁

3）上鼻甲和上鼻道（superior nasal concha and superior nasal meatus）：上鼻甲是三个鼻甲中最小的一个，属筛骨结构，位于鼻腔外侧壁的后上部，位置最高，有时仅为一条黏膜皱襞，前鼻镜检查一般窥不到上鼻甲。上鼻甲后端的后上方有蝶筛隐窝（sphenoethmoidal recess），是蝶窦开口所在。

以中鼻甲游离缘为界，其上方鼻甲与鼻中隔之间的间隙为嗅沟（olfactory sulcus）或嗅裂，此部位的鼻腔黏膜为嗅区（olfactory region）黏膜。在该水平以下，鼻甲与鼻中隔之间的不规则间隙称为总鼻道（meatus nasi communis），为呼

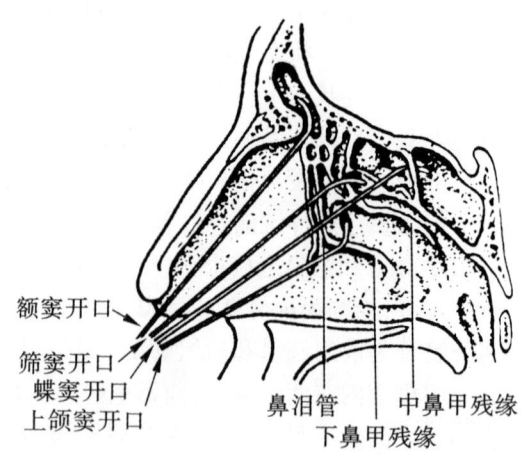

图 15-22　鼻窦开口部位

吸区(respiratory region)黏膜覆盖,含有丰富的腺体及杯状细胞。中鼻甲、下鼻甲的游离缘及前后端有丰富的静脉丛和血管窦构成的海绵状组织,血管壁上有丰富的平滑肌及弹性纤维,具有灵敏的舒缩性,对调节吸入空气的温度、湿度起着重要的作用,具有重要的生理和病理意义。

(3) 顶壁:呈穹隆状,主要由筛骨水平板构成,借以与颅前窝相隔。嗅区黏膜内的嗅丝穿过水平板的筛孔进入颅内。筛骨水平板菲薄而脆,外伤或手术误伤易造成骨折,导致脑脊液鼻漏或鼻源性颅内并发症。

(4) 底壁:即硬腭的鼻腔面,借此与口腔相隔。前 3/4 由上颌骨腭突(palatine process of maxilla)构成,后 1/4 由腭骨水平部(horizontal process of palate bone)构成。

3. 鼻腔黏膜　按其结构及其功能,分为嗅区黏膜和呼吸区黏膜。

(1) 嗅区(olfactory region)黏膜:嗅沟平面以上的鼻腔黏膜,范围较小,表面覆以假复层无纤毛柱状上皮,内含嗅细胞、嗅腺。嗅腺分泌浆液性液体,能溶解到达嗅区的气味物质颗粒,刺激嗅细胞,产生嗅觉。

(2) 呼吸区(respiratory region)黏膜:为复层或假复层柱状纤毛上皮,黏膜内有丰富的腺体及杯状细胞,产生大量的黏液性分泌物,在黏膜表面形成一层具有黏性的黏液毯(mucous blanket),后者由外层的黏蛋白及内层供纤毛运动的水样层组成。黏液毯对鼻黏膜形成保护。随着纤毛运动向鼻咽部移动(图15-23)。

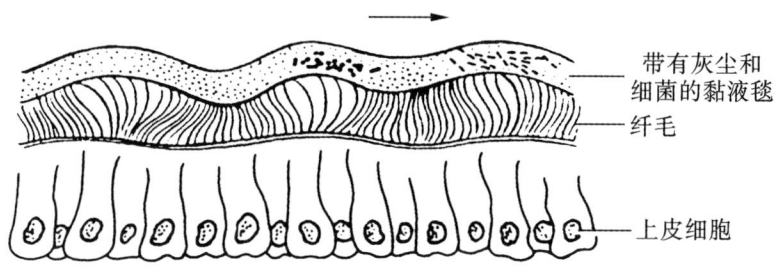

图 15-23　鼻黏膜的纤毛和黏液毯的运动形式,箭头示运动方向

知识拓展

鼻黏膜完整的上皮结构构成了呼吸道的第一道机械屏障,可防止有害物质进入黏膜下。此外,鼻黏膜上皮本身具有重要的主动分泌机制,如分泌多种细胞因子等。鼻黏膜上皮还是机体免疫系统中非常重要的成员之一。正常情况下,鼻黏膜上皮依靠自稳机制处于免疫抑制状态,维持鼻黏膜局部的生理功能;当受到外界有害刺激时,通过局部与全身的迅速而准确的信号传递与反馈,激活免疫机制,产生相对应的生物活性物质,使局部黏膜处于一种新的平衡之中。变应原刺激鼻黏膜产生变应性鼻炎就是一例。

4. 鼻腔的血管　动脉主要来自颈内动脉系统的分支眼动脉(ophthalmic artery)和颈外动脉系统的分支上颌动脉(maxillary artery)。

5. 鼻腔的神经　包括嗅神经、感觉神经和自主神经(图15-24、图15-25)。

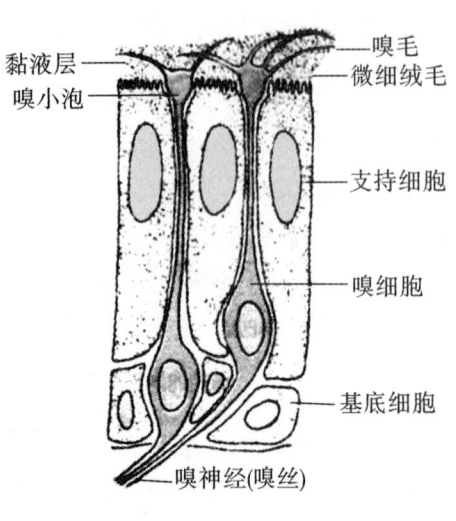

图15-24　嗅上皮模式

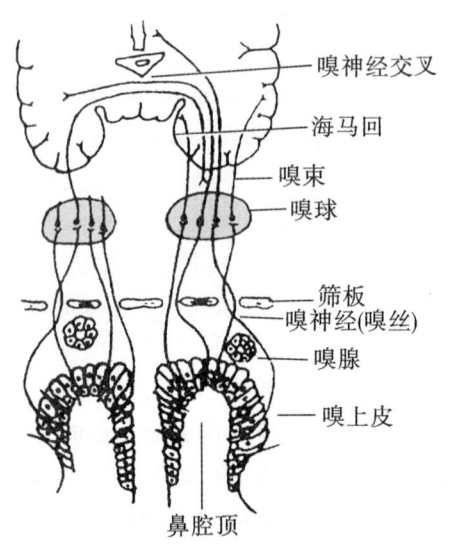

图15-25　嗅神经传导路径

(三) 鼻窦

鼻窦(nasal sinuses)为鼻腔周围颅面骨内含气的空腔,各有窦口与鼻腔通连,共有四对。按其解剖位置及窦口所在部位,分为前后两组,前组鼻窦包括上颌窦、额窦和前组筛窦,均开口于中鼻道;后组鼻窦包括后组筛窦和蝶窦,前者开口于上鼻道,后者开口于蝶筛隐窝(图15-26)。

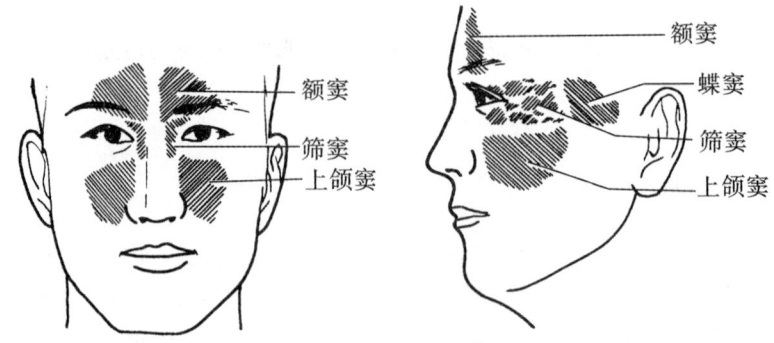

图15-26　鼻窦的面部投影

1. 上颌窦(maxillary sinus)　位于上颌骨体内,为鼻窦中最大的一对,平均容量约13 ml。有5个壁(图15-27)。

(1) 前壁:即面壁,中央稍凹陷,称尖牙窝(canine fossa),此处骨壁较薄,上颌窦手术多经此进入窦腔。

(2) 顶壁:即眶底,眶内与窦内疾病常相互影响。

(3)后外壁:与翼腭窝和颞下窝毗邻。

(4)底壁:为上颌骨的牙槽突,低于鼻腔底,与上颌第二前磨牙和第一磨牙、第二磨牙的牙根的位置邻近,根尖感染易引起牙源性上颌窦炎。

(5)内壁:为部分鼻腔外侧壁,上部有上颌窦开口通中鼻道。因上颌窦窦口位置较高,不利于引流,故上颌窦炎发病率较高。

2.筛窦 位于鼻腔外上方的筛骨内,形似蜂房,以中鼻甲附着处为界分成前、后两组,分别开口于中鼻道和上鼻道。筛窦的顶壁借一薄骨板与颅前窝相隔(图15-28)。外壁与眼眶为纸样板,故其罹病时,可引起眶内感染及球后视神经炎。

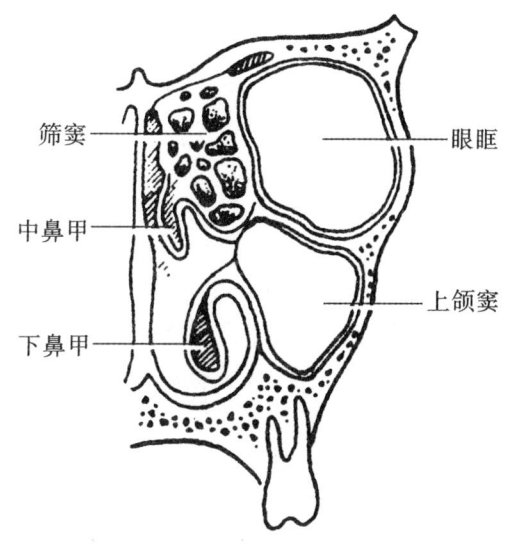

图15-27 上颌窦的顶壁、内壁及底壁

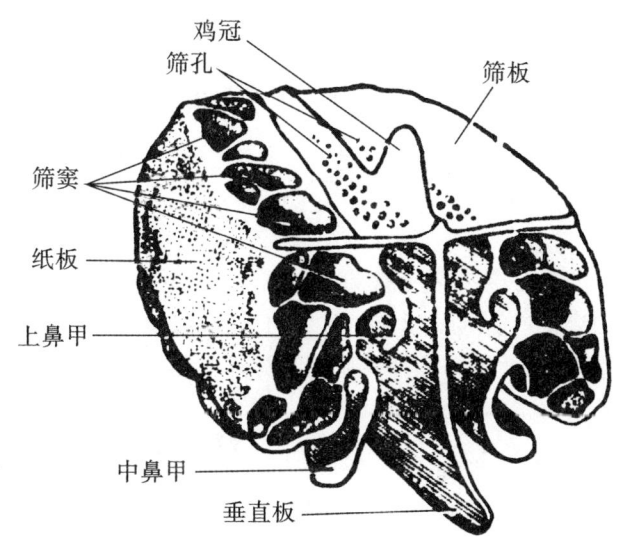

图15-28 筛窦

3.额窦 位于额骨的内下部,左右各一。前壁为额骨外板,后壁为额骨内板与颅前窝相隔。底壁相当于眼眶内上角处,骨质较薄。额窦开口于窦底的内侧,经鼻额管开口于中鼻道的前部。

4.蝶窦 位于鼻腔后上方的蝶骨体内,左右各一。前壁内上方有蝶窦窦口,开口于蝶筛隐窝。其顶、后、外壁均以薄骨板与颅腔相隔,底壁即鼻咽顶。

二、鼻的生理

(一)鼻腔的生理功能

1. **呼吸功能**　呼吸是鼻的主要功能。鼻腔对吸入的空气具有过滤、清洁、调温及湿润作用,对维护呼吸道的正常功能具有重要意义。

2. **嗅觉功能**　吸入的空气中含有气味的微粒经过嗅区黏膜时,溶解于嗅腺的分泌液中,刺激嗅细胞产生神经冲动,通过嗅神经、嗅球传到大脑嗅觉中枢而产生嗅觉。

3. **共鸣作用**　喉发出的声音经鼻腔和鼻窦的共鸣作用,而变得洪亮、悦耳。鼻塞时失去共鸣作用,出现"闭塞性鼻音";当软腭麻痹或腭裂时,鼻咽部不能闭合,则出现"开放性鼻音"。

4. **反射作用**　鼻黏膜神经丰富,外界温度的变化可引起鼻黏膜血管反射性收缩和扩张,理化因素接触鼻黏膜可引起喷嚏反射及腺体分泌物增加,借呼出气流及分泌物排出进入鼻腔的异物。

(二)鼻窦的生理功能

鼻窦黏膜与鼻腔黏膜相连续,所以鼻窦也具有鼻腔的某些生理功能,如分泌、共鸣作用等。此外,鼻窦的存在也有助于减轻头颅重量,缓冲外来冲击力,对重要器官有一定保护作用。

第三节　咽的应用解剖及生理

一、咽的应用解剖

咽(pharynx)上起颅底,下至第 6 颈椎下缘水平,成人全长约 12 cm,上宽下窄略呈漏斗状,是呼吸道和消化道的共同通道。前方与鼻腔、口腔和喉腔相通,后壁与椎前筋膜相邻,下端与食管相接,两侧与颈部大血管和神经毗邻。

(一)咽的分部

以软腭平面、会厌上缘平面为界,自上而下分为鼻咽、口咽及喉咽三部分(图 15-29)。

1. **鼻咽(nasopharynx)**　又称上咽(epipharynx),位于鼻腔后方,上起颅底,下达软腭平面,后壁平对第 1~2 颈椎。鼻咽的顶后壁交界处黏膜下在儿童时期有丰富的淋巴组织集聚,呈橘瓣状,称为腺样体(adenoid),又称为咽扁桃体(pharyngeal tonsil),若腺样体肥大,可堵塞鼻咽腔影响鼻呼吸,或阻塞

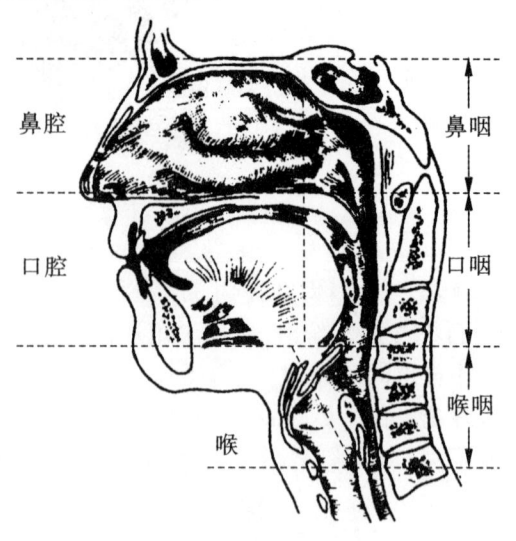

图 15-29　咽的分段解剖

咽鼓管咽口引起听力减退。10 岁以后逐渐退化萎缩。左右两侧壁距离下鼻甲后端约 1.5 cm 处有咽鼓管咽口,此管与鼓室相通。咽口周围有散在淋巴组织,称咽鼓管扁桃体(tubal tonsil);咽鼓管咽口后上方有一隆起,称为咽鼓管圆枕(torus tubalis),圆枕的后上方有一凹陷,称咽隐窝(pharyngeal recess),是鼻咽癌的好发部位,此窝接近颅底破裂孔,鼻咽癌常循此侵入颅内(图 15-30)。

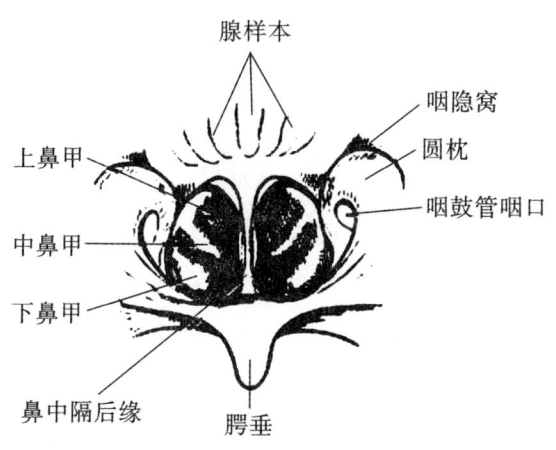

图 15-30　鼻咽

2. 口咽(oropharynx)　又称中咽(mesopharynx),是口腔向后方的延续部,位于软腭与会厌上缘平面之间,通常所谓咽部即指此区。后壁平对第 2、3 颈椎体,黏膜下有散在的淋巴滤泡。前方经咽峡与口腔相通。所谓咽峡(isthmus of fauces),系由上方的腭垂(uvula)和软腭游离缘、下方舌背、两侧舌腭弓(glossopalatine arch)和咽腭弓(pharyngopalatine arch)共同构成的一个环形狭窄部分。两弓之间为扁桃体窝,(腭)扁桃体(tonsilla palatina)即位于其中(图 15-31)。在每侧咽腭弓的后方有纵行条索状淋巴组织,称咽侧索(lateral pharyngeal bands)。咽后壁黏膜下有散在分布的淋巴组织,称淋巴滤泡。舌根部聚集的淋巴组织称舌扁桃体。

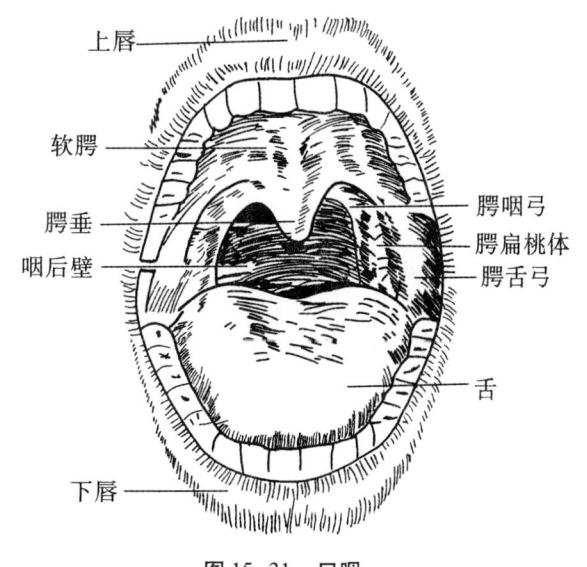

图 15-31　口咽

3. 喉咽(laryngopharynx)　又称下咽(hypopharynx),上接口咽,下连食管入口,此处有环咽肌环绕。前方通喉入口。舌根与会厌之间有一正中矢状位的黏膜皱襞为舌会厌正中襞(median glossoepiglottic fold),左右各有两个浅凹陷称会厌谷(vallecula epi-

glottica),常为异物存留处。在两侧杓状软骨后外侧各有一较深的隐窝,称梨状窝(pyriform sinus),也为异物常停留处。喉上神经内支经此窝入喉并分布于其黏膜之下,在此进行表面麻醉可达理想效果。两侧梨状窝之间环状软骨板后方的间隙称环后隙(postcricoid space),其下方即食管入口(图15-32)。

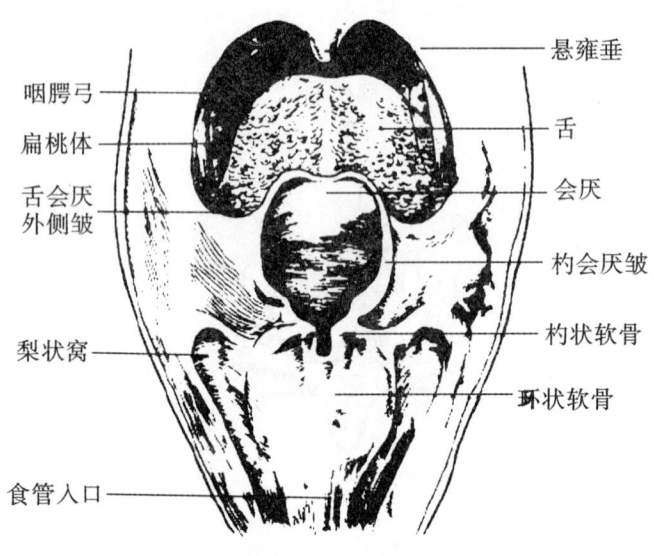

图15-32 喉咽

(二)咽的淋巴组织

咽黏膜下淋巴组织丰富,较大淋巴组织团块呈环状排列,称为咽淋巴环,又称为Waldeyer淋巴环,主要由咽扁桃体(腺样体)、腭扁桃体、舌扁桃体、咽鼓管扁桃体、咽后壁淋巴滤泡及咽侧索等组成内环;内环淋巴流向颈部淋巴结,后者又互相交通,自成一环,称外环,包括下颌淋巴结、下颌下淋巴结、颏下淋巴结、咽后淋巴结等(图15-33)。因此,若咽部的感染或肿瘤不能为内环的淋巴组织所局限,可扩散或转移至相应的外环淋巴结。内环的淋巴组织在儿童期处于增生状态,一般在10岁以后开始萎缩退化。

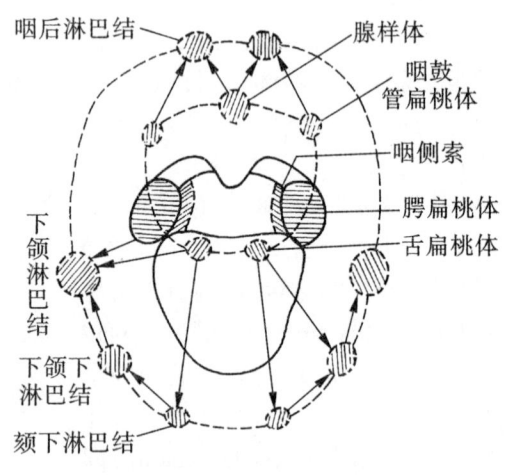

图15-33 咽淋巴环示意图

1.腺样体 又称咽扁桃体(pharyngeal tonsil),位于鼻咽顶壁与后壁交界处,形似半个剥皮橘子,表面不平,有5~6条纵行沟隙,居中的沟隙最深,形成中央隐窝,在其下端有时可见胚胎期残余的凹陷,称咽囊(pharyngeal bursa)。腺样体出生后即存在,6~7岁时最显著,一般在10岁以后逐渐退化萎缩。

2.腭扁桃体 习称扁桃体,左右各一,位于舌腭弓和咽腭弓之间围成的三角形扁桃体窝内。为咽淋巴组织中最大者。6~7岁时淋巴组织增生,腭扁桃体可呈生理性肥大,中年以后逐渐萎缩。扁桃体内侧面覆盖复层鳞状上皮,上皮组织向扁桃体实质陷入形成6~20个隐窝,易为细菌存留繁殖,形成感染"病灶"。扁桃体外侧面有结缔组织被膜包裹,易于手术彻底切除(图15-34)。

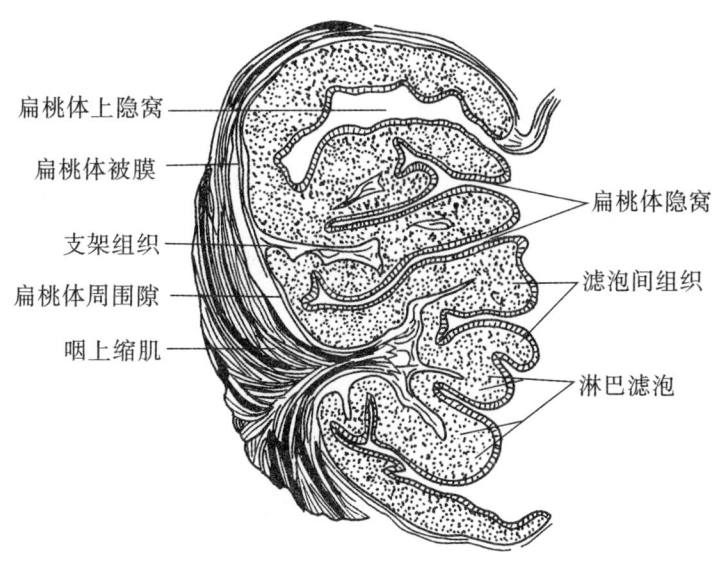

图15-34 腭扁桃体冠状剖面

(三) 咽的筋膜间隙

咽筋膜与周围筋膜之间有疏松的组织间隙,较重要的有咽后隙和咽旁隙,这些间隙的存在,有利于咽腔的吞咽运动,协调头颈部的自由活动,获得正常的生理功能。咽间隙的存在既可将病变局限于一定范围之内,又为病变的扩散提供了途径(图15-35)。

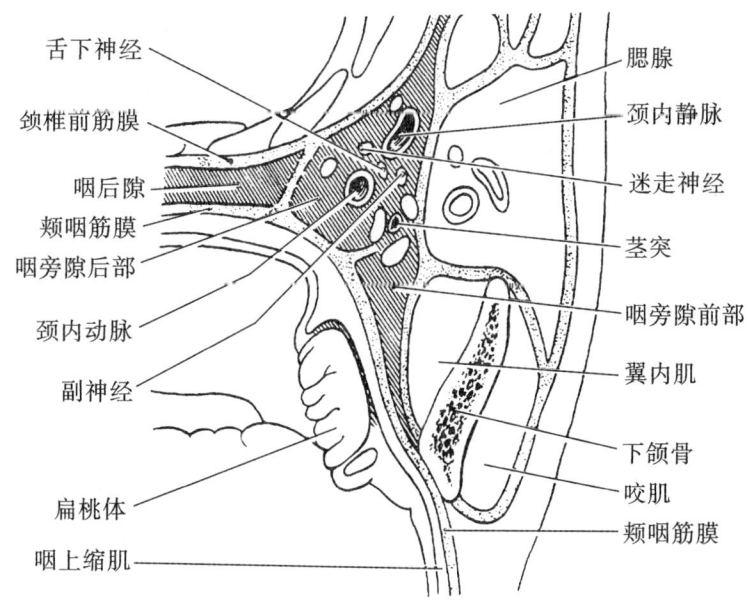

图15-35 咽的筋膜间隙

1. 咽后隙(retropharyngeal space) 位于椎前筋膜与颊咽筋膜之间,上起颅底,下至上纵隔,相当于第1、2胸椎平面,在中线处被咽缝将其分为左右两侧,且互不相通,每侧咽后隙中有疏松结缔组织和淋巴组织。在婴幼儿,咽后隙有较多淋巴结,儿童期(3岁后)逐渐萎缩,至成人仅有极少淋巴结。扁桃体、口腔、鼻腔后部、鼻咽、咽鼓管及鼓室等处的淋巴引流于此。因此,这些部位的炎症可引起咽后间隙感染,甚至形成咽后间隙脓肿。

2. 咽旁隙(parapharyngeal space) 位于咽后隙两侧。上起颅底,下至舌骨大角,位于咽上缩肌与翼内肌和腮腺之间,后壁为椎前筋膜。茎突及其附着的肌肉将此间隙分为前后两部分。前部较小,与腭扁桃体邻近。后部较宽大,内有颈内动脉、颈内静脉及舌咽神经、舌下神经、迷走神经、副神经、颈交感神经干及颈深淋巴结上群,咽部炎症可感染此间隙。咽旁隙向前下与下颌下隙相通,向内、后与咽后隙相通,向外与咬肌隙相通。

(四)咽的血管和神经

1. 咽的血管 咽部的血液供应来自颈外动脉的分支,有咽升动脉、甲状腺上动脉、腭升动脉、腭降动脉、舌背动脉等;咽部的静脉经咽静脉丛与翼丛,流入面静脉,汇入颈内静脉。

2. 咽的神经 主要有舌咽神经、迷走神经和交感神经干的颈上神经节所构成的咽丛,司咽部的感觉和有关肌肉的运动。腭帆张肌受三叉神经第三支(下颌神经)支配。鼻咽上部黏膜有三叉神经的第二支上颌神经分布。

二、咽的生理

(一)呼吸功能

咽腔是上呼吸道重要组成部分,咽黏膜和黏膜下含有丰富的腺体,对吸入的空气有调温、加湿和清洁作用,其功能弱于鼻腔。

(二)吞咽功能

吞咽动作是一种由多组咽肌参与的反射性协同运动,吞咽动作一经发动即不能中止。食物经口进入咽腔后,软腭上抬,关闭鼻咽,咽缩肌收缩,喉体上升,会厌覆盖喉入口,食物越过会厌舌面经梨状窝进入食管。

(三)言语形成

咽腔为共鸣器官之一,咽腔可根据发声的需要来改变形状,从而使声音清晰、悦耳,并在唇、齿、舌、腭构音器官等协同下,完成构音功能。

(四)防御保护功能

主要通过咽反射来完成。一方面,协调的吞咽反射,可封闭鼻咽和喉咽,在吞咽或呕吐时,避免食物吸入气管或反流鼻腔;另一方面,当异物或有害物质接触咽部,会发生恶心、呕吐,有利于异物及有害物质的排出。来自鼻腔、鼻窦、下呼吸道的正常或病理性分泌物,均可借助咽的反射作用而吐出,或咽下由胃酸将其微生物消灭。

(五)免疫保护功能

咽部丰富的淋巴组织是保护机体的第一道屏障,尤其腭扁桃体是特别重要的免疫器官,产生的免疫因子及淋巴细胞有抵御经口、鼻入侵的病原体的能力。这种作用在儿童时期尤为显著,故儿童期不可随意摘除扁桃体。

(六)调节中耳气压功能

咽鼓管咽口的开放,与咽肌的运动,尤其是吞咽运动密切相关。吞咽动作不断进行,咽鼓管不断随之开放,中耳内气压与外界大气压得以平衡,这是保持正常听力的重要条件之一。

扁桃体

人类的扁桃体、淋巴结、消化道集合淋巴小结和阑尾等均属末梢免疫器官。扁桃体生发中心含有各种吞噬细胞,同时可以制造具有天然免疫力的细胞和抗体,如 T 细胞、B 细胞、吞噬细胞及免疫球蛋白等,它们对从血液、淋巴或其他组织侵入机体的有害物具有积极的防御作用。出生时扁桃体尚无生发中心,随着年龄增长,免疫功能逐渐活跃,特别是 3~5 岁时,因接触外界变应原的机会较多,扁桃体显著增大,此时的扁桃体肥大应视为正常生理现象。青春期后,扁桃体的免疫活动趋于减退,扁桃体组织本身也逐渐缩小。

第四节 喉的应用解剖及生理

一、喉的应用解剖

喉(larynx)是呼吸的重要通道,又为发音器官。位于颈前正中,舌骨之下,上通喉咽,下接气管。上端为会厌上缘,下端为环状软骨下缘,前方为皮肤、皮下组织、颈部筋膜及带状肌,两侧有甲状腺上部、胸锁乳突肌及其深面的重要血管神经,后方是喉咽及颈椎;其位置相当于第 3~5 颈椎水平,女性及儿童的喉部平面位置较男性稍高。喉以喉软骨为支架,借韧带、肌肉、纤维结缔组织及黏膜构成一个形似锥形管腔状(图 15-36)。

(一)喉软骨

喉软骨构成喉的支架,单块的软骨为甲状软骨、环状软骨和会厌软骨,成对的软骨为杓状软骨、小角软骨和楔状软骨,共计 9 块。小角软骨和楔状软骨很小,临床意义不大(图 15-37)。

1. 会厌软骨(epiglottic cartilage) 位于喉的上部,形如叶片状,稍卷曲,较硬,游离缘呈弧形,柄在下端,借韧带附着于甲状软骨切迹的内下方。其上有一些小孔,有小的血管和神经通过,并使会厌喉面和会厌前间隙相通。其表面覆盖黏膜,构成会厌

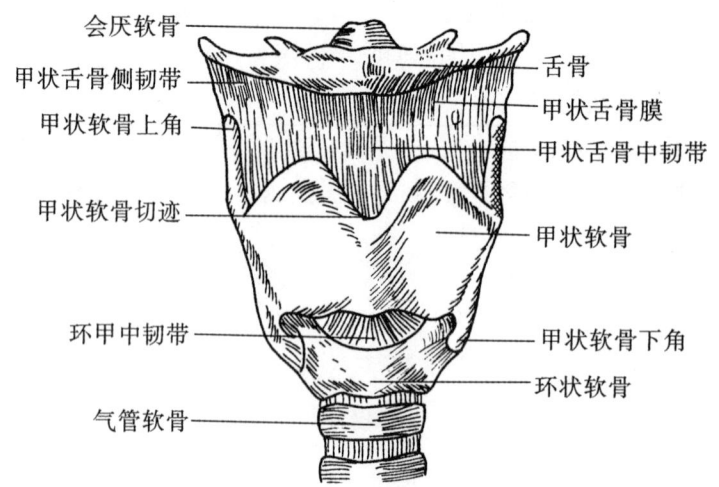

图 15-36 喉的前面观

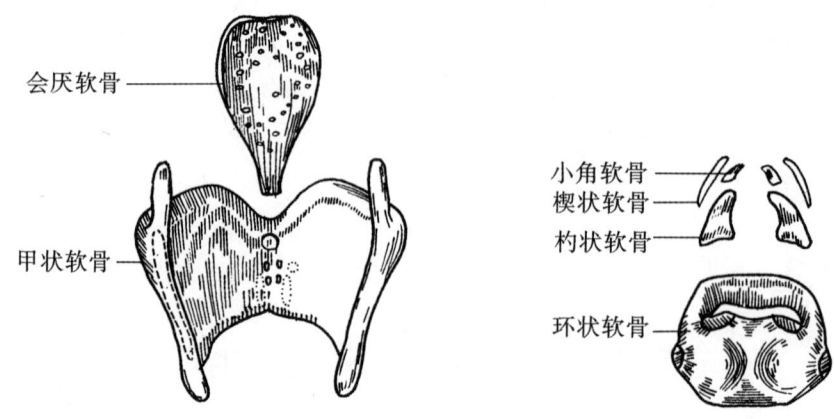

图 15-37 喉软骨

(epiglottic)。吞咽时会厌盖住喉入口,防止食物进入喉腔。会厌分为舌面和喉面,舌面黏膜下层组织疏松,炎症时易肿胀。小儿会厌呈卷曲状,质较软。

2. 甲状软骨(thyroid cartilage) 为喉部最大的软骨,由两块对称的四边形甲状软骨板在前方正中融合而成,和环状软骨共同构成喉支架的主要部分。两板前缘在中线相交形成一定的角度,其上端向前突出称喉结。男性成锐角,为成年男性的特征;女性为钝角,喉结不明显。甲状软骨上缘正中有一"V"形凹陷,称甲状软骨切迹(thyroid cartilage),是颈部中线的标志。甲状软骨的后缘上、下各有一角状突起,分别称为甲状软骨上角和下角,下角的内侧面与环状软骨的外侧面构成环甲关节(cricothyroid joint,图 15-38)。

3. 环状软骨(cricoid cartilage) 位于甲状软骨之下,第 1 气管环之上,形状如环,前部细窄为环状软骨弓,后部宽阔称环状软骨板。是喉部唯一完整的环形软骨,对保持喉腔及呼吸道的通畅极为重要(图 15-39)。如果外伤或疾病引起环状软骨缺陷,常引起喉及气管狭窄。

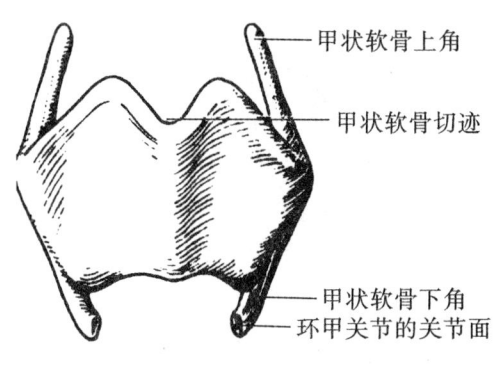

图 15-38　甲状软骨

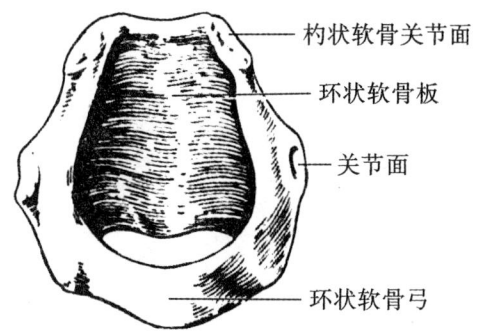

图 15-39　环状软骨

4.杓状软骨(arytenoid cartilage)　形如三角锥体,左右各一,底部位于环状软骨板外上方的关节面上,与环状软骨构成环杓关节(cricoarytenoid joint),该关节的运动方式为杓状软骨沿环状软骨板上外缘滑动和旋转,带动声带内收或外展。杓状软骨底部前端突起为声带突(vocal process),有甲杓肌和声韧带附着;底部外侧突起为肌突(muscular process),环杓后肌附着其后面,环杓侧肌附着其前外侧。其关节运动时,可带动声带内收、外展。

5.小角软骨(corniculate cartilage)　左右各一,位于杓状软骨的顶部,杓状会厌襞之中。

6.楔状软骨(cuneiform cartilage)　左右各一,形似小棒。在小角软骨的前外侧,杓会厌襞的黏膜之下,形成杓会厌襞上白色隆起,称之为楔状结节。

(二)喉肌

喉肌分为喉外肌和喉内肌。

1.喉外肌　位于喉的外部,将喉和周围结构连接来固定喉体,也可使喉体上升或下降来协助吞咽。主要有甲状舌骨肌、胸骨甲状肌等。

2.喉内肌　位于喉的内部(环甲肌例外),是与声带运动有关的肌肉。根据功能可分为5组(图15-40)。

(1)声带外展肌:为环杓后肌(posterior cricoarytenoid muscle),起自环状软骨板背面的浅凹,止于杓状软骨肌突的后面。该肌收缩时使杓状软骨向外、稍向上,使声带外展,声门开大。

(2)声带内收肌:为环杓侧肌(lateral cricoarytenoid muscle)和杓肌(arytenoid muscle),环杓侧肌起于同侧环状软骨弓上缘,止于杓状软骨肌突的前外侧。杓肌附着在两侧杓状软骨上,环杓侧肌和杓肌收缩使声带内收声门闭合。

(3)声带紧张肌:为环甲肌(cricothyroid muscle),该肌起自于环状软骨弓前外侧,止于甲状软骨下缘,收缩时以环甲关节为支点,甲状软骨下缘和环状软骨弓之间距离缩短,使甲状软骨前缘和杓状软骨之间的距离增加,将声韧带拉紧,使声带紧张度增加。

(4)声带松弛肌:为甲杓肌(thyroarytenoid muscle),该肌起于甲状软骨内侧面中央的前联合,其内侧部止于杓状软骨声带突,外侧部止于杓状软骨肌突。收缩时使声带

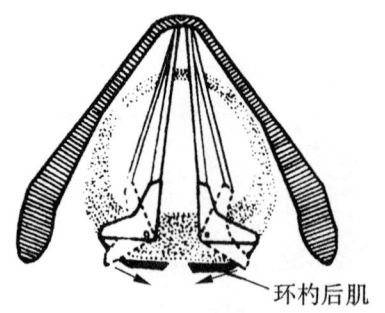
(1)环杓后肌收缩使声带外展，声门开大

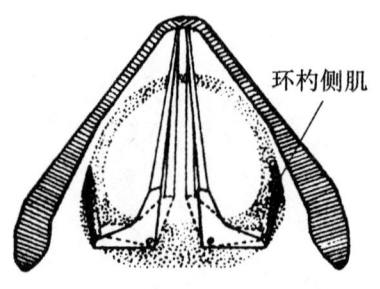
(2)环杓侧肌收缩时使声带内收，声门关闭

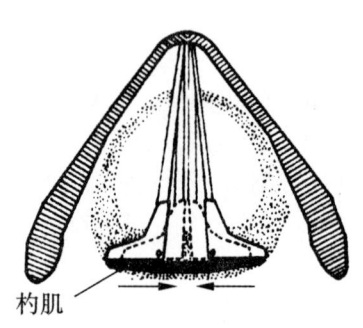
(3)杓肌收缩亦使声带内收，声门关闭

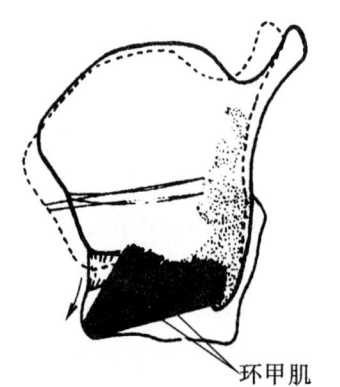
(4)环甲肌及甲杓肌收缩，使声带紧张

图 15-40 喉肌功能

松弛，同时兼有声带内收、关闭声门的功能。

(5)使会厌活动的肌肉：为杓会厌肌(aryepiglottic muscle)及甲状会厌肌(thyroid epiglottis muscle)。杓会厌肌收缩将会厌拉向后下方使喉入口关闭，甲状会厌肌收缩将会厌拉向前上方使喉入口开放。

(三)喉腔

以声带为界可将喉腔分为声门上区(supraglottic portion)、声门区(glottic portion)和声门下区(infraglottic portion)三部分(图 15-41)。

1. 声门上区　位于声带上缘以上的喉腔，包括：①喉前庭，位于喉入口和室带之间；②室带，又称假声带，位于声带上方并与其平行，左右各一，由黏膜、室韧带及少量肌纤维组成，外观呈淡红色；③喉室，位于室带和声带之间的腔隙，该处黏膜内富有黏液腺，分泌黏液，润滑声带。

2. 声门区　双侧声带及之间的区域，包括两侧声带及声门裂。声带位于室带下方，左右各一，由黏膜、声韧带及声带肌组成。在喉镜下，声带呈白色条状，边缘整齐、光滑。呼吸时双侧声带间呈现的三角形裂隙，称声门裂(rima vocalis)，为喉腔最狭窄处。

3. 声门下区　为声带平面以下、环状软骨下缘平面以上的喉腔，上小下大呈椎体状。幼儿期该区黏膜下组织结构疏松，血管淋巴管丰富，炎症时肿胀易引起喉阻塞。

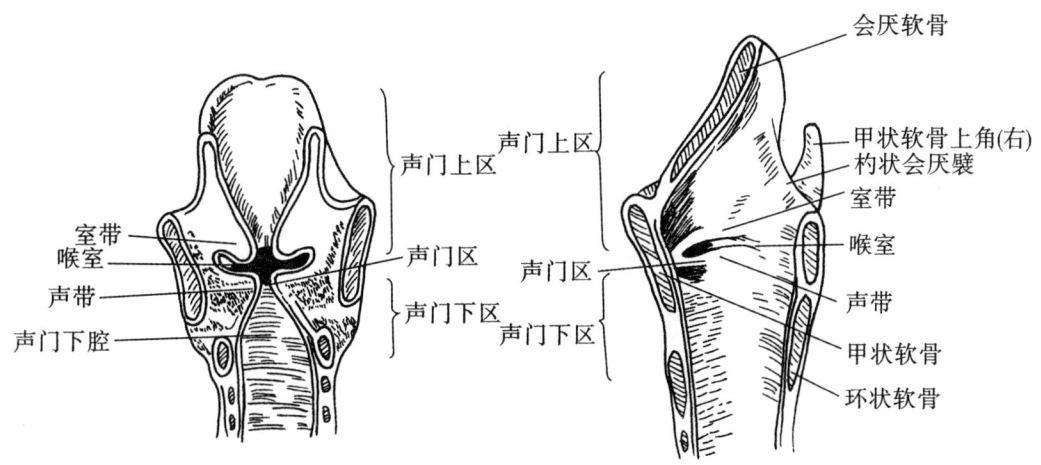

A.喉的额状切面后面观　　　B.喉的矢状切面内面观

图 15-41　喉腔的分区

(四) 喉的淋巴

声门上区的淋巴较丰富,主汇入颈总动脉分叉处的颈深群淋巴结,该区的喉癌易发生颈部淋巴结转移。声门区淋巴管极少,故声带癌的转移率极低。声门下区淋巴管较少,汇入喉前、气管前及气管旁淋巴结后,进入颈深下群淋巴结(图15-42)。

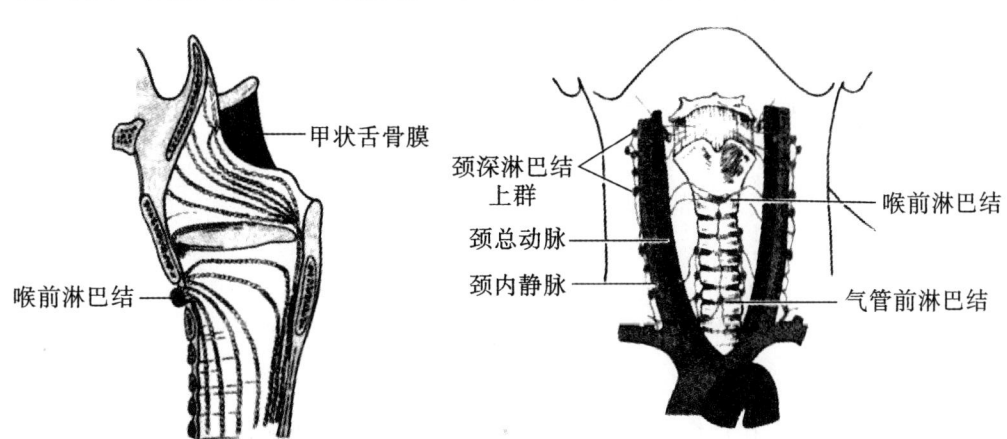

A.喉矢状断面内面观　　　B.喉的淋巴引流

图 15-42　喉的淋巴

(五) 喉的神经

均来自迷走神经的分支。

1.喉上神经　内支为感觉神经,分布于喉黏膜;外支为运动神经,支配环甲肌运动,调节声带紧张度。

2.喉返神经　支配除环甲肌以外的喉内肌。左右两侧喉返神经走行路径不同,左侧喉返神经绕过主动脉弓向上返行,右侧绕锁骨下动脉继而上行,左侧喉返神经的行程较长,故受损机会较多(图15-43)。

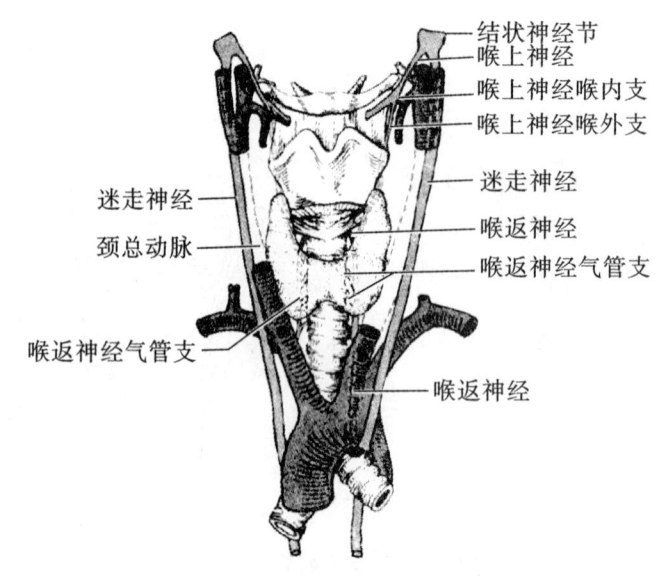

图 15-43 喉神经

二、喉的生理

(一) 呼吸功能

喉是呼吸通道的重要组成部分,喉的声门裂又是呼吸通道最狭窄处,正常情况下中枢神经系统通过喉神经控制声带运动,调节声门裂的大小。当人们运动时声带外展,声门裂变大,以便吸入更多的空气。反之,安静时声门裂变小,吸入的空气减少。

(二) 发音功能

喉是发声器官,人发声的主要部位是声带。但喉如何发出各种声音的机制尚未完全清楚,目前多数学者认为:发声时中枢神经系统通过喉神经使声带内收,再通过从肺呼出气体使声带发生振动,经咽、口、鼻的共鸣,舌、软腭、齿、颊、唇的运动,从而发出各种不同声音和言语。如声带或共鸣器官有病变时,则出现声音的改变。

(三) 保护功能

喉对下呼吸道有保护作用。吞咽时喉体上升,会厌向后下盖住喉入口,同时室带、声带向中线移动关闭喉腔,形成三道防线防止食物进入下呼吸道。在进食时,这三道防线同时关闭,食管口开放,食物经梨状窝进入食管。偶有食物或分泌物进入喉腔或下呼吸道,喉部感觉神经分布丰富,受到异物刺激可产生反射性剧咳,以阻挡或排出异物。

(四) 屏气功能

当机体在完成某些生理功能时,例如咳嗽、排便、分娩、举重物等时,须增加胸腔和腹腔内的压力,此时吸气后,声带内收,声门裂关闭,呼吸暂停,控制膈肌活动,胸腔固定、增加腹压,这就是通常所说的屏气。声门紧闭时间随需要而定。

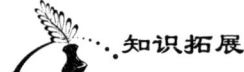

知识拓展

小儿喉部的解剖特点：小儿喉部的解剖与成人有不同之处，其主要特点如下。

1. 小儿喉部黏膜下组织较疏松，炎症时容易发生肿胀。小儿喉腔尤其是声门区又特别窄小，所以小儿发生急性喉炎时容易发生喉阻塞，引起呼吸困难。

2. 小儿喉的位置较成人高。3个月的婴儿，其环状软骨弓相当于第4颈椎下缘水平；6岁时降至第5颈椎。

3. 小儿喉软骨尚未钙化，较成人软，行小儿甲状软骨和环状软骨触诊时，其感觉不如成人的明显。

第五节　气管、支气管及食管的应用解剖及生理

一、气管、支气管的应用解剖及生理

(一) 气管、支气管的应用解剖

气管起于环状软骨下缘，止于气管分叉的隆嵴处。由10～20个马蹄形气管软骨环组成，后方软骨环缺口处由平滑肌和纤维结缔组织将其封闭，各环之间有纤维结缔组织相连，气管内衬黏膜。第2～4气管环前面有甲状腺峡部，是气管切开术的重要解剖标志。颈部气管较表浅，向下进入胸腔，成年人气管在第5胸椎上缘水平分为左、右两侧主支气管，分别进入两侧肺门，然后继续分支如树枝状（图15-44）。自上而下的分支顺序：①主支气管（principal bronchus），进入左、右肺，称一级支气管；②肺叶支气管（lobar bronchus），右侧分3支，左侧分2支，分别进入各肺叶，称二级支气管；③肺段支气管（segmental bronchus），进入各肺段，称三级支气管。左、右肺各有10个肺段，再继续分支，最终以呼吸性细支气管通入肺泡管和肺泡。左、右两侧主支气管的分叉处可见一矢状嵴突称为气管隆嵴（carina of trachea），是支气管镜检查时的重要解剖标志。右主支气管粗短，走向较垂直，长约2.5 cm，与气管约呈25°角，分为上、中、下三个肺叶支气管；左主支气管细长，其长度约5 cm，与气管约呈45°角，向下分为上、下两个肺叶支气管。因其解剖上的这一特点，异物易进入右侧支气管。

气管的血供主要来自甲状腺下动脉，静脉回流主要通过甲状腺下静脉。在颈部气管前面有丰富的血管网，在胸骨上窝水平，气管前面与无名动脉和左无名静脉邻近，临床上行气管切开术时，若位置过低，气管套管弯度不合适或伤口严重感染累及上述血管时，可并发严重出血。

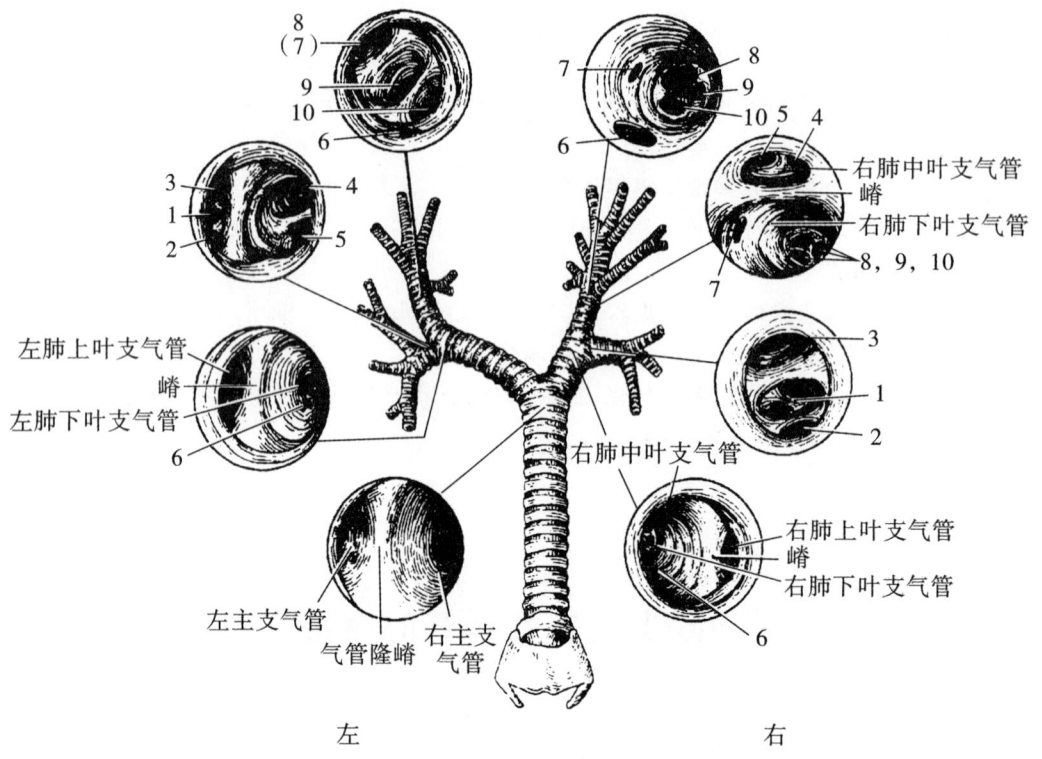

图 15-44 三级支气管的开口

(二)气管、支气管的生理功能

1. **呼吸调节功能** 气管、支气管不仅是吸入氧气、呼出二氧化碳和进行气体交换的主要通道,还具有调节呼吸的功能。吸气时,气管、支气管扩张,引起位于气管、支气管内平滑肌中感受器兴奋,冲动由迷走神经传入纤维传至延髓呼吸中枢,抑制吸气中枢,使吸气停止,转为呼气;气管、支气管缩小,对感受器的刺激减弱减少了对吸气中枢的抑制,于是吸气中枢又逐渐处于兴奋状态,又开始一次呼吸周期,如此周而复始。吸气时由于气管、支气管管腔增宽,胸廓扩张和膈肌下降,呼吸道内压力低于外界压力,有利于气体吸入。呼气时则相反,呼吸道内压力高于外界,将气体排出。

2. **清洁功能** 呼吸道的清洁作用,主要依靠气管、支气管内纤毛和黏液的协同作用。气管、支气管的黏膜为假复层纤毛柱状上皮,其表面有黏液层。随空气吸入的尘埃、细菌及其他微粒沉积在黏液层上,通过纤毛节律性击拍式摆动,黏液层由下而上的波浪式运动,推向喉部而被咳出。正常情况下气道每天分泌 100～200 ml 的黏液形成黏液层,以保持呼吸道黏膜湿润,维持纤毛正常运动。感染或吸入有害气体影响黏液分泌或损害纤毛运动时,均可影响呼吸道的清洁功能。

3. **免疫功能** 呼吸道含有各种参与体液免疫相关的球蛋白,包括 IgA、IgG、IgM、IgE,其中 IgA 最多,主要是分泌性 IgA。另外,溶菌酶可溶解杀死细菌;补体被抗原抗体复合物激活后,有溶菌、杀菌、灭活病毒作用。

4. **防御性咳嗽反射** 气管、支气管黏膜下富含感觉传入神经末梢,主要来自迷走神经,机械性或化学性刺激沿此神经传入延髓,再经传出神经支配声门及呼吸肌,引起咳嗽反射。咳嗽时先做深吸气，继而关闭声门，并发生强烈的呼气动作，同时肋间肌、腹肌收缩，膈肌上升，胸腔缩小，肺内压、胸腔内压升高，继之声门突然开放，呼吸道内气体迅速咳出，将呼吸道内异物和分泌物排出，维持呼吸道通畅。此外，当突然吸入冷空气及刺激性化学气体时，可反射性引起呼吸暂停，声门关闭和支气管平滑肌收缩的屏气反射，使有害气体不易进入，保持下呼吸道不受伤害。

二、食管的应用解剖及生理

(一) 食管的应用解剖

食管为内衬黏膜、具有一定伸缩性的肌性管道。上接喉咽与环状软骨下缘相平，相当于第6颈椎水平，下止于胃的贲门，成人食管全长约25 cm，上下两端较为固定。食管有4个生理性狭窄（图15-45）。此四处生理性狭窄为易受损伤和异物易停留的部位，这在处理食管异物病例和误食腐蚀性物质致食管烧灼伤病例时非常重要。第一个狭窄即食管入口，在距上切牙16 cm处，是食管最狭窄处，异物最易嵌顿于此；第二个狭窄由主动脉弓压迫食管左侧壁而成，位于距上切牙23 cm处；第三个狭窄为左侧主支气管压迫食管前壁所形成，位于第二个狭窄下4 cm处；第四个狭窄是食管通过横膈裂孔而成，位于距上切牙40 cm处。

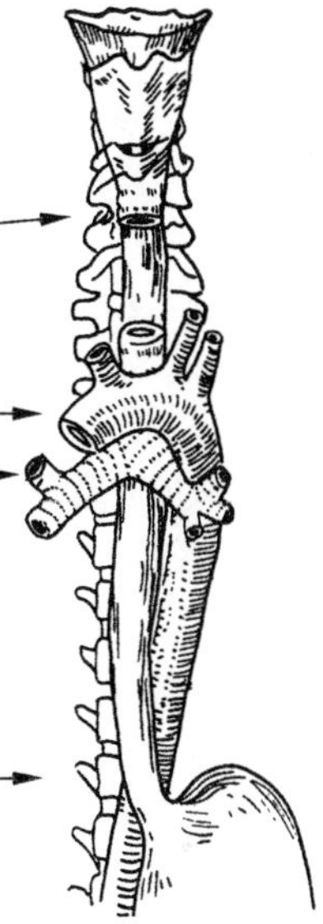

图15-45 食管的四个生理狭窄

(二) 食管的生理功能

食管的主要生理功能为摄入食物的通道，能将咽下的食团和液体运送到胃，并能阻止其反流（有必要呕吐时除外）。食管还具有分泌功能，但没有吸收功能，食管壁的黏膜下层有黏液腺分泌黏液，起润滑保护作用。食管下段黏液腺、混合腺更丰富，分泌更多黏液以保护食管黏膜免受反流胃液的刺激和损害。

（张洛灵）

同步练习

一、名词解释

1. 利特尔区
2. 咽峡
3. 鼻阈

二、填空题

1. 前组鼻窦包括_____、_____、_____，均开口于_____。后组鼻窦包括_____、_____，前者开口于_____，后者开口于_____。

2. 为患者做鼻饲时,从前鼻孔至胃需经过_____、_____、_____等部位。

3. 喉腔分为3个区:_____、_____、_____。

三、选择题

A型题

1. 下列哪个鼻窦与牙根感染关系密切(　　)
  A. 额窦   B. 上颌窦
  C. 前组筛窦   D. 蝶窦
  E. 后组筛窦

2. 面部"危险三角区"是指(　　)
  A. 两口角与鼻根部三点连线内   B. 两眼外眦与下颌尖三点连线内
  C. 面前静脉与面后静脉间   D. 强调外鼻静脉、眼静脉及海绵窦的关系

X型题

3. 中耳包括(　　)
  A. 鼓窦   B. 鼓室
  C. 鼓岬   D. 咽鼓管
  E. 乳突

四、简答题

1. 运用所学的知识,概述临床上为什么上颌窦炎发病率高?
2. 试述声音经耳的空气传导过程。
3. 试述咽鼓管的功能及小儿咽鼓管的特点。
4. 试述咽淋巴内环的组成。

第十六章 耳鼻咽喉科患者护理概述

第一节 耳鼻咽喉科患者的护理评估

耳鼻咽喉等器官具有听觉、平衡、嗅觉、呼吸、吞咽和言语等重要生理功能,而且与免疫防御系统关系密切。一旦患病,可严重影响患者的生活、工作和学习。同时耳鼻咽喉科疾病的发生和发展与环境因素有密切关系,长期接触环境中的有害因素,可以直接或间接导致耳鼻咽喉等器官的病变。环境中的有害因素大致分3类,即物理因素如高温、低温和高压、低气压、噪声等,化学因素包括有毒粉尘或气体,生物因素包括病毒、真菌、细菌等。职业用嗓者如教师、歌唱家等如发音方法不当,用声过度,会引起职业性声带疾病。患者的生活习惯如长期吸烟、喝酒等与喉部疾病的发生和发展也有密切关系。因此对耳鼻咽喉科患者进行护理评估时,必须具有整体观念,应注意患者的全身状况,也要注意评估患者的职业、工作和生活环境、生活习惯、特殊嗜好、自我保健知识水平等。以便于对患者进行整体的、系统的、动态的评估,更好配合医生对患者进行正确诊治,并为患者提供预防疾病发生和发展的相关知识和技能。

了解患者的一般资料包括姓名、性别、年龄、民族、职业、婚姻状况、受教育水平、家庭住址、联系人等。

一、健康史

(1)了解患者此次患病的经历,主要症状,何时起病,严重程度,如何缓解,有无明显诱因,患病后的诊断和治疗过程。

(2)了解患者过去的健康状况,有无高血压、血液病、营养不良等相关性疾病,有无家族史、外伤史、手术史、过敏史等。女性患者还应了解月经史和生育史。

(3)患者就诊或住院时,如有严重的呼吸困难或疼痛等不适,护士应只需采集最关键的问题,避免增加患者的不适和痛苦。

二、身心状况评估

身体状况的评估侧重于耳、鼻、咽、喉、口腔、面部、头颈部位结构和功能的异常表现,包括主观症状和客观体征,同时也要重视全身健康状况的评估。

(一) 耳部常见症状和体征

1. 耳郭形状异常 多见于先天性耳郭畸形、外伤或耳郭疾病(如耳郭化脓性软骨膜炎等)。患者因形象有异常可能会产生自卑心理。

2. 耳痛(otalgia) 是指耳内或耳周疼痛,约95%为耳病所致,5%为牵涉性痛。耳痛性质有钝痛、刺痛、抽痛等。根据发生机制可分为原发性耳痛和继发性耳痛。原发性耳痛多为耳部疾病所致,常见的原因有耳的各部分发生炎症、耳部外伤、耳部肿瘤等。继发性耳痛主要是因为邻近器官的疾病引起的神经反射性痛,如一些牙源性疾病、颞颌关节病变、急性扁桃体炎、茎突综合征等。耳痛会引起患者烦躁不安,无法正常学习和生活。婴幼儿常表现为哭闹并扭动头部等。

3. 耳漏(otorrhea) 又称耳溢液,指经外耳道流出或在外耳道内聚积的异常分泌物。黏脓性或脓性者多见于急、慢性化脓性中耳炎,若脓液特臭应考虑胆脂瘤型中耳炎;水性者应警惕脑脊液耳漏。长期耳漏伴有臭味者,可能会引起自尊心受损。

4. 耳聋(deafness) 临床上将不同程度的听力下降称为耳聋,根据病变部位可分为传导性聋、感音神经性聋和混合性聋。病变部位发生在外耳、中耳和内耳传音装置的为传导性聋;病变在耳蜗和耳蜗后的各部位为感音神经性聋;兼有传导性聋和感音神经性聋为混合性聋。听觉是人们语言正常发展和与人交往的重要基础,学语前深度耳聋可致聋哑,失去听觉会导致言语功能发育障碍,社交困难,日常工作和生活严重受影响,患者易产生焦虑、孤独、恐惧、自卑等各种心理问题。

5. 耳鸣(tinnitus) 是听觉功能紊乱所致的常见症状。可分为主观性耳鸣和客观性耳鸣。前者多见于患者主观感到耳内或颅内有鸣声,但其周围环境中并无相应声源。耳鸣的音调可为高音调和低音调。一般来说,传导性聋的耳鸣多为低音调,如机器轰鸣,感音神经性聋的耳鸣多为高音调,如蝉鸣。客观性耳鸣少见,是指患者和他人都能听到耳鸣的声音,主要有血管的搏动声、腭肌痉挛、咽鼓管异常开放的呼吸气流声或颞下颌关节囊松弛的关节噪声等。耳鸣常会使人感到烦躁、失眠、头晕、情绪激动等,而心理障碍又可加重耳鸣,形成恶性循环。临床要警惕有些耳鸣可能是某种疾病的先兆,如注射链霉素后发生的耳鸣,提示可能发生了药物耳毒性反应;高血压患者出现耳鸣,提示血压可能升高等。目前由于心理因素、睡眠障碍等非耳源性因素引起的耳鸣明显增多。

6. 眩晕(vertigo) 是自身与周围物体的位置关系发生改变的主观上的错觉,70%以上由外周前庭病变引起,表现为睁眼时周围物体旋转,闭眼时自身旋转。耳源性眩晕与头位变换有关,伴耳鸣、耳聋、规律性眼震。周围性眩晕多伴有恶心、呕吐、出冷汗等自主神经功能紊乱现象。出现眩晕时,患者易发生跌倒,应注意安全防护。患者易产生焦虑、恐惧等各种心理问题。

7. 耳部常见的体征 ①鼓膜充血,多见于大疱性鼓膜炎、急性化脓性中耳炎早期、急性乳突炎等;②鼓膜穿孔,常见于鼓膜外伤、急性化脓性中耳炎未及时控制、慢性化脓性中耳炎等;③鼓室积液,多见于分泌性中耳炎。

(二) 鼻部常见症状和体征

1. 鼻塞(nasal obstruction) 指鼻通气不畅,常见于鼻及鼻窦疾病,如鼻炎、鼻窦炎、肿瘤、鼻中隔偏曲等。由于引起鼻塞的原因和病变程度不同,可表现为单侧或双侧鼻塞,持续性、间歇性、交替性鼻塞或进行性加重。鼻塞根据其严重程度可分为轻度鼻塞:指仅在有意识吸气时感到呼吸不畅;中度鼻塞:指感觉通气不畅明显,有时需张口呼吸;重度鼻塞:指需完全张口呼吸。长期鼻塞会引起患者许多不适或不良后果,如口唇易干裂、口臭、慢性咽喉炎、小儿颌面发育畸形等,严重者会导致鼾症,影响心肺功能。

2. 鼻漏(rhinorrhea) 是指鼻内分泌物过多从前鼻孔或后鼻孔流出。由于原因不同,分泌物性状各异,水样鼻漏多见于急性鼻炎早期和变应性鼻炎发作期;黏液性鼻漏见于慢性单纯性鼻炎;黏脓性鼻漏见于急性鼻炎恢复期、慢性鼻炎和鼻窦炎等;脓性鼻漏见于较重的鼻窦炎;血性鼻漏见于外伤,鼻腔、鼻窦或鼻咽部肿瘤,鼻腔异物等;脑脊液鼻漏多发生于外伤或手术后。对鼻漏患者应仔细询问发生时间和诱因、鼻漏量、持续时间,观察鼻漏液的性状及伴随症状等,以便准确评估患者。

3. 鼻出血(epistaxis) 详见第十八章第四节。

4. 喷嚏(sneeze) 是鼻内三叉神经末梢受到粉尘、异味、冷气等刺激时,通过神经反射,先发生明显的吸气相,然后产生强大的突发气流将刺激物喷出。一般情况下打喷嚏是人体正常的鼻内保护性反射,但如果喷嚏每日次数过多,每次连续3~5个甚至更多,连续4 d以上,则可视为异常。多见于变态反应性鼻炎、急性鼻炎、血管运动性鼻炎等。此外,临床上也可见因焦虑、抑郁等精神因素引起的顽固性喷嚏。因此,应注意评估患者喷嚏发作的时间、诱因、频率、程度、有无伴随症状等,以做出正确判断。

5. 嗅觉障碍(olfactory dysfunction) 按原因可分为3种类型:呼吸性嗅觉减退和失嗅,如鼻腔阻塞、全喉或气管切开术后,呼吸气流不经鼻腔;感觉性嗅觉减退和失嗅,因嗅黏膜、嗅神经病变而不能感到嗅觉存在;嗅觉癔症,因嗅中枢及嗅球受刺激或变性所致,患者可能会产生嗅觉过敏、嗅觉倒错、幻嗅等,多见于癔症、神经衰弱、精神病等患者。嗅觉障碍会引起患者食欲下降、精神不振等心理症状。

6. 鼻部常见体征 ①鼻黏膜充血、肿胀,鼻甲充血、肿大,见于急慢性鼻炎、鼻窦炎、变应性鼻炎;②鼻黏膜干燥,鼻甲缩小,见于萎缩性鼻炎;③鼻窦面部投射点红肿和压痛,见于炎症较重的急性鼻窦炎患者。

(三)咽部常见症状和体征

1. 咽痛(pharyngalgia) 为最常见的咽症状,由咽部急慢性炎症、溃疡、异物或咽部邻近器官疾病引起,也可以是全身疾病的伴随症状。

2. 咽部感觉异常(pharyngeal paresthesia) 患者自觉咽部有异物感、堵塞、贴附、瘙痒、干燥等异常感觉,常用力"吭""喀"频繁吞咽以清除。常见的原因有咽部及其周围组织的器质性病变,如慢性咽炎、咽角化症、扁桃体肥大等,也可为神经官能症的一种表现,多与恐惧、焦虑等精神因素有关,也可为内分泌功能紊乱引起。

3. 吞咽困难(dysphagia) 是指难以吞咽饮食的症状,食物通过口、咽和食管时有梗阻感,吞咽时间延长甚至不能咽下食物。大致可分为3种:功能障碍性,凡导致咽痛的疾病均可引起吞咽困难,咽痛越烈,吞咽困难越严重;梗阻性,咽部或食管狭窄、肿瘤或异物、扁桃体过度肥大等,妨碍食物下行;瘫痪性,中枢性病变或周围性神经炎所致咽肌瘫痪,引起吞咽困难。

4. 打鼾(snore) 睡眠时因软腭、腭垂、舌根等处软组织随呼吸气流颤动而产生节律性声音。各种病变造成的上呼吸道狭窄,如肥胖等均可引起打鼾。鼾症患者常有注意力不集中、记忆力减退、工作效率低等表现,同时鼾声影响他人,进而影响人际交往。

5.咽部常见体征 ①咽部黏膜充血肿胀,咽后壁淋巴滤泡增生,见于急慢性咽炎、急慢性扁桃体炎、扁桃体周围脓肿、咽后脓肿等;②腭扁桃体肥大,见于急慢性扁桃体炎、扁桃体生理性肥大、扁桃体肿瘤等。临床常将腭扁桃体肥大分为3度:一度肥大,扁桃体仍限于扁桃体窝内;二度肥大,扁桃体超出扁桃体窝,但距中线尚有一定距离;三度肥大,扁桃体肥大如核桃,达到或接近中线,甚至两侧扁桃体能相互触碰;③腺样体肿大,见于急性腺样体炎、腺样体肥大等;④鼻咽部隆起或新生物,见于鼻咽纤维血管瘤、鼻咽癌等。

(四)喉部常见症状和体征

1.声音嘶哑(hoarseness) 是喉部疾病最常见的症状,表示病变累及声带。常见原因主要是声带病变如炎症、息肉、肿瘤及支配声带运动的神经受损、癔症等。

2.喉痛(laryngalgia) 为喉部常见的症状。常见原因主要有喉部急慢性炎症、恶性肿瘤、喉结核、外伤等。

3.吸气性呼吸困难(dyspnea) 主要表现为吸气费力,吸气时间延长,吸气时空气不易进入肺内,此时胸腔内负压增加,出现胸骨上窝、锁骨上窝、剑突下以及肋间隙软组织凹陷,临床上称之为"四凹征"。常见于喉部阻塞性病变者,如先天性喉畸形、喉部炎症、喉水肿、喉肿瘤等。

4.喉喘鸣(laryngeal stridor) 是由于喉或气管发生阻塞,患者用力呼吸,气流通过喉或气管狭窄处发出的特殊声音。是喉部特有的症状之一。引起喉喘鸣的常见原因包括先天性喉喘鸣、喉部急性炎症、喉痉挛等。

作为耳鼻咽喉科护士应注意,在对患者进行护理身体状况评估时,除仔细评估上述的异常表现外,还应注意评估患者目前的不适主诉是否引起饮食、营养、排泄、睡眠、自理、活动等方面的改变,以及改变的程度如何等。

三、辅助检查

常用的辅助检查包括听力检查、前庭功能检查、鼻内镜检查、喉窥镜检查、耳鼻咽喉颅底各部X射线、CT等。各种辅助检查的目的和方法及如何解读辅助检查的结果,详见本章第二节。

四、心理-社会状况

耳鼻咽喉科疾病均发生在头面部,疾病本身以及其治疗方式会引起头面部明显的结构和功能的改变,如上颌骨截除使面部严重塌陷,语音不清,全喉切除使患者失去发音功能且颈部留下终身性造口,耳聋给患者的生活和工作带来严重障碍等。这些改变都会严重影响患者的心理社会健康,需要患者重新调整和适应生活的改变。如果适应不良,会导致严重的心理和社会疾病如自我形象紊乱、自尊降低、抑郁、家庭关系受损、社会退缩,生活质量严重下降,有些患者还会导致自杀倾向。因此,护士应重视评估患者的自我观念、认知能力、情绪和情感、角色适应状态、压力水平和压力应对方式、家庭结构、家庭功能、家庭关系、教育水平、生活方式、社会关系等,通过对患者心理和社会状况的评估,可以发现和确定患者存在或可能发生的心理和社会问题,并根据每个患者的不同特点提供有针对性的护理措施。

第二节　耳鼻咽喉科常用检查及护理配合

一、检查者和患者的位置

患者坐在专用诊查椅上,光源定位在被检患者耳后上方约 15 cm 处。检查鼻腔、咽部与喉部时,患者与检查者相对而坐,距离 25～40 cm 为宜(图 16-1)。进行耳部检查时,患者可侧坐,检查者和患者的头位应在同一平面上,检查过程中根据需要调整患者的头位。对于检查不配合的小儿,应尽量避免患儿受到惊吓,抱患儿坐在大腿上,将患儿双腿夹紧,一只手固定患儿的上肢和身体,另一只手固定患儿的头部(图 16-2)。

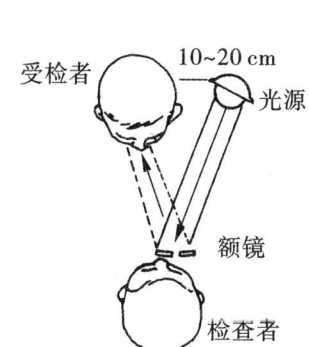

图 16-1　检查者与被检者的位置

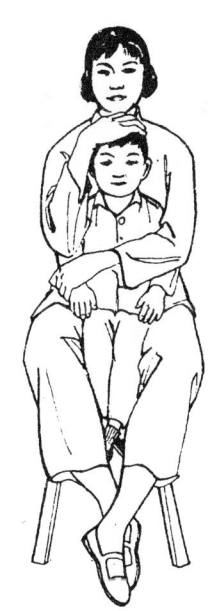

图 16-2　小儿检查体位

二、专科检查

(一)耳的检查

1. 耳郭及耳周检查　以视诊和触诊为主。观察耳郭有无畸形(如缺损、副耳郭即副耳、瘘管等),有无局限性隆起、增厚及皮肤有无红肿或皲裂,耳周有无红肿、瘘口、瘢痕、赘生物及皮肤损害等。进一步检查耳郭有无牵拉痛,耳屏、乳突有无压痛,耳周淋巴结是否肿大。

2. 外耳道及鼓膜检查　成人将耳郭向后、上、外方轻轻牵拉,小儿将耳郭向下牵拉,使外耳道变直。通过额镜观察外耳道有无耵聍、异物,皮肤是否红肿,有无疖肿,骨性外耳道后上壁有无塌陷,外耳道内有无分泌物及其性状与气味。清除外耳道内的耵聍、异物或分泌物,观察鼓膜的正常解剖标志是否存在,还应注意鼓膜的色泽、活动度以及有无穿孔及其部位、大小。鼓膜穿孔者还应注意鼓室内有无肉芽、胆脂瘤以及鼓膜钙化斑等。检查方法包括徒手双手检查法、徒手单手检查法、电耳镜检查法、窥耳镜检查法、鼓气耳镜检查法等(图16-3)。

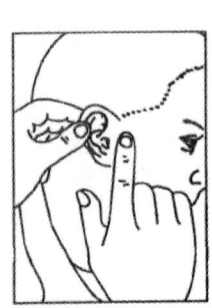 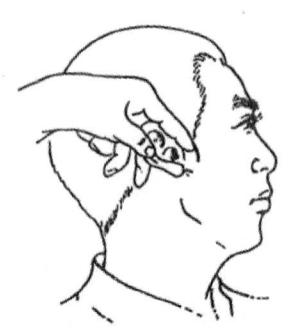 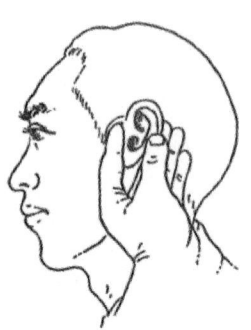

(1)徒手检查法

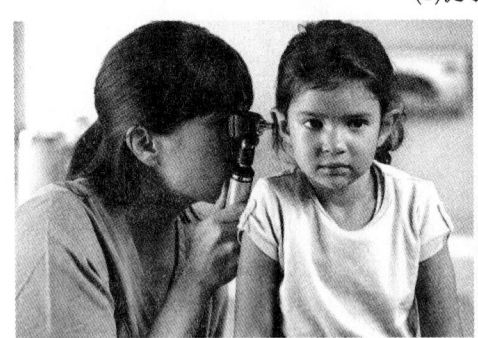 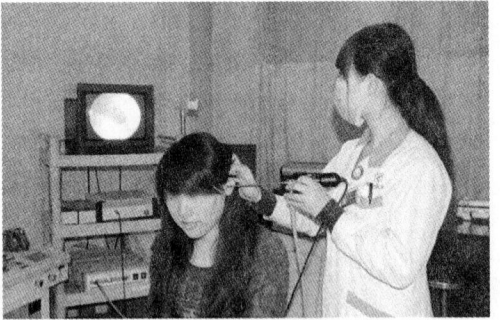

(2)电耳镜检查法　　　　　　　(3)窥耳镜检查法

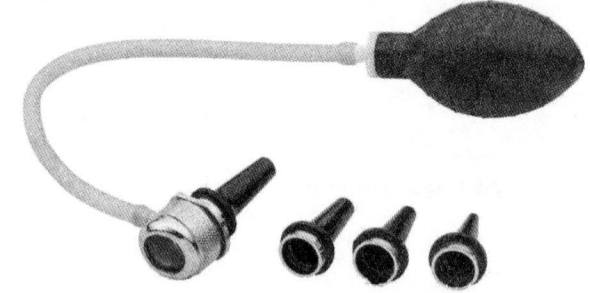

(4)鼓气耳镜

图16-3　外耳道及鼓膜检查

3.咽鼓管功能　检查咽鼓管功能障碍与许多中耳疾病的发生、发展及预后有关。检查咽鼓管主要目的是查明咽鼓管的通气功能。检查方法很多,且因鼓膜是否穿孔而异。鼓膜完整者的常用方法包括吞咽试验、咽鼓管吹张、声导抗仪检查法等。鼓膜穿孔者的常用方法有鼓室滴药法、荧光素试验法、咽鼓管造影、声导抗仪检查、咽鼓管纤维内镜检查法等。下面对一些临床常用方法做简单介绍。

(1) 吞咽试验

目的:查明鼓膜无穿孔者咽鼓管的通气功能。

适应证:鼓膜无穿孔者。

禁忌证:上呼吸道急性感染,鼻腔或鼻咽部有脓液、溃疡、新生物者忌用。

操作方法:将听诊管两端的橄榄头分别置于患者和检查者的外耳道口,请受试者做吞咽动作,检查者可听到轻柔的"嘘嘘"声。亦可通过电耳镜观察鼓膜随吞咽动作产生的运动。若鼓膜随吞咽动作而向外运动,示功能正常。咽鼓管功能不良者吞咽时从其耳道听不到声音,鼓膜运动差。此法有部分咽鼓管功能正常者可出现阴性结果。

注意事项:向患者解释检查的目的和方法。做好心理护理,减轻患者顾虑,积极配合检查。

(2) 瓦尔萨尔法(Valsalva method)

目的:同吞咽试验,通过此法咽鼓管到达中耳腔的气体多于吞咽试验。

适应证:同吞咽试验。

禁忌证:同吞咽试验。

操作方法:受试者鼻腔滴1%麻黄碱,清除鼻涕,使鼻腔通畅。用手指将两侧鼻翼向内压紧,闭口同时用力呼气,检查者可从听诊管内听到鼓膜的振动声,或可看到鼓膜向外运动,则示咽鼓管通畅。

注意事项:向患者说明检查的目的并进行演示,使其正确配合检查。

(3) 波利策法(Pulitzer method)

目的:同吞咽试验,另外此法也可用于治疗咽鼓管功能不良。

适应证:咽鼓管功能差的患者或小儿。

禁忌证:同吞咽试验。

操作方法:嘱受试者含一口水,检查者将波氏球(politzer bag)前端的橄榄头置于受试者一侧前鼻孔,并压紧对侧前鼻孔。让受试者将水咽下。吞咽时,软腭上举、鼻咽腔关闭、咽鼓管开放的瞬间,检查者迅速挤压橡皮球,将气流压入咽鼓管达鼓室,检查者可从听诊管内听见鼓膜振动声,也可观察鼓膜的运动情况(图16-4)。

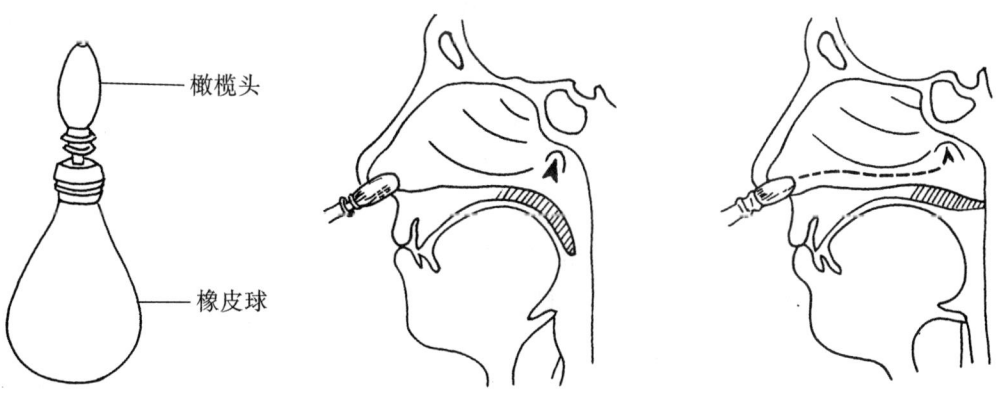

图16-4 波氏球吹张法

注意事项:向患者解释检查的目的、方法和过程,使其积极配合检查。

(4)导管吹张法

目的:此法最常用。既可用于检查咽鼓管是否通畅,鼓室是否有积液,也可用于咽鼓管功能不良及分泌性中耳炎的治疗。

适应证:同吞咽试验。

禁忌证:上呼吸道急性感染,鼻腔或鼻咽部有脓液、溃疡、肿瘤者,鼻出血。

检查方法:先嘱受试者清除鼻腔及鼻咽部分泌物,鼻腔以1%麻黄碱和1%丁卡因液收缩、麻醉鼻腔黏膜,检查者先检查受试者鼓膜的情况,如是否内陷、鼓膜厚薄等。将听诊管一端放入患者外耳道,一端放入自己的外耳道,将咽鼓管导管沿鼻底缓缓伸入鼻咽部,并将原向下的导管口向受检侧旋转90°,进入咽鼓管咽口(图16-5),用橡皮球向导管内吹气。检查者可从听诊管听到不同声音,并以此判断咽鼓管通畅程度和鼓室有无积液。如果检查者听到"呼、呼"声表示咽鼓管通畅,"吱、吱"声表示咽鼓管狭窄,"水泡"声表示鼓室有积液,听不到声音表示咽鼓管完全阻塞。检查或治疗完毕,应再次检查鼓膜情况。

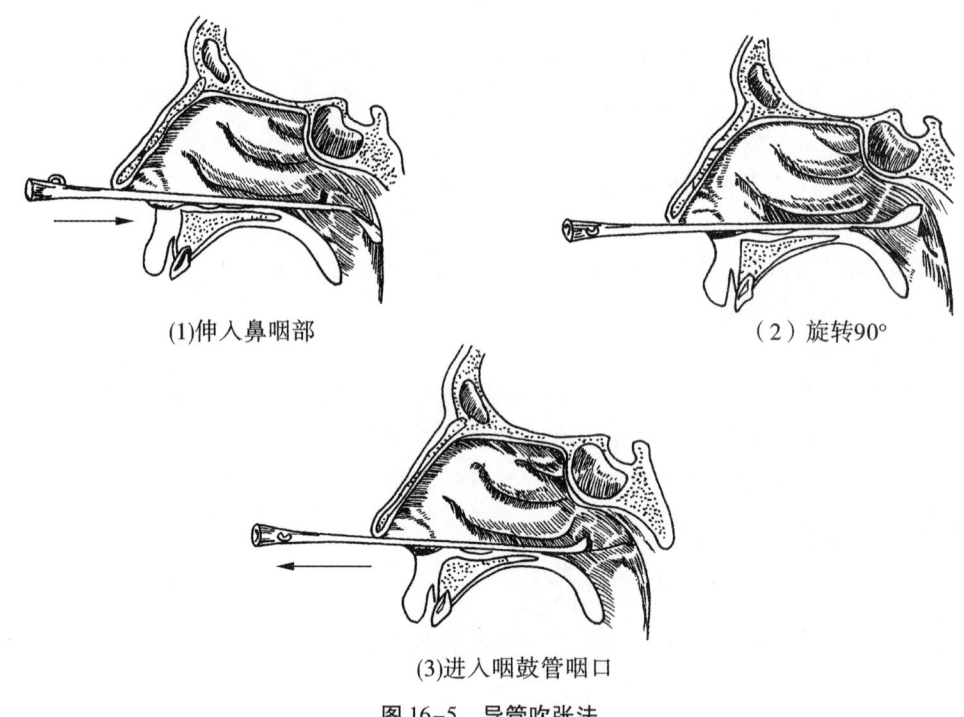

图16-5 导管吹张法

注意事项:①检查前向患者说明检查或治疗的目的、方法,告知患者会感觉有气流从耳内吹出,不要紧张;②导管插入和退出时,动作一定要轻柔,切忌暴力,患者不配合时不可强行进入,以免损伤鼻腔或咽鼓管咽口黏膜;③鼻腔或鼻咽部有脓液或痂皮时,应在吹张前清除;④吹气时用力要适当,避免压力过大将鼓膜吹破;⑤如果患者主诉突然有耳痛,应立即停止吹张,并检查鼓膜。

(5)鼓室滴药法

目的:检查咽鼓管是否通畅,同时了解咽鼓管排液和自洁能力。

适应证:适用于鼓膜有穿孔的患者。

检查方法:向患者解释说明检查目的和方法,患者取卧位,患耳朝上,向患耳内滴入无菌的有味或有色液体,请患者做吞咽动作,观察尝到药味或咽鼓管咽口显色的时间。

另外,荧光素试验法、咽鼓管造影术等方法和原理与鼓室滴药法相似,在此不做详细介绍。

4.听功能检查法 临床听功能检查分为主观测听法和客观测听法两大类。

主观测听法主要是依靠受试者对刺激声信号进行主观判断,并做出某种行为反应,故又称行为测听,包括语音检查法、表试验、音叉试验、纯音听阈及阈上功能测试、Bekesy自描测听、言语测听等。其结果经常受到受试者主观意识、情绪、年龄、文化程度和反应能力及行为配合的影响,故在某些情况下(如伪聋、弱智、婴幼儿、反应迟钝者等)检测结果不能完全反映受试者的实际听功能水平。

客观测听法不需要受试者的行为配合,不受其主观意识的影响,结果相对客观、可靠,但结论判断的正确性与操作者的经验、水平有关。常用的客观测听法有声导抗测试、电反应测听及耳声发射测试等。与主观测听相比,客观测听的频率特性较差,对每一个频率的听阈难以做出精确的评价。在此着重介绍音叉试验、纯音测试、声导抗测试及电反应测听和耳声发射测试。

(1)音叉试验(tuning fork test):音叉试验是门诊最常用的基本听力检查法。每套音叉由5个不同频率的音叉组成,即C128、C256、C512、C1024、C2048(图16-6)。其中最常用的是C256和C512。

目的:初步判定耳聋性质,鉴别传导性或感音神经性聋,验证电测听结果的正确性,但不能判断听力损失的程度。

适应证:听功能受损的患者。

检查方法如下。

1)林纳试验(Rinne test,RT):即骨气导比较试验。通过比较同侧耳气导和骨导听觉时间判断耳聋的性质。将振动的音叉柄端置于受检侧乳突部相当于鼓窦处(骨导,bone conduct,BC),当受试耳听不到音叉声时立即将叉臂置于距受试耳外耳道1 cm处(气导,air conduct,AC),此时若又能听到,则气导>骨导(AC>BC),记作RT(+),表示听力正常或感音神经性聋;若不能听到则先测气导,再测骨导,再比较骨导和气导的时间,若骨导>气导(BC>AC),记作RT(-),表示传导性聋;两者相等,记作RT(±),表示中度传导性聋或混合性聋(图16-7)。

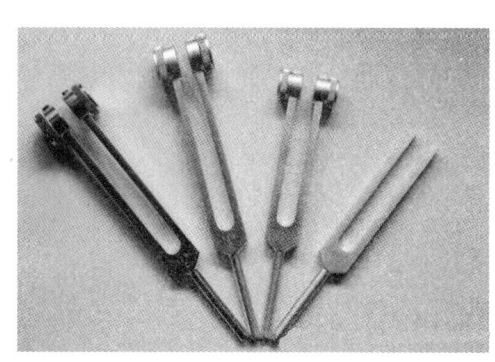

图16-6 音叉

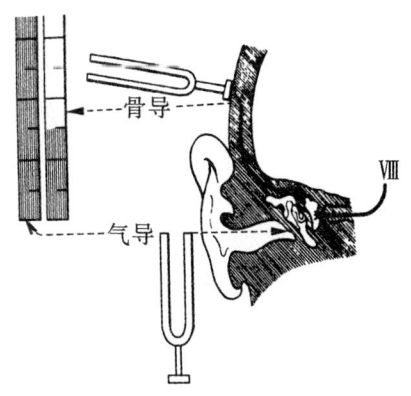

图16-7 林纳试验

2）韦伯试验（Weber test，WT）：又称骨导偏向试验，用于比较受试者两耳的骨导听力。取 C256 和 C512 音叉，敲击后将叉柄底部紧压于颅面中线上任何一点（多为前额）以"→"标明受试者判断的骨导声偏向侧，以"="示两侧相等（图 16-8）。

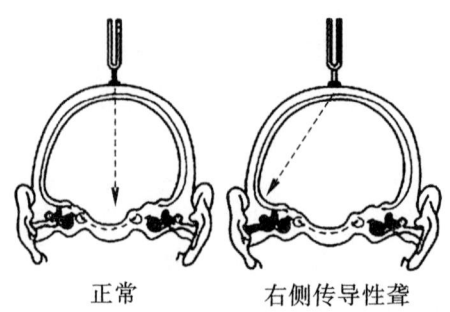

正常　　　　　　右侧传导性聋

图 16-8　韦伯试验

3）施瓦巴赫试验（Schwabach test，ST）：又称骨导比较试验，用于比较受试者与正常人（一般是检查者本人）的骨导听力。方法：先试正常人骨导听力，当正常人骨导消失后，迅速测受试者同侧骨导听力，再按反向测试。受试耳骨导较正常人延长为 ST（+）。缩短则以 ST（-）表示，ST（±）示两者相似。结果评价：（+）为传导性聋，（-）为感音神经性聋，（±）为正常。传导性聋和感音神经性聋的音叉试验结果比较见表 16-1。

表 16-1　音叉试验结果比较

试验方法	传导性聋	感音神经性聋
林纳试验（RT）	（+）（±）	（+）
韦伯试验（WT）	→病耳	→健耳
施瓦巴赫试验（ST）	（+）	（-）

4）盖莱试验（Gelle test，GT）：用于鼓膜完整者检查镫骨底板是否活动。将鼓气耳镜置于外耳道内，用橡皮球向外耳道内交替加、减压力的同时，将振动音叉的叉柄底部置于乳突部。若镫骨活动正常，受试者感觉到随耳道压力的变化一致的音叉声强弱变化，为阳性（+），反之为阴性（-）。

护理配合：①向受试者解释测试的目的、过程及配合方法；②测试前去除受试者的眼镜、头饰、耳环及助听器等并清洁外耳道，调整耳机以免因外耳道软骨部塌陷造成外耳道阻塞；③测量过程中请受试者尽量坐得舒适，避免说话、吞咽及清鼻等动作，不移动身体，保持安静；④测试结束后，记录、整理检查结果并及时送交医师。耳塞应用肥皂水清洗，并用 75% 乙醇擦拭。

（2）纯音听力计（pure tone audiometer）检查

目的：用于测试听觉范围内不同频率的听敏度。能较准确地判断耳聋的类型、程度，初步判断病变部位，且能记录存档，供前后比较。

适应证：能正确配合的听力障碍患者。

检查方法：利用纯音听力计产生 125～10 000 Hz 的倍频纯音（其强度可调节）进行听阈及阈上功能测试。包括气导听阈及骨导听阈两种测试。一般先测试气导再测试骨导。测试前，先向受试者说明检查方法，请受试者在听到测试声时，无论其强弱，立即以规定的动作表示之。气骨导检查均从 1 000 Hz 开始，以后按 2 000 Hz、3 000 Hz、4 000 Hz、6 000 Hz、8 000 Hz、250 Hz、500 Hz 顺序进行，最后再对 1 000 Hz 复查一次。气导测试通过气导耳机进行，骨导测试时，将骨导耳机置于受试耳乳突区或前额正中，对侧加噪声，测出不同频率能听到的最小声强即听阈，并在纯音听阈图［横坐标为频率（Hz），纵坐标为声级（dB）］上绘成曲线。正常情况下，气导和骨导的听阈曲线均在 25 dB 以内，气导之间差距小于 10 dB。临床上骨导听阈代表内耳功能，气导听阈代表中耳传音功能。因此，如果听力曲线显示各频率骨导听阈正常，气导听阈提高，且气骨导差距大于 10 dB，提示传导性聋；若气骨导听力曲线呈一致性下降，且高频损失较重，提示感音神经性聋；若气骨导听力都下降，但有气骨导差存在，提示可能为混合性聋（图 16-9）。

(3) 声导抗测试（acoustic immittance measurement）：是临床最常用的客观测试听功能的方法之一。主要通过测量鼓膜和听骨链的弹性（劲度）以反映整个中耳传音系统的声导抗状态。

目的：测试中耳传音系统、内耳功能、听神经和脑干听觉通路功能，检测咽鼓管功能。

适应证：判断耳聋的性质、病变的部位、对周围性面瘫进行定位诊断及预后判断。

检查方法：中耳导抗仪根据等效容积工作原理，由刺激信号、导抗桥和气泵三大部分组成。导抗桥有 3 个小管被耳塞引入密封的外耳道内：上管发出探测音和不同强度及频率的声音，以观察鼓膜在压力变化时的导抗动态变化以及同侧和对侧的镫骨肌声反射。下管将鼓膜反射到外耳道的声能引入微音器，转换成电讯号，放大并由平衡器显示。中管与气泵相连控制外耳道气压变化。改变外耳道压力，测量鼓膜被压入或拉出时声导抗的动态变化，同时用记录仪以压力声顺函数曲线形式记录下来，形成鼓室导抗图。根据导抗图曲线的形状和特点，可较客观地反映鼓室内各种病变的情况。中耳功能正常的鼓室导抗图为 A 型图（图 16-10）。

(4) 电反应测听（electric response audiometry，ERA）：是用于检测声波经耳蜗毛细胞换能、听神经和听觉通路到听觉皮质传递过程中产生的各种生物电位（听觉诱发电位，auditory evoked potentials）从而反映听觉通路各个部分功能的客观测听法。包括耳蜗电图描记（electrocochleography）、听性脑干反应测听（auditory brainstem response，ABR）、40 Hz 听觉相关电位（40 Hz auditory event related potential，40 Hz AERP）。

(5) 耳声发射检测：声波引起耳蜗基底膜振动时，外毛细胞产生主动收缩，并由内耳向中耳、外耳道逆行传播振动波，这种产生于耳蜗，经听骨链和鼓膜传导释放到外耳道的音频能量称为耳声发射。

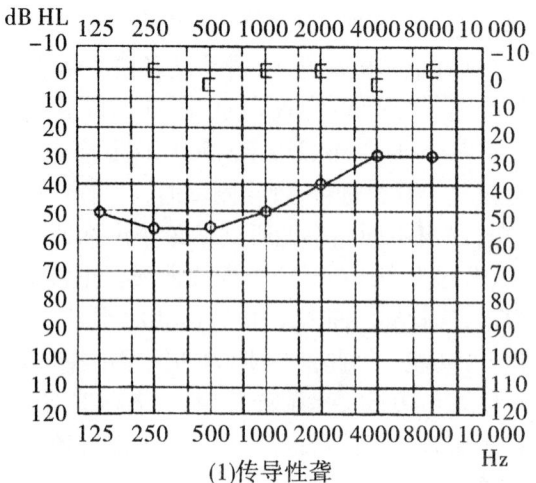

(1) 传导性聋

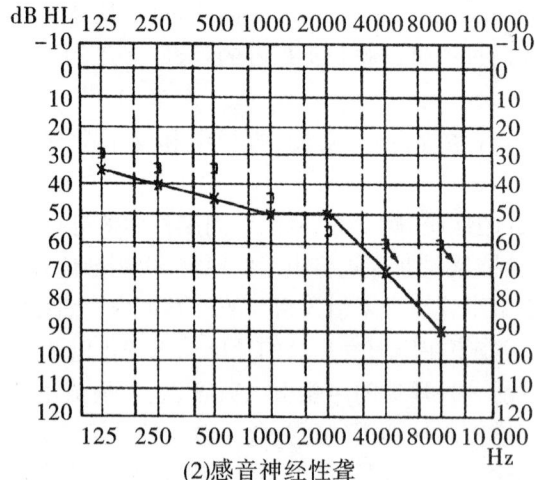

(2) 感音神经性聋

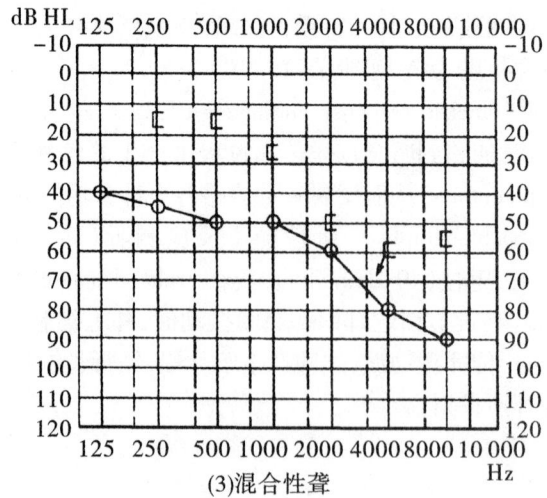

(3) 混合性聋

图 16-9　耳聋的分类

目的:可以准确反映耳蜗外毛细胞的功能状态。

适应证:①因其具有客观、简便、省时、无创、灵敏等优点,已作为新生儿听力筛选的首选;②对耳蜗性聋的早期定量诊断;③对耳蜗性聋和蜗后性聋鉴别诊断。

检查方法:对受试耳进行一定的声刺激诱发耳声发射,用高灵敏度的微音器记录,并将不同频率的声反射阈连线绘成耳声发射图,进行综合分析。声反射阈大于背景噪声基线 10 dB 为正常,小于背景基线为无反应。耳声发射正常而听觉脑干反应异常的耳聋提示听神经病变。

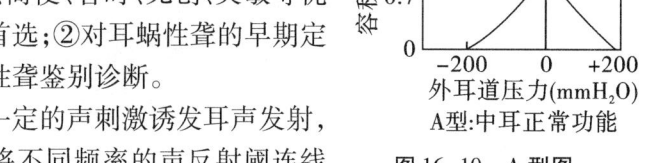

图 16-10 A 型图

5. 前庭功能检查法 是通过一些特殊的测试方法,了解前庭功能状况,为定位诊断提供依据。前庭功能不仅与耳科疾病有关,而且和神经内、外科,内科、眼科及创伤科等疾病亦有密切关系。前庭功能检查包括平衡功能检查和眼动检查。

(1)平衡功能检查

目的:评价前庭脊髓反射、本体感觉及小脑平衡协调功能。

适应证:前庭脊髓反射系统平衡功能障碍及某些迷路、小脑疾病。

操作方法:方法很多,大致可分为静平衡功能检查、动平衡功能检查和肢体试验3类。

1)闭目直立检查法:属于静平衡功能检查。请受试者直立两脚并拢,两手手指互扣于胸前并向两侧拉紧,观察受试者睁眼及闭目时躯干有无倾倒。正常者无倾倒,迷路或小脑病变者出现自发性倾倒。

2)闭目行走试验:属于动平衡功能检查。即受试者蒙眼,向正前方行走 5 步,继之后退 5 步,如此行走 5 次。观察其步态,并计算起点与终点之间的偏差角,偏差角大于 90°者,示两侧前庭功能有显著差异。

3)过指试验法:属于肢体试验。检查者与受试者相对端坐,检查者双手置于前下方,伸出双示指,请受试者抬高双手,然后以检查者的两示指为目标,用两手示指同时分别碰触之。测试睁眼、闭眼各做数次。正常人双手均能准确接触目标,迷路及小脑病变时出现过指现象。

4)闭眼垂直写字试验:属于肢体试验。受试者正坐于桌前,身体各处不得与桌接触,左手抚膝,右手握笔,垂腕,自上而下书写文字或画简单符号一行,睁眼或闭眼各书写一次,两行并列,观察两行文字的偏离程度和偏离方向,偏斜不超过5°为正常,超过10°示两侧前庭功能有差异。

此外尚有姿势描记法及指鼻试验、跟膝胫试验、轮替运动等方法。

(2)眼动检查:是通过观察眼球运动来检测前庭眼反射径路、视眼反射径路和视前庭联系功能状态。眼球震颤(nystagmus)是眼球的一种不随意的节律性运动,简称眼震(图16-11)。常见的有前庭性眼震、中枢性眼震、眼性眼震等。前庭性眼震由交替出现的慢相和快相运动组成。慢相为眼球转向某一方向的缓慢运动,由前庭刺激所引起;快相则为眼球的快速回位运动,为中枢矫正性运动。眼球运动的慢相朝向前庭兴奋性较低的一侧,快相朝向前庭兴奋性较高的一侧,通常将快相所指方向作为眼震方向。眼震检查的目的是为了评价前庭眼反射的功能,确定眼震是由于周围性病变、中枢性病变还是某些眼病引起。检查方法:自发性眼震检查法、位置性眼震和变位性眼震检查法、冷热试验、旋转试验及视动反射检查等。

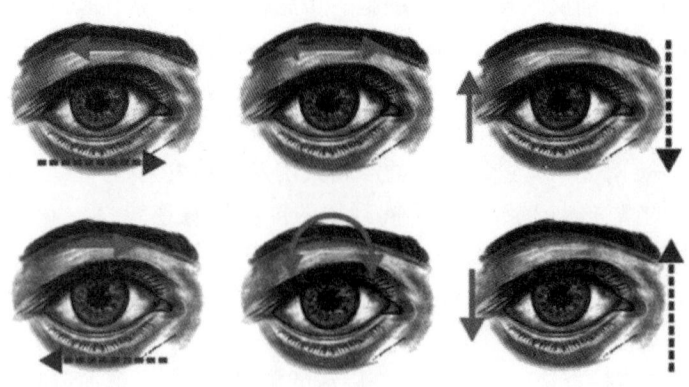

图 16-11　眼球震颤

（二）鼻的检查

1. 外鼻　观察外鼻的形态、颜色、活动是否正常，有无鼻小柱过宽、鼻翼塌陷、前鼻孔狭窄等。有时需触诊有无压痛点、乒乓球样弹性感、增厚、变硬，鼻骨有无骨折、移位及骨擦音。检查者在检查的同时可询问其病史，听其发音，了解有无"闭塞性鼻音"或"开放性鼻音"，同时还要注意是否嗅到特殊的腥臭味。

2. 鼻腔　鼻前庭可以用拇指将鼻尖抬起并左右活动，利用反射的光线观察鼻前庭皮肤有无红肿、糜烂、结痂、鼻毛脱落、赘生物等，有时可借助前鼻镜检查。

（1）前鼻镜（anterior rhinoscope）检查法

目的：观察鼻前庭及鼻腔的情况。

用物准备：前鼻镜、卷棉子、1%麻黄碱生理盐水或其他鼻用减充血剂。

操作步骤：左手持前鼻镜，两页合拢，与鼻腔底平行，伸入鼻前庭。右手扶持受检者头部，随检查需要变动头位。缓缓张开镜页，依次检查鼻腔各部。第一头位：先使受检者头位稍低，观察鼻底、下鼻甲、下鼻道、鼻中隔前下部。第二头位：患者头抬高，略后仰，与鼻底呈30°，观察中鼻甲、中鼻道及嗅裂和鼻中隔中部。第三头位：头部继续后仰30°，观察鼻中隔上部、中鼻甲前端、鼻丘和中鼻道前下部等（图16-12）。注意鼻甲有无充血、水肿、肥大、干燥及萎缩，中鼻甲有无息肉样变，各鼻道及鼻底是否积聚分泌物及分泌物的性状，鼻中隔有无偏曲、穿孔、出血、血管曲张、溃疡糜烂或黏膜肥厚。鼻腔内有无息肉、肿瘤、异物等。检查完毕，取出前鼻镜。

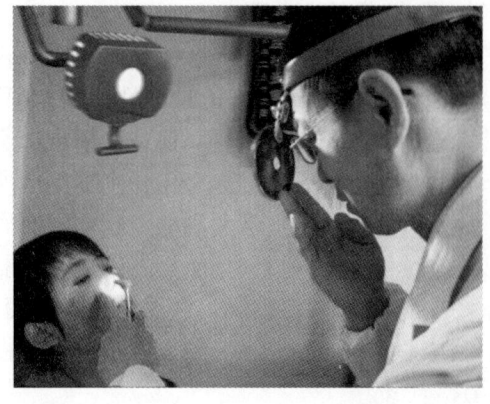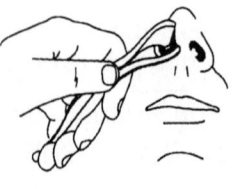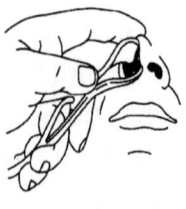

图 16-12　前鼻镜检查法

注意事项：①前鼻镜伸入鼻前庭时,不可超越鼻阈,以免引起疼痛或损伤鼻中隔黏膜而出血;②如下鼻甲肥大,可用1%麻黄碱生理盐水收缩鼻腔黏膜后再进行检查;③检查完毕,取出前鼻镜时勿将镜页闭拢,以免钳夹鼻毛引起疼痛;④操作时注意动作轻柔,鼻腔各部依次检查避免遗漏;⑤如果患者鼻腔分泌物较多,可嘱患者先擤出或用吸引器吸出。

(2)后鼻镜(间接鼻咽镜)检查法

目的：可弥补前鼻镜检查的不足。检查后鼻孔及鼻甲和鼻道的形态、颜色、分泌物等,观察软腭背面、鼻中隔后缘。同时可检查鼻咽部,包括咽鼓管咽口及咽鼓管圆枕、咽隐窝、鼻咽顶部及腺样体。

用物准备：间接鼻咽镜(后鼻镜)、压舌板、1%~2%丁卡因喷雾剂。

操作步骤：受检者端坐,用鼻呼吸以使软腭松弛。右手持后鼻镜,左手持压舌板将舌前2/3下压。右手以握笔姿势将加温而不烫的后鼻镜从左侧口角送到软腭与咽后壁之间,适当转动和倾斜镜面分别观察各部分,注意观察后鼻孔有无畸形、下鼻甲及下鼻道有无脓液;鼻咽黏膜有无新生物、溃疡、出血点、痂皮等,有无腺样体残余,咽隐窝有无肿瘤以及软腭背面有无脓液流出(图16-13)。

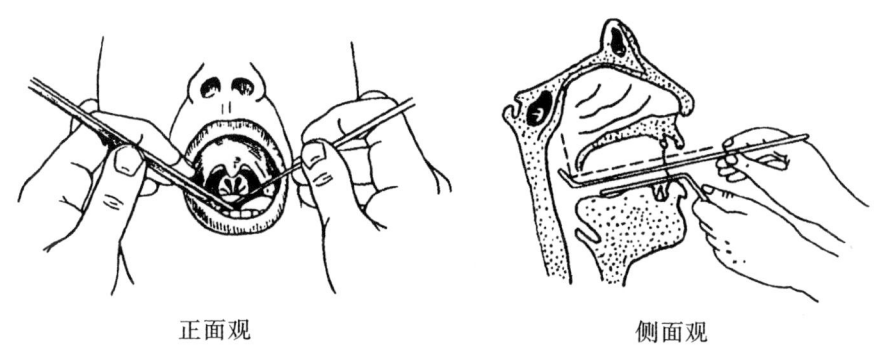

正面观　　　　　　　　　侧面观

图16-13　间接鼻咽镜检查法

注意事项：①压舌时应轻轻加压,不可突然用力;②不要把压舌板伸入太深,并尽量不触及周围组织,防止恶心;③检查时也可用1%丁卡因咽部喷雾做表面麻醉。

3.鼻窦　鼻窦位置较隐蔽,病变时在面部相应的投射点有表现,因此,可先观察面颊部、内眦及眉根附近皮肤有无红肿,局部有无硬性或弹性隆起,眼球有无移位或运动障碍,面颊部或眶内上角处有无压痛,额窦前壁有无叩痛等。

前鼻镜和后鼻镜检查可观察鼻道中分泌物的色、质、量、引流方向等,以判断鼻窦炎的位置。上颌窦穿刺冲洗可协助判断病变的性质和程度,具体操作方法详见本章第四节。鼻内镜检查是目前临床上常用的鼻腔和鼻窦检查法,在鼻部疾病的诊断和治疗过程中有重要作用。

(1)硬管鼻内镜检查法

目的：完成对鼻腔内各部分的检查,可观察鼻腔深部出血部位及早期肿瘤,确定颅底骨折及脑脊液鼻漏的瘘孔部位,还可以在直视下取活组织检查,行电凝固止血等。

用物准备：1%丁卡因及麻黄碱,鼻内镜包括0°和侧斜30°、70°、90°、110°及120°多种视角镜,显示、照相和录像装置。

操作步骤：检查前先用1%丁卡因及麻黄碱麻醉并收缩鼻黏膜，根据检查部位不同选用不同的视角镜，沿鼻底插入，越过鼻中隔后缘，转动镜窗检查鼻咽各壁，然后逐渐退出检查鼻腔各部位情况（图16-14）。

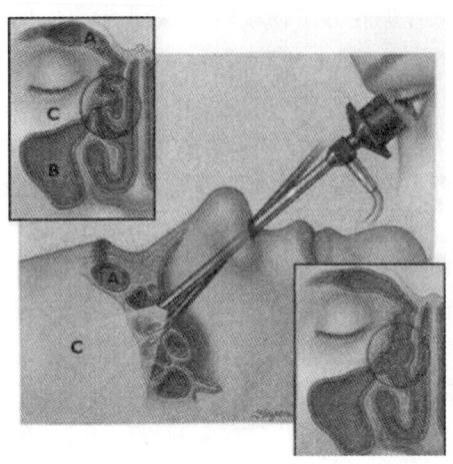
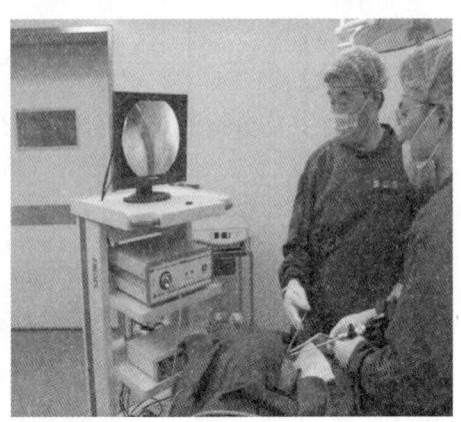

图16-14　硬管鼻内镜检查法

注意事项：①操作时注意动作轻柔，麻醉彻底，以利于减轻患者痛苦，减少损伤和出血；②注意操作的角度，检查鼻咽各壁及鼻腔情况时要全面仔细；③如有鼻出血，暂停检查，嘱患者及时吐出。

(2) 软管鼻内镜检查法

目的：可观察上颌窦、额窦、筛窦和蝶窦的自然开口及其附近的病变。

用物准备：冷光源纤维导光鼻内镜、表面麻醉剂（如1%丁卡因）。

操作步骤：管径很细，可在表面麻醉下经前鼻孔送入鼻腔，术中可随需要将内镜的末端弯曲进入各鼻道，如中鼻道、半月裂、钩突、筛漏斗等处。

注意事项：①注意操作时避免粗暴操作，造成损伤、疼痛和出血；②如遇鼻腔分泌物阻塞软管，要及时清除分泌物。

4. 鼻功能检查　主要是呼吸功能检查法和嗅觉功能检查法。在此主要介绍嗅觉功能检查法。

(1) 嗅瓶试验

目的：检查有无嗅觉功能。

用物准备：不同嗅剂，如香精、醋、蒜、樟脑油、煤油等同一颜色的小瓶。

操作步骤：将不同嗅剂分别装于同一颜色的小瓶中，嘱受检者选取其中任一瓶，手指堵住一侧鼻孔，以另一侧鼻孔嗅之，并说明气味的性质，依次检查完毕。能嗅出所有气味者为嗅觉正常，只辨出2种以下者说明嗅觉减退。

注意事项：应注意嗅适应及嗅疲劳现象易影响检查的准确性。

(2) 嗅阈检查法

目的：检查某一嗅觉缺失。

用物准备：7种原嗅素，即醚类、樟脑、麝香、花香、薄荷、辛辣、腐臭气味。以多数人可以嗅到的最低嗅剂浓度为一个嗅觉单位，按1、2、3、4、5、6、7、8、9、10嗅觉单位配成10瓶。规定7种嗅剂，共配成70瓶。

操作步骤:检查时测出对7种物质的最低辨别阈,用小方格7×10标出,称为嗅谱图(olfactory spectrogram,图16-15)。当患者对某一嗅素缺失时,则在嗅谱图上出现一条黑色失嗅带。

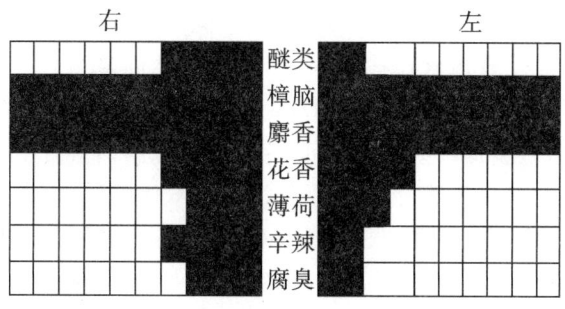

图16-15 嗅谱图

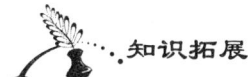

耳司听觉,是人们接收信息的主要感官。且对言语活动起着反馈调整作用,常因疾病、药物、噪声等受到损害,致听力障碍;婴幼儿因严重耳聋可能导致聋哑。听觉和语言障碍将导致患者社交、学习、工作和生活上的困难,同时还伴有精神心理创伤。听力保健需要全社会、每个家庭、医务工作者和个人共同重视和参与,才能取得成效。每年3月3日为全民爱耳日。为提高人们听力保健水平,降低耳聋的发病率,应该做到:

1. 大力宣传优生优育,杜绝近亲结婚。对高危人群开展遗传咨询和健康教育;加强孕产期的妇幼保健,避免或减少新生儿耳聋的发生;广泛开展胎儿、婴幼儿听力筛查。力求早发现,早治疗,尽早做好听觉言语训练。

2. 做好婴幼儿的预防接种工作,防止或减少传染病源性耳聋的发生。

3. 提高生活水平,积极防治营养缺乏性疾病,锻炼身体,保证身心健康,减慢老化过程,增加机体对致聋因素的抵抗能力。积极防治鼻、咽和耳部疾病。

4. 避免使用可能损害听力的药物,严格掌握耳毒性药物的适应证,力求小剂量、短疗程,孕妇、婴幼儿、有家族药物中毒史者、肾功能不全和已有耳聋者禁用。用药期间应加强听力监测,一旦出现听力受损征兆,立即停药。

5. 加强环境保护,改善劳动条件,降低环境噪声,规范防护措施。

开展听觉和言语训练,利用其残余听力,在康复仪器和助听器的帮助下,结合训练,逐步培养其聆听习惯,提高听觉察觉、听觉注意、听觉定位等方面的能力。再通过学习发声,呼吸及读唇等项目的训练,逐渐建立正常语音交流。

(三)咽部检查

1. **观察面容与表情** 患者取坐位,摆正头位,放松。检查者观察患者面部有无痛苦表情、颈项强直、头侧倾、张口流涎等;在与患者交流过程中注意患者有无说话或哭声含糊不清等,这些情况提示患者可能患有扁桃体周围脓肿或咽后脓肿。儿童如果张口呼吸,缺乏表情,应注意观察其有无特征性的腺样体面容。

2. **口咽检查** 包括口唇、口腔内以及咽部的检查。受检者取坐位,检查者首先观察口唇颜色,有无唇裂畸形、疱疹、口角溃烂。然后观察口腔黏膜有无出血、溃疡等。用压舌板轻压患者舌前2/3处,自前向后依次观察双侧腭舌弓、腭咽弓、咽侧壁及咽后壁。注意咽黏膜有无充血、溃疡、假膜、脓痂、干燥、肿胀和隆起。同时检查两侧腭扁桃体,注意其大小形态,隐窝口处有无分泌物,有无异物或新生物。检查时嘱患者发"啊"音,观察软腭运动情况。同时还应注意牙、牙龈及舌有无异常。

3. **鼻咽部检查** 主要通过间接鼻咽镜与后鼻孔同时检查。鼻咽触诊主要用于儿童,助手固定患儿,检查者立于患儿的右后方,左手示指紧压患儿颊部,防止小儿咬伤手指,用戴好手套的右手示指经口腔伸入鼻咽,触诊鼻咽各壁,注意后鼻孔有无闭锁及腺样体大小。若发现肿块,应注意其大小、质地及与周围组织的关系。撤出手指后,观察指端有无脓液或血迹。此项检查有一定痛苦,应向患者或患儿家长说明。检查者操作应迅速、准确而轻柔(图16-16)。

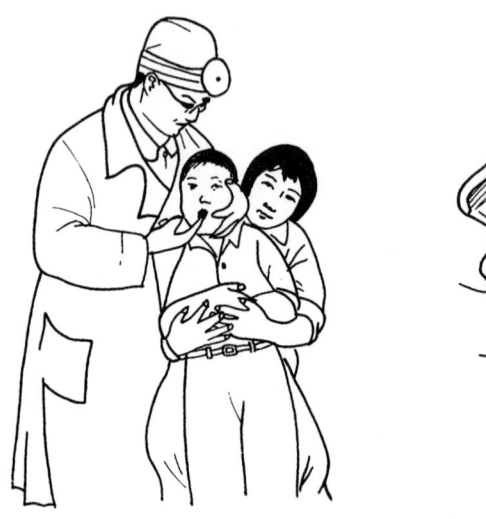
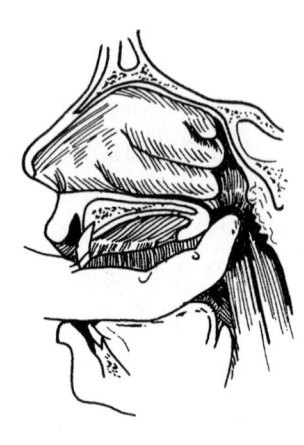

图16-16 鼻咽部检查

4. **喉咽部检查** 参见"喉部检查"相关内容。

(四)喉部检查

1. **喉的外部检查** 主要是视诊和触诊,先观察喉部外形大小、位置以及甲状软骨是否居中,是否对称等然后进行触诊,主要是甲状软骨、环状软骨、环甲间隙,注意局部有无肿胀、触痛、畸形、颈部有无肿大的淋巴结或皮下气肿等。最后用手指捏住甲状软骨两侧左右摆动,并稍加压力使之与颈椎发生摩擦,正常时应有摩擦音,某些病理情况下(如喉癌向后侵犯)摩擦音消失。

2. 间接喉镜(indirect mirror)检查 为检查喉咽及喉腔目前最常用、最简便的方法。

目的:检查喉咽及喉腔有无病变。

用物准备:间接喉镜、额镜、光源、热源、1%丁卡因溶液、拉舌纱布。

操作步骤:检查时患者端坐、张口、伸舌,检查者坐在患者对面,先将额镜反射光的焦点调节到患者悬雍垂处,然后用纱布裹住舌前1/3,用左手拇指和中指捏住舌前部,并将其向前下方拉,示指抵住上唇,以固定。右手持间接喉镜,将镜面稍加热,将间接喉镜放入患者口咽部,镜面朝前下方,镜背将腭垂和软腭推向后上方,先检查舌根、会厌谷、会厌舌面、喉咽后壁及侧壁,然后再嘱患者发"衣"声,使会厌抬起,此时可检查会厌喉面、杓区、杓间区、杓会厌皱、室带、声带、声门下等。检查时应注意喉咽及喉腔黏膜色泽、有无充血、增厚、溃疡、增生或结节、新生物或异物等,同时应观察声带及杓状软骨活动情况(图16-17)。

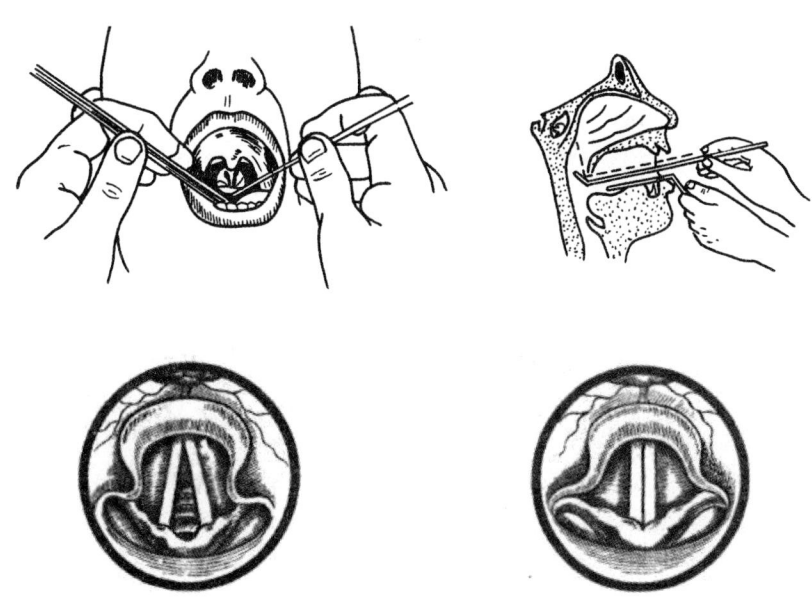

图16-17 间接喉镜检查

注意事项:①检查时嘱患者安静呼吸,自然将舌伸出;②放入时将镜面稍加热,防止检查时起雾,先在检查者手背上试温,确认不烫时,才可将间接喉镜放入患者口咽部;③有的患者咽反射敏感,需要行口咽黏膜表面麻醉后才能完成检查,常用的口咽黏膜表面麻醉药物是1%丁卡因溶液。如经口咽黏膜表面麻醉后仍不能顺利完成间接喉镜检查,则可选用纤维喉镜或电子喉镜检查。

3. 直接喉镜(direct laryngoscopy)检查

目的:进一步窥清喉部病变。

适应证:适用于儿童支气管镜检查时导入支气管镜,在间接喉镜检查不能查清的喉部病变,需要喉部活检者,气管内插管,气管内吸引等。

禁忌证:严重的颈椎病变,如脱位、外伤、结核等禁用直接喉镜检查;危重体弱、高血压、心脏病患者应慎用。

操作方法:表面麻醉,不能配合者给予全身麻醉。患者取仰卧抬头位,检查者立于患者头前,以纱布保护患者的上唇及上列牙齿,持喉镜沿舌背正中或右侧导入咽部,用力向前举起,看清会厌上缘后,向下深入1 cm,将会厌软骨及前面的软组织向上挑起,观察喉腔各部及喉咽后壁、环后隙、声门下腔、气管上段,发"衣"音时观察声带运动情况。

4. 纤维喉镜(fibrolaryngoscope)检查　纤维喉镜是用导光纤维制成的软性内镜,其外径3.2～6.0 mm,长度在300 mm以上,远端可向上下弯曲,患者易耐受。

目的:进一步对喉部及喉咽部病变进行检查,还可进行活检、息肉摘除、异物取出等。

适应证:间接喉镜检查不满意,可采用此项检查;颈部有畸形、张口困难及年老体弱;不能耐受直接喉镜检查的患者。

操作方法:患者取坐位,口咽及喉咽黏膜表面麻醉后,检查者左手握镜柄,右手持镜杆远端,轻轻将纤维喉镜从鼻腔或口腔导入,通过鼻咽、口咽到达喉咽,可对喉部及喉咽部进行检查及手术治疗(图16-18)。

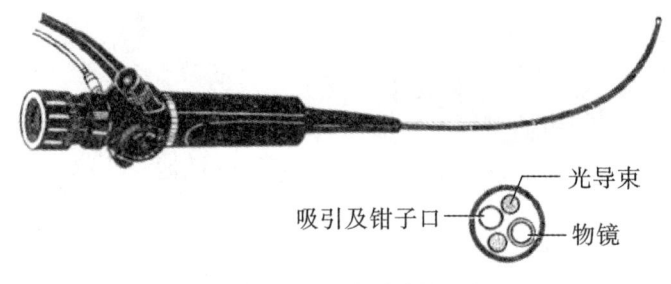

图16-18　纤维喉镜

5. 显微喉镜(laryngoscope)检查　系用手术显微镜通过支撑式或悬吊式直接喉镜进行更细致、更精确的检查方法,可观察一些细微的病变,如癌前病变、轻度上皮增厚、黏膜下充血以及声带小结、息肉或其他新生物等,也可用于声带小结和小新生物的摘除,视野清,声带损伤小。

(五)耳鼻咽喉科影像学检查

耳、鼻、咽、喉、颈部、气管及食管的病变在临床上均需影像学检查,以确定诊断以及鉴别诊断,同时了解病变性质和范围,为进一步制订针对性的治疗方案提供依据。影像学检查包括X射线摄片、CT、MRI、超声波检查等。

第三节　耳鼻咽喉科常用的护理诊断

耳鼻咽喉科护士通过对耳鼻咽喉科患者的健康史、身体状况包括各项检查结果的了解以及心理社会状况的全面评估,得出每个患者相应的个性化护理诊断。常见的护理诊断如下。

1. 急性疼痛:鼻源性头痛、咽喉痛、耳痛等　与耳鼻咽喉诸器官的炎症、外伤或手术创伤、神经反射痛和肿瘤等有关。

2. 感知紊乱:嗅觉减退或听力下降　与嗅觉、听力功能异常有关。

3. 语言沟通障碍 与听力下降,气管切开、喉部病变或喉切除术后发音功能受损有关。

4. 体温过高 与耳鼻咽喉科各种炎症有关,如急性化脓性扁桃体炎、急性会厌炎、急性中耳炎、急性鼻窦炎、耳部病变引起的各种颅内外并发症等。

5. 有窒息的危险 与喉部或气管异物、喉部急性炎症、外伤或气管切开后痰液积聚阻塞呼吸道等因素有关。

6. 有感染的危险 与鼻腔通气障碍、耳鼻咽喉部异物存在、外伤、各种手术后切口易被污染等因素有关。

7. 清理呼吸道无效 与鼻腔、咽喉、气管的炎症引起分泌物增多且黏稠,不易排出,或气管切开或喉部手术后气道分泌物增多且黏稠,患者咳嗽排痰能力下降有关。

8. 有受伤的危险 与平衡功能失调、嗅觉障碍或听力障碍所致察觉环境危害能力降低有关。

9. 有体液不足的危险 与鼻出血、术后出血、摄入液体不足等因素有关。

10. 营养失调:低于机体需要量 与咽喉部炎症引起吞咽疼痛、喉部肿瘤引起进食梗阻等因素有关。

11. 口腔黏膜受损 与喉切除术后不能经口进食、鼻腔填塞后张口呼吸等因素有关。

12. 知识缺乏 缺乏疾病的治疗和预防、用药、并发症的控制和监测或自我护理的知识和技能等。

13. 焦虑 与担心疾病的治疗和预后,对环境陌生,担心疾病会影响自己的家庭、工作和生活,增加经济负担等因素有关。

14. 自我形象紊乱 与鼻部手术、喉部手术后面部结构和功能改变,鼻部、耳部先天畸形,或长期炎症引起分泌物过多,有异味等因素有关。

15. 社交障碍 与听力障碍或喉部手术后语言交流能力受损,面部手术或先天畸形引起的自尊降低等因素有关。

第四节 耳鼻咽喉科常用护理技术操作

一、额镜的使用法

额镜为耳鼻咽喉科医护人员必备的辅助检查设备。由镜体和额带两部分组成。镜面是圆形聚光的凹面镜,直径一般为 8 cm,焦距约 25 cm,中央窥视孔直径约 1.4 cm。额带可通过调节旋钮调节适当的松紧。镜体借一转动灵活的双球关节连接于额带上(图16-19)。

(一)目的

将光线反射聚焦到检查或治疗部位,利于检查者观察或治疗。

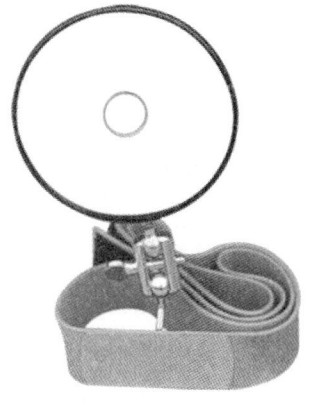

图 16-19 额镜

(二)用物准备

额镜、光源。

(三)操作步骤

(1)患者取坐位,检查部位朝向检查者。

(2)检查者戴额镜前先调节双球关节的松紧,使镜面能向各个方向灵活转动又不松滑,将额带调整至适合头围松紧,戴于头上。

(3)将双球关节拉直,使镜面与额面平行,镜孔正对检查者平视时的左眼或右眼,远近适宜,然后取舒适坐姿。

(4)调整光源和额镜方向,也可调整受检者的头位,使光源投射到额镜镜面,经过光反射聚焦到检查部位。检查者通过额镜镜孔看到反射光束焦点正好投射在检查部位。

(四)注意事项

(1)保持瞳孔、镜孔、反光焦点和检查部位呈一直线。

(2)检查时,检查者单目视线向正前方通过镜孔看到反光焦点落在检查部位,但另一只眼保持自然睁开,不能挤眼、眯眼或闭眼。

(3)检查者姿势要保持端正,不可弯腰、扭颈或歪头迁就光源。

(4)额镜与检查部位易保持25 cm左右,不宜太近或太远。

二、外耳道冲洗法

(一)目的

(1)冲出阻塞外耳道的耵聍和表皮栓,保持外耳道清洁。

(2)冲出外耳道小异物,如小珠子、小虫等。

(二)用物准备

弯盘、治疗碗、装有细塑料管的橡皮球、温生理盐水、纱布、额镜、耳鼻喉专用棉签。

(三)操作步骤

(1)患者取坐位,解释操作目的、方法,取得配合。

(2)嘱患者将弯盘置于患耳垂下方,紧贴皮肤,头稍向患侧倾斜。

(3)左手向后上方牵拉耳郭(小儿向后下方),右手将吸满温生理盐水装有塑料管的橡皮球对准外耳道后上壁方向冲洗,使水沿外耳道后上壁进入耳道深部,借回流力量冲出耵聍或异物(图16-20)。

(4)用纱布擦干耳郭,用棉签擦净耳道内残留的水,额镜检查外耳道内是否清洁,如有残留耵聍,可再次冲洗至彻底冲净为止。

(四)注意事项

(1)坚硬而大的耵聍、尖锐的异物、中耳炎鼓膜穿孔、急性中耳炎、急性外耳道炎,不宜做外耳道冲洗。

(2)冲洗液应接近体温,不应过热或过冷,以免引起迷路刺激症状。

(3)冲洗时不可对准鼓膜,用力不宜过大,以免损伤鼓膜;也不可对准耵聍或异物,以免将其冲至外耳道深部,更不利于取出。

(4)若耵聍未软化,可用耵聍钩钩出,或嘱患者在滴3%的碳酸氢钠溶液2 d后再冲洗。

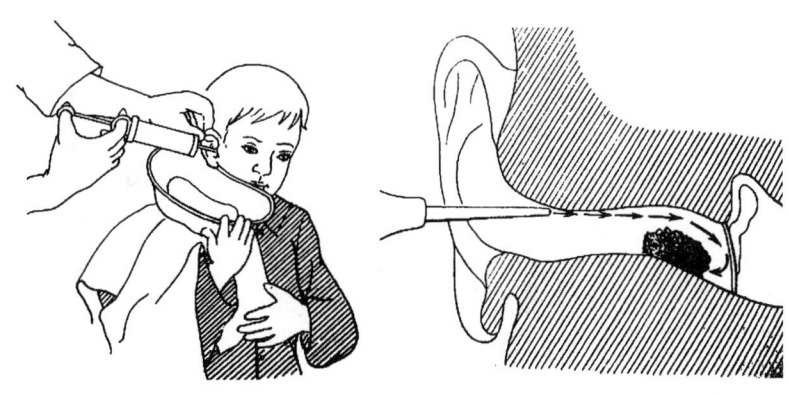

图16-20 外耳道冲洗法

(5)若冲洗过程中,患者出现头晕、恶心、呕吐或突然耳部疼痛,应立即停止冲洗并检查外耳道,必要时请医生共同处理。

三、外耳道滴药法

(一)目的
(1)软化耵聍。
(2)治疗耳道及中耳疾病。

(二)用物准备
滴耳液、消毒干棉球。

(三)操作步骤
(1)患者侧卧或坐位,头侧向健侧,患耳向上。
(2)成人耳郭向后上方牵拉,小儿向后下方,将外耳道拉直(图16-21)。将滴耳液顺耳道后壁滴入2~3滴。
(3)用手指反复轻按耳屏几下,使药液流入耳道四壁及中耳腔内。
(4)保持体位3~4 min。
(5)外耳道口塞入干棉球,以免药液流出。

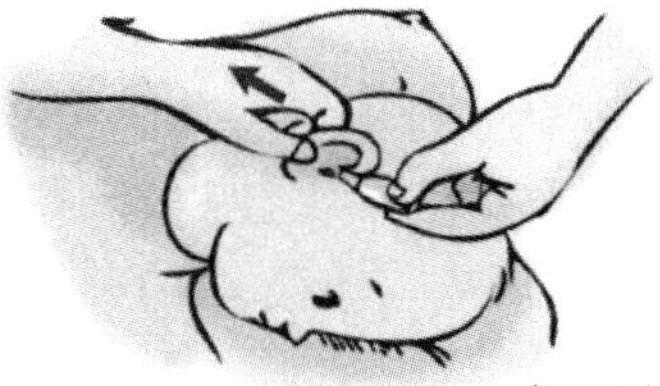

3岁以下儿童

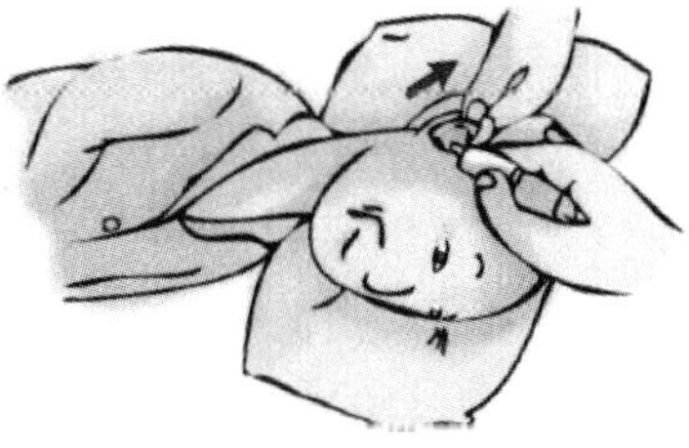

3岁以上儿童及成人

图16-21 外耳道滴药法

(四)注意事项
(1)滴药前,必须将外耳道脓液洗净。
(2)药液温度以接近体温为宜,不宜太热或太凉,以免刺激迷路,引起眩晕、恶心、呕吐等不适感。
(3)如滴耵聍软化液,应事先告知患者滴入药液量要多,滴药后可能有耳塞、闷胀感,以免患者不安。

四、鼓膜穿刺抽液法

(一) 目的

抽出鼓室内积液,减轻耳闷感,提高听力。

(二) 用物准备

1%丁卡因溶液、苯扎溴铵酊溶液、消毒纱布、2 ml空针、鼓膜穿刺针头、额镜、窥耳器、酒精棉球。

(三) 操作步骤

(1) 将1%丁卡因溶液、苯扎溴铵酊溶液适当加温。

(2) 患者取坐位,头侧卧于桌面,患耳向上,解释操作目的、方法,取得其配合。

(3) 向患耳内滴入1%丁卡因溶液1次,做表面麻醉。然后滴入苯扎溴铵酊溶液消毒鼓膜和外耳道,用纱布擦干外耳道口。

(4) 患者坐起,患耳对操作者。

(5) 操作者用酒精棉球消毒窥耳器,并置入外耳道。

(6) 连接空针与针头,调整额镜聚光于外耳道。

(7) 将长针头沿窥耳器底壁缓慢进入外耳道,刺入鼓膜紧张部的前下象限或后下象限(图16-22),一只手固定针筒,另一只手抽吸积液。

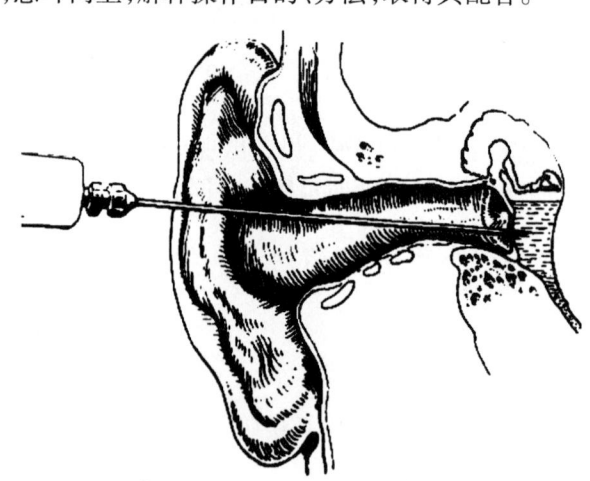

图16-22 鼓膜穿刺抽液法

(8) 抽吸完毕,缓慢将针头拔出,退出外耳道。

(9) 用挤干的酒精棉球塞住外耳道口。

(四) 注意事项

(1) 注意滴入耳内溶液温度适宜。

(2) 刺入鼓膜深度不宜过深,位置在最低部,以便抽尽积液。

(3) 操作时嘱患者头勿动,以免损伤中耳内其他结构。

(4) 嘱患者两天后将棉球自行取出,1周内不要洗头,以免脏水进入外耳道。

(5) 注意无菌操作,防止继发感染。

(6) 穿刺部位要正确,以免损伤听骨链。

(7) 刺入鼓室后,固定好针头,以防抽液时顺势脱出。

五、耳部手术备皮法

(一)目的
(1)使手术野清洁,有利于手术进行。
(2)预防切口感染。

(二)用物准备
梳子、皮筋、发夹、凡士林、剪刀。

(三)操作步骤
(1)患者取坐位,应根据手术要求剃除耳郭周围头发 5~6 cm;剩余的头发男性均剃短,女性头发梳理整齐或梳成贴发三股辫偏向健侧用发夹或皮筋固定好(图 16-23)。
(2)将露出的短小头发用凡士林粘在辫子上或用剪刀剪掉。

(四)注意事项
备皮过程中避免损伤头皮。

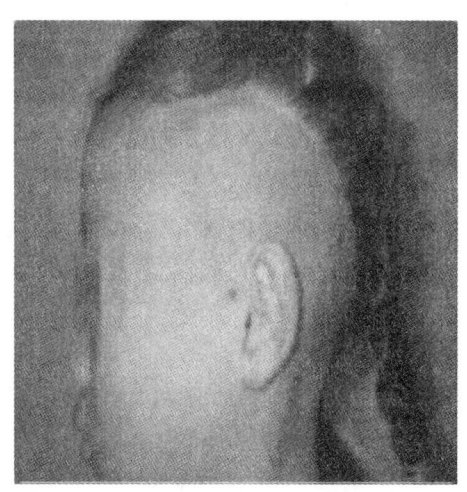

图 16-23 耳部备皮

六、耳部加压包扎法

(一)目的
(1)耳部手术或外伤后用于固定敷料,保护手术切口,利于引流。
(2)用于局部压迫止血。

(二)用物准备
绷带一卷、20 cm 长纱条一根、胶布数条、纱布数块。

(三)操作步骤
(1)患者取坐位或卧位,解释操作目的和方法。
(2)将纱条放于患者患侧额部(眉毛外侧),将敷料放在患耳伤口处,用胶布固定。
(3)将绷带先绕额部两周(包左耳向左绕,包右耳向右绕),然后由上至下包向患侧耳部,经后枕部绕到对侧耳郭上方,绕额部一周;再次由上至下包患耳重复上述动作至绷带包完,使敷料固定,患耳及敷料全部包住。
(4)用胶布固定绷带尾部。
(5)用纱条将绷带扎起,使额部绷带高于眼眶。

(四)注意事项
(1)包扎时应注意保持患耳正常解剖形态。
(2)固定于额部的绷带不可太低,应高于眉毛,以免压迫眼球,影响视线。
(3)绷带的松紧应适度,太松会引起绷带和敷料的脱落,太紧会使患者感到头痛。
(4)单耳包扎时,绷带应高于健侧耳郭,避免压迫引起不适。

七、滴鼻法

(一)目的

(1) 保持鼻腔引流通畅,达到治疗目的。

(2) 保持鼻腔润滑,防止干燥结痂。

(3) 保持鼻腔内纱条润滑,以利抽取。

(二)用物准备

滴鼻药、清洁棉球或纸巾少许。

(三)操作步骤

(1) 嘱患者轻轻擤出鼻涕(鼻腔内有填塞物不擤)。

(2) 患者取仰卧位,肩下垫枕头或头悬于床缘,头尽量后仰,使头部与身体成直角,头低肩高(图16-24)。

(3) 每侧鼻腔滴 3~4 滴药水,轻轻按压鼻翼,使药液均匀分布在鼻黏膜上。

(4) 保持原位 2~3 min 后坐起。

(5) 用棉球或纸巾擦去外流的药液。

(6) 对于鼻侧切开患者,为防止鼻腔或术腔干燥,滴鼻后,嘱患者向患侧卧,使药液进入术腔。

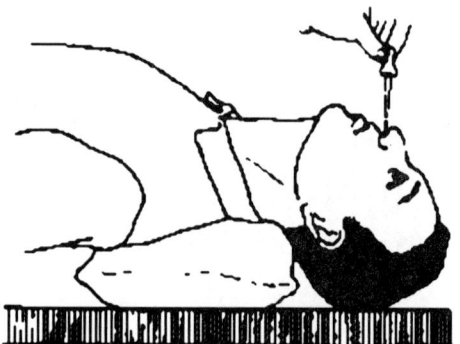

图 16-24　鼻腔滴药法

(四)注意事项

(1) 滴药时,滴管口或瓶口勿触及鼻孔,以免污染药液。

(2) 体位要正确,滴药时勿吞咽,以免药液进入咽部而引起不适。

八、鼻腔冲洗法

(一)目的

清洁鼻腔,湿润黏膜,减轻臭味,促进黏膜功能恢复。

(二)用物准备

灌洗桶、橡皮管一根、橄榄式接头一根、温生理盐水 1 000~1 500 ml、输液架一个、脸盆一个、纱布少许。

(三)操作步骤

(1) 患者取坐位,头向前倾。

(2) 将装有温生理盐水的灌洗桶挂在距患者头部高 50 cm 处,关闭输液夹。

(3) 橄榄头与橡皮管连接,嘱患者一只手将橄榄头固定于一侧前鼻孔,张口呼吸,头侧向另一侧。打开输液夹,使桶内温盐水缓慢流入鼻腔,盐水经前鼻孔流向后鼻孔,再经另一侧鼻腔和口腔流出,即可将鼻腔内分泌物、痂皮冲出。

(4) 一侧鼻腔冲洗后,将接头换到对侧鼻孔按同样方法进行冲洗,然后用纱布擦干脸部。

(四)注意事项

(1)鼻腔有急性炎症及出血时禁止冲洗,以免炎症扩散。
(2)灌洗桶不宜太高,以免压力过大引起并发症。
(3)水温以接近体温为宜,不能过冷或过热。
(4)冲洗时勿与患者谈话,以免发生呛咳。
(5)冲洗时发生鼻腔出血,应立即停止冲洗。
(6)患者自行冲洗时,用特制的鼻腔冲洗瓶盛入生理盐水,用手挤压冲洗瓶将冲洗液注入鼻腔,注意用力不可过猛。

九、上颌窦穿刺冲洗法

(一)目的

(1)明确上颌窦病变的诊断。
(2)治疗上颌窦炎症。

(二)用物准备

窥鼻器、棉片和耳鼻喉专用棉签、上颌窦穿刺针、橡皮管接头、20 ml 注射器、治疗碗(内盛温生理盐水)、深弯盘(盛冲洗流出液)、1%丁卡因、1∶1 000 肾上腺素、额镜。

(三)操作步骤

(1)患者取坐位,擤净鼻涕。向患者解释操作目的、方法,取得配合。
(2)将浸有1%丁卡因及1∶1 000 肾上腺素的卷棉子置入下鼻道穿刺部位,进行表面麻醉5~10 min。
(3)若穿刺右侧上颌窦,操作者右手拇指、示指紧握穿刺针中段,掌心顶住针柄,针头斜面朝向鼻中隔,经前鼻孔深入下鼻道顶端,置于距下鼻甲前端1.0~1.5 cm下鼻甲附着处(此处骨质较薄)(图16-25)。

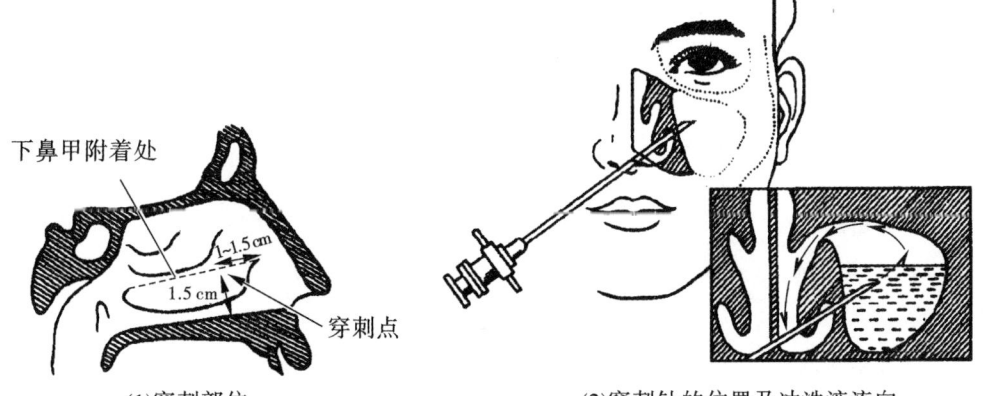

图16-25 上颌窦穿刺冲洗法

(4)左手固定患者头部,右手持针向外眦方向稍用力,即能穿入窦腔,并有空腔感。若穿刺左侧,用左手持针,右手固定头部。

(5)抽出针芯,嘱患者头向健侧倾斜,观察针管内有无黄褐色液流出,如有,则可能为上颌窦囊肿,不可再冲洗。

(6)嘱患者用手托住弯盘于下颌,用20 ml注射器回抽是否有空气,证实在腔内,抽吸温生理盐水,连接橡皮管与穿刺针,然后缓缓推注生理盐水进行冲洗,观察有无脓液流出。反复冲洗,直至冲净。根据医嘱注入抗生素药液,并嘱患者头侧向患侧3 min,防止药液漏出。

(7)插入针芯,拔出针头,用消毒棉片置于下鼻道穿刺处压迫止血,嘱患者2 h后自行取出。

(8)穿刺冲洗完毕,根据脓液的质和量记录于病史卡上。
①质:"Ⅰ"期呈黏液性,不溶于水,"Ⅱ"期呈黏脓性,半溶于水,能使水变混浊,"Ⅲ"期呈脓性,全溶于水。②量:"+"为少量,"++"为中等量,"+++"为大量。③冲洗液若呈黄色或有血块,臭味也应注明。④冲出液清洁时记为"-",即阴性;洗出液无明显脓液,但不完全清洁为"±",即可疑。

(四)注意事项

(1)穿刺部位及方向一定要正确,用力不可过大,穿刺不可过深,防止穿入眶内或面颊部软组织,引起眶内或面颊部气肿或感染。在未确定刺入上颌窦之前不可进行冲洗。

(2)窦腔内不可注入空气,以免万一针头刺入血管而发生气栓。

(3)如果患者在穿刺过程中发生晕厥等意外情况,立即拔出穿刺针,使患者平卧休息,测量生命体征,必要时采取给氧等急救措施,密切观察。

(4)如注入液体时遇到阻力,可能是穿刺针头不在窦腔内,或穿入窦腔内软组织如息肉,也可能是窦口阻塞,此时应改变穿刺针头方向,或以麻黄碱或肾上腺素棉片收敛中鼻道,如仍有阻力,应停止操作,不可强行冲洗。

(5)拔针后如有出血,应妥善止血,再让患者离开。出血较多,可用0.1%肾上腺素棉片紧填下鼻道止血,并告知患者3~5 d排鼻涕时带有少量血液为正常现象,出血较多及时到医院处理。

(6)儿童穿刺应慎重。高血压、血液病、急性炎症期患者禁忌穿刺。

十、鼻窦置换疗法

(一)目的

(1)利用吸引器,吸出鼻腔及窦腔内分泌物。

(2)形成窦腔负压,使药液进入窦腔,以达到治疗目的。

(二)用物准备

负压吸引器、橄榄式接头、呋麻滴鼻液、治疗碗(内盛清水)、棉球少许。

(三)操作步骤

(1)嘱患者擤净鼻涕,仰卧,肩下垫薄枕,头后仰与身体垂直。

(2)两侧鼻腔各滴入呋麻滴鼻液4~5滴,用棉球按压鼻翼使之分布均匀,保持头位不动1~2 min。

（3）将橄榄头与吸引器连接，塞入一侧鼻孔，用手指按住另一侧鼻孔，嘱患者连续发"开、开、开"声音，使软腭上提，关闭鼻咽腔。开动吸引器，反复吸引鼻腔，一般每次吸引1~2 s，重复6~8次。一侧吸净后，同法吸另一侧鼻腔。期间，如分泌物过多，可用清水洗橄榄头。

（4）吸引完毕，用呋麻滴鼻，休息1~2 min后起床（图16-26）。

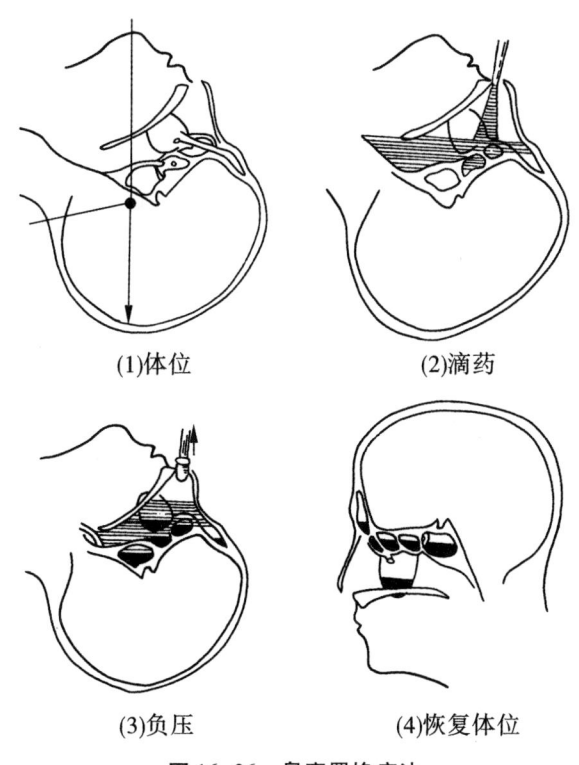

图16-26　鼻窦置换疗法

（5）用棉球擦净鼻孔流出的药液。

(四) 注意事项

（1）急性鼻炎、急性鼻窦炎、鼻出血、鼻息肉、鼻部手术后伤口未愈、鼻前庭炎、鼻前庭疖、高血压者禁做。

（2）吸引器压力不可过大，抽吸时间不宜过长，以免负压过大而引起鼻出血。

第五节　耳鼻咽喉科手术患者的护理常规

一、耳科患者手术前后护理常规

耳科手术主要包括耳前瘘管摘除术、乳突根治术、鼓膜修补术、鼓室成形术、人工镫骨植入术、电子耳蜗植入术、颞骨切除术、面神经手术、侧颅底手术等，护理常规如下。

(一)术前护理常规

1. 心理护理 了解患者的心理状态,有针对性地向患者介绍手术的目的和意义,说明术中可能出现的情况,如何配合,术后的注意事项,使患者有充分的思想准备。

2. 耳部准备

(1)对于慢性化脓性中耳炎耳内有脓的患者,入院后根据医嘱给予3%过氧化氢溶液清洗外耳道脓液,并滴入抗生素滴耳液,每日3~4次,初步清洁耳道。

(2)术前一天剃除患侧耳郭周围头发,一般为距发际5~6 cm,如果患者行侧颅底或前颅底手术,则备皮范围更大,如果患者行耳前瘘管切除术,则备皮范围可适当减少。清洁耳郭及周围皮肤,术晨将女患者头发梳理整齐,术侧头发结成贴发三股辫,如为短发,可用凡士林将其粘于旁边,或用皮筋扎起,以免污染术野。需要植皮取脂肪者,应根据医嘱备皮,备皮部位多为腹部或大腿。

3. 一般准备

(1)术前检查各项检验报告是否正常,包括血尿常规、血凝、肝肾功能、胸片、心电图等,了解患者是否有糖尿病、高血压、心脏病或其他全身疾病,有无手术禁忌证,以保证手术安全。

(2)局部各项检查要齐全,包括电测听、前庭功能、颞骨 CT 或 MRI、面神经功能检查等。

(3)根据需要完成药物皮肤敏感试验。

(4)术中可能输血者,应做好血型和交叉配血试验。

(5)术前一日沐浴、剪指(趾)甲,做好个人卫生工作。

(6)术前晚可根据需要遵医嘱服镇静剂,以便安静休息。

(7)术晨更衣,局部麻醉者不穿高领内衣,全身麻醉者病服贴身穿。取下所有贵重物品和首饰交于家属保管。活动性义齿要取下。不涂口红和指(趾)甲油。不戴角膜接触镜。

(8)按医嘱给予术前用药,并做好宣教工作。

(9)局部麻醉患者术晨可进少量干食。全身麻醉者术前禁食水6~8 h。

(10)有上呼吸道感染、女患者月经来潮者,暂缓手术。

(11)术前禁烟酒及刺激性食物。

(二)术后护理常规

(1)全身麻醉患者按全身麻醉术后护理常规护理至患者清醒。

(2)全身麻醉清醒后,可选择平卧或健侧卧位或半卧位,如无发热、头痛、眩晕等症状,次日可起床轻微活动。人工镫骨手术需头部制动48~72 h。

(3)观察敷料的渗出情况及是否松脱,如渗血较多,及时通知医生,可更换外面敷料重新加压包扎。

(4)饮食护理:如术后无恶心、呕吐,全身麻醉清醒6 h后可进流质或半流质饮食,3~5 d视病情逐步改为普食,以高蛋白、高热量、高维生素,清淡为宜。

(5)注意观察有无面瘫、恶心、呕吐、眩晕、平衡失调等并发症,进颅手术注意患者有无高热、嗜睡、神志不清、瞳孔异常变化、脑脊液耳漏等颅内并发症发生。

(6)嘱患者防止感冒,教会其正确擤鼻方法,即单侧轻轻擤,以免影响移植片。按需要应用呋麻滴鼻液,保持咽鼓管通畅。

(7)根据医嘱使用抗生素,预防感染,促进伤口愈合。

(8)耳部手术患者因听力都有不同程度的损害,所以护士要注意与患者沟通的方式,如大声说话、语速减慢,必要时用图片、写字或用简单的手语。避免患者烦躁不安,情绪不稳。

(9)术后6~7 d拆线,2周内逐渐抽出耳内纱条,拆线后外耳道内应放置挤干的酒精棉球,保持耳内清洁并吸收耳内渗出液。嘱洗头洗澡时污水勿进入外耳道。

(10)嘱患者出院后定期随访,遵医嘱用药,按时清洁外耳道。

(11)根据患者病情需要教会患者或家属相关的自我保健知识和技能。

二、鼻科患者手术前后护理常规

鼻科手术包括鼻内镜手术、鼻侧切开术、上颌骨截除术等。手术前后常规护理如下。

(一)术前护理常规

1. 心理护理 向患者介绍手术的目的和意义,说明术中可能出现的情况,如何配合,术后的注意事项,使患者有充分的思想准备,减轻焦虑。

2. 鼻部准备

(1)剪去患侧鼻毛,男患者须理发,剃净胡须。如果息肉或肿块过大,已长至鼻前庭,则不宜再剪鼻毛。

(2)检查患者有无感冒、鼻黏膜肿胀等炎症,如有,应待炎症消失后手术。

3. 一般准备 准备好鼻部CT或X射线片,其余同耳科患者术前一般准备。

(二)术后护理常规

(1)局部麻醉患者术后给予半卧位,利于鼻腔分泌物渗出物引流,同时减轻头部充血。

(2)全身麻醉患者按全身麻醉护理常规至患者清醒后,改为半卧位。

(3)按医嘱及时使用抗生素,预防感染。注意保暖,防止感冒。

(4)注意观察鼻腔渗血情况,嘱患者如后鼻孔有血液流下,一定要吐出,以便观察出血量,并防止血液进入胃内,刺激胃黏膜引起恶心、呕吐。24 h内可用冰袋冷敷鼻部。如出血较多,及时通知医生处理,必要时按医嘱使用止血药,床旁备好鼻止血包、抽灯和吸引器。

(5)嘱患者勿用力咳嗽或打喷嚏,以免鼻腔内纱条松动或脱出而引起出血。教会患者想打喷嚏时,可用手指按人中、做深呼吸或用舌尖抵住硬腭以制止。

(6)局部麻醉患者术后2 h、全身麻醉患者术后6 h可进温、凉的流质或半流质饮食,可少量多餐,保证营养,避免辛辣刺激性食物。

(7)鼻腔填塞纱条者,第二天开始滴液状石蜡以润滑纱条,便于抽取。纱条抽尽后改用呋麻滴鼻液,防止出血并利于通气。填塞物如为膨胀海绵,填塞期间不使用滴鼻剂,填塞物24 h后开始抽取,填塞物完全取出后根据医嘱使用滴鼻剂。

(8)因鼻腔不能通气,患者须张口呼吸,口唇易干裂,所以要做好口腔护理,保持口腔清洁无异味,防止口腔感染,促进食欲。

(9)测量体温易采用测腋温。

(10)注意保护鼻部勿受外力碰撞,尤其是鼻部整形手术患者,防止出血和影响鼻部手术效果。

(11)手术后一般在24 h或48 h抽出鼻内填塞物,嘱患者在抽取前适当进食,避免抽取纱条时因紧张、恐惧、疼痛不适引起患者低血糖反应甚至晕厥现象。

三、咽科患者手术前后护理常规

咽科手术包括腺样体刮除术、鼻咽纤维血管瘤摘除术、扁桃体切除术、各种治疗鼾症的手术等。常规护理如下。

(一)术前常规护理

1. 心理护理　向患者介绍手术的目的和意义,说明术中可能出现的情况,如何配合,术后的注意事项,使患者有充分的思想准备。

2. 局部准备

(1)术前做好口腔护理:可用1:5 000的呋喃西林漱口液漱口,防止口腔感染,影响术后伤口愈合。

(2)术前至少禁食水6 h。

(3)咽喉部或口腔有炎症者,应先控制炎症,再行手术。

3. 一般准备　局部检查包括咽喉部CT、MRI、X射线片等,余同耳科患者术前一般准备。

(二)术后护理常规

(1)全身麻醉患者按全身麻醉护理常规至患者清醒。

(2)咽部手术患者清醒前采用侧俯卧位,以利于口中分泌物流出,防止渗血咽下,清醒后予半卧位。

(3)观察切口渗血情况,嘱患者口中分泌物吐出,以便观察。

(4)观察呼吸情况,有无剧烈咳嗽或呼吸困难。嘱患者及时将咽喉部分泌物吐出,必要时经鼻或经口吸出,保持呼吸道通畅。

(5)局部麻醉或表麻手术患者,术后2 h给予冷流质或半流质饮食,防止食物温度过高引起局部充血。全身麻醉患者清醒后3 h开始给予冷流质饮食。

(6)疼痛护理:评估患者术后疼痛程度,讲解疼痛原因和持续时间,采用非药物缓解疼痛方法。

(7)做好口腔护理,根据医嘱使用抗生素,预防感染。

(8)禁烟酒,避免辛辣刺激性食物。

四、喉科患者手术前后护理常规

喉科手术包括各种喉镜检查术、声带手术、气管切开术、喉全切除术、部分喉切除术、食管镜和支气管镜检查及异物取出术、颈部淋巴结清扫术等。常规护理如下。

(一)术前常规护理

1. 心理护理　向患者介绍手术的目的和意义,手术的大致过程,说明术中可能出现的情况,如何配合,术后的注意事项,使患者有充分的思想准备。对于肿瘤患者、术后语言交流功能受影响的患者,要特别加强术前解释工作,使患者在充分理解和愿意接受手术的心理状态下进行手术。可事先教会患者一些简单的手语以便术后交流。

2. 喉部手术　术前至少禁食水 6 h。

3. 咽喉部、口腔或鼻腔有炎症者　应先控制炎症,再行手术。

4. 备皮　喉切除或颈淋巴结清扫的患者根据手术范围备皮。

5. 一般准备　局部检查包括喉部 CT、MRI、X 射片等,其余同耳科患者术前一般准备。

(二)术后护理常规

(1)全身麻醉患者按全身麻醉常规监测生命体征至清醒。

(2)心理护理对行喉切除的患者尤其应特别关注细节,加强与患者的非语言交流和沟通,及时满足患者需要,使患者保持情绪稳定。

(3)观察切口渗血情况,如发现活动性出血,应及时告知医生。

(4)对于气管切开或喉切除的患者,做好气管套管和气道的护理,保持呼吸道通畅。

(5)做好各种导管包括负压引流管、鼻饲管、输液管等的护理,保持其功能状态。

(6)体位全身麻醉清醒后予以半卧位,鼓励尽早下床活动。

(7)根据医嘱用药,做好口腔护理,预防感染。

(8)饮食护理:一般喉部手术全身麻醉清醒 3 h 后给予温冷流质或半流质饮食。鼻饲患者要保证患者均衡和充足的营养,以预防并发症,促进康复。

(9)各种喉镜术后嘱患者少讲话,注意声带休息。

(10)禁烟酒,避免摄入辛辣刺激性食物。

(11)患者住院期间和出院前,做好相关健康指导,预防并发症。

第六节　耳鼻咽喉科护理管理

一、耳鼻咽喉科护士的素质要求

1. 扎实的专科理论知识,敏锐的观察力　耳鼻咽喉部疾病急症多,症状变化快,且较凶险,有时甚至危及生命,所以,作为一名专科护士要具有扎实的专科理论知识,敏锐的观察力,能够根据患者的症状和体征的变化及时发现病情的变化,以便做出准确迅速的处理,防止出现并发症或不可逆转的后果。例如一鼻出血行前后鼻孔填塞的老年患者,如果出现嗜睡的情况,并不是病情稳定的表现,而可能是患者出现慢性缺氧症状,要及时通知医生,给予测量氧饱和度、吸氧、改变体位等措施,防止慢性缺氧导致不良后果。

2. 娴熟的专科治疗操作技能　作为一名专科护士,除了应掌握基础护理各项操作外,还需要掌握专科操作,如上颌窦穿刺冲洗、鼓膜穿刺抽液、外耳道冲洗、鼻腔冲洗等技术,以达到帮助患者治疗的目的。

3. **敏捷准确的抢救配合能力** 耳鼻喉科患者病情变化快,为了挽救患者的生命,经常需要随时随地的抢救,例如鼻腔大出血患者,如果抢救不及时,患者很快就会出现休克、昏迷,危及生命,应立即给患者采取半卧位,头偏向一侧,防止误吸,同时立即准备鼻止血包、石蜡油纱条(或止血棉)、插灯、吸引器、吸痰管等一切止血用品,配合医生进行前后鼻孔填塞,挽救患者生命,必要时立即建立静脉通路,配血,做好输血准备,所有这些措施都要在几分钟之内完成,所以作为一名耳鼻喉科护士,要经常演习和操练各种应急抢救的本领,以便在抢救患者时能做到迅速准确,争分夺秒。

4. **强烈的责任感和同情心** 因鼻腔、鼻窦和喉部病变,或者手术的治疗会使患者的口腔或鼻腔散发出强烈的异味,气管切开或喉切除的患者术后须经常吸痰,痰液多的患者会无法控制地喷出,作为医务人员应充分理解、关心和同情患者,不要表现出厌恶、嫌弃的表情或躲避的姿态,以免对患者的心理造成不良刺激。

5. **具备一定的教学能力** 耳鼻喉科患者住院结束后,许多治疗并没有结束,而需要患者或家属回家后继续自行治疗,如鼻腔冲洗、滴鼻、洗耳和滴耳、上颌骨截除术后清洗牙托、气管切开或全喉切除术后须每日清洗气管套管等,这些知识和技能都需要教会患者或家属,以便达到继续治疗的目的。因此,护士需要具备讲授、演示、反馈和纠正等教学能力,而且针对不同文化层次、不同接受能力的患者,要会采用不同的语言深度表达,不同的教学方法,使患者都能掌握。

6. **具备一定的心理治疗能力** 不同的心理因素会对疾病的转归带来不同的影响,乐观开朗的心理,可促进机体的新陈代谢,增强机体抗病能力,而焦虑、忧郁等不良心理会使各器官的功能受到阻抑,削弱体质和抗病能力,影响疾病的康复。如前所述,耳鼻喉科患者易产生多种心理障碍、性格改变甚至过激行为。某些疾病(如癔症性失音、伪聋、幻嗅、幻听等)与患者的不良心理状态密切有关,恶性肿瘤患者也常常会产生不良和消极的情绪。因此,作为耳鼻咽喉科护士,要善于观察患者的心理和情绪,了解患者是否有不良心理反应及相关因素。对于有心理障碍的患者,除汇报医生外,采用细心倾听患者的倾诉,表示真诚的理解和关心,详细和耐心的解释,行之有效的鼓励和安慰,言语暗示等一般的心理治疗方法,可帮助患者解除心理障碍,树立信心,建立主动积极配合治疗和护理的乐观心理,促进患者的康复。

二、耳鼻咽喉科门诊护理管理

(一)耳鼻咽喉科诊室的管理

(1)开诊前备齐各种常用检查器械、药品和敷料,备好各种办公用品,并按固定位置放好。准备好洗手液、放置污染器械的消毒液和污敷料桶。

(2)安排好患者的就诊次序,保证患者隐私权不受侵犯。对老弱、幼小患者安排优先就诊。

(3)对急重症患者(如外伤、鼻出血、呼吸困难、耳源性并发症等)应安排提前就诊或急诊,并密切配合医生做好抢救工作。

(4)对婴幼儿患者,检查时协助医生固定头部。

(5)做好抢救药品和器械的管理,保证处于备用状态,安全使用。

(6)酒精灯内乙醇按时添加,注意安全,防止烫伤患者或工作人员。

(7)做好卫生管理,保持诊室清洁卫生。

(二)耳鼻咽喉科治疗室的管理

(1)做好治疗前的各种准备工作,包括各种无菌器械、敷料、药品等,各种治疗用品放置有序。

(2)各种消毒液配置符合规定,定点放置,标记清晰。

(3)督促护士做好治疗过程中严格的消毒隔离工作,防止交叉感染。

(4)督促护士治疗操作严格按照规范流程进行,治疗前后做好患者的核对解释和健康教育工作,发现疑问及时与医生联系。

(5)损伤性的检查应事先检查有无谈话签字单,治疗结果记录于病历单并签名。

(6)治疗室内应配备抢救车、氧气、吸引器等急救物品,还要备一治疗床,以备治疗过程中患者发生意外时抢救之用。

三、耳鼻咽喉科病房护理管理

耳鼻咽喉科病房护理管理的任务主要是协调护士、医生、辅助科室、工勤人员做好患者住院期间的各项治疗和护理工作,为住院患者提供安全、舒适、整洁、安静的治疗和休养环境,正确及时为患者进行各种治疗,做好手术前后的各项护理工作,为患者提供住院期间的心理护理和各种健康教育,传播自我护理知识和技能,满足患者各种生理和心理的需要,及时观察治疗效果,病情变化,做好护理记录,为医生诊治提供准确信息,保证患者住院期间的安全,促进住院患者的康复。

耳鼻咽喉科病房应设置专门的检查室,作为检查患者和换药使用,检查室内应备好各种耳鼻喉科专科检查器械、敷料、药品、各种无菌包等,还要备好氧气、吸引器等抢救物品;病房还应设置专门的重症病房,设在离医护办公室最近的地方,将重危患者集中放置,专人看护,以利于病情观察,遇突发抢救,便于联系及节省时间。

(王世晗　冯闪闪)

思考题

1.如何对鼻塞患者进行护理评估?

2.试述耳科患者常见症状和体征。

3.试述耳鼻咽喉科患者心理护理的重要性。

4.说出3个以上喉部疾病的主要护理诊断。

5.如何做好听力保健?

6.前鼻镜检查的目的和注意事项是什么?

7.上颌窦穿刺的注意事项是什么?

8.耳部手术患者如何进行术前耳部准备?

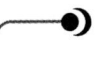

 同步练习

一、名词解释

1. 喉喘鸣

2. 耳漏

二、填空题

1. 使用额镜时,额镜与检查部位应保持_____左右,保持_____、_____、_____三点一线。

2. 为了使外耳道变直以看清鼓膜,在牵拉耳郭时,成人应_____,婴幼儿应_____。

3. 耳部手术剃除_____cm;侧颅底手术剃去_____cm。

三、选择题

A 型题

1. 外耳道内滴药液的温度要求是( )
   A. 热药液　　　　　　　　　B. 冷药液
   C. 与体温相近的药液　　　　D. 无具体要求

2. 间接喉镜检查时应嘱病人发( )音
   A. 啊　　　　　　　　　　　B. 衣
   C. 深呼吸不必发音　　　　　D. 深呼吸发"啊"

3. 下面哪项不是喉部的常见症状和体征( )
   A. 声音嘶哑　　　　　　　　B. 咽部感觉异常
   C. 喉喘鸣　　　　　　　　　D. 喉痛

X 型题

4. 耳部的常见症状和体征( )
   A. 耳痛　　　　　　　　　　B. 耳鸣
   C. 眩晕　　　　　　　　　　D. 鼻塞
   E. 耳漏

四、简答题

1. 简述鼻窦置换疗法注意事项。

2. 简述耳部加压包扎目的。

第十七章 耳科患者的护理

第一节 先天性耳前瘘管患者的护理

先天性耳前瘘管（congenital preauricular fistula）是一种最常见的先天性耳畸形。因胚胎时期形成耳郭的第1、2鳃弓的6个小丘样结节融合不良或第1、2鳃沟封闭不全所致。瘘管多为单侧，也可为双侧。瘘口多位于耳轮脚前，另一端为盲管（图17-1）。

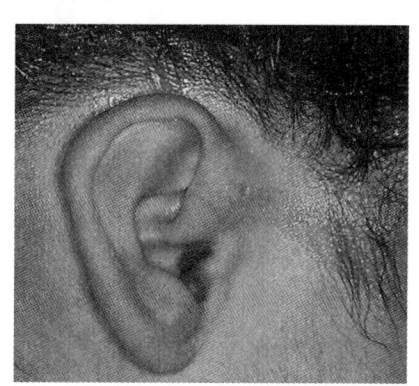

图17-1　先天性耳前瘘管

【护理评估】

（一）健康史

评估患者是否有其他先天性疾病，是否有瘘管反复感染等情况。

（二）身体状况

平时无症状，挤压时有少量白色黏稠性或干酪样分泌物从管口溢出。继发感染时出现局部红肿疼痛或化脓。反复感染可形成囊肿或脓肿，破溃后则形成脓瘘或瘢痕。

【治疗要点】

无感染者可不处理。急性感染时，全身应用抗生素，对脓肿形成者切开引流，待感染控制后再行手术切除。

【常见护理诊断/问题】

1. 有感染的危险　与抵抗力下降或细菌入侵引起感染有关。
2. 知识缺乏　缺乏先天性耳前瘘管的自我护理知识。

【护理目标】

（1）患者能保持耳部清洁，以降低感染的风险。
（2）患者掌握先天性耳前瘘管的自我护理知识。

【护理措施】

(1) 合并感染时,遵医嘱全身应用抗生素。

(2) 脓肿形成者,配合医生切开排脓,并做好伤口引流及换药。

(3) 需手术切除耳前瘘管者,应配合医生做好手术前准备。术后及时更换敷料,保持伤口清洁、干燥。

(4) 健康指导:①日常应保持外耳清洁,避免污水进入瘘管,勿用手挤压瘘管;②术后应注意休息,预防感冒。

【护理评价】

通过治疗和护理计划的实施,评价患者是否能够达到:

(1) 掌握预防耳前瘘管感染的方法。

(2) 掌握先天性耳前瘘管的自我护理知识。

第二节 耳外伤患者的护理

一、耳郭外伤

耳郭外伤(injury of auricle)是指各种外力因素造成的耳郭损伤。常见的有耳郭挫伤、撕裂伤、冻伤和烧伤、灼伤等。临床以前两者多见。

【病因与发病机制】

耳郭外露于头部两侧,极易遭受外力损伤。因耳郭皮下组织少,血液循环差,血肿不易自行吸收,如未及时处理,血肿机化可致耳郭增厚变形;大的血肿可继发感染,引起软骨坏死,导致耳郭畸形。耳郭撕裂伤致断裂或缺损,可导致耳郭畸形。一旦形成畸形难以矫正修复,故耳郭外伤后要尽早处理。

【护理评估】

(一) 健康史

询问患者外伤史,了解受伤的时间、场所、致伤物和外力大小,是否采取应急处理措施等。评估患者有无合并头面部损伤等。

(二) 身体状况

根据受伤原因和外力大小,不同时期的症状也有所不同。早期多为血肿、出血和耳郭断裂,受损处易感染;后期多为耳郭缺损、畸形。

(三) 心理-社会状况

患者早期不予重视,晚期可因担心预后不良、局部畸形导致外观形象改变而产生焦虑、悲观情绪。护士应通过与患者沟通交流,了解其心理状态。

【治疗要点】

及早根据伤耳的局部情况进行相应的处置,控制感染。必要时注射破伤风抗毒素。

【常见护理诊断/问题】

1. 急性疼痛　与耳郭机械性损伤有关。
2. 有感染的危险　与耳郭完整性受损、污染有关。
3. 自我形象紊乱　与耳郭完整性受损、耳郭畸形有关。
4. 焦虑　与局部症状较重、担心疾病预后有关。

【护理目标】

(1)疼痛减轻或消失。
(2)耳郭伤口愈合良好,无感染发生。
(3)情绪较稳定,心理压力减轻。
(4)出院前能够接受自己形象的改变。

【护理措施】

(1)积极协助医生处理伤口,减轻疼痛。
(2)观察耳郭的温度和颜色,注意生命体征变化。
(3)遵医嘱应用抗生素,观察用药后反应。
(4)疏导不良情绪,减轻心理压力。
(5)健康指导:①讲解疾病相关知识,指导患者注意保护外耳,避免冻、烫、外力过度撞击外耳;②发现异常时应及时就诊。

【护理评价】

通过治疗和护理,评价患者是否达到:
(1)疼痛消失。
(2)伤口愈合良好,无感染发生。
(3)心理压力减轻,情绪稳定。
(4)如有耳郭缺损或畸形,能够接受自身形象的变化,并能以积极的心态面对生活。

二、鼓膜外伤

鼓膜外伤(injury of tympanic membrane)是指鼓膜遭受间接或直接的外力冲击所致的损伤。分为直接和间接损伤。鼓膜位于外耳道底部,结构菲薄,受到外力冲击后易穿孔、破裂,多发生在鼓膜紧张部(图17-2)。临床以左耳较为多见,主要为掌击所致。

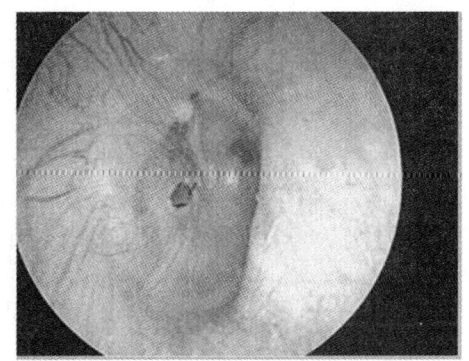

图17-2　鼓膜外伤穿孔

【病因与发病机制】

1. 器械伤　如用火柴梗、牙签、毛衣针等挖耳刺伤鼓膜。
2. 医源性损伤　如取耵聍、外耳道异物等误伤。
3. 烧伤　矿渣、火花溅入等烧伤。

4. 压力伤 如掌击耳部、爆破、炮震、放鞭炮、高台跳水及潜水等。
5. 其他 颞骨纵行骨折、小虫飞入等直接引起。

【护理评估】

(一) 健康史

询问患者有无用硬物挖耳等不良习惯及其他外伤史,了解受伤原因、经过以及有无听力减退等情况。

(二) 身体状况

1. 单纯鼓膜外伤 表现为突发耳痛、听力减退伴耳鸣、耳聋,外耳道少量出血。
2. 如有内耳受损 还可出现眩晕、恶心及混合性耳聋。
3. 合并颞骨骨折或颅底骨折时 则有耳出血、脑脊液耳漏表现。

(三) 辅助检查

1. 耳镜检查 鼓膜多呈不规则状或裂隙状穿孔,外耳道可有血迹或血痂,穿孔边缘可见少量血迹。若出血量多或有水样液流出,提示有颞骨骨折或颅底骨折致脑脊液耳漏可能。
2. 听力检查 为传导性耳或混合性聋。

(四) 心理-社会状况

患者可因耳鸣、听力减退而产生焦虑情绪。护士应通过与患者沟通交流,了解其心理状态。

【治疗要点】

保持外耳道清洁干燥,预防感染,促进鼓膜愈合。大多数外伤性穿孔于3~4周可自行愈合,较大且经久不愈的穿孔可行鼓膜修补术。

【常见护理诊断/问题】

1. 急性疼痛 与外力冲击、鼓膜外伤有关。
2. 感知障碍 与听力减退有关。
3. 有感染的危险 与鼓膜外伤有关。
4. 焦虑 与听力减退有关。
5. 知识缺乏 缺乏预防鼓膜外伤的相关知识。

【护理目标】

(1) 疼痛缓解。
(2) 耳痛、耳鸣减轻或消失,听力改善或恢复正常。
(3) 鼓膜伤口愈合良好,无感染发生。
(4) 自控情绪,心理压力减轻。
(5) 了解鼓膜外伤的防护知识。

【护理措施】

(1) 用75%乙醇消毒外耳道,保持外耳道清洁干燥。病情变化时及时通知医生。
(2) 堵塞外耳道的棉球污染时应及时更换。伴有脑脊液耳漏者,禁止堵塞外耳道。

(3) 遵医嘱应用抗生素,预防和控制感染。

(4) 行鼓膜修补术者,术后注意观察耳道有无出血及感染征象,如有异常及时通知医生。

(5) 健康指导:①告知患者外伤后3周内外耳道不可进水或滴药,勿用力擤鼻、打喷嚏等,以免继发中耳感染影响鼓膜愈合;②预防上呼吸道感染,避免来自鼻咽部的感染;③如遇爆破情况,如炸山、打炮、放鞭炮等或进行跳水、潜水时,可用棉花或手指塞耳,或戴防护耳塞效果更佳,保护双耳;④养成良好的卫生习惯,不可用发夹、木签等硬物挖耳、取耵聍,避免伤及鼓膜。

【护理评价】

通过治疗和护理,评价患者是否达到:

(1) 鼓膜穿孔愈合,疼痛消失。

(2) 听力恢复。

(3) 无感染发生。

(4) 心理压力减轻,情绪稳定。

(5) 掌握防护鼓膜外伤的方法。

第三节　外耳疾病患者的护理

一、外耳道炎

外耳道炎是外耳道皮肤的急性或慢性炎症。局限性外耳道炎又称外耳道疖。

【护理评估】

(一) 健康史

询问患者有无外耳道皮肤损伤、化脓性中耳炎、游泳时外耳道进水、糖尿病等病史。

(二) 身体状况

分急、慢性两种。

1. 急性者　可有发热或全身不适等症状,局部表现为轻度耳痛、灼热感,可有少量分泌物。外耳道疖耳痛较重,张口、咀嚼时加重,耳郭牵拉痛和耳屏压痛明显。

2. 慢性者　以外耳道痒为主,可有少量分泌物。

(三) 辅助检查

1. 耳镜检查　急性者见外耳道皮肤弥漫性红肿、糜烂。慢性者外耳道皮肤可有增厚、皲裂、脱屑等改变。外耳道疖初为皮肤局部红肿,成熟后可见白色脓点。

2. 触诊　可有耳周淋巴结肿大、压痛。

3. 血常规检查　示白细胞总数升高,嗜中性粒细胞升高。

(四) 心理-社会因素

患者因耳痛、耳痒等影响睡眠和饮食而产生紧张、烦躁不安,长期不愈者常感到焦虑。

【治疗要点】

以局部清洁外耳道、抗菌药物滴耳治疗为主,辅以全身抗炎、抗过敏治疗。

【常见护理诊断/问题】

1. 舒适改变:耳痛、耳痒　与外耳道炎症刺激有关。
2. 体温过高　与外耳道感染有关。
3. 知识缺乏　缺乏外耳道炎的预防和护理知识。

【护理目标】

(1)患者耳痛或耳痒减轻。
(2)体温恢复正常。
(3)患者能够说出引起外耳道炎的诱因及预防措施。

【护理措施】

1. 早期　局部热敷或超短波理疗,促使炎症消退,减轻疼痛。
2. 清洁外耳道和滴耳　分泌物多者先用3%过氧化氢溶液清洁外耳道,再使用抗生素滴耳液滴耳,如0.3%氧氟沙星滴耳液,每日2～3次。外耳道奇痒者可给予抗组胺类药或糖皮质激素类药物治疗。
3. 引流　如为外耳道疖,疖肿成熟后须及时切开引流。
4. 健康指导
(1)指导患者不要自行挖耳,避免损伤外耳道皮肤。
(2)应避免污水进入外耳道,保持外耳道干燥、清洁。
(3)对反复发作患者应注意可能存在的全身疾病,如糖尿病。
(4)嘱患者忌吃刺激性食物,糖尿病者按医嘱合理饮食。

【护理评价】

经过治疗和护理,患者是否达到:
(1)耳痛或耳痒减轻。
(2)体温恢复正常。
(3)能够说出引起外耳道炎的诱因及预防措施。

二、耵聍栓塞

耵聍栓塞(impacted cerumen)是指耵聍在外耳道堆积成团,并阻塞于外耳道内(图17-3)。

【病因】

正常情况下,耵聍随着咀嚼、张口等下颌运动可自行脱落排出。下列因素可导致耵聍排出受阻。

(1)外耳道因炎症等刺激致耵聍分泌过多。
(2)外耳道狭窄、瘢痕、肿物、畸形、异物残留等。
(3)油性耵聍或耵聍变质。
(4)老年人肌肉松弛,外耳道口塌陷,下颌关节运动无力。

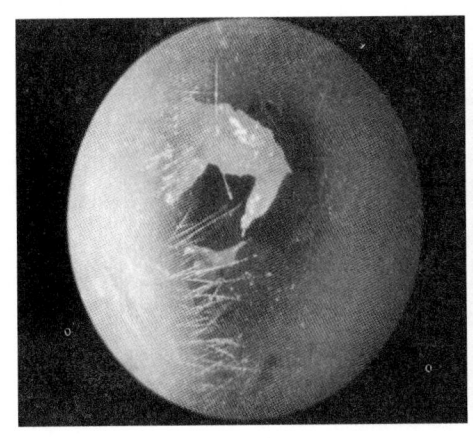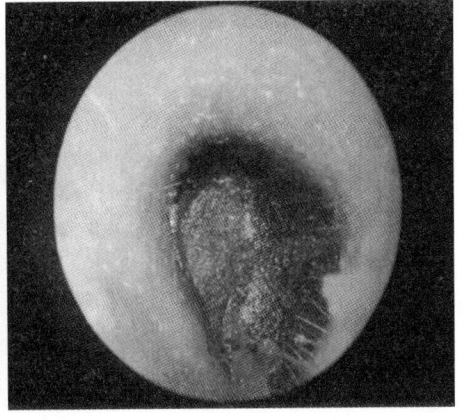

图 17-3 外耳道耵聍

【护理评估】

(一) 健康史

评估患者年龄、皮脂腺分泌情况,有无外耳道炎症、狭窄、瘢痕、外伤史、异物史等。

(二) 身体状况

(1) 根据耵聍大小、阻塞部位及阻塞程度的不同,症状也有所不同。耵聍小、未完全阻塞耳道时,仅有局部瘙痒感。耵聍大、完全阻塞耳道时,有耳闷塞感、听力减退,可伴有眩晕、耳痛。耵聍压迫外耳道后壁时,可有咳嗽症状。

(2) 如有感染,外耳道皮肤红肿致耳痛加剧,可有脓液。

(三) 辅助检查

1. 耳镜检查　可见黄色、棕褐色或黑色块状物阻塞外耳道,质地坚硬或松软。
2. 听力检查　为传导性听力损失。

(四) 心理-社会状况

评估患者年龄、性别、受教育程度、性格特点、工作环境等,有无经常挖耳习惯。

【治疗要点】

取出耵聍是唯一的治疗方法。一般使用膝状镊或耵聍钩取出,也可用外耳道冲洗法或耳科专用吸引器慢慢吸出。合并外耳道炎者,待炎症控制后再取耵聍。

【常见护理诊断/问题】

1. 感知障碍　与听力减退有关。
2. 有感染的危险　与外耳道进水或皮肤损伤有关。
3. 有继发损伤鼓膜的危险　与耵聍性质和操作不当有关。
4. 知识缺乏　缺乏预防和处理耵聍栓塞的相关知识和技能。

【护理目标】

(1) 听力改善或恢复正常。
(2) 无感染发生。
(3) 无鼓膜损伤发生。

(4)掌握预防和处理耵聍栓塞的相关知识。

【护理措施】

(1)取耵聍时动作要轻柔,注意保持周围环境安全,避免他人撞击以免伤及外耳道皮肤及鼓膜。

(2)对耵聍坚硬难以取出的患者,遵医嘱按时使用滴耳药,并观察耵聍软化情况。

(3)观察患者有无听力下降等症状,合并外耳道感染者,应遵医嘱用药。

(4)健康指导:①对耵聍分泌过盛或耵聍排出受阻的患者,嘱其定期清除,防止耵聍堆积成团。②改掉经常挖耳的不良习惯,积极治疗外耳道炎,改善生活和工作环境等。③教会患者正确取耵聍的方法,避免伤及鼓膜。

【护理评价】

通过治疗和护理,评价患者是否达到:

(1)完整取出耵聍,听力改善或恢复。

(2)感染得到控制或无感染发生。

(3)耵聍取出过程顺利,无鼓膜损伤发生。

(4)掌握预防和处理耵聍栓塞的知识和方法。

三、外耳道异物

外耳道异物(foreign body entering ear)是指体积小的物体或虫类等进入外耳道。多见于儿童。通常分为植物性异物、动物性异物和非生物性异物三种。

【病因】

1. **植物性异物** 如黄豆、麦粒等,多见于儿童在玩耍时将其塞入外耳道或意外溅入耳内。

2. **动物性异物** 如蟑螂、飞虫等爬入或飞入外耳道内,因其爬行扑动可致患者奇痒难忍,耳内轰鸣,也可因其刺激鼓膜或外耳道后壁迷走神经耳支,引起耳痛和反射性咳嗽。

3. **非生物性异物** 多见于成人挖耳时将棉签棒、棉球等不慎留于外耳道内或见于儿童在玩耍时将小塑料球塞入外耳道,也有小石子意外溅入耳内;偶有治疗耳病时将棉片或纱条遗留耳内。

【护理评估】

(一)健康史

询问患者是否有将异物塞入耳内及异物的种类,是否有挖耳习惯或耳外伤史,有无剧烈耳痛等。

(二)身体状况

可有耳闷胀感、耳痛和反射性咳嗽等症状。患儿多表现为用手不停抓挠患耳,哭闹不止。豆类异物遇水膨胀后可加剧外耳道疼痛,活虫类异物可致耳内奇痒难忍,有明显的轰鸣声。坚硬锐利的异物可损伤鼓膜,疼痛明显。

(三)辅助检查

耳镜检查可见明显的异物。如外耳道肿胀或异物细小并有异物史者,应仔细检查。

(四)心理-社会状况

病人可因知识缺乏而产生恐惧心理。

【治疗要点】

1. 根据异物的性质、大小和形状,选择合适的器械和正确的方法取出

(1)植物性及非生物性异物:可用耳钩或耳镊取出。对已泡胀的豆类异物,先用95%乙醇滴入,使其脱水缩小后再行取出。对较硬的或圆球形异物,如小石子、玻璃球等,可沿外耳道与异物之间的缝隙轻轻将耳钩伸入异物内侧,边松动边向外拨动取出异物,如异物较为锐利,取出的过程中应注意使其尖部避开外耳道皮肤。对较软的异物,可将耳钩直接刺入其中轻轻拉出。

(2)动物性异物:先用植物油或乙醇等滴入耳内,待动物死后,再用镊子取出或用冲洗法冲出。

2. 外耳道感染者　可先行抗炎治疗,炎症控制后再取出异物;或将异物取出后积极治疗外耳道炎。

【常见护理诊断/问题】

1. 急性疼痛　与外耳道异物刺激或感染有关。
2. 有鼓膜损伤的危险　与异物性质或操作不当有关。
3. 知识缺乏　缺乏相关外耳道异物的预防和处理知识。

【护理目标】

(1)异物取出后疼痛缓解。

(2)无鼓膜损伤发生。

(3)掌握预防和处理外耳道异物的相关知识。

【护理措施】

(1)根据异物的大小、性质应用恰当的方法取出异物。

(2)合并感染者,遵医嘱应用抗生素,预防和控制外耳道炎。

(3)健康指导:①教育儿童不要将小玩物塞入耳内,成人应改掉用棉签棒、火柴棒等物挖耳的习惯,以防异物残留耳内。②卧室内消灭蟑螂,野外露宿时要加强防护,防止昆虫进入耳内。③告知患者一旦异物入耳,应及时就医,切勿盲目自行取异物,以免将异物推入深处甚至损伤鼓膜。

【护理评价】

通过治疗和护理,评价患者是否达到:

(1)顺利取出异物,疼痛缓解。

(2)无鼓膜损伤发生。

(3)掌握预防和处理外耳道异物的知识和方法。

四、耳郭假性囊肿

耳郭假性囊肿(pseudocyst of auricle)是指耳郭外侧面有囊肿样隆起,内含浆液性渗出液(图17-4)。多发于一侧耳郭,以男性居多,好发年龄在30~40岁。

【病因与发病机制】

病因不明,可能与某些机械性刺激有关,如硬枕压迫、经常触摸或挤压耳郭等,造成局部微循环障碍,使组织间呈无菌性炎性渗出液积聚。

【护理评估】

(一)健康史

询问并了解患者睡眠用枕的硬度和睡眠时的习惯卧姿,有无挤压耳郭的情况发生,以及患者是否有经常触摸耳郭的习惯等。

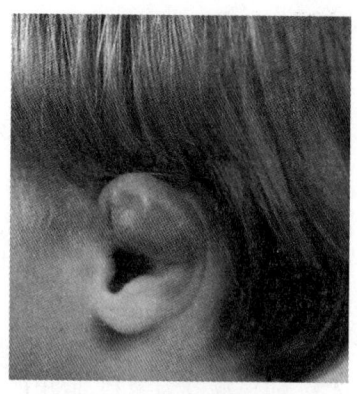

图17-4 耳郭假性囊肿

(二)身体状况

耳郭外侧面有局限性隆起,界限清楚,刺激后可增大。小囊肿无明显症状,大的囊肿可有胀感或痒感,触之有波动感,无压痛。

(三)辅助检查

局部穿刺可见淡黄色液体,细菌培养为阴性。

(四)心理-社会状况

评估患者的睡姿习惯等,了解患者对本病的认知程度及心理状况。

【治疗要点】

小囊肿可采用理疗,较大囊肿可在无菌状态下行局部穿刺抽液后给予加压包扎;也可在抽液后囊腔内注入平阳霉素、2%碘酊、肾上腺皮质激素、5-氟尿嘧啶等药物,再加压包扎,以防止液体再生,促进囊壁粘连愈合。久治不愈者可行手术治疗,切除部分囊壁,清除积液后加压包扎。

【常见护理诊断/问题】

1. 舒适改变　与耳郭软骨间积液有关。
2. 知识缺乏　缺乏耳郭假性囊肿的预防和护理知识。

【护理目标】

(1)耳郭胀感或痒感消失。

(2)了解与本病有关的基本知识。

【护理措施】

(1)对行物理疗法的患者,应告知患者治疗目的和相关注意事项。

(2)协助医生在严格无菌状态下行局部穿刺抽液,并给予加压包扎。

(3)手术治疗的患者,术后观察术耳伤口敷料包扎情况。如有松脱或渗血较多,应告知医生及时更换敷料,预防感染。

(4)健康指导:①平时应注意避免对耳郭的机械性刺激,如枕头不宜过硬,勿经常触摸或挤压耳郭等,防止造成局部微循环障碍;②告知患者勿乱敷药物,以免继发感染引起化脓性软骨膜炎而导致耳郭畸形。

【护理评价】

通过治疗和护理,评价患者是否达到:

(1)耳郭胀感或痒感消失。
(2)掌握预防耳郭假性囊肿的基本知识和方法。

第四节 中耳炎患者的护理

中耳炎(otitis media)是中耳(包括鼓室、乳突、咽鼓管和鼓膜)范围的全部或部分结构的急性和慢性炎症性病变,可分为非化脓性及化脓性两大类。非化脓性者包括分泌性中耳炎、气压损伤性中耳炎等;化脓性者有急性和慢性中耳炎之分;特异性炎症少见,如结核性中耳炎等。病因包括感染性和非感染性炎症。大多数感染性中耳炎为细菌感染性,少数为真菌、结核或其他少见类型感染,好发于儿童。本节主要介绍分泌性中耳炎、急性化脓性中耳炎和慢性化脓性中耳炎。

一、分泌性中耳炎

分泌性中耳炎(secretory otitis media)是以传导性聋及鼓室积液为主要特征的中耳非化脓性炎性疾病。冬春季多发,是儿童和成人常见的听力下降原因之一。中耳积液可为浆液性分泌液或渗出液,本病的命名除分泌性中耳炎外,以往还称其为非化脓性中耳炎、渗出性中耳炎、卡他性中耳炎、浆液性中耳炎、浆液黏液性中耳炎、中耳积液、胶耳等(图17-5)。

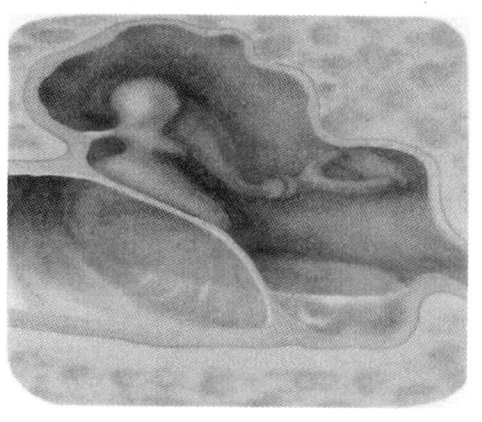

图17-5 中耳鼓室积液

【病因与发病机制】
病因尚不明确,目前认为咽鼓管功能障碍、中耳局部感染和变态反应等为其主要病因。

1. 咽鼓管功能障碍 ①机械性阻塞;②清洁及防御功能障碍。
2. 中耳局部感染 本病可能是中耳的一种轻型的或低毒性细菌感染。
3. 变态反应 儿童免疫系统尚未完全发育成熟,这可能是儿童分泌性中耳炎发病率高的原因之一。慢性分泌性中耳炎可能属于一种由抗感染免疫介导的病理过程。

【病理生理】
咽鼓管功能障碍时,外界空气不能进入中耳,中耳腔内原有的气体逐渐被黏膜吸收,腔内形成负压,中耳腔内、外气压基本相等的生理状态被"打破",引起中耳黏膜血管扩张,通透性增强,鼓室内出现漏出液。如负压不能得到解除,中耳鼓膜可发生一系列病理变化,主要表现为上皮增厚、上皮细胞化生、杯状细胞增多、分泌亢进等。疾病恢复期,腺体逐渐退化,分泌物减少,黏膜逐渐恢复正常。中耳积液多为漏出液、渗出液和分泌液的混合液。

【护理评估】

(一)健康史

评估患者发病前有无上呼吸道感染史,是否过度劳累,有无腺样体肥大、鼻炎、鼻窦炎等病史。

(二)身体状况

1. 症状

(1)听力减退:听力下降、自听增强。头偏向健侧或前倾位时,因积液离开蜗窗,听力可暂时改善。积液黏稠时,听力可不因头位变动而改变。

(2)耳鸣:多为低调间歇性,如"嗡嗡"声,当头部运动或打呵欠、擤鼻鼓气时,耳内可出现气过水声。

(3)耳闷:耳内闭塞或闷胀感,按压耳屏后可暂时减轻。

(4)耳痛:急性者可有隐隐耳痛,慢性者耳痛不明显。

2. 体征 急性者鼓膜松弛部或全鼓膜充血、内陷,表现为光锥缩短、变形或消失等。鼓室积液时,鼓膜失去正常光泽,呈琥珀色或淡黄色。慢性者可呈灰蓝或乳白色,鼓膜紧张部有扩张的微血管等。若液体未充满鼓室,可透过鼓膜见到液平面。

(三)辅助检查

1. 耳镜检查 如体征所见。

2. 听力检查 纯音听阈测试及音叉试验示传导性聋。声导抗图对诊断有重要价值,平坦型(B型)为分泌性中耳炎的典型曲线,负压型(C型)为咽鼓管功能不良,部分有鼓室积液。

3. 影像学检查 CT扫描可见中耳系统气腔有不同程度密度增高。对于一侧鼓室积液的成年患者,可行鼻咽部CT扫描或鼻内镜检查,排除鼻咽癌的可能。小儿可做头部X射线侧位片,了解腺样体是否增生。

(四)心理-社会状况

因耳鸣、听力减退、耳闷胀感等导致患者产生焦虑心理,慢性者因病程长易反复而表现为烦躁不安和失望。护士应多关心患者,并讲解疾病相关知识,以满足其对疾病的认知。

【治疗要点】

积极消除病因,改善咽鼓管通气功能和清除中耳积液为本病的治疗原则。

(一)非手术治疗

(1)急性期可根据病变严重程度选用合适的抗生素。

(2)可用1%麻黄碱和含有激素的抗生素滴鼻液交替滴鼻,每日3~4次,以保持鼻腔及咽鼓管引流通畅。注意应取头低位滴鼻。

(3)使用稀化黏素类药物有利于纤毛的排泄功能,降低咽鼓管黏膜的表面张力和咽鼓管开放的压力,如糜蛋白酶。

(4)口服糖皮质激素类药物作为辅助治疗,如地塞米松或泼尼松等。

(二)手术治疗

可根据病情行鼓膜穿刺抽液、鼓膜切开术(图17-6)、鼓室置管术等。积极治疗鼻腔及鼻咽部疾病,如鼻息肉切除术、鼻中隔矫正术、腺样体切除术等。

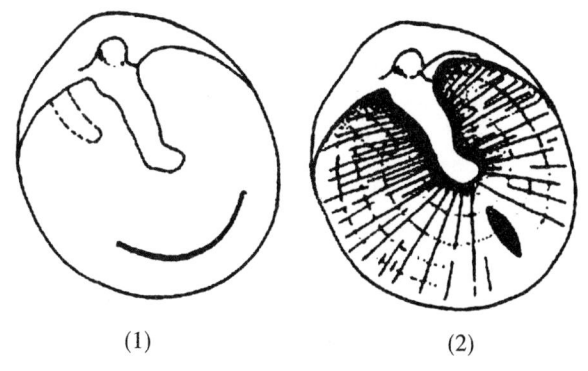

图17-6 鼓膜切开
(1)(2)切口

【常见护理诊断/问题】

1. 感知改变:听力下降　与中耳积液有关。
2. 舒适改变　与鼓室积液引起耳鸣、耳痛、耳闷感有关。
3. 知识缺乏　缺乏分泌性中耳炎的预防及手术后的自我护理知识。

【护理目标】

(1)听力改善。
(2)耳鸣、耳痛、耳闷感等症状消失。
(3)患者掌握分泌性中耳炎的防护知识。

【护理措施】

1. 遵医嘱用药　正确使用滴鼻液,选用合适的抗生素控制感染,稀化黏素类药物有利于纤毛的排除功能,糖皮质激素类药物可减轻炎性渗出。

2. 疏通咽鼓管,减轻中耳腔负压　可采用捏鼻鼓气法、波氏球法或导管法进行咽鼓管吹张,减轻中耳腔负压,改善听力。

3. 清除鼓室积液　对鼓室积液较多的患者,配合医生行鼓膜穿刺术,清除鼓室积液。鼓膜穿刺抽液后,可向鼓室内注射0.5 ml盐酸强的松龙注射液加强抗炎效果。慢性患者在反复鼓膜穿刺抽液治疗效果不佳时或积液黏稠可根据病情行鼓膜切开及鼓室置管术。

4. 手术护理　需手术治疗者配合医生做好手术前准备及术后护理。术后防感冒,防止术耳进水,以免引起中耳感染。

5. 重点观察　药物治疗后患者的耳痛、耳鸣、耳闭塞感及听力下降等症状是否改善。行鼓膜穿刺抽液或鼓膜切开置管术的患者,应注意是否有眩晕或继发感染等情况,并及时报告医生处理。如同时存在头痛、鼻出血、颈淋巴结肿大的表现应警惕鼻咽癌。

6. 健康指导

(1)指导患者正确滴鼻、擤鼻,鼓膜置管未脱落者禁忌游泳。
(2)生活有规律,注意劳逸结合,忌烟、酒、辛辣刺激性食物。

(3) 加强锻炼,增强机体抵抗力,防止感冒。

(4) 本病儿童易被忽视,家长及老师应提高对本病的认识。10岁以下儿童应定期进行筛选性声导抗检测。

(5) 积极治疗鼻、咽部疾病,成人慢性分泌性中耳炎应注意排除鼻咽癌,尽早行鼻咽镜检查和鼻咽部活检等。

【护理评价】

通过治疗和护理计划的实施,评价患者是否能够达到:

(1) 听力改善。

(2) 耳鸣、耳痛、耳闷感等症状消失。

(3) 患者掌握分泌性中耳炎的防护知识。

二、急性化脓性中耳炎

急性化脓性中耳炎(acute suppurative otitis media)是中耳黏膜的急性化脓性炎症。病变主要位于鼓室。好发于儿童、冬春季多见,常继发于上呼吸道感染。

【病因】

主要致病菌为肺炎球菌、溶血性链球菌、葡萄球菌等。常见的感染途径:①咽鼓管途径;②外耳道鼓膜途径;③血行感染,极少见。

【病理生理】

早期鼓膜、中耳黏膜充血,炎性渗出物聚集,逐渐变为黏液脓性或脓性。随着积脓增多,鼓室内压力增加,鼓膜受压而缺血、局部坏死并穿孔,导致耳流脓。若治疗及时,局部引流通畅,炎症可逐渐消退,黏膜恢复正常,小的鼓膜穿孔可自行修复。

【护理评估】

(一) 健康史

评估患者近期是否有鼓膜外伤,是否进行过鼓膜穿刺、鼓膜置管、咽鼓管吹张等治疗,擤鼻方法、哺乳姿势是否正确;是否有上呼吸道感染、传染病等病史。

(二) 身体状况

1. 全身症状 可有畏寒、发热、食欲下降。小儿全身症状较重,常伴呕吐、腹泻等症状。一旦鼓膜穿孔,全身症状明显减轻,体温恢复正常。

2. 耳痛 鼓膜穿孔前表现为搏动性跳痛或刺痛,鼓膜穿孔流脓后,耳痛明显减轻。

3. 听力减退、耳鸣及耳流脓 初期患者常感明显耳闷、低调耳鸣。当鼓膜穿孔后,听力有所改变。

(三) 辅助检查

1. 耳镜检查 起病早期,鼓膜松弛部充血,继而发展为鼓膜弥漫性充血、肿胀、向外膨出,正常标志难以辨别。如炎症不能得到及时控制,即发展为鼓膜穿孔。

2. 耳部触诊 乳突部可有轻微压痛。小儿乳突区皮肤轻度红肿。

3. 听力检查 为传导性聋。

4. 血象 白细胞总数增多,中性粒细胞增加。

5. X射线检查 乳突部呈云雾状模糊,但无骨质破坏。

(四)心理-社会状况

因剧烈耳痛、听力下降及发热等致患者烦躁不安,担心能否治愈,小儿常表现为哭闹不止。

【治疗要点】

控制感染,通畅引流,祛除病因为本病的治疗原则。

1. 全身治疗 早期、足量使用有效抗生素。抗生素需使用10 d左右,或流脓停止后继续用药一周。

2. 局部治疗

(1)鼓膜穿孔前:可用2%酚甘油滴耳,消炎止痛。1%麻黄碱和含有激素的抗生素滴鼻液交替滴鼻,可改善咽鼓管的引流,减轻局部炎症。鼓膜膨出明显,而引流不畅时,应在无菌操作下行鼓膜切开术,以建立良好的引流。怀疑并发急性乳突炎者,确诊后立即行乳突切开引流手术。

(2)鼓膜穿孔后:① 先用3%过氧化氢彻底清洗外耳道脓液,再用抗生素滴耳液滴耳;② 感染完全控制后,多数患者的鼓膜穿孔可自行愈合。穿孔长期不愈者,可行鼓膜修补术。

3. 病因治疗 积极治疗鼻腔、鼻窦、咽部与鼻咽部的慢性炎症,有助于防止中耳炎复发。

【常见护理诊断/问题】

1. 急性疼痛 与中耳急性化脓性炎症有关。
2. 感知改变:听力减退 与鼓室积脓和鼓膜穿孔有关。
3. 体温过高 与炎症引起全身反应有关。
4. 潜在并发症 急性乳突炎、耳源性脑脓肿等。
5. 知识缺乏 缺乏急性化脓性中耳炎的相关防治知识。

【护理目标】

(1)疼痛减轻或消失。
(2)听力恢复或有所提高。
(3)体温恢复正常。
(4)未出现并发症。
(5)患者掌握急性化脓性中耳炎的相关防治知识。

【护理措施】

(1)遵医嘱及早应用足量抗生素,正确使用滴鼻液、滴耳液。滴耳禁止使用粉剂,以免与脓液结块,影响引流。
(2)观察体温变化,高热者应卧床休息,多饮水,必要时给予物理或药物降温。
(3)观察耳道分泌物的量、性质、气味等。如出现恶心、呕吐症状,应及时通知医生,警惕耳源性颅内并发症的发生。
(4)须行鼓膜修补术者,配合医生做好术前准备及术后护理。
(5)健康指导:①指导患者正确滴鼻、滴耳、擤鼻。宣传正确的哺乳姿势。②行鼓膜修补术者避免用力擤鼻、咳嗽等,以免修补穿孔鼓膜的筋膜脱落,导致手术失败。③生活有规律,注意劳逸结合,防止感冒。忌烟、酒、辛辣刺激性食物。④及时彻底治疗急性化脓性中耳炎,防止迁延为慢性化脓性中耳炎。

【护理评价】

通过治疗和护理计划的实施,评价患者是否能够达到:

(1)疼痛减轻或消失。

(2)听力恢复或有所提高。

(3)体温恢复正常。

(4)未出现并发症。

(5)掌握急性化脓性中耳炎的防治知识。

三、慢性化脓性中耳炎

慢性化脓性中耳炎(chronic suppurative otitis media)是中耳黏膜、骨膜或深达骨质的慢性化脓性炎症。多因急性化脓性中耳炎延误治疗或治疗不当,迁延而来,常与慢性乳突炎合并存在。主要临床特点为反复耳流脓,鼓膜穿孔及听力下降。严重者可引起颅内、外并发症。根据病理和临床表现,慢性化脓性中耳炎可分为单纯型、骨疡型和胆脂瘤型。常见致病菌为变形杆菌、大肠杆菌、金黄色葡萄球菌,其中主要是革兰氏阴性杆菌。

【病因与发病机制】

(1)急性化脓性中耳炎未及时治疗或用药不当,细菌毒素过强,身体抵抗力差等都可能是急性化脓性中耳炎迁延为慢性的原因。

(2)鼻咽部存在慢性病灶也易导致中耳炎的反复发作。

【病理生理】

单纯型病理变化主要为鼓室鼓膜充血、增厚,圆形细胞浸润,杯状细胞及腺体分泌活跃。骨疡型病理过程表现为炎性渗出液和肉芽组织同时存在,肉芽组织可吸收、破坏骨质。三型慢性化脓性中耳炎的鉴别要点见表17-1。

表17-1 三型慢性化脓性中耳炎的鉴别要点

	单纯型	骨疡型	胆脂瘤型
耳流脓	多为间歇性	持续性	持续性;如脓量过少或穿孔处为痂质皮覆盖,则表现为间歇性
分泌物性质	黏液性或者黏液脓性,无臭	脓性、带血丝,臭	脓性,可含"豆渣样物",恶臭
听力	一般为轻度传导性聋	多较为较重的传导性聋,亦可为混合性聋	听力损失可轻可重,晚期可为混合性聋或感音神经性聋

续表 17-1

	单纯型	骨疡型	胆脂瘤型
鼓膜及鼓室	紧张部中央性穿孔,鼓室黏膜光滑,可轻度水肿	紧张部大穿孔或松弛部边缘性穿孔,鼓室内有肉芽或息肉	松弛部或紧张部后上方边缘性穿孔,可见灰白色鳞屑状或豆渣样物恶臭。骨部外耳道后上壁可塌陷
乳突 X 射线片或颞骨 CT	无骨质破坏	鼓窦区可有边缘硬化或模糊的透光区;中耳有软组织影	骨质破坏,边缘浓密,锐利
并发症	一般无并发症	可引起颅内、颅外并发症	常引起颅内、颅外并发症
治疗原则	局部用药为主,久治不愈者	局部用药或行肉芽或息肉刮除术	尽早行乳突根治术

知识拓展

什么是胆脂瘤？

胆脂瘤是由于鼓膜、外耳道的复层鳞状上皮经穿孔向中耳腔生长堆积成团块,其外层由纤维组织包围,内含脱落坏死上皮、角化物和胆固醇结晶,非真性肿瘤。随着胆脂瘤增大,压迫破坏周围骨质,炎症向外扩散,可导致一系列颅内、颅外并发症。

【护理评估】

(一)健康史

评估患者既往是否有急性化脓性中耳炎病史,有无鼻咽部慢性疾患,机体抵抗力是否低下等情况。

(二)身体状况

1.单纯型　最多见。病变主要局限于中耳鼓室黏膜。表现为间歇性耳流脓,脓液呈黏液性或黏脓性,无臭味,鼓膜多呈中央性穿孔[图17-7(1)(2)]。听骨完整。听力减退为轻度传导性聋。X射线检查无骨质破坏。

2.骨疡型　病变超出黏膜组织,多有不同程度的听小骨坏死,伴鼓窦或鼓室区域骨质破坏。鼓室内有肉芽形成。表现为持续性耳流脓,脓液黏稠,常有臭味,鼓膜呈边缘性穿孔[图17-7(3)]。听力减退为重度传导性聋。此型中耳炎可发生各种并发症。

3.胆脂瘤型　表现为长期耳流脓,量多少不等,有恶臭。鼓膜松弛部穿孔或紧张部后上方有边缘性穿孔[图17-7(3)(4)]。听力检查有重度的传导性聋,病变波及耳蜗,可引起混合性耳聋或感音神经性聋。胆脂瘤对骨质有一定破坏,炎症可由骨质破坏处向周围扩散,导致一系列颅内、外并发症。

4.耳源性并发症 中耳炎症引起的并发症分为颅内和颅外并发症。其中最危险的是颅内并发症。常见的颅内并发症:化脓性脑膜炎、脑脓肿、乙状窦血栓性静脉炎等,患者可出现头痛、发热、表情淡漠、颅内压增高等表现。常见的颅外并发症:耳后骨膜下脓肿、迷路炎、周围性面瘫等。

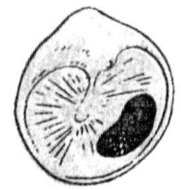
(1)紧张部前下方穿孔多示咽鼓管感染

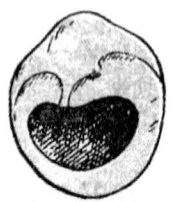
(2)紧张部大穿孔锤骨柄部分腐烂

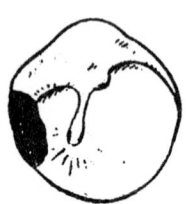
(3)边缘性穿孔

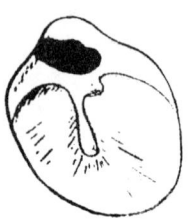
(4)松弛部穿孔

图17-7 各种鼓膜穿孔

(三)辅助检查

1.耳镜检查 耳镜可见鼓膜穿孔大小不等,从穿孔处可见鼓室内壁黏膜充血、肿胀、增厚,或有肉芽,鼓室内或肉芽周围及外耳道内有脓性分泌物。

2.听力检查 纯音听力测试显示传导性聋或混合性聋,程度轻重不一。少数可为重度感音神经性聋。

3.乳突X射线片和颞骨CT扫描 有助于诊断,可显示病变范围及程度。

(四)心理-社会状况

护士应评估患者的性格特征、文化程度及对疾病的认知程度及心理状态等。

【治疗要点】

治疗原则为消除病因,控制感染,清除病灶,通畅引流,尽可能恢复听力。

1.病因治疗 及时治愈急性化脓性中耳炎,积极治疗鼻咽部慢性疾病,如腺样体肥大、慢性扁桃体炎、慢性化脓性鼻窦炎等。

2.药物治疗 引流通畅者,以局部用药为主。通常先彻底清洗外耳道脓液,擦干后再滴入抗生素滴耳剂。同时可用1%呋麻滴鼻剂滴鼻,以保持咽鼓管引流通畅。急性发作时,全身应用抗生素。

3.手术治疗

(1)骨疡型中耳炎药物治疗无效或疑有并发症者及胆脂瘤型中耳炎应尽早实施乳突根治术,清除病灶,预防并发症,保留或改善听力。

(2)中耳炎症控制后,耳内完全干燥,鼓膜穿孔仍不愈合且CT证实中耳乳突腔无顽固病变者,应及时行鼓室成形术。

【常见护理诊断/问题】

1.舒适受损:耳流脓 与慢性化脓性中耳炎有关。

2. 感知紊乱:听力下降　与鼓膜穿孔、鼓室肉芽或胆脂瘤破坏听小骨有关。
3. 焦虑　与听力迅速减退、担心难以恢复有关。
4. 潜在并发症　颅内、外感染,面瘫等。
5. 知识缺乏　缺乏慢性化脓性中耳炎的自我护理知识。

【护理目标】

(1)耳流脓停止。
(2)听力改善或恢复。
(3)焦虑减轻或消失。
(4)未出现并发症。
(5)患者掌握慢性化脓性中耳炎的预防与自我护理知识。

【护理措施】

(1)遵医嘱正确使用滴耳剂、滴鼻剂,以保持咽鼓管引流通畅。
(2)密切观察病情变化及生命体征。注意如有无发热、头痛、恶心、呕吐等症状,应及时告知医生,防止颅内、外并发症。
(3)需手术治疗者参见"耳科患者手术前后常规护理"。
(4)健康指导:①指导患者正确洗耳、滴耳,注意滴入药液的温度,尽可能与体温接近,以免引起眩晕。局部禁用氨基糖苷类抗生素,以免引起耳中毒。忌用粉剂,以免堵塞鼓膜穿孔处,影响引流,导致并发症。避免滴用有色药物,以免妨碍局部观察。②鼓室成形术后3个月内,耳内会有少量渗出,属正常现象。注意保持外耳道清洁,防止感染。短期内不宜游泳,洗头时可用干棉球堵塞外耳道口。③加强锻炼,增强机体抵抗力,防止感冒。④宣传慢性化脓性中耳炎的危害,特别是骨疡型和胆脂瘤型有引起颅内、外并发症的危险。应及时就诊。

【护理评价】

通过治疗和护理计划的实施,评价患者是否能够达到:
(1)耳流脓停止。
(2)听力改善或恢复。
(3)焦虑减轻或消失。
(4)未出现并发症。
(5)患者掌握慢性化脓性中耳炎的自我护理知识。

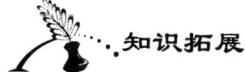

慢性化脓性中耳炎是耳科常见的一种感染性疾病,临床常久治不愈,病程反复,未能选用敏感抗生素是其病程迁延的原因之一。有专家学者研究慢性化脓中耳炎主要病原菌的种类以及对抗生素的耐药情况。结果发现金黄色葡萄球菌、表皮葡萄球菌和铜绿假单胞菌是慢性化脓性中耳炎的主要致病菌。但临床医生仍应根据患者的药敏试验结果合理使用抗生素。药敏试验对指导临床用药有指导意义。

第五节 内耳疾病患者的护理

一、耳硬化症

耳硬化症（otosclerosis）是指内耳骨迷路发生局灶性病变，形成海绵状新骨替代原正常骨质，并逐渐硬化而产生的疾病。当硬化病灶侵及前庭窗时，可因镫骨固定而出现临床症状，称为临床耳硬化。有些病人终生无自觉性症状，仅限于尸解病理学检查，称为组织学耳硬化。女性发病率高于男性，好发年龄为20～40岁。

【病因与发病机制】

目前病因尚不明确，可能与遗传、种族、内分泌紊乱、代谢障碍等因素有关。

【病理生理】

病变可累及骨迷路骨壁的骨外膜层、内生软骨层和骨内膜层，其病理过程主要有三个特征。①骨质局灶性破坏与吸收：骨迷路微血管扩张，血管增多，破骨细胞活跃，骨质发生反复局灶性破坏与吸收；②海绵样骨组织形成：骨髓间隙扩大，骨质减少，形成海绵状新骨；③骨质沉着硬化：血管间隙减少，骨质沉着，原纤维呈编织状结构，形成骨质致密、硬化的新骨。

【护理评估】

(一) 健康史

了解患者既往病史、家族史、种族等。询问患者听力减退过程，对已婚女性，应了解妊娠期听力的情况。

(二) 身体状况

1. 进行性听力减退　是耳硬化症的主要症状，多为单耳或双耳进行性听力减退。
2. 耳鸣　呈间歇性或持续性的低调耳鸣，少数为高调。
3. 韦氏误听（Willis paracusis）　患者感觉在嘈杂环境中的听辨能力较安静环境下好，称为韦氏误听。
4. 眩晕　部分患者在头部活动后出现短暂的轻度眩晕。

(三) 辅助检查

1. 耳镜检查　外耳道、鼓膜正常，Schwartze征阳性（鼓膜后上象限透红，为鼓岬活动病灶区黏膜充血的反应）。
2. 音叉检查　Weber试验：骨导声偏向听力较差一侧。Rinne试验阴性：骨传导大于气传导。Gelle试验阴性：镫骨活动异常。
3. 纯音测试　提示传导性聋或混合性聋，中期骨导听力曲线有卡哈切迹。
4. 声导抗检查　提示鼓室导抗图为A型或As型，镫骨肌反射消失。
5. 影像学检查　重度病例CT示两窗区骨迷路或内听道有耳硬化灶性改变，迷路骨影欠规则。

(四)心理-社会状况

评估患者的年龄、受教育程度等,了解其对本病的认知水平及心理状态。

【治疗要点】

可分为手术治疗、药物治疗和选配助听器,应视病人具体情况而定。

1. 手术治疗 镫骨切除术是治疗耳硬化症的主要方法,以期改善患者听力,控制病情继续发展。

2. 药物治疗 用于不适宜手术的患者,稳定病情延缓进展。常用的药物有氟化钠、葡萄糖酸钙、维生素D、硫酸软骨素等。

3. 选配助听器 用于不适宜或不愿意接受手术或药物治疗的患者,也可用于术后听力提高不佳者。酌情选配合适的助听器。

【常见护理诊断/问题】

1. 感知改变 与听力进行性减退有关。
2. 焦虑 与听力减退和担心手术后效果有关。
3. 有受伤的危险 与双侧听力减退有关。
4. 术后潜在并发症 面瘫。
5. 知识缺乏 缺乏耳硬化症的相关知识。

【护理目标】

(1)听力改善。
(2)无意外损伤发生。
(3)无术后并发症发生。
(4)焦虑缓解,配合治疗。
(5)了解与本病有关的基本知识。

【护理措施】

1. 手术前护理 按耳科患者术前常规护理。协助患者做CT、纯音测听、声导抗、耳蜗电图、耳声发射检查等。

2. 手术后护理

(1)按耳科患者术后常规护理。

(2)体位:绝对卧床48 h,保持患者头部制动,以防镫骨移位。无明显眩晕时可适当下床活动,但应注意避免头部晃动和耳部被碰撞。

(3)并发症的观察:应注意观察有无面瘫的症状,如面肌无力、抬眉困难、眼睑闭合不全等。

3. 用药指导 遵医嘱按时服药,并注意用药后反应。

4. 患者安全防护 外出时应有人陪同,避免意外发生,在可能出现危险的地方均应设置警示牌。

5. 健康指导

(1)预防感冒,鼻塞时可使用药物滴鼻以保持鼻腔通畅,并告知患者正确的擤鼻方法。

(2)伤口未愈合不可洗头,防止耳内进水。至少半年禁止游泳、乘坐飞机。

(3)术后注意保护头部,避免耳部被碰撞。

(4)对佩戴助听器的患者,指导事项参见"附1"内容。

【护理评价】

通过治疗和护理,评价患者是否达到:

(1)听力改善。

(2)无意外损伤发生。

(3)手术患者无术后并发症。

(4)焦虑减轻或缓解,能配合治疗。

(5)了解本病的相关知识,掌握助听器使用方法。

附1:助听器的选配及护理

助听器(hearing aid)是一种提高声音强度、有助于听力障碍者改善听觉的精密电子仪器,可将声音放大,使听障患者能够听清周围环境的声响;可帮助某些听障患者充分利用残余听力,进而补偿聋耳的听力损失,是听障患者教育和提高听障患者听觉不可缺少的重要工具之一。随着信息科技的快速发展,电脑编程模拟助听器趋于淘汰,全数字式助听器越来越普及。助听器可使患者听觉动态范围变宽,提高听觉舒适度,改善低强度输入时信号放大能力和对信号的分辨能力,增强患者在噪声环境下的语言识别能力,使听障者在噪声环境中也能听到较清晰的言语。适用于传导性耳聋及轻、中度感音神经性耳聋患者。助听器按其外形特征可分为:盒式助听器、子背式助听器、眼镜式助听器和定制式助听器(包括耳内式、耳道式和深耳道式等)四类。按其作用方式可分为:气导助听器和骨导助听器两类。按其作用用途可分为:个体配用和集体使用两类。

[基本结构和工作原理]

助听器的主要结构为传声器、放大器和接收器三部分,还包括电源、音量调节、音调调节、最大声输出调节及削峰或自动增益控制装置,以适合不同程度耳聋患者的需要。

1. 传声器 为声电换能器,是一个能将外界声信号转变为电信号的装置。

2. 放大器 包括前置放大器和功率放大器两部分。前置放大器可将声电信号放大,配合滤波电路调控频率;功率放大器可与接收器结合,采用削峰或自动增益控制对声输出进行压缩和限幅。当传声器将声信号输入放大器后,使声压放大至1万甚至几万倍,再经接收器输出这个放大的声信号。

3. 接收器 可将经过放大、滤波及压缩或限幅的电信号转变为声波。

[选配和护理要点]

选配适应证:凡期望改善言语交流能力的、有残余听力的耳聋患者,在药物或手术治疗无效,病情稳定后均可选配助听器。一般说来,中度听力损失者使用助听器后获益最大。

1. 选配前应做纯音听力测试,依据听力图选用适宜的助听器,纯音听力测试阈值40~90 dB建议配用,效果较满意;>90 dB效果欠佳。感音神经性耳聋患者应进行阈上功能测试或语言测听。婴幼儿在2~3岁建议使用大功率助听器,可利用残余听力发展口语能力。

2. 选配助听器后可先试用2~3周，由专门人员指导调整各项控制旋钮，使助听器处于适合于患者使用的最佳状态。首次使用助听器者，必然经历较长的适应和调整过程；建议患者先在安静环境中佩戴和使用，出现疲劳时，暂时减少佩戴时间，逐步适应后再延长佩戴时间，直至患者能在各种环境中都能达到理想的聆听效果。

3. 做好助听器保养，每天使用专用毛刷清洁助听器各处，用软布轻轻擦拭，禁忌使用清洁液等。游泳、沐浴或洗衣服时应取出助听器，防止受潮损坏，禁忌使用电吹风等干燥工具。若较长时间不用助听器，取出电池后将其放置专用口袋内存放在阴凉、干燥处。

二、梅尼埃病

梅尼埃病（meniere disease）是一种以膜迷路积水为主要病理改变，以反复发作性眩晕、波动性耳聋和耳鸣为典型临床特征的内耳疾病。多发于青壮年，首次发病年龄30~50岁居多。一般单耳发病，也可累及双耳。

【病因与发病机制】

病因迄今不明。但因其主要病理特征为膜迷路积水，研究学者认为梅尼埃病的发生机制主要是内淋巴的产生和吸收失衡。有下列几种学说：

(1) 内淋巴管阻塞和内淋巴吸收障碍。

(2) 内耳微循环障碍。

(3) 免疫反应学说。

(4) 其他学说包括内淋巴囊功能紊乱学说、病毒感染学说、遗传学说、多因素学说等。

【病理生理】

表现为膜迷路积水膨大，膜蜗管和球囊膨大较椭圆囊和壶腹明显，而阻断外淋巴流动。内淋巴囊壁纤维化。当内淋巴液压力增高至一定程度时，可致前庭膜破裂，使内外淋巴液混合造成离子失衡，前庭感受器因钾中毒而抑制感觉细胞兴奋。

【护理评估】

(一) 健康史

了解患者既往史、家族史。询问患者眩晕及耳鸣发作的特点，以及眩晕发作时有无听力下降和下降的程度。

(二) 身体状况

1. 眩晕　多呈突发旋转性眩晕，并伴有恶心、呕吐、面色苍白、出冷汗等症状，持续数十分钟至数小时。眩晕发作次数越多，持续时间越长，间歇时间越短。

2. 耳鸣　多在眩晕发作前出现，发作时可加重，初期为持续低音调，后期为高音调耳鸣，间歇期可缓解。

3. 耳聋　呈感音性聋。一般为单耳，呈波动性听力减退。随着发作次数的增多，听力损失的程度会加重。

4. 其他症状　发作时患耳或头部有胀满感、压迫感。也可出现复听，即双耳将同一纯音听成音调、音色迥然不同的两个声音。

(三) 辅助检查

1. 耳镜检查　鼓膜正常,声导抗测试正常,咽鼓管功能良好。

2. 听力学检查　呈感音性耳聋。纯音听力图早期为上升型或峰型,晚期为平坦型或下降型。

3. 前庭功能检查　发作期眼震电图可描记到自发性眼震和位置性眼震。间歇期可能为正常结果。多次反复发作患者前庭功能减退或丧失。

4. 甘油试验　通过减少异常增加的内淋巴来检测听觉功能的变化。若患耳在服用甘油后平均听阈提高15 dB,则为甘油试验阳性,提示有膜迷路积水。试验方法:50%甘油按2.4～3.0 ml/kg空腹饮下,服用前与服用后3 h内,每隔1 h纯音测听一次。

5. 影像学检查　颞骨CT、膜迷路MRI提示前庭导水管变直、变短、变细。

(四) 心理-社会状况

患者可因眩晕反复发作而焦虑,或因影响正常的生活和工作而产生悲观情绪。护士应了解其心理状态。

【治疗要点】

1. 对症处理　发作期尽快缓解眩晕,采用镇静、调节自主神经功能等治疗,间歇期给予改善内耳微循环、营养神经等治疗。

2. 手术治疗　对反复发作、症状较重,长期保守治疗无效的患者,可根据情况进行手术治疗。

【常见护理诊断/问题】

1. 舒适受损　与眩晕、恶心等有关。

2. 感知紊乱　与耳鸣、听力降低有关。

3. 有受伤的危险　与眩晕有关。

4. 焦虑　与反复眩晕、听力下降影响生活和工作有关。

5. 知识缺乏　缺乏梅尼埃病预防保健知识。

【护理目标】

(1) 眩晕、耳鸣等症状缓解,不适感消除。

(2) 听力改善。

(3) 无意外损伤发生。

(4) 焦虑缓解,情绪稳定。

(5) 了解与本病有关的基本知识。

【护理措施】

1. 一般护理　发作期应卧床休息,并加床栏保护,保持环境舒适、安静;室内温湿度适宜、光线宜暗;禁烟酒,宜进清淡低盐饮食,适当控制入水量。

2. 病情观察　观察发作时患者的神志、面色、生命体征等,注意眩晕发作的次数、持续时间及伴发症状。

3. 用药护理　遵医嘱给予镇静剂、利尿脱水剂以及改善微循环药物等,注意观察用药后反应。使用镇静药期间,活动时注意看护,防止患者发生意外。对长期应用利尿剂者,注意适当补钾,避免水电解质紊乱。

4. **手术护理** 对手术治疗的患者,按耳科手术前、后常规护理。

5. **心理疏导** 向患者讲解疾病相关知识,消除疑虑,使其能够积极配合治疗,帮助其树立战胜疾病的信心。

6. **健康指导**

(1)指导患者平时注意保持良好的心态,适当锻炼身体,调节好饮食,有规律地生活和工作,尽量缓解心理压力,可以避免或减少疾病复发。

(2)对发作频繁的患者,告知其尽量不要单独外出、骑车或登高等。不可从事驾驶高空作业等职业,防止意外发生。

【护理评价】

通过治疗和护理,评价患者是否达到:

(1)患者自觉症状缓解,不适感减轻或消除。

(2)听力改善。

(3)防范措施有效,无意外受伤发生。

(4)情绪稳定,不良情绪缓解。

(5)了解与本病有关的基本知识。

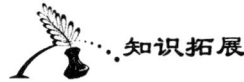知识拓展

　　眩晕(vertigo)为临床常见症状,属运动性或位置性幻觉,多表现为自体或周围物体沿一定方向与平面旋转,或为摇晃浮沉感。眩晕是一种人体空间定位平衡障碍。正常情况下,机体在空间的平衡由视觉、本体感觉及前庭迷路感觉的相互协调与配合来实现的,而前庭迷路感觉起主导作用。从理论上说,上述三个系统中任何一个出现器质性或功能性改变均可导致人体空间定位平衡障碍。

　　眩晕是临床最常见的机体空间定位平衡障碍,多为前庭迷路感觉即外周前庭系统的器质性或功能性改变引起。视觉、本体感觉或相关系统病变则常引起类似晕厥的非眩晕状态,比较常见的是:

　　1. **头晕(lightheadedness)** 头重脚轻感或晕厥感,也用于描述轻度眩晕。

　　2. **头昏(dizziness)** 涉及头部的除头痛以外的任何不适感均可称为头昏。视觉、大脑、前庭或胃肠病变均可引起。

　　3. **站立不稳(unsteadiness)** 机体对周围物体的平衡失调感,患者常诉"差一点儿跌倒"或"就要跌倒了"。可因小脑、大脑、锥体束、脊柱或前庭病变引起,单纯前庭迷路病变很少发生不伴眩晕的站立不稳。

　　临床接诊主诉"眩晕感(dizzy)"患者时,首先必须详细询问或收集病史,然后必须初步分析患者是眩晕还是类似眩晕的非眩晕症状如头晕、头昏或站立不稳,第三步是对周围性眩晕和中枢性眩晕进行鉴别诊断(表17-2)。

表 17-2　周围性眩晕与中枢性眩晕的一般特征

鉴别点	周围性眩晕	中枢性眩晕
眩晕类型	突发性旋转性	旋转或非旋转性
眩晕程度	较剧烈	程度不定,较轻,可逐渐加重
眩晕相关变化	头部或体位变动时眩晕加重	与变动体位或头位无关
伴发症状	伴耳胀满感、耳鸣、耳聋及恶心呕吐	多无耳部症状,多伴中枢症状
意识状态	无意识状态	可有意识状态
自发性眼震	水平旋转或旋转性、与眩晕方向一致	粗大、垂直或斜行,方向多变
发作持续时间	持续数小时到数天,可自然缓解或恢复	持续时间长,数天到数月
前庭功能检查	可出现前庭重振现象	可出现前庭减振或反应分离

第六节　耳聋患者的护理

一、概述

耳为人体可接受声音刺激的唯一器官,其主要功能为司听觉。正常情况下,人耳可听到频率为 20～2 000 Hz,声强为 0 dB 的声音。在人体整个听觉系统中,传音、感音、神经冲动、综合分析等任何一个环节出现结构异常或功能障碍,均可表现为不同程度的听力损失。一般将听力损失统称为耳聋。

【耳聋分类】

根据病变的性质和部位,耳聋可分为器质性耳聋和功能性耳聋两大类。器质性耳聋按病变部位又可分为传导性耳聋、感音神经性耳聋和混合性耳聋。传导性耳聋的主要病变在外耳或中耳,气导听力损失通常不超过 60 dB;感音神经性耳聋的主要病变在内耳、听神经或各级听中枢,混合性耳聋则兼具前两者病变。功能性耳聋因无明显器质性病变,又被称为精神性或癔症性耳聋。根据发病的时间,耳聋可按出生前、后划分为先天性耳聋和后天性耳聋,先天性耳聋又按病因不同分为遗传性耳聋和非遗传性耳聋。也可按语言功能发育的程度,即言语形成前、后可分为语前聋和语后聋。

【耳聋分级】

按世界卫生组织耳聋分级标准,根据纯音测听的言语频率听阈的平均值分为 5 级:作为听力损失程度的判断依据(表 17-3)。

表 17-3　耳聋的分级

耳聋分级	听力损失程度（单耳）	听力障碍表现
一级 轻度聋	26～40 dB	听低声谈话有困难
二级 中度聋	41～55 dB	听一般谈话有困难
三级 中重度聋	56～70 dB	需大声说话才能听
四级 重度聋	71～90 dB	需在耳旁大声说话才能听到
五级 极重度聋	>90 dB	在耳旁大声说话也听不清

【耳聋病因】

造成耳聋的原因有很多,如长期的噪声环境、耳外伤、感染、用药不当、免疫性疾病、遗传、某些化学物质中毒等都可引起耳聋。耳聋的发病率很高,据统计,每1 000名新生儿当中就有1名先天性聋儿,我国有听力语言残疾者达2 700万人。耳聋给个人和家庭带来了巨大的痛苦,也给社会造成了沉重的负担。因此,对耳聋患者要早发现、早诊断、早治疗,查清病因,改善中耳内环境和传音功能,最大限度地恢复听力。

二、传导性耳聋

传导性耳聋(conductive hearing loss)是指外界声波在传入内耳的途径中,受外耳道或中耳病变的影响,使进入内耳的声能减弱,导致不同程度的听力减退。

【病因与发病机制】

1. 炎症　各种急、慢性中耳炎,大疱性鼓膜炎、外耳道炎症、疖肿使外耳道狭窄甚至闭塞影响鼓膜运动者。
2. 外伤　颞骨骨折累及中耳、鼓膜外伤、听骨链中断等。
3. 异物或其他机械性阻塞　外耳道异物、耵聍栓塞、肿瘤、胆脂瘤等。
4. 畸形　先天性外耳道闭锁、听骨链畸形、鼓膜缺失、前庭窗或蜗窗发育不全等。

【护理评估】

(一) 健康史

了解患者既往病史、用药史、家族史及工作和居住环境等。评估耳聋的程度、持续时间等。

(二) 身体状况

主要表现为低音调耳鸣和不同程度的听力减退。

(三) 辅助检查

1. 听功能检查　有音叉试验、纯音测听、声导抗检查,均提示为传导性耳聋。
2. 影像学检查　根据听功能情况选定X射线、CT或MRI检查,协助确定病变部位、范围及程度等。

(四) 心理-社会状况

评估患者的年龄、生活习惯、家庭及经济状况等,了解患者对本病的认知水平。患者可因耳鸣、耳聋而痛苦产生焦虑心理和悲观情绪。

【治疗要点】

1. 保守治疗　各种炎症所致的传导性耳聋,可应用抗生素使炎症消退,也可应用激素和抗组胺药物,减少渗出,使听力尽快恢复。

2. 手术治疗　耳外伤、畸形,各种压迫咽鼓管疾病等可采取不同的手术方法使听力恢复。

3. 戴助听器　选配适宜的助听器。

【常见护理诊断/问题】

1. 感知改变　与听力减退有关。

2. 语言沟通障碍　与听力减退有关。

3. 焦虑　与耳聋程度加重有关。

4. 知识缺乏　缺乏有关耳聋的防护知识。

【护理目标】

(1) 耳鸣减轻或消除,听力改善,或使用助听器。

(2) 情绪稳定,焦虑缓解。

(3) 语言表达正常。

(4) 了解与本病有关的基本知识。

【护理措施】

1. 心理支持　多与患者接触,耐心倾听患者谈话。对重度耳聋患者,可选用写字板、佩戴助听器等交流方式与其沟通,帮助其解除顾虑、增强信心,配合治疗。

2. 用药指导　遵医嘱应用抗生素、激素或抗组胺等药物,观察用药效果,注意用药后反应。

3. 手术护理　按耳科患者术前、术后常规护理。

4. 选配助听器　根据患者听力损失的程度,协助选配适宜的助听器。

5. 健康指导

(1) 向患者讲解预防耳聋的有关知识,噪声环境下注意护耳,鼓膜穿孔未愈不能游泳。禁用火柴棍、发夹等物挖耳,学会正确的擤鼻方法。

(2) 不滥用耳毒性药物,对孕妇、婴儿禁用耳毒性药物。妊娠期间注意保健,避免感染和接触X射线照射等。

(3) 积极治疗各种耳部、鼻部、咽部等疾病,防止损害听力。

(4) 指导患者正确使用和保管助听器。

【护理评价】

通过治疗和护理,评价患者是否达到:

(1) 患者自觉耳鸣症状缓解,听力提高。

(2) 情绪稳定。

(3) 语言表达正常或采用其他方式有效沟通。

(4) 了解与本病有关的基本知识。

三、感音神经性耳聋

感音神经性耳聋(sensorineural hearing loss)是指内耳螺旋器毛细胞、听神经或各级神经元受损,致使声音的感受与神经冲动的传导发生障碍,引起听力下降或消失。由于毛细胞病变引起的听力下降,称感音性耳聋;病变位于听神经及其传导径路者,称神经性耳聋;病变发生于听中枢者,称中枢性耳聋。

【病因】

1. 遗传性聋 为出生时或出生后不久即发现有听力障碍。由于基因或染色体异常所致耳聋为先天性遗传性聋;因妊娠早期母体病毒感染,或大量应用耳毒性药物,或产伤等因素所致耳聋,为获得性先天性遗传性聋。

2. 非遗传性获得性感音神经性聋 发病率占临床确诊感音神经性聋的90%以上。常见的有老年性聋、耳毒性聋、全身系统疾病性聋、创伤性聋、特发性突聋、传染病源性聋及自身免疫性聋等。

【护理评估】

(一) 健康史

详细了解患者出生史、疾病史、用药史和家族史等。

(二) 身体状况

由于各种不同病因导致的内耳器质性病变,患者表现为听力下降或耳聋,耳鸣多为高调音。

(三) 辅助检查

1. 听功能检查 音叉试验、纯音测听均提示气导、骨导下降,以高频损失较重。
2. 影像学检查 X射线、CT或MRI检查,协助确定病变部位、范围和程度等。

(四) 心理-社会状况

评估患者的年龄、生活习惯、家庭及经济状况等,了解患者对本病的认知水平及心理状态。

【治疗要点】

治疗原则是早发现、早诊断、早治疗,适时进行听觉语言训练,适当应用人工听觉。具体治疗如下。

1. 药物治疗 根据病因及类型用药,如细菌或病毒感染所致耳聋给予抗生素或抗病毒药物治疗;自身免疫性聋可应用类固醇激素或免疫抑制剂。还可应用扩血管药物、降低血液黏稠度药物、能量制剂和神经营养药物等。
2. 高压氧疗法 有一定的辅助治疗作用。
3. 选配助听器 药物治疗无效可配助听器。
4. 手术治疗 对双耳重度或极重度聋的患者可行手术治疗以改善局部血液循环,促进内耳可逆损害恢复。必要时行人工耳蜗植入手术。

【常见护理诊断/问题】

1. 感知改变 与听力减退有关。

2. **焦虑** 与耳聋程度加重有关。
3. **知识缺乏** 缺乏有关耳聋的防护知识。

【护理目标】

(1)耳鸣减轻或消除,听力改善,或使用助听器。

(2)情绪稳定。

(3)了解与本病有关的基本知识。

【护理措施】

1. **心理支持** 多与患者接触,耐心倾听患者谈话。对重度耳聋患者,可选用写字板、手势或肢体语言等交流方式与其沟通,帮助其解除顾虑、增强信心,配合治疗。

2. **用药护理** 遵医嘱按时用药,观察用药后反应。

3. **选配助听器** 协助患者选配合适的助听器。

4. **手术护理** 手术治疗的患者,参"耳科患者手术前后常规护理"。行人工耳蜗植入者,参见"附2"内容。

5. **健康指导**

(1)向患者讲解疾病相关知识,加强孕产期保健,重视婴幼儿听力筛查,做到早期发现、早期诊断与治疗。重视老年人听力保健,预防或延缓老年性聋的发生与发展。

(2)注意远离强噪声环境,作业者应加强耳部防护。慎用耳毒性药物,必须用时,应注意有无耳鸣等症状,出现异常应及时停药。

(3)适当锻炼身体,均衡营养,保证身心健康,增强机体抗病能力。

(4)对佩戴助听器或行人工耳蜗植入术的患者,指导事项参见本章"附1、附2"内容。

【护理评价】

通过治疗和护理,评价患者是否达到:

(1)患者自觉耳鸣症状缓解,听力提高。

(2)有效应对压力,不良情绪缓解。

(3)了解与本病有关的基本知识。

附2:人工耳蜗植入的护理

人工耳蜗(artificial cochlea)是一种能替代人耳功能的声电转换电子装置,人工耳蜗植入技术是目前能够恢复全聋患者听觉的唯一有效的治疗方法。研究表明,语言形成早期实施人工耳蜗植入可以帮助重度、极重度耳聋或全聋儿童恢复言语能力。

[基本结构和工作原理]

人工耳蜗由体内和体外装置两部分组成,体内装置包括接收线圈、处理器、刺激电极和参照电极;体外装置包括麦克风、言语转换器和发射线圈。其工作原理:麦克风接收声信号后,将其通过言语转换器进行数字编码,再通过发射线圈传送至体内的接收线圈,并继续传送至刺激电极,刺激听神经产生听觉(图17-8)。

[护理要点]

1. 人工耳蜗植入手术应在全身麻醉下进行,术前常规耳后备皮。术后取平卧位,头偏向健侧或健侧卧位,勿压术区。禁做头部剧烈运动及下颌骨活动,防止电极脱落或植入物移位导致耳蜗植入后无功能。

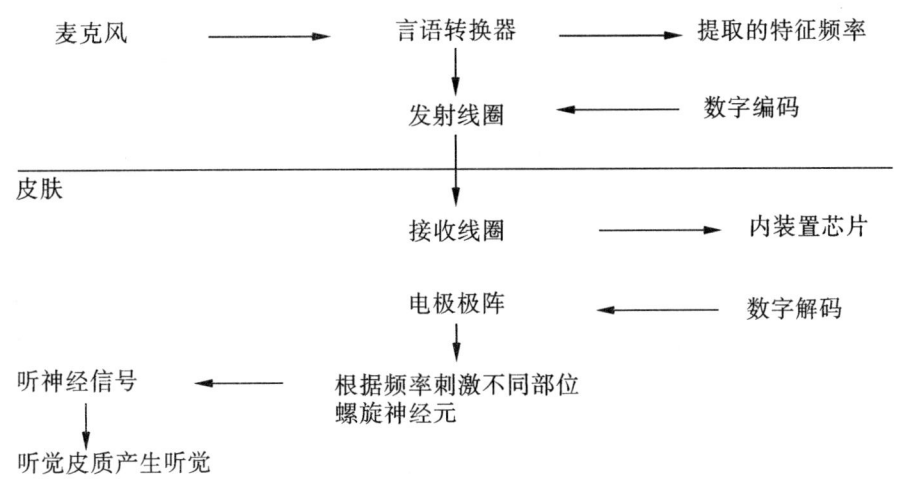

图17-8 人工耳蜗电刺激听觉

2. 密切观察患者意识和生命体征情况,注意体温变化及有无恶心、呕吐等症状。观察局部有无皮下血肿及切口敷料有无渗血等。观察有无耳鸣、眩晕或面瘫等症状。发现异常及时报告医生处理,预防并发症的发生。

3. 术后给予易消化、高蛋白、高维生素半流质、流质饮食,避免咀嚼使下颌骨频繁活动,导致切口不愈合或植入物移位。

4. 遵医嘱应用抗生素,观察用药后反应。

5. 开机调试及听觉语言康复训练:术后1个月由指定人员开机调频,由弱渐强,定期调试至稳定。开机后1个月即可进行听觉语言康复训练。

6. 告知患者勿用力擤鼻、打喷嚏等,保持大便通畅,防止内耳逆行感染。注意勿剧烈碰撞或挤压头部,对体外部件要防止被雨淋湿,并应远离高电压、强磁场,不可做磁共振检查等。

第七节 听神经瘤患者的护理

听神经瘤(acoustic neuroma)是指起源于听神经鞘的肿瘤,又称为神经鞘膜瘤。为颅内常见的良性肿瘤,多见于成年人,女性较多,男女之比约为2∶3,好发年龄30~50岁。单侧多发,双侧偶见。

【病因与发病机制】

病因尚不明确。多来自前庭神经,源发于第Ⅷ对脑神经鞘膜起始处或内耳道底(图17-9)。听神经瘤发展缓慢,早期较小时可引起耳部症状;后期可因肿瘤增大突出内耳道,累及三叉神经、面神经、听神经或压迫小脑、脑干,出现相应的症状。

【护理评估】

(一)健康史

详细询问患者既往史、用药史,了解患者年龄、性别等。

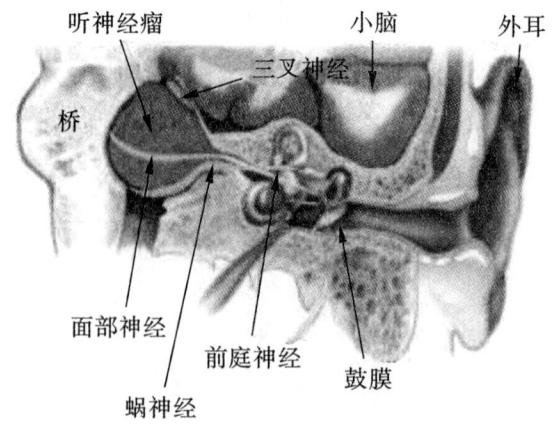

图17-9 左耳听神经瘤

(二)身体状况

肿瘤直径<2.5 cm时为听神经瘤的早期。早期典型症状为单侧高音调耳鸣、渐进性听力减退、眩晕及步态不稳等;伴随着肿瘤的不断增大,中晚期可出现患侧面部麻木、进食呛咳、手足精细运动障碍、肢体麻木、角膜反射迟钝或消失及颅内高压等症状,严重者可因突发脑疝而死亡。

(三)辅助检查

1. 影像学检查　CT、MRI是诊断听神经瘤的主要依据。

2. 听力学检查　早期仅有轻度听力损害。脑干听觉诱发电位如有v波延迟或缺失,则提示桥小脑角占位。

3. 声导抗测试　镫骨肌声反射衰减阳性。

4. 前庭功能检查　早期患侧冷热刺激反应下降,出现自发性眼震,提示瘤体压迫小脑和脑干。

5. 神经系统检查　三叉神经试验:患侧角膜反射消失,面部皮肤触觉、痛觉下降或消失,提示肿瘤直径>2.5 cm;出现小脑体征时,说明肿瘤直径已达5 cm以上。

(四)心理-社会状况

患者早期可因耳鸣、听力下降而产生焦虑,中晚期也可因继发症状加重出现悲观情绪。护士应了解其心理状态。

【治疗要点】

尽早手术,完全切除肿瘤为本病的治疗原则。

1. 手术治疗　通过不同手术入路切除肿瘤,主要途径有乙状窦后、迷路和颅中窝入路。

2. 伽马刀治疗　用于小听神经瘤的治疗。

【常见护理诊断/问题】

1. 感知障碍　与耳鸣及听力下降有关。

2. 有受伤的危险　与小脑共济失调步态不稳有关。

3. 焦虑　与病情加重、担心预后效果或经济负担加重等有关。

4. 有误吸的危险　与吞咽反射减弱有关。

5. 有感染的危险　与术后出血、脑脊液漏等有关。

6. 潜在并发症　颅内压增高、脑脊液漏、角膜溃疡、肺栓塞。

7. 知识缺乏　缺乏疾病相关知识。

8. 自我形象紊乱　与手术后出现面瘫有关。

【护理目标】

(1) 耳鸣减轻或消除,听力改善。

(2) 情绪稳定。

(3) 无跌倒发生。

(4) 无误吸发生。

(5) 无感染发生。

(6) 无并发症的发生。

(7) 了解与本病有关的基本知识。

【护理措施】

1. 手术前护理

(1) 一般常规护理:参见"耳科患者手术前常规护理"。

(2) 严密观察病情变化:观察有无颅内压增高症状,如患者头痛加剧,出现呕吐、复视等情况报告医生及时给予降颅压处理。

(3) 患者安全管理:对有神经麻痹症状的患者,应注意饮食、饮水的温度适宜,且进食宜慢,防止烫伤和误吸;对听力下降或动作不协调的患者,应加强生活照顾,防止跌倒等意外损伤。

(4) 营养支持:对体质弱者,遵医嘱静脉输入营养支持药物,如复方氨基酸、脂肪乳、血浆或白蛋白、维生素等,以提高手术耐受力及促进术后伤口愈合。

2. 手术后护理

(1) 卧位:全身麻醉未醒时,给予去枕平卧头偏向一侧,待清醒后、血压平稳,可抬高床头30°～45°,行半卧位3～5 d,以促进颅内静脉回流,减轻脑水肿。搬动患者时应动作轻稳,轴式翻身,防止头部震荡或扭曲。

(2) 病情观察:术后立即给予心电监护及吸氧。密切观察患者神志、瞳孔和生命体征及血氧饱和度的变化,尤其注意神志、瞳孔和呼吸的变化,有无颅内压增高或颅内出血的症状。在观察头部切口敷料及引流情况时,注意引流液的颜色、性质和量。发现异常,及时报告医生处理。

(3) 饮食护理:术后禁食1～2 d,遵医嘱给予静脉高营养补充;术后第2～3天,吞咽功能良好者可给予易消化、高蛋白、高维生素流质饮食,逐渐过渡至半流食和普食。

(4) 并发症的护理:注意观察有无脑神经损伤症状,眼睑闭合不全者给予油纱覆盖保护角膜,防止角膜溃疡;咳痰无力者应按时翻身、叩背并及时吸痰,定时给予雾化吸入,保持呼吸道通畅,防止肺部感染;面瘫或面部感觉障碍者,应注意饮食温度,防止烫伤;伴有声音嘶哑、呛咳者,遵医嘱置胃管进行鼻饲饮食,可防止呛食后误吸;做好口腔护理,防止口腔炎发生。

(5) 控制感染:遵医嘱应用抗生素预防颅内感染及肺部感染。

(6)其余参见"耳科患者术后常规护理"。

3. 健康指导

(1)术后至少半年内,应避免剧烈运动和重体力劳动。

(2)告知患者定期随诊复查。

(3)向患者讲解疾病相关知识,均衡营养。可适当进行身体锻炼,劳逸结合,提高机体抗病能力。

【护理评价】

通过治疗和护理,评价患者是否达到:

(1)自觉耳鸣症状缓解,听力改善。

(2)有效应对压力,不良情绪缓解。

(3)无意外损伤发生。

(4)无误吸发生。

(5)无感染发生。

(6)无并发症发生。

(7)了解与本病有关的基本知识。

(王亚琼　张洛灵)

思考题

1. 谭某,男,18岁。主诉:右耳痒痛、流水5 d。现病史:患者既往有脓耳史,反复发作。5 d前因游泳后右耳出现痒痛、灼热感、流黄色脂水。检查:右外耳道口、耳甲腔、耳垂皮肤潮红,起水疱,部分水疱破溃渗出黄色脂水,鼓膜紧张部陈旧性穿孔。

请问:

(1)该患者的医疗诊断是什么?

(2)本病的治疗要点是什么?

(3)该患者现存的护理诊断是什么?

(4)护士应采取哪些护理措施?

2. 患者,女性,36岁,反复发作性眩晕伴右耳鸣、听力下降10个月。患者于10个月前无明显诱因出现视物旋转感,恶心、呕吐,晕时伴右侧耳鸣、耳闷胀感,视物旋转无一定规律,头部变动位置时明显加重,无耳痛、头痛,无畏寒发热及视物模糊,无肢体乏力、运动障碍及意识障碍,反复发作,起初约每2个月一次,每次持续可达数小时,多次于当地医院就诊予以复方丹参及针疗后眩晕症状均可缓解,近1个月来患者眩晕症状明显较前加重,约每周发作一次。查体:体温36.2 ℃,脉搏80次/min,呼吸20次/min,血压90/60 mmHg,神志清楚,精神欠佳,夜间睡眠差。耳部检查:双侧耳郭无畸形及牵拉痛,外耳道无狭窄畸形,双耳鼓膜无穿孔,乳突区无红肿、无压痛。

请问:

(1)该患者的医疗诊断是什么?

(2)评估该患者的身体状况?

同步练习

一、名词解释
急性化脓性中耳炎

二、填空题
1. 慢性化脓性中耳炎分为_____、_____、_____三型,应尽早手术的是_____。
2. 梅尼埃病的典型症状包括_____、_____、_____和_____。

三、选择题
A型题

1. 咽鼓管阻塞最常导致( )
   A. 鼻炎　　　　　　　　　　　　B. 鼻窦炎
   C. 咽炎　　　　　　　　　　　　D. 扁桃体炎
   E. 分泌性中耳炎

2. 急性化脓性中耳炎的感染途径主要为( )
   A. 咽鼓管　　　　　　　　　　　B. 鼓膜
   C. 血行　　　　　　　　　　　　D. 乳突区
   E. 以上均不是

3. 鼓膜外伤后穿孔后正确的处置是( )
   A. 氯霉素滴耳剂,3次/d滴耳　　　B. 清洁外耳道内血痂,无菌生理盐水冲洗
   C. 用力擤出鼻腔内的分泌物　　　D. 保持外耳道清洁和干燥到穿孔愈合
   E. 不予理睬

B型题
   A. 鼓膜穿孔　　　　　　　　　　B. 外耳道异物
   C. 分泌性中耳炎　　　　　　　　D. 急性化脓性中耳炎
   E. 慢性化脓性中耳炎

4. 积极消除病因,改善咽鼓管通气功能和清除中耳积液( )
5. 控制感染,通畅引流,去除病因为本病的治疗原则( )
6. 清洁外耳道,保持干燥,预防感染( )
7. 消除病因,控制感染,清除病灶,通畅引流,尽可能恢复听力( )

四、问答题
试述慢性化脓性中耳炎分型及各型间的不同点。

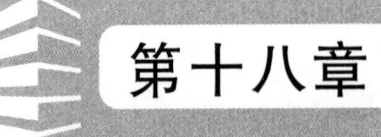

第十八章 鼻科患者的护理

第一节 鼻疖患者的护理

鼻疖(furuncle of nose)是鼻前庭或鼻尖部的毛囊、皮脂腺或汗腺的局限性急性化脓性炎症,金黄色葡萄球菌为主要致病菌。由于鼻疖位于鼻部危险三角区内,面部的静脉没有静脉瓣膜,三角区的静脉血可通过内眦静脉、眼静脉汇入颅内海绵窦。若挤压疖肿,使细菌脓栓循血流逆向流动直入海绵窦,可引发严重的颅内并发症——海绵窦栓塞性静脉炎,此病死亡率高。

【病因】

(1)继发于鼻前庭炎。

(2)挖鼻、拔鼻毛致鼻前庭皮肤损伤。

(3)机体抵抗力低下时(如糖尿病患者)易患本病。

【护理评估】

(一)健康史

评估患者近期有无鼻前庭炎史,是否有挖鼻、拔毛等不良习惯,既往有无糖尿病病史。

(二)身体状况

1. 轻症者　鼻疖局部红肿热痛,呈局限性隆起,颌下淋巴结肿大,有压痛,部分患者可伴低热和全身不适。约在1周内,疖肿成熟后自行破溃排出脓栓而愈合。

2. 重症者　炎症向深层扩散,波及软骨膜致鼻翼或鼻尖部软骨膜炎,炎症向上方扩散,引起颊部及上唇蜂窝织炎、鼻疖。最严重的颅内并发症为海绵窦栓塞,多因挤压疖肿使感染扩散,经内眦静脉、眼上下静脉进入海绵窦所致,临床表现为寒战、高热、头剧痛、患侧眼睑及结膜水肿、眼球突出及固定或失明等。

(三)心理-社会状况

因疖肿疼痛剧烈,患者就诊时可表现出痛苦表情,护士应多关心、理解患者,并讲解疾病相关知识,以满足其对疾病的认知。

【治疗要点】

(1)疖未成熟时,可用1%氧化氨基汞软膏、10%鱼石脂软膏或抗生素软膏涂抹,配合理疗等,同时全身使用抗生素。

(2)疖成熟后,可在无菌操作下持尖刀片挑破脓头后用小镊子钳出脓栓,注意勿切及周围浸润部分,切忌挤压。

(3)疖破溃后,局部清洁消毒,破口涂抗生素软膏。

(4)合并海绵窦感染者,应给予足量抗生素,及时请眼科和神经科医师会诊,以协助治疗。

【常见护理诊断/问题】

1. 急性疼痛　与局部炎症反应有关。
2. 潜在并发症　鼻翼或鼻尖部软骨膜炎、颊部及上唇蜂窝织炎、海绵窦栓塞等。
3. 知识缺乏　缺乏本病及其并发症的防治知识。

【护理目标】

(1)疼痛减轻或消失。

(2)未出现并发症或能及时汇报并发症的征象。

(3)患者知晓鼻疖及其并发症的相关防护知识。

【护理措施】

1. 心理疏导　安慰患者,说明疼痛由局部炎症引起,待炎症控制或疖肿成熟破溃后疼痛会减轻或消失。

2. 用药和局部护理　遵医嘱使用抗生素,保持疖肿局部清洁卫生,避免触碰。

3. 密切观察　观察疖肿局部红肿变化及脓栓是否形成,观察体温变化,重症者关注有无海绵窦栓塞等并发症的表现。

4. 健康指导

(1)疖未成熟者,指导其局部涂抹抗生素软膏、配合理疗等,以控制炎症或促使疖肿成熟。

(2)疖已成熟者,叮嘱其切忌挤压或热敷,以防炎症扩散,引起严重并发症。

(3)指导患者勿挖鼻、拔鼻毛。若再次发生鼻疖,切勿自行挤压或热敷。

(4)日常生活有规律,注意劳逸结合,忌辛辣刺激性食物。

(5)若有糖尿病等全身性疾病,配合医生积极治疗。

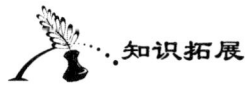

海绵窦

海绵窦是位于蝶鞍两侧硬脑膜层间不规则的腔隙,左右各一。窦内有许多包有内皮的纤维小梁,将其腔隙分隔成许多相互交通的小腔,状如海绵。海绵窦血栓性静脉炎为严重感染性疾患,虽然发病率低,但死亡率甚高,需要特别警惕。

【护理评价】

通过治疗和护理计划的实施,评价患者是否能够达到:

(1)疼痛减轻或消失。

(2)无并发症发生。

(3)患者掌握鼻疖相关防护知识。

第二节 鼻炎患者的护理

一、概述

鼻炎(rhinitis)是病毒、细菌、变应原、各种理化因子以及某些全身性疾病引起的鼻腔黏膜的炎症。以鼻腔黏膜充血、肿胀、渗出、增生、萎缩或坏死为主要病理改变。

【病因与发病机制】

1. 病毒感染 病毒感染是其首要病因。已知有100余种病毒可引起本病,最常见的是鼻病毒,其次是流感和副流感病毒、腺病毒、冠状病毒、柯萨奇病毒及黏液和副黏液病毒等。

2. 遗传因素 有变态反应家族史者易患此病。患者家庭人员多有哮喘、荨麻疹或药物过敏史。

3. 鼻黏膜易感性 易感性的产生源于抗原物质的经常刺激,但其易感程度则视鼻黏膜组织中肥大细胞、嗜碱性粒细胞的数量和释放化学介质的能力。

4. 抗原物质 刺激机体产生IgE抗体的抗原物质称为变应原。该变应原物质再次进入鼻黏膜,便与相应的IgE结合而引起变态反应。引起本病的变应原按其进入人体的方式分为吸入性和食入性两大类。

(1)吸入性变应原:①花粉,只有花粉量大、植被面积广、变应原性强,并借助风来传播的花粉才有可能成为变应原。②真菌,在自然界分布极广,主要存在于土壤和腐败的有机物中。③屋尘螨,属节肢动物门蜘蛛纲。主要寄生于居室内各个角落,其中以床褥、枕头、沙发垫等处的灰尘中最多。螨的排泄物、卵、脱屑和其碎解的肢体,皆可成为变应原。④动物皮屑,动物皮屑是最强的变应原之一。⑤室内尘土,是引起常年性鼻炎的常见变应原之一。

(2)食入性变应原:指由消化道进入人体而引起鼻部症状的变应原物质。其作用于鼻黏膜的方式十分复杂,至今仍不甚清楚。

【临床分型】

1. 按照发病的急缓及病程的长短分类 可分为急性鼻炎和慢性鼻炎。

2. 按照鼻腔黏膜的病理学改变分类 可分为慢性单纯性鼻炎、慢性肥厚性鼻炎、干酪性鼻炎、萎缩性鼻炎等。

3. 按照病因学分类 可分为感染性鼻炎、变应性鼻炎、药物性鼻炎、血管运动性鼻炎。

二、急性鼻炎

急性鼻炎(acute rhinitis)是由病毒感染引起的鼻腔黏膜急性炎症性疾病,俗称"伤风""感冒",有传染性,四季均可发病,但以冬季多见。

【病因与发病机制】

1. 病毒感染 是其主要病因,可继发细菌感染。已知有100余种病毒可引起本病,最常见的是鼻病毒,其次是流感和副流感病毒、腺病毒、冠状病毒、柯萨奇病毒及黏液和副黏液病毒等。

2. 机体因素 在某些诱因影响下,抵抗力下降,病毒侵犯鼻腔黏膜。常见诱因:①全身因素,受凉、过度劳累、烟酒过度、维生素缺乏、内分泌失调或其他全身性慢性疾病;②局部因素,鼻中隔偏曲、慢性鼻炎、鼻息肉等鼻腔慢性疾病,邻近感染病灶,如慢性化脓性鼻窦炎、慢性扁桃体炎等。

【病理生理】

早期血管痉挛、黏膜短暂缺血、腺体分泌减少,鼻腔黏膜灼热感。继而血管扩张、黏膜充血、水肿、腺体及杯状细胞分泌增加、黏膜下单核细胞和吞噬细胞浸润。继发细菌感染者,黏膜下中性粒细胞浸润,纤毛及上皮细胞坏死脱落。恢复期,上皮及纤毛细胞新生,纤毛功能与形态逐渐恢复正常。

【护理评估】

(一) 健康史

评估患者发病前的健康状况,近期是否与类似患者接触,是否有引起本病的局部或全身性因素。

(二) 身体状况

1. 局部症状 初期表现为鼻内干燥、灼热感或痒感和喷嚏,继而出现鼻塞、水样鼻涕、嗅觉减退和闭塞性鼻音,继发细菌感染后,鼻涕变为黏液性、黏脓性或脓性。

2. 全身症状 因个体而异,轻重不一,也可进行性加重。多数表现为全身不适、倦怠、头痛和发热(37~38 ℃)等,小儿全身症状较成人重,多有高热(39 ℃以上),甚至惊厥,常伴有消化道症状,如呕吐、腹泻等。若无并发症,上述症状逐渐减轻乃至消失,病程7~10 d。

3. 并发症 感染向前蔓延可引起鼻前庭炎;向鼻窦内蔓延可引起急性化脓性鼻窦炎;经咽鼓管向中耳扩散,可引起急性中耳炎;经鼻咽部向下扩散,可致急性咽炎、喉炎、气管炎及支气管炎,小儿、老人及抵抗力低下者,还可并发肺炎。

(三) 辅助检查

1. 鼻腔检查 可见鼻黏膜充血、肿胀,下鼻甲充血、肿大,总鼻道或鼻底有较多分泌物。

2. 实验室检查 合并感染者可出现白细胞升高。

(四) 心理-社会状况

评估患者是否因鼻塞引起头痛不适,是否表现出烦躁不安,护士在配合医生治疗的同时,多关心患者,并注意评估患者的心理状态,以了解其对疾病的认知和期望。

【治疗要点】

以支持和对症治疗为主,同时预防并发症。

1. 全身治疗　大量饮水,饮食清淡,疏通大便,注意休息。抗病毒治疗,口服板蓝根、维C银翘片等。合并细菌感染或可疑并发症时,全身应用抗生素。发热者给予解热镇痛药。

2. 局部治疗　鼻内用减充血剂,首选盐酸羟甲唑啉喷雾剂,亦可用1%(小儿用0.5%)麻黄碱生理盐水滴鼻,使黏膜肿胀减轻,改善鼻腔通气、引流。此类药物连续使用不宜超过7 d。

【常见护理诊断/问题】

1. 舒适受损:鼻塞、流涕、张口呼吸　与鼻黏膜肿胀引起通气障碍有关。
2. 体温过高　与急性炎症引起的全身反应有关。
3. 潜在并发症　鼻窦炎、中耳炎、肺炎等。
4. 知识缺乏　缺乏疾病相关的自我保健和预防传播的知识。

【护理目标】

(1)鼻腔通气改善,不适感减轻。
(2)体温恢复正常。
(3)未出现并发症或能及时报告并发症的征兆。
(4)患者及家属知晓疾病相关的保健知识和预防病毒传播的相关知识。

【护理措施】

1. 用药　根据医嘱使用减充血剂、抗病毒药物及抗生素等。
2. 发热患者　注意观察体温变化,及时更换衣服及被服,指导患者卧床休息,多饮水,进营养丰富易消化饮食。必要时根据医嘱使用解热镇痛药。
3. 注意观察局部及全身症状　若出现脓性鼻涕增多、耳痛、耳闷、高热不退等表现,应及时报告医生,警惕并发症的发生。
4. 健康指导

(1)指导患者正确滴鼻、擤鼻(左、右侧鼻腔分次擤鼻)。
(2)生活有规律,注意劳逸结合,忌辛辣刺激性食物。
(3)加强锻炼,增强体质。冬季增加户外活动,以增强对寒冷的适应能力。
(4)疾病流行期间,避免到人员密集的场所,注意开窗通风。患病期间,外出戴口罩,勤洗手,避免传播他人。

【护理评价】

通过治疗和护理计划的实施,评价患者是否能够达到:
(1)鼻塞、流涕症状减轻或消失。
(2)体温恢复正常。
(3)无并发症发生。
(4)患者掌握急性鼻炎的预防保健知识,知晓预防病毒传播的相关知识。

三、慢性鼻炎

慢性鼻炎(chronic rhinitis)是鼻腔黏膜和黏膜下层的慢性炎症性疾病。以鼻腔黏膜肿胀、分泌物增多、无明确致病微生物感染、病程持续 3 个月以上或反复发作为特点。

【病因与发病机制】

(一)全身因素

(1)贫血、糖尿病、风湿病、结核、心肝肾疾病和自主神经功能紊乱以及慢性便秘等,可引起鼻黏膜血管长期淤血或反射性充血。

(2)营养不良,如维生素 A、维生素 C 缺乏,可引起鼻黏膜肥厚,腺体退化。

(3)内分泌疾病或失调,如甲状腺功能减退可引起鼻黏膜水肿;月经期和妊娠期鼻黏膜也发生充血、肿胀,少数可引起鼻黏膜肥厚。

(4)免疫功能障碍,如自身免疫性疾病、器官移植或肿瘤患者长期使用免疫抑制剂等。

(二)局部因素

(1)急性鼻炎反复发作或治疗不彻底,鼻黏膜未恢复正常,而演变成慢性鼻炎。

(2)鼻腔及鼻窦慢性炎症,或邻近感染灶的影响,如慢性扁桃体炎、腺样体肥大等,鼻黏膜长期受到脓性分泌物的刺激,促使发生慢性鼻炎。

(3)鼻中隔偏曲、鼻腔狭窄、异物及肿瘤妨碍鼻腔通气引流,使病原体容易局部存留,以致反复发生炎症。

(4)鼻腔用药不当,如长期滴用血管收缩剂(萘甲唑啉或麻黄碱滴鼻液)引起鼻黏膜舒缩功能障碍,血管扩张,黏膜肿胀,可导致药物性鼻炎。

(三)其他因素

1. 职业及环境因素　如长期或反复吸入粉尘或有害化学气体,可损伤鼻黏膜纤毛功能。

2. 不良生活习惯　如烟酒嗜好、长期过度疲劳等,可致鼻黏膜血管舒缩功能障碍。

【病理生理】

本病主要有 2 种组织病理类型。

1. 病理类型Ⅰ　鼻黏膜深层动脉和静脉呈慢性扩张和通透性增加,血管和腺体周围有以淋巴细胞和浆细胞为主的炎性细胞浸润,黏液腺功能活跃,分泌增加。

2. 病理类型Ⅱ　早期表现黏膜固有层动、静脉扩张,静脉和淋巴管周围淋巴细胞和浆细胞浸润,静脉和淋巴管回流障碍,静脉通透性增加,黏膜固有层水肿,晚期发展为黏膜、黏膜下层,甚至骨膜和骨的局限性或弥漫性纤维组织增生、肥厚。

【临床分型】

根据组织病理类型和临床表现的不同,可将本病分为 2 种类型。

1. 慢性单纯性鼻炎(chronic simple rhinitis)　病理学主要表现为第Ⅰ种类型。是一种以黏膜肿胀、分泌物增多为特点的慢性炎症。

2. 慢性肥厚性鼻炎(chronic hypertrophic rhinitis)　病理学主要表现为第Ⅱ种类

型。是以黏膜、黏膜下层,甚至骨质的局限性或弥漫性增生肥厚为特点的鼻腔慢性炎症。

2种临床类型在病理学上虽然有不同,但实际上无明确界限,两者间常有过渡型,前者可发展、转化为后者。

【护理评估】

(一)健康史

评估患者有无烟酒嗜好,是否存在导致本病的全身、局部因素,评估患者的职业及其工作、生活环境。

(二)身体状况

1. 症状　慢性单纯性鼻炎鼻塞表现为间歇性或交替性,一般为黏液涕,继发感染时可有脓涕、头痛、头昏、咽干、咽痛等症状;慢性肥厚性鼻炎鼻塞表现为持续性,无交替,鼻涕不多,黏液性或黏脓性,不易擤出,常有闭塞性鼻音、耳鸣和耳闭塞感以及头昏、头痛、咽干、咽痛等症状,少数患者可有嗅觉减退。

2. 体征

(1)慢性单纯性鼻炎:鼻腔黏膜充血、下鼻甲肿胀,表面光滑、柔软、富有弹性,对减充血剂敏感。

(2)慢性肥厚性鼻炎:下鼻甲黏膜肥厚,鼻甲骨肥大,黏膜表面不平,呈结节状或桑葚样,对减充血剂不敏感。

虽然两者的病因学基本相似,病理学上无明显界线,常有过渡型存在,但临床表现不同,治疗亦有区别。慢性单纯性鼻炎及慢性肥厚性鼻炎的鉴别要点见表18-1。

表18-1　慢性单纯性鼻炎及慢性肥厚性鼻炎的鉴别要点

	慢性单纯性鼻炎	慢性肥厚性鼻炎
鼻塞	间歇性、交替性	持续性
鼻涕	略多,黏液性	多,黏液或黏脓性,不易擤出
嗅觉减退	不明显	可有
闭塞性鼻音	无	有
头痛,头昏	可有	常有
咽干,咽痛	可有	常有
耳鸣,耳闭	无	可有
前鼻镜检查	下鼻甲黏膜肿胀、暗红色,表面光滑	下鼻甲黏膜肥厚,暗红色,表面不平,呈结节状或桑葚样,鼻甲骨肥大
对麻黄碱的反应	有明显收缩反应	黏膜无明显收缩或不收缩
下鼻甲触诊	柔软,有弹性	硬实,无弹性
治疗	非手术治疗	一般宜手术治疗

(三)心理-社会状况

因长期慢性疾病的干扰,鼻塞、流涕影响正常的工作、学习、生活及社交。患者易产生焦虑心理,护士应多关心患者,并注意评估患者的心理状态,以了解其对疾病的认知和期望。

【治疗要点】

祛除病因,恢复鼻腔通气功能。

1. 病因治疗　找出全身和局部病因,及时治疗全身性慢性疾病、邻近感染病灶和鼻中隔偏曲等。

2. 局部治疗

(1)鼻内用糖皮质激素:可以在炎症的各个阶段发挥强大的抗炎、抗水肿效应,并能促进损伤的纤毛上皮修复,是慢性鼻炎的首选用药,可根据需要较长期应用,疗效和安全性好。

(2)鼻内用减充血剂:一般只在慢性鼻炎伴发急性感染时选用,可用0.5%~1%麻黄碱生理盐水滴鼻液滴鼻,此类药物长期使用可引起药物性鼻炎,一般不宜超过7 d。禁用萘甲唑啉,因已证实其可引起药物性鼻炎。

(3)鼻腔清洗:鼻内分泌物较多或较黏稠者,可用生理盐水清洗鼻腔,以改善鼻腔通气。

3. 手术治疗　对于药物及其他治疗无效并伴有明显的持续性鼻塞的患者,如慢性肥厚性鼻炎黏膜肥厚、对减充血剂不敏感者,可行手术治疗。目前手术多在鼻窦内镜下进行,可提高手术安全性和准确性。

(1)下鼻甲切除术:通过手术切除下鼻甲的一部分,使鼻甲组织变小,可以降低鼻腔阻力,改善鼻腔通气的状态。

(2)低温等离子、激光(CO_2激光、YAG激光等)、微波下鼻甲手术:可通过消融肥大的下鼻甲黏膜或黏膜下组织,使鼻甲组织变小,从而改善鼻塞的症状。

(3)下鼻甲骨折外移术:下鼻甲骨局部肥大或向内过度伸展者可行此手术。

【常见护理诊断/问题】

1. 舒适受损:鼻塞、头昏、头痛　与鼻黏膜充血、肿胀、肥厚及分泌物增多有关。
2. 潜在并发症　鼻窦炎、中耳炎等。
3. 知识缺乏　缺乏慢性鼻炎的防治知识。

【护理目标】

(1)鼻腔通气改善,分泌物减少,不适感减轻。

(2)未出现并发症。

(3)患者知晓防治慢性鼻炎的相关知识。

【护理措施】

1. 用药护理　遵医嘱鼻内使用糖皮质激素、减充血剂等。
2. 需手术治疗者

(1)手术前护理:参见"鼻科患者手术前常规护理"。

(2)手术后护理:参见"鼻科患者手术后常规护理"。

3. 健康指导

(1) 指导患者正确滴鼻、擤鼻,遵医嘱合理选择、使用滴鼻剂,防止药物性鼻炎。
(2) 生活有规律,注意劳逸结合,忌烟、酒、辛辣刺激性食物。
(3) 加强锻炼,增强机体抵抗力,防止感冒。
(4) 急性鼻炎须彻底治愈,及时治疗全身和局部病因。

【护理评价】

通过治疗和护理计划的实施,评价患者是否能够达到:
(1) 鼻塞、头昏、头痛症状减轻或消失。
(2) 无并发症发生。
(3) 患者知晓慢性鼻炎的预防保健知识。

四、变应性鼻炎

变应性鼻炎(allergic rhinitis,AR),又称"过敏性鼻炎",是发生在鼻黏膜的变态反应性疾病,是机体接触变应原后主要由IgE介导的鼻黏膜非感染性炎性疾病,普通人群患病率为10%~25%,以鼻痒、喷嚏、鼻分泌亢进、鼻黏膜肿胀等为主要临床特征。

【病因与发病机制】

变应性鼻炎的发病与遗传及环境密切相关。

1. 遗传因素　变应性鼻炎患者具有特应性体质,通常显示家族聚集性,已有研究发现某些基因与变应性鼻炎相关联。带有与变应性鼻炎发病有关的基因的个体称为特应性个体。

2. 环境因素　变应原是诱导特异性IgE抗体并与之发生反应的抗原。它们多来源于动物、植物、昆虫、真菌或职业性物质。其成分是蛋白质或糖蛋白,极少数是多聚糖。变应原主要分为吸入性变应原和食物性变应原。吸入性变应原是变应性鼻炎的主要原因。

本病属于Ⅰ型变态反应,主要由IgE介导的介质(主要是组胺)释放,并有多种免疫活性细胞和细胞因子等参与的鼻黏膜非感染性炎性疾病。主要病理变化为血管扩张、嗜酸性粒细胞浸润,腺体分泌旺盛,鼻黏膜水肿。黏膜水肿可发展为息肉样变,甚至形成鼻息肉(nasal polyp)。其发生的必要条件有3个:特异性抗原(即引起机体免疫反应的物质),特应性个体(即所谓个体差异、过敏体质),特异性抗原与特应性个体两者相遇。

【临床分型】

1. 按照变应原种类分类　可分为常年性变应性鼻炎(perennial allergic rhinitis,PAR)和季节性变应性鼻炎(seasonal allergic rhinitis,SAR),后者又称"花粉症"(Pollinosis)。

2. 按照症状发作时间分类　可分为间歇性变应性鼻炎和连续性变应性鼻炎。

3. 按照疾病轻重程度分类　可分为轻度变应性鼻炎和中-重度变应性鼻炎。

【护理评估】

(一) 健康史

评估患者是否为特应性体质,有无呼吸道及皮肤变应性疾病史,如支气管哮喘、荨麻疹等,是否有接触某种变应原的病史,评估患者是否长期处于空气污染较重的环境。

(二)身体状况

1. 症状　主要表现为鼻痒、阵发性连续性喷嚏,大量清水样分泌物,伴有鼻塞,部分患者尚有嗅觉减退。

2. 并发症　主要有变应性鼻窦炎、支气管哮喘和分泌性中耳炎等。变应性鼻炎与支气管哮喘两者常同时存在,且常互为因果关系,因此提出了"同一个气道,同一种疾病"的概念。

(三)辅助检查

1. 鼻镜检查　常年性 AR 患者鼻黏膜为苍白、充血或浅蓝色;季节性 AR 患者在花粉播散期鼻黏膜明显水肿,此变化以下鼻甲最为明显。

2. 查找致敏变应原　疑为常年性 AR 的患者可做特异性皮肤试验、鼻黏膜激发试验和体外特异性 IgE 检测。疑为花粉症者应以花粉浸液做特异性皮肤试验。

(四)心理-社会状况

因鼻痒、鼻塞、阵发性喷嚏和大量清水样鼻涕,影响正常的工作、学习、生活及社交,而产生焦虑心理,护士应多关心患者,并注意评估患者的心理状态,以了解其对疾病的认知和期望。

【治疗要点】

根据变应性鼻炎分类和程度,采用阶梯式治疗方法,主要治疗原则:①避免接触变应原;②非特异性治疗(药物治疗);③特异性治疗(免疫治疗);④手术。

1. 避免与变应原接触　避免暴露于致敏物是最有效的治疗方法,花粉症患者在致敏花粉播散季节可离开花粉播散区,但常年性变应性鼻炎的致敏物大多为常年存在的吸入性致敏物,常难以避免。

2. 非特异性治疗　包括使用抗组胺药、糖皮质激素、肥大细胞稳定剂、减充血剂治疗等。

3. 特异性治疗　变应原特异性免疫治疗(allergen-specific immunotherapy, ASIT):主要用于治疗吸入性变应原所致的Ⅰ型变态反应。根据变应原皮肤试验结果,用皮肤试验阳性的相应变应原制成提取液,从小剂量开始做皮下注射(每周2~3次),逐渐增加剂量和浓度,数周(快速减敏)或数月注射至一定浓度(最大耐受量)改为维持剂量,直至症状减轻消失。

4. 手术　属于对症治疗。对部分药物和免疫治疗效果不理想的病例,可考虑行选择性神经切断术,包括翼管神经切断等。鼻内镜引导下的翼管神经切断术是目前常用的术式。

【常见护理诊断/问题】

1. 舒适改变:鼻痒、鼻塞、喷嚏和大量清水样鼻涕　与变态反应有关。
2. 潜在并发症　变应性鼻窦炎、支气管哮喘和分泌性中耳炎等。
3. 知识缺乏　缺乏变应性鼻炎的自我护理及预防知识。

【护理目标】

(1)不适感减轻或消失。

(2)未出现并发症。

(3)患者知晓变应性鼻炎的相关防护知识。

【护理措施】

(1)帮助患者分析发生变应性反应的原因,协助其进行变应原皮肤试验或黏膜激发试验,努力寻找变应原。

(2)症状明显者与医生配合选用合适药物,注意观察药物的疗效和副作用。第一代抗组胺药,如扑尔敏有中枢抑制作用,因此从事精密机械操作和司乘人员应慎用。

(3)遵医嘱行特异性免疫治疗者,发放跟踪治疗卡,详细记载治疗间隔时间,告知患者必须连续、长期进行治疗,才能显效。

(4)健康指导:①"花粉症"者避免接触致敏物,常年性变应性鼻炎者积极查找致敏变应原并避免接触;②指导患者正确滴鼻、喷鼻及擤鼻涕;③特异性免疫治疗疗程较长,指导患者应坚持配合治疗;④生活有规律,注意劳逸结合,忌烟、酒、辛辣刺激性食物;⑤加强锻炼,增强机体抵抗力;⑥若在空气污染较严重的环境中工作,应注意改善工作环境或调整工种。

【护理评价】

通过治疗和护理计划的实施,评价患者是否能够达到:

(1)鼻痒、鼻塞、喷嚏症状减轻或消失。

(2)无并发症发生。

(3)患者知晓变应性鼻炎的预防保健知识。

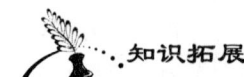

变应性鼻炎的相关疾病及并发症:2015年美国耳鼻咽喉头颈外科学会专家组发布了变应性鼻炎临床实践指南(Clininical Practic Guidline:Allergic Rhinitis,AGAR),推荐医生应评估并记录AR的相关疾病情况,如哮喘、特应性皮炎、睡眠障碍、结膜炎、鼻-鼻窦炎及中耳炎。这是AGAR 2015首次将相关疾病的评估及记录纳入指南,提高对AR相关慢性病及并发症的警惕,及早发现可改变治疗结局。流行病学调查显示,半数以上的哮喘患者患有AR,10%~40%的AR患者同时患有哮喘。在儿童,4岁以前患有食物相关的特应性皮炎与7岁后患哮喘及AR明显相关。另一项研究中,57.6%的特应性皮炎患儿随之患有AR,34.1%随之患有哮喘,过敏性结膜炎同样与AR明显相关。这种现象被称为变态反应进程。AR并发鼻-鼻窦炎及中耳炎的比例为16.3%~89%。

第三节 鼻窦炎患者的护理

一、概述

鼻窦炎(sinusitis)是指一个或多个鼻窦发生炎症,累及的鼻窦包括上颌窦、筛窦、额窦和蝶窦,这是一种在人群中发病率较高的疾病,影响患者的生活质量。

【病因】

(一)全身因素

(1)特应性体质。

(2)生活或工作环境不洁等。

(3)全身性疾病,如贫血、糖尿病、急性传染病等。

(4)抵抗力降低,如过度疲劳、受寒受湿、营养不良、维生素缺乏等。

(二)局部因素

1. 鼻腔疾病 如鼻炎、鼻中隔偏曲、中鼻甲肥大、鼻息肉、肿瘤等。
2. 邻近器官的感染病灶 如扁桃体炎、腺样体肥大、拔牙和根尖感染等。
3. 创伤性因素 鼻窦外伤骨折和异物进入鼻窦。
4. 医源性因素 鼻腔填塞物留置时间过久,引起继发感染和妨碍窦口通气、引流。
5. 气压损伤 高空飞行迅速下降致窦腔负压,使鼻腔内污物被吸入鼻窦,引起非阻塞性航空性鼻窦炎。

【临床分型】

1. 按照发病部位 可分为上颌窦炎、筛窦炎、额窦炎和蝶窦炎。上颌窦发育早,窦腔大,底低,自然开口高,处于额筛引流通道下方,发病率最高。筛窦发育早,吸入气流的首先冲击部(前筛),发病率次于上颌窦。额窦位于筛窦之上,感染来源于额隐窝,发病率位于第三。蝶窦位置最深,常规检查不易,发病率最低。
2. 按照病程 可分为急性、慢性鼻窦炎2种。急性鼻窦炎病程<12周,主要表现为持续的较重的上呼吸道感染症状,包括鼻塞、脓涕、头痛等。慢性鼻窦炎的病程>12周。
3. 根据严重度的视觉模拟刻度(VAS)评分(10 cm) 将这种疾病分为轻度和中度、重度。轻度表示视觉模拟刻度为0~4 cm;中度/重度表示视觉模拟刻度为5~10 cm。

二、急性鼻窦炎

急性鼻窦炎(acute sinusitis)是鼻窦黏膜的一种急性化脓性炎症,症状持续时间在12周以内,多与鼻炎同时存在,也常称为急性鼻-鼻窦炎。急性鼻窦炎多由上呼吸道感染引起,细菌与病毒感染可同时并发。所有人群均易发生急性鼻窦炎,低龄、年老体弱者更多见。

【病因与发病机制】

急性鼻窦炎多由上呼吸道感染引起,细菌与病毒感染可同时并发。致病菌多见化脓性球菌,如肺炎双球菌、溶血型链球菌等,此外,厌氧菌感染也较常见,临床上常表现为混合感染。由于牙病引起者多属厌氧菌感染,脓液常带恶臭。真菌及过敏也有可能是致病因素。

急性鼻窦炎的感染常来自于窦源性感染、鼻腔源性感染、邻近组织源性感染、血源性感染、创伤源性感染及全身因素和中毒因素。

【护理评估】

(一) 健康史

评估患者有无引起本病的全身或局部病因,有无明显诱发因素,疼痛的部位、性质等。

(二) 身体状况

1. 全身症状　可出现畏寒、发热、食欲缺乏、便秘、全身不适等。儿童可发生呕吐、腹泻、咳嗽等消化道和呼吸道症状。

2. 局部症状　鼻塞,脓涕,嗅觉改变,头痛或局部疼痛为本病最常见症状。一般而言,前组鼻窦炎引起的头痛多在额部和颌面部,后组鼻窦炎则多位于颅底或枕部,各种鼻窦炎引起头痛和局部疼痛的特点如下。

(1) 急性上颌窦炎:眶上额部痛,伴有同侧颌面部痛,晨起轻,午后重。

(2) 急性筛窦炎:一般头痛较轻,局限于内眦或鼻根部也可放射至头顶部。

(3) 急性额窦炎:前额部周期性疼痛。晨起即感头痛,逐渐加重,至午后开始减轻,晚间则完全消失,次日又重复发作。

(4) 急性蝶窦炎:颅底或眼球深处钝痛,可放射至头顶和耳后,亦可引起枕部痛,晨起轻,午后重。

(三) 辅助检查

1. 前鼻镜检查　鼻黏膜充血、肿胀,以中鼻甲和中鼻道黏膜为甚。鼻腔内有大量黏脓或脓性鼻涕。

2. 鼻内镜检查　查看鼻道和窦口及其附近黏膜的病理改变,包括窦口形态、黏膜红肿程度、息肉样变及脓性分泌物来源等。

3. 影像学检查　鼻窦 CT 扫描,可清楚显示鼻窦黏膜增厚及病变范围等,也可选择鼻窦 X 射线检查。

(四) 心理-社会状况

因鼻塞、头痛、全身不适等,影响正常的工作、学习、生活和社交,患者易产生焦虑心理,护士应多关心患者,并注意评估患者的心理状态,以了解其对疾病的认知和期望。

【治疗要点】

祛除病因,解除鼻腔鼻窦引流和通气障碍,控制感染,预防并发症。

(一) 全身治疗

(1) 使用足量、有效抗生素,及时控制感染,防止发生并发症或转为慢性鼻窦炎,因多为球菌感染,以青霉素类、头孢菌素类为首选药物,药物治疗强调选择敏感抗生素,足量、足疗程使用。

(2)特应性体质,如变应性鼻炎、哮喘者,必要时使用抗变态反应药物全身治疗。

(3)全身慢性疾病或邻近感染病变,如牙源性上颌窦炎等,应有针对性地进行治疗。

(4)若头痛或局部疼痛剧烈,可适当用镇静剂或镇痛剂。

(二)局部治疗

1. 体位引流　常用含1%麻黄素的药物滴鼻,收缩鼻腔,改善引流。急性鼻窦炎还可以通过体位改变进而改善鼻窦的通气引流而减轻头痛。

2. 鼻腔冲洗　参考"耳鼻咽喉科常用护理技术操作"。急性上颌窦炎宜在全身症状消退、局部急性炎症基本控制后施行。冲洗后可注入抗菌溶液,每周1~2次。

3. 物理治疗　局部热敷、短波透热或红外线照射。

4. 鼻内用药　鼻内用减充血剂和糖皮质激素。

【常见护理诊断/问题】

1. 急性疼痛　感染引起脓性分泌物、细菌毒素及黏膜肿胀,刺激和压迫神经末梢所致。

2. 体温过高　与炎症引起全身反应有关。

3. 潜在并发症　急性咽炎、喉炎、扁桃体炎、气管炎及中耳炎等。

4. 知识缺乏　缺乏急性鼻窦炎的治疗与自我保健知识。

【护理目标】

(1)头痛、局部疼痛减轻或消失。

(2)体温恢复正常。

(3)未出现并发症。

(4)患者知晓急性鼻窦炎的治疗与保健知识。

【护理措施】

1. 遵医嘱正确使用抗生素和滴鼻剂。

2. 高热者须卧床休息,多饮水,进清淡饮食。注意观察体温变化,可使用物理降温或口服解热镇痛药。

3. 健康指导

(1)指导患者正确滴鼻、鼻腔冲洗、体位引流等。

(2)若出现高热不退、头痛加剧、眼球运动受限等症状,应及时就诊。

(3)加强锻炼,增强机体抵抗力,防止感冒。

(4)生活有规律,劳逸结合,忌烟、酒、辛辣刺激性食物。注意工作、生活环境的洁净,加强室内通风。

(5)积极治疗全身及局部病因,及时、彻底治疗本病,避免转化为慢性鼻窦炎。

【护理评价】

通过治疗和护理计划的实施,评价患者是否能够达到:

(1)头痛、局部疼痛感消失。

(2)体温正常。

(3)未出现并发症。

(4)患者知晓急性鼻窦炎的治疗与保健知识。

三、慢性鼻窦炎

慢性鼻窦炎(chronic sinusitis)为鼻窦的慢性化脓性炎症,症状持续时间在12周以上,多因急性鼻窦炎反复发作未彻底治愈迁延所致,可单侧或单窦发病,但双侧或多窦发病极常见。

【病因与发病机制】

多因急性鼻窦炎反复发作未彻底治愈迁延所致。病因和致病菌与急性鼻窦炎相似。此外,特应性体质与本病关系密切。本病亦可慢性起病,如牙源性上颌窦炎。

【护理评估】

(一)健康史

评估患者有无急性鼻窦炎反复发作史或牙源性上颌窦炎病史,是否为特应性体质。

(二)身体状况

1.全身症状　较轻缓或不明显。一般表现为精神不振、易倦、头昏头痛、记忆力减退、注意力不集中等。

2.局部症状

(1)脓涕:为主要症状之一,鼻涕多为脓性或黏脓性,黄色或黄绿色,牙源性上颌窦炎或真菌感染患者的鼻涕常有腐臭味。

(2)鼻塞:是慢性鼻窦炎的另一主要症状,轻重不等,多因鼻黏膜充血肿胀和分泌物增多所致。

(3)嗅觉障碍:多数属暂时性,少数为永久性,多因鼻塞和炎症反应所致。

(4)头痛:一般头痛较轻,常表现为钝痛或闷痛,头痛多有时间性或固定部位,经鼻内用减充血剂、蒸汽吸入等治疗后而头痛缓解。

(5)视功能障碍:是本病的眼并发症之一。主要表现为视力减退或失明,也有表现为其他视功能障碍如眼球移位、复视和眶尖综合征等。

(三)辅助检查

1.前鼻镜检查　鼻黏膜慢性充血、肿胀或肥厚,中鼻甲肥大或息肉样变,中鼻道变窄、黏膜水肿或有息肉。

2.鼻内镜检查　可准确判断上述各种病变及其部位,并可发现前鼻镜不能窥视到的其他病变。

3.口腔和咽部检查　牙源性上颌窦炎者可见牙齿病变。后组鼻窦炎者咽后壁可见到脓液或干痂附着。

4.影像学检查　鼻窦CT扫描可显示窦腔大小、形态及窦内黏膜不同程度增厚等,鼻窦CT冠状位对于精确判断各窦病变范围,鉴别鼻窦占位性或破坏性病变有重要价值,鼻窦X射线片和断层片对本病诊断亦有参考价值。

5. 鼻窦 A 型超声波检查 适用于上颌窦和额窦检查,可发现窦内积液、息肉和肿瘤。

(四)心理-社会状况

因病程长且反复发作,鼻塞、流脓涕、头痛等影响日常的工作、生活且导致患者学习成绩及工作效率下降,患者易产生焦虑心理,对治疗失去信心。护士应多关心患者,帮助其树立战胜疾病的信心

【治疗要点】

1. 药物治疗 抗生素、鼻内用减充血剂、糖皮质激素,以改善鼻腔通气和引流。
2. 物理治疗
(1)鼻腔冲洗:每天 1～2 次,可用生理盐水冲洗,以清除鼻腔内分泌物。
(2)负压置换法:用负压吸引法使药液进入鼻窦,参考"耳鼻咽喉科常用护理技术操作",适用于额窦炎、筛窦炎和蝶窦炎,最宜用于慢性全鼻窦炎者。
3. 手术治疗
(1)鼻内镜下鼻窦手术:为目前首选手术方法。在鼻内镜明视下,彻底清除各鼻窦病变,充分开放各鼻窦窦口,改善鼻窦引流,并尽可能保留正常组织,是一种尽可能保留功能的微创手术。
(2)鼻腔手术:鼻中隔偏曲,中鼻甲泡、息肉或息肉样变,肥厚性鼻炎等是窦口鼻道复合体区域阻塞的原因,应手术矫正或切除。

【常见护理诊断/问题】

1. 舒适改变:鼻塞、头痛 与分泌物多、鼻腔填塞及脓液刺激有关。
2. 潜在并发症 手术后出血、感染、眶蜂窝织炎、脑脊液漏、球后视神经炎等。
3. 知识缺乏 缺乏慢性鼻窦炎的治疗与自我保健知识。

【护理目标】

(1)鼻塞、头痛减轻或消失。
(2)未出现并发症。
(3)患者知晓慢性鼻窦炎的治疗与保健知识。

【护理措施】

(1)遵医嘱正确使用抗生素和滴鼻剂。
(2)参考"鼻科患者手术前后护理常规"。
(3)术后观察患者体温、脉搏变化,有无剧烈头痛、恶心、呕吐,有无视力障碍或眼球运动障碍等,警惕并发症的发生。
(4)进食前后协助患者漱口,以保持口腔清洁,防止感染。
(5)健康指导:①指导患者正确滴鼻、鼻腔冲洗、体位引流及正确的擤鼻方法等。②出院后遵医嘱坚持用药,冲洗鼻腔,定期随访,1 个月内避免重体力劳动。③加强锻炼,增强机体抵抗力,防止感冒。④生活有规律,劳逸结合,忌烟、酒、辛辣刺激性食物。注意工作、生活环境的洁净,加强室内通风。⑤向患者讲解本病的危害性,积极治疗全身及局部病因。

【护理评价】

通过治疗和护理计划的实施,评价患者是否能够达到:

(1)鼻塞、头痛感消失。
(2)未出现并发症。
(3)患者知晓慢性鼻窦炎的治疗与保健知识。

第四节　鼻出血患者的护理

鼻出血(epistaxis)是临床常见症状之一,又称鼻衄,可单纯由鼻腔、鼻窦疾病引起,也可由某些全身性疾病所致,但以前者多见;鼻出血多为单侧,少数情况下可出现双侧鼻出血。

【病因与发病机制】

(一)局部病因

1. 鼻部损伤　局部血管或黏膜破裂所致。包括鼻骨及鼻窦骨折、挖鼻、用力擤鼻或经鼻插管的机械创伤,鼻窦气压骤变的气压损伤,以及头颈部放射治疗导致鼻黏膜发生充血水肿等,均可引起鼻出血。

2. 鼻中隔病变　鼻中隔偏曲、糜烂、溃疡、穿孔等均可引起不同程度鼻出血。

3. 鼻部炎症　各种鼻腔、鼻窦的感染均可因黏膜病变损伤血管而出血。

4. 鼻及鼻咽部肿瘤　鼻腔、鼻窦及鼻咽部恶性肿瘤溃烂出血,早期多表现为反复少量出血,晚期侵犯大血管可致大出血。

(二)全身病因

凡可引起动脉压或静脉压增高、凝血功能障碍或血管张力改变的全身性疾病均可致鼻出血,如急性发热性传染病、心血管疾病、血液病、营养障碍或维生素缺乏等。

【护理评估】

(一)健康史

评估患者有无引起鼻出血的局部或全身性疾病,有无接触风沙或干燥气候生活史,有无鼻出血病史及出血后诊治情况。

(二)身体状况

1. 出血表现　局部病因引起出血者多表现为单侧鼻腔出血,全身性疾病引起者多表现为双侧或交替性出血。可呈间歇性反复出血或持续性出血。

2. 出血量　出血量多少不一,可表现为涕中带血、滴血、流血或血流如注。重者在短时间内失血量达数百毫升,可出现面色苍白、出汗、血压下降、脉速而无力等。一次大量出血可致休克,反复多次少量出血则可导致贫血。

3. 出血部位　儿童、青少年出血部位多在鼻中隔前下方的易出血区(即利特尔区,图18-1)。中老年鼻出血部位多在鼻腔后段的鼻咽静脉丛或鼻中隔后部的动脉,出血量相对较多,较凶猛,不易止血(图18-2)。

(三)辅助检查

1. 鼻腔检查　了解鼻出血的部位,进而选择适宜的止血方法。

2. 鼻咽部检查　待病情相对稳定后,可行内镜检查,以了解鼻咽部有无病变。

3. 实验室检查　包括全血细胞计数、出血和凝血时间、凝血酶原时间、凝血因子等,以了解患者的全身情况。

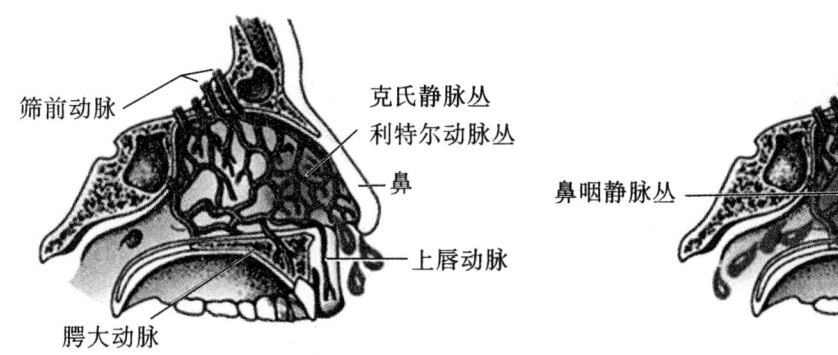

图 18-1　利特尔动脉丛　　　　　　图 18-2　鼻咽静脉丛

(四) 心理-社会状况

患者及家属常因出血量大或反复出血,就诊时表现出紧张、恐惧心理,或因担心疾病预后表现为焦虑不安。护士应在配合医生抢救、治疗的同时,注意评估患者及家属的心理状态,以了解其对疾病的认知和期望。

【治疗要点】

鼻出血属于急症,治疗时应首先维持生命体征,尽可能迅速止血,并对因治疗。

(一) 一般处理

首先对紧张、恐惧的患者和家属进行安慰,使之镇静,以免患者因精神因素引起血压升高,使出血加剧,并及时测血压、脉搏,必要时予以补液,维持生命体征平稳。

(二) 局部治疗

根据患者具体情况,进行鼻腔局部和全身检查。检查鼻腔时清除鼻腔内凝血块,应用1%麻黄素及丁卡因充分收缩并麻醉鼻黏膜,尽可能找到出血部位,以便准确止血。

1. 指压法　出血量较少、出血部位明确者可采用此方法。指导患者用手指捏紧两侧鼻翼(压迫鼻中隔前下方)10~15 min,同时冷敷前额和后颈。

2. 局部用药法　适用于较轻的鼻腔前段出血,此方法简单易行,患者痛苦较小。对于出血区域,可应用棉片浸以1%麻黄素、1%肾上腺素、3%过氧化氢溶液或凝血酶,紧塞鼻腔数分钟至数小时,可达到止血的目的。

3. 烧灼法　反复少量出血,且出血点明确者可选此方法。用化学烧灼法或电烧灼法破坏出血点组织,使血管封闭或凝固而达到止血目的。临床常用化学药物有30%~50%硝酸银或30%三氯醋酸。电烧灼因灼力较强,若烧灼不当,反而加剧出血,现已少用。

4. 填塞法　对出血较剧、渗血面较大或出血部位不明者,可进行鼻腔填塞。临床常用填塞材料有明胶海绵、膨胀海绵、胶原蛋白、可降解止血棉、凡士林纱条、碘仿纱条等。经鼻腔纱条填塞未能奏效者,可行后鼻孔填塞。凡士林纱条填塞一般不超过

5 d,须辅以抗生素治疗,以免引起感染。

5.鼻内镜下止血法 该方法目前在临床已广泛应用,且成熟有效,患者痛苦少。

(三)全身治疗

对于出血量大或行前后鼻孔填塞的患者应视病情使用镇静剂、止血剂、抗生素、维生素等药物,必要时补液、输血、氧疗。因全身性疾病引起鼻出血者应积极治疗原发病。

【常见护理诊断/问题】

1.恐惧 与出血量大、反复鼻出血及担心疾病的预后有关。
2.潜在并发症 感染、出血性休克。
3.舒适改变 与鼻腔填塞致头痛及张口呼吸有关。
4.自理能力下降 与大量出血后体弱、病情要求减少活动有关。
5.知识缺乏 缺乏与鼻出血相关的自我保健和预防知识。

【护理目标】

(1)患者情绪稳定,恐惧感下降。
(2)鼻出血减少或停止,未发生感染或出血性休克。
(3)患者口腔黏膜湿润,头痛减轻。
(4)护士协助患者,满足其基本生活需求。
(5)患者和家属掌握鼻出血的相关防护知识。

【护理措施】

(1)安慰患者及家属,协助取坐位或半卧位,测量生命体征。同时通知医生,配合进行止血处理,必要时建立静脉通道。

(2)遵医嘱使用抗生素及止血剂,必要时使用镇静剂,补液,输血。

(3)创造安静环境,可用冷水袋或湿毛巾敷前额,以减轻患者的头痛症状。

(4)监测生命体征,观察鼻腔、口咽渗血情况及填塞纱条和后鼻孔纱球有无松动、脱落,若有特殊情况及时处理,并做好记录。

(5)鼻腔填塞可致血氧分压降低和二氧化碳分压升高,老年及体型肥胖者注意监测血氧饱和度,并根据情况给予氧气吸入。

(6)鼻腔纱条填塞期间,每日鼻腔内滴入石蜡油4~6次,以润滑鼻腔黏膜和纱条,预防纱条抽出时引起再次出血和加重疼痛。

(7)协助患者漱口或行口腔护理,配合超声雾化吸入,以保持口腔清洁湿润。

(8)鼓励患者多饮水,饮食宜营养丰富易消化,少食多餐,忌辛辣、硬、热等刺激性食物。

(9)健康指导:①鼻腔填塞后,嘱患者卧床休息,可摄入香蕉,多饮水,以防大便干结。②抽出鼻腔填塞物后,2 h内宜卧床休息,嘱患者仍须注意饮食、休息,不宜过度活动,以防再次出血。③滴鼻剂的使用:鼻腔填塞物抽出后,指导患者正确使用滴鼻剂。0.5%~1.0%麻黄碱滴鼻液可收缩鼻腔黏膜,保持鼻腔通气良好,每日2~3次,每次1~2滴,应注意连续使用不宜超过7 d。④出院后4~6周内,避免用力擤鼻、重体力劳动或剧烈运动。日常生活有规律,合理饮食,高血压者应坚持按时服用降压药。⑤教会患者或家属简易止血法。若院外再次出血,应保持镇静,可先自行采取简易止血法处理,再到院就诊。

【护理评价】

通过治疗和护理计划的实施,评价患者是否能够达到:

(1)患者情绪稳定,恐惧感下降或消失。

(2)无并发症发生。

(3)患者口腔黏膜湿润,头痛症状减轻或消失。

(4)患者卧床期间基本需求得到满足。

(5)患者和家属掌握鼻出血的相关防护知识。

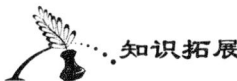知识拓展

　　治疗鼻出血的方法很多,而最为常见的为前鼻孔填塞。据报道,前鼻孔填塞对位于鼻腔前端的鼻出血治愈率较高,而位于鼻腔后端的出血点经鼻腔填塞后的复发率则高达54.5%。随着鼻内镜的普及,通过鼻内镜寻找出血点后进行止血治疗,显著提高了鼻出血治愈率。本组病例多为在其他医院反复填塞无效,即所谓难治性鼻出血的患者。经过反复或长时间填塞的鼻腔多会出现多处糜烂及黏膜肿胀,影响鼻内镜检查及出血部位的判定。通过对不同时间取出填塞物后进行鼻内镜下止血治疗效果进行评价,发现鼻腔填塞时间越长,次数越多,越难找到出血部位,因此早期鼻内镜下寻找出血点可降低止血难度、减少患者痛苦与费用。鼻内镜下治疗鼻腔填塞无效的鼻出血。

第五节 鼻外伤患者的护理

一、鼻腔异物

鼻腔异物(nasal foreign body)是指鼻腔中存在非正常的物质。有内源性和外源性两大类。内源性异物,如死骨、凝血块、鼻石、痂皮等。外源性异物有植物性、动物性和非生物性,以前者多见。非生物性异物则多因战伤、工伤或误伤所致,异物多为弹片、碎石、木块等,破坏性较大,病情也较复杂。

【病因与发病机制】

(1)豆类、果核、玻璃球、橡皮球、纸卷、纽扣等,多因儿童玩耍时塞入鼻孔内所致。

(2)水蛭和昆虫爬入鼻内,多因露宿或野外游泳时发生。

(3)碎石、木块、弹片、弹丸等经鼻面部射入鼻腔、鼻窦等处。

(4)死骨、凝血块、痂皮、干酪样分泌物、结石等潴留鼻内,或纱条、棉片、器械断端等遗留在鼻腔内。

【护理评估】

(一)健康史

评估患者既往是否有鼻出血、结核等产生内源性异物的病史。注意评估有无异物进入史,如飞虫误入鼻腔,儿童玩耍时将橡皮球、纽扣等塞入鼻内,成人工作中误吸粉尘等。

(二)身体状况

根据异物的性质、大小、形状、所在部位、刺激性强弱和滞留时间的长短而表现不同。

(1)儿童鼻腔异物表现为单侧鼻阻塞、流黏脓涕、鼻出血或涕中带血以及呼气有臭味等。

(2)因战伤、工伤或误伤引起者,除面部有外伤,其他临床表现则要视异物性质、大小、所在位置和滞留时间而不同。若损伤视神经则表现为视力障碍,若伤及血管则有较大量的出血。

(3)活的动物性异物(如水蛭)常有虫爬感。医源性异物则有异物滞留侧鼻塞、脓涕(有臭味)和头痛等。

(三)辅助检查

鼻腔检查可见异物。对透光性差的异物,可借助 X 射线检查,必要时行 CT 检查定位。

(四)心理-社会状况

幼儿常因异物塞入史不明确而耽误治疗,家长易产生自责心理。

【治疗要点】

鼻腔异物的处理原则是取出异物、抗生素治疗及对症处理。根据异物大小、形状、部位和性质的不同,采用不同的取出方法。

(1)儿童鼻腔异物,一切勿用镊子夹取,尤其是圆滑的异物,夹取有使异物滑脱和误吸的危险。可用前端是钩状或环状的器械,从前鼻孔进入,绕至异物后方再向前钩出。

(2)动物性异物,须先用1%丁卡因麻醉鼻腔黏膜,再用鼻钳取出。

(3)若异物较大且位于大血管附近,须先行相关血管阻断,再实施手术取出异物。

(4)无症状的细小金属异物若不处在危险部位,可定期观察,不必急于取出。

【常见护理诊断/问题】

1. 潜在并发症　鼻炎、鼻窦炎、破伤风。

2. 知识缺乏　缺乏鼻腔异物相关防治知识。

【护理目标】

(1)未出现并发症。

(2)患者或其家属知晓鼻腔异物的预防与保健知识。

【护理措施】

(1)配合医生取出鼻腔异物,并遵医嘱正确使用抗生素。

(2) 观察鼻腔通气及鼻腔分泌物的颜色、性状等。
(3) 观察异物是否移位,防止异物滑脱引起误吸。
(4) 需手术者配合医生做好手术前的准备及手术后的护理。
(5) 健康指导:①指导患儿家长应加强看护,避免小儿将异物塞入鼻内;②儿童若出现单侧鼻流涕或涕中带血且伴异臭者,应警惕鼻腔异物,及时就诊;③成人应加强自我防护,避免异物误入鼻内。

【护理评价】

通过治疗和护理计划的实施,评价患者是否能够达到:
(1) 未出现并发症。
(2) 患者或其家属知晓鼻腔异物的预防与保健知识。

二、鼻骨骨折

鼻是面部最突出的部位,容易受外力所伤,鼻骨骨折(nasal bone fracture)是耳鼻喉科常见的外伤,约占耳鼻喉科外伤疾病的50%。临床可见单纯鼻骨骨折,或合并颌面骨和颅底骨的骨折。

【病因】

常由外伤、直接暴力、间接暴力等引起。

【护理评估】

(一) 健康史

评估患者是否有外伤史,鼻面部是否遭受暴力袭击。

(二) 身体状况

外鼻畸形(鼻梁变宽、鞍鼻)、肿胀、鼻出血、局部疼痛等属于常见的症状和体征。根据所受暴力的方向、强度等不同,可出现鼻中隔偏曲、脱位导致鼻塞等症状。

(三) 辅助检查

鼻骨正侧位X射线片或CT检查,有助于判断鼻骨骨折的位置。

(四) 心理-社会状况

患者因担心预后不理想,害怕对外形有影响,易产生焦虑心理。护士应注意评估患者的心理状态,以了解其对疾病的认知和期望。

【治疗要点】

鼻骨骨折应在外伤后2～3h尽早处理,因此时组织尚未肿胀。一般不宜超过10d,以免发生畸形愈合。

1. 闭合性鼻骨骨折　无错位性骨折无须复位。错位性骨折可在鼻腔表面麻醉(必要时做筛前神经麻醉)行鼻内或鼻外法复位。
2. 开放性鼻骨骨折　应争取一期完成清创缝合与鼻骨骨折的复位。
3. 鼻骨粉碎性骨折　应根据具体情况做缝合固定、鼻腔填塞等。
4. 鼻额筛眶复合体骨折　多合并严重的颅脑损伤,以开放复位为宜。

【常见护理诊断/问题】

1. 急性疼痛　与外伤和骨折有关。
2. 有感染的危险　与鼻腔黏膜损伤有关。
3. 舒适改变　与鼻腔填塞致张口呼吸、口腔黏膜干燥等有关。
4. 知识缺乏　缺乏鼻骨复位术后的自我护理知识。

【护理目标】

(1)疼痛减轻或消失。
(2)创面愈合好,无感染发生。
(3)鼻腔通气改善,口腔黏膜湿润。
(4)患者知晓鼻骨复位术后的自我护理知识。

【护理措施】

(1)配合医生进行鼻骨复位术,局部用麻醉药浸润,以减轻疼痛。
(2)遵医嘱正确使用抗生素。
(3)鼓励患者多饮水,注意口腔卫生。
(4)健康指导:①指导患者术后注意防护,勿触碰鼻部,以免引起复位失败;②鼻腔填塞纱条抽取后,短期内避免用力擤鼻、打喷嚏,并注意保护鼻面部,以免影响手术效果;③鼻腔通气不畅者,指导患者正确使用滴鼻剂。

【护理评价】

通过治疗和护理计划的实施,评价患者是否能够达到:
(1)疼痛减轻或消失。
(2)创面愈合好,无感染发生。
(3)鼻腔通气改善,口腔黏膜湿润。
(4)患者知晓鼻骨复位术后的自我护理知识。

三、脑脊液鼻漏

脑脊液鼻漏(cerebrospinal rhinorrhea)为脑脊液经颅前窝底、颅中窝底或其他部位的先天性或外伤性滑质缺损、破裂或变薄处流入鼻腔。

【病因与发病机制】

1. 外伤性脑脊液鼻漏　最多见。筛骨筛板和额窦后壁骨板甚薄,并与硬脑膜紧密相连,外伤时若骨板与硬脑膜同时破裂,则发生脑脊液鼻漏颅中窝底,骨折可损伤较大蝶窦的上壁而致脑脊液鼻漏。
2. 医源性脑脊液鼻漏　系因手术损伤所致,如中鼻甲切除术或筛窦切除术使筛骨筛板损伤,经蝶窦垂体瘤切除术等。
3. 非外伤性脑脊液鼻漏　较少见,常因肿瘤或脑积水等因素所引起。
4. 自发性脑脊液鼻漏　又名原发性脑脊液鼻漏,最为罕见。

【护理评估】

(一)健康史

评估患者是否有外伤史、近期手术史及肿瘤等病史。

(二)身体状况

无色澄清液体自鼻腔流出,在低头用力、压迫颈静脉等情况下流量增加,可伴嗅觉丧失,视力障碍等。长期不愈,可能导致细菌性脑膜炎发作。

(三)辅助检查

(1)流出液进行葡萄糖定量分析,其含量在 1.7 mmol/L 以上即可确诊。

(2)鼻内镜检查、X 射线平片、CT 脑池造影法、椎管内注药法等,可进行脑脊液瘘孔定位。

(四)心理-社会状况

患者因担心疾病预后,易产生焦虑心理。护士应注意评估患者的心理状态,以了解其对疾病的认知和期望。

【治疗要点】

(一)保守治疗

外伤性脑脊液鼻漏大都可以通过保守治疗而痊愈。

(1)降低颅压和预防感染。

(2)鼻内药物腐蚀疗法,适用于瘘孔位于筛板且流量较少者,用 20% 硝酸银涂擦瘘孔边缘的黏膜,造成创面以促使愈合。

(二)保守治疗无效者应行手术治疗

手术方法分颅内法与颅外法。颅内法是由神经外科行开颅术修补瘘孔。颅外法又可分为鼻内法和鼻外法。

【常见护理诊断/问题】

1. 潜在并发症 细菌性脑膜炎。
2. 知识缺乏 缺乏疾病相关知识。

【护理目标】

(1)未出现并发症。

(2)患者知晓脑脊液鼻漏的自我护理知识。

【护理措施】

(1)遵医嘱正确使用抗生素和降颅压药物。

(2)取头高卧位,避免用力咳嗽和擤鼻,限制饮水量和食盐摄入量,保持大便通畅。

(3)需手术者,配合医生做好术前准备及术后护理。

(4)注意观察生命体征变化,观察有无嗜睡,有无颅内压增高的表现,发现异常及时通知医生。

【护理评价】

通过治疗和护理计划的实施,评价患者是否能够达到:

(1)未出现并发症。

(2)患者知晓脑脊液鼻漏的自我护理知识。

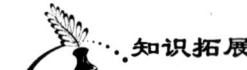

舒适护理是一种整体的、个性化的、创造性的、有效的护理模式。其目的是使患者生理、心理达到最愉快的状态或降低不愉快的程度。蒋松琴于2012年对55例鼻骨骨折患者通过实施护理干预,让患者住院期间缓解了因手术及治疗带来的痛苦,明显减轻了不适感,使患者身心处于最佳状态,增强了患者对治疗及护理的信心,更好地配合治疗,并由此提高鼻骨骨折患者的护理质量。在实施护理干预后,并发症的发生率较实施前明显降低,$P<0.05$。说明实施护理干预能有效降低并发症的发生,提高患者的治愈率。术后经过精心的康复护理干预措施,疼痛明显减轻,$P<0.05$,说明护理干预能有效缓解患者的不适程度。实施护理干预后55例患者中基本满意41例占74.5%,比实施前的58.1%明显提高,$P<0.05$,说明护理干预能提高患者的满意度。

第六节　鼻中隔偏曲患者的护理

鼻中隔偏曲(deviation of nasal septum)是指鼻中隔偏向一侧或双侧或局部有突起,并引起鼻腔功能障碍,如鼻塞、鼻出血和头痛等。鼻中隔偏曲大多属先天性发育异常,后天继发者较少。

【病因与发病机制】

1. 发育异常　主要病因是组成鼻中隔的诸骨发育不均衡,形成不同的张力曲线,导致诸骨间连接异常所致。儿童时期腺样体肥大、硬腭高拱可限制鼻中隔发育引起偏曲。

2. 鼻外伤　也可引起鼻中隔偏曲。

3. 鼻腔或鼻窦肿瘤　一些生长较为缓慢的鼻腔或鼻窦肿瘤,如骨化纤维瘤、鼻息肉等,其他如鼻窦囊肿等,生长比较大时,可挤压鼻中隔,导致鼻中隔偏曲变形。

【护理评估】

(一)健康史

评估患者有无鼻外伤史,儿童时期有无腺样体增大病史,评估患者是否有鼻塞、头痛、鼻出血等症状。

(二)身体状况

1. 鼻塞　为主要症状,可表现为双侧或单侧鼻塞,取决于偏曲的类型和是否存在下鼻甲代偿性肥大。

2. 鼻出血　常发生在偏曲的凸面、骨棘或骨嵴的顶尖部。

3. 头痛　偏曲的凸面挤压同侧鼻甲时,可引起同侧头痛。

4. 邻近器官症状　可继发鼻窦炎和上呼吸道感染。

(三)辅助检查

1. 鼻内镜检查　可探明偏曲。
2. 影像学检查(X射线摄片、CT或MRI扫描)　有助于明确诊断并了解病变范围。

(四)心理-社会状况

因鼻塞、头痛等,加之严重者影响鼻的外形,患者可产生焦虑心理。护士应多关心患者并注意评估患者的心理状态,以了解其对疾病的认知和期望。

【治疗要点】

手术矫正,改善鼻腔功能,预防并发症。主要手术方法是鼻内镜下行鼻中隔偏曲矫正术。

【常见护理诊断/问题】

1. 舒适改变:鼻塞、头痛　与鼻中隔偏曲及鼻腔填塞有关。
2. 潜在并发症　术后出血。
3. 知识缺乏　缺乏鼻中隔偏曲的治疗与保健知识。

【护理目标】

(1) 鼻腔通气改善,头痛减轻或消失,不适感减轻。
(2) 未出现并发症。
(3) 患者知晓鼻中隔偏曲的治疗与保健知识。

【护理措施】

(1) 遵医嘱使用减充血剂。
(2) 手术前后的护理参见"鼻科患者手术前后常规护理"。
(3) 健康指导:①指导患者正确使用滴鼻剂滴鼻;②术后注意保护鼻部勿受外力碰撞,以防出血或影响手术效果;③短期内避免剧烈运动;④生活有规律,注意劳逸结合,忌烟、酒、辛辣刺激性食物。

【护理评价】

通过治疗和护理计划的实施,评价患者是否能够达到:
(1) 鼻腔通气改善,头痛消失,不适感减轻。
(2) 无并发症发生。
(3) 患者知晓鼻中隔偏曲的治疗与自我保健知识。

知识拓展

音乐干预以心理治疗的理论和方法为基础,通过其特有的物理特性影响人的生理和心理,对医疗起着很好的辅助作用。因此,赵春娜等通过音乐干预疗法,观察其对鼻中隔偏曲术后患者疼痛及睡眠质量的影响。音乐干预对鼻中隔矫正术后疼痛的影响,轻松愉快的音乐,可使脑垂体分泌内源性镇痛物质内啡肽增多,对疼痛的敏感性降低,提高疼痛阈值,从而减少镇痛药物的使用。研究结果显示,与对照组相比,音乐干预组患者的疼痛程度评分明显降低($P<0.01$),心率、血压下降明显($P<$

0.01),睡眠质量各项评分(主观睡眠质量、睡眠效率、睡眠障碍、催眠药物、日间功能及总分)有所改善($P<0.05$),入睡时间无改善($P>0.05$)。

第七节 鼻息肉患者的护理

鼻息肉(nasal polyp)是鼻腔和鼻窦黏膜的常见慢性疾病,以极度水肿的鼻黏膜在中鼻道形成单发或多发息肉为临床特征。多见于上颌窦、筛窦、中鼻道、中鼻甲等处。近年来,提出鼻息肉病(nasal polyposis)的概念,但临床上鼻息肉和鼻息肉病尚无明确的区分标准。

【病因与发病机制】

鼻息肉的病因与发病机制尚不明确,可能存在以下原因:

1. 纤毛形态结构和功能障碍　由于纤毛本身结构异常,或黏液的质或量的异常,导致黏液纤毛运动功能障碍,可继发鼻窦和下呼吸道反复感染,鼻息肉组织内有中性粒细胞浸润。

2. 微环境变化的影响　中鼻道微环境的某些改变导致局部黏膜缺氧,黏液纤毛清除功能减弱,可能为鼻息肉的形成创造了条件。

3. 嗜酸性粒细胞的作用　80%鼻息肉有较多嗜酸性粒细胞浸润,息肉与嗜酸性粒细胞增多有密切关系。

4. 细胞因子的作用　鼻息肉黏膜上皮能合成和分泌多种细胞因子,引起血管通透性增高,细胞外基质增生,血管、腺体长入,逐渐形成息肉。

【护理评估】

(一)健康史

评估患者有无慢性鼻炎、鼻窦炎病史,有无支气管哮喘病史,有无家族遗传史。

(二)身体状况

1. 症状

(1)鼻塞:多为双侧发病,单侧者较少,常表现为双侧鼻塞并逐渐加重为持续性,重者说话呈闭塞性鼻音,睡眠时打鼾。

(2)鼻漏液:鼻腔流黏液样或脓性涕,或为清涕,可伴喷嚏。

(3)嗅觉功能障碍:多有嗅觉减退或丧失。

(4)耳部症状:鼻息肉或分泌物阻塞咽鼓管口,可引起耳鸣和听力减退。

(5)继发鼻窦症状:可继发鼻窦炎,患者出现鼻背、额部及面颊部胀痛不适。

2. 体征　鼻内镜检查可见鼻腔内有一个(单发型)或多个(多发型)表面光滑、灰白色、淡黄或淡红色如荔枝肉状半透明肿物,触之柔软、不痛、不易出血。巨大或复发鼻息肉可致鼻背变宽,形成"蛙鼻"。鼻腔内可见到稀薄浆液性或黏稠、脓性分泌物。

(三)辅助检查

1. 鼻内镜检查　可探明鼻息肉。

2. 影像学检查　X射线摄片、CT或MRI扫描有助于明确诊断，了解病变范围。

(四)心理-社会状况

因鼻塞、鼻息肉反复发作，影响正常的工作、学习、生活，患者易产生焦虑心理。护士应多关心患者，并注意评估患者的心理状态，以了解其对疾病的认知和期望。

【治疗要点】

由于鼻息肉发病与多种因素有关，且易复发，目前多主张综合治疗。

1. 激素治疗　初发较小息肉，或鼻息肉手术前、后，或伴有明显变态反应者，可用局部吸入型糖皮质激素喷鼻剂喷鼻。伴有阿司匹林耐受不良或哮喘或鼻息肉手术后，可配合口服激素治疗。

2. 手术治疗　特别是多发和复发性息肉者，须采取经鼻内镜手术治疗，术后须坚持长期随访和综合治疗。

【常见护理诊断/问题】

1. 舒适改变：鼻塞、张口呼吸　与鼻息肉及鼻腔填塞有关。
2. 潜在并发症　术后出血、脑脊液鼻漏等。
3. 知识缺乏　缺乏鼻息肉手术后的自我护理知识。

【护理目标】

(1)鼻腔通气改善，不适感减轻。
(2)未出现并发症。
(3)患者知晓鼻息肉手术后的自我护理知识。

【护理措施】

(1)遵医嘱使用糖皮质激素，并向患者讲解其作用与副作用。
(2)手术治疗参见"鼻科患者手术前后常规护理"。
(3)健康指导：①指导患者正确使用喷鼻剂喷鼻；②生活有规律，注意劳逸结合，忌烟、酒、辛辣刺激性食物；③加强锻炼，增强机体抵抗力，防止感冒；④术后定期随访，并遵医嘱接受综合治疗。

【护理评价】

通过治疗和护理计划的实施，评价患者是否能够达到：
(1)鼻腔通气改善，不适感减轻或消失。
(2)无并发症发生。
(3)患者知晓鼻息肉手术后的自我护理知识。

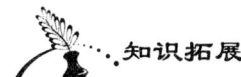知识拓展

吴春华于2012年提出延续护理对促进鼻内镜下鼻窦术后患者远期康复的效果研究。功能性鼻内镜手术是治疗鼻息肉、鼻窦炎等鼻部疾患的一种新手术方式。鼻内镜术后的随访和综合治疗是鼻内镜手术治疗慢性鼻窦炎、鼻息肉整个过程中必不可少的重要环节。患者随访处理的质量将直接影响鼻内镜手术的后期疗效。通常情况下，患者术后1周即

可出院,出院后患者还要继续进行3～6个月的综合治疗和护理,这就要求患者出院后要有良好的遵医行为,自觉遵从医生的治疗方案。但我们在临床工作中发现,部分患者出院后未坚持随访和综合治疗,导致术后术腔粘连。针对鼻内镜下鼻窦术的鼻息肉、鼻窦炎患者478例为研究对象,对观察组患者出院后给予系统规范的延续护理,结果显示两组患者在坚持鼻窦冲洗、服用类固醇类药物、按时复查清除鼻腔囊泡方面的差异有统计学意义;观察组患者术后疗效优于对照组。

第八节　鼻腔鼻窦肿瘤患者的护理

一、良性肿瘤

鼻及鼻窦良性肿瘤好发于鼻腔内,其次是鼻窦,外鼻则较少,通常按组织来源进行分类,包括骨瘤、软骨瘤、脑膜瘤、神经纤维瘤、血管瘤及内翻性乳头状瘤等。

【病因】

病因不明,可能与外伤、慢性炎症、发育缺陷、内分泌功能紊乱及人乳头状瘤病毒(human papillomavirus, HPV)感染有关。

【护理评估】

(一)健康史

评估患者的既往病史,如慢性炎症、发育缺陷、内分泌功能失调等,评估患者有无鼻面部外伤史。

(二)身体状况

1. 骨瘤　小的骨瘤多无症状,大的额窦骨瘤可致鼻面部畸形,引起额部疼痛、感觉异常。

2. 软骨瘤　常表现为单侧渐进性鼻塞、多涕、嗅觉减退、头昏、头痛等。肿瘤长大,侵入鼻窦、眼眶及口腔等处后,可发生面部变形、眼球移位、复视、溢泪等。

3. 神经鞘膜瘤　神经鞘膜瘤及纤维瘤生长缓慢,病程可长达十余年,早期多无症状。后期因肿瘤生长部位和大小不同而出现不同症状,如生于外鼻可有象皮肿样外观;长于鼻腔或鼻窦可出现鼻塞、鼻出血和头痛;若肿瘤过大可侵及多个鼻窦,甚至破坏筛板侵入颅内,出现脑组织受压迫症状。

4. 血管瘤　鼻出血反复发作,出血量不等,出血侧鼻腔进行性鼻塞。若肿瘤较大,可压迫鼻中隔偏向对侧,进而双侧鼻塞。继发感染者鼻腔有臭味。

5. 脑膜瘤　多为青少年,发展缓慢,常可2～3年无症状。肿瘤长大后压迫周围组织,出现鼻塞、流涕、鼻出血、嗅觉丧失、头痛等症状。

6. 内翻性乳头状瘤　多见于50～60岁男性,女性少见。多单侧发病,一侧鼻腔出现持续性鼻塞,渐进性加重,伴脓涕,偶尔有血性涕,或反复鼻出血。

(三)辅助检查

1. 前鼻镜检查　可见瘤体的形态、质地和颜色。
2. 影像学检查　鼻窦 CT 扫描或 X 射线摄片,有助于协助诊断。
3. 组织病理学检查　可明确诊断。

(四)心理-社会状况

因担心治疗效果或转化为恶性肿瘤,患者及家属易产生恐惧心理。护士应多关心患者,帮助其树立战胜疾病的信心。

【治疗要点】

治疗原则为手术彻底切除。常用手术方式包括鼻内镜手术、鼻侧切开或上唇下进路手术。

【常见护理诊断/问题】

1. 恐惧　与担心肿瘤恶变和复发有关。
2. 舒适改变:头痛、鼻塞　与肿瘤阻塞鼻腔、压迫刺激周围组织及手术有关。
3. 知识缺乏　缺乏疾病相关知识。

【护理目标】

(1)患者情绪稳定,能积极配合治疗。
(2)手术后头痛、鼻塞等症状减轻或消失。
(3)患者知晓疾病相关知识。

【护理措施】

(1)多关心患者,讲解鼻腔鼻窦良性肿瘤的相关知识,以减轻其心理负担,积极配合治疗。
(2)参考"鼻科患者手术前后常规护理"。
(3)健康指导:①院外若出现鼻腔大量出血,应及时就诊;②加强锻炼,增强机体抵抗力,防止感冒;③定期随访,若发现复发,应早期治疗。

【护理评价】

通过治疗和护理计划的实施,评价患者是否能够达到:
(1)患者情绪稳定,积极配合治疗。
(2)患者头痛、鼻塞减轻或消失。
(3)患者知晓鼻腔鼻窦良性肿瘤的相关知识。

二、恶性肿瘤

鼻腔恶性肿瘤大多继发于鼻窦、外鼻、眼眶、鼻咽等处恶性肿瘤的直接扩散,原发性鼻腔恶性肿瘤少见。鼻窦因解剖位置隐蔽,早期症状少,肿瘤不易早期确诊,鼻腔、鼻窦恶性肿瘤常合并出现。

【病因与发病机制】

病因不明,可能与下列因素有关:

1. 长期慢性炎症刺激　长期的慢性炎症刺激可使鼻黏膜上皮大面积鳞状化生,形成鳞状细胞癌的发生基础,临床上以上颌窦恶性肿瘤最为常见,筛窦次之,再次为额窦,蝶窦少见。

2. 长期接触致癌物质　长期吸入某些刺激性或化学性物质,如镍、砷、铬及其他化合物。

3. 良性肿瘤恶变　鼻息肉或内翻性乳头状瘤反复复发,多次手术,则有恶变的危险。

4. 放射性物质　因鼻及鼻窦良性病变而行放射治疗者,多年后有可能诱发恶性肿瘤。

5. 外伤　研究发现肉瘤患者常有外伤史。

【护理评估】

(一)健康史

评估患者既往健康状况、居住环境,有无家族史,有无慢性鼻炎、慢性鼻窦炎、鼻良性肿瘤病史。

(二)身体状况

1. 鼻腔恶性肿瘤　早期仅有单侧鼻塞、鼻出血,以后可出现鼻、面部麻木感、胀满感及顽固性头痛,进行性单侧鼻塞,反复少量鼻出血,嗅觉减退或丧失。

2. 上颌窦恶性肿瘤　早期肿瘤较小,常无明显症状。随着肿瘤的发展,先后出现:单侧脓血涕、面颊部疼痛或麻木感、单侧进行性鼻塞、单侧上颌磨牙疼痛或松动。晚期肿瘤破坏窦壁,向邻近组织扩展,可出现面颊部隆起、流泪、眼球向上移位、硬腭隆起、张口困难、头痛、耳痛、颈淋巴结转移等症状。

3. 筛窦恶性肿瘤　早期肿瘤局限可无症状。当肿瘤侵入鼻腔时,则出现单侧鼻塞、血性鼻涕、头痛和嗅觉障碍。晚期肿瘤向各方向扩展,侵入眼眶,使眼球向外、前、下或上方移位,并有复视,若累及硬脑膜或侵入颅内,则有剧烈头痛。

4. 额窦恶性肿瘤　原发于额窦恶性肿瘤极少见。

5. 蝶窦恶性肿瘤　原发于蝶窦恶性肿瘤极为罕见。

(三)辅助检查

1. 影像学检查　CT或MRI可明确肿瘤大小和侵犯范围。

2. 病理学检查　肿瘤组织及鼻腔、鼻窦穿刺细胞涂片病理学检查是最终确诊的依据。

(四)心理-社会状况

因疾病危及生命,患者及家属感到恐惧、焦虑,易产生消极情绪,甚至对治疗失去信心。护士应多关心患者,帮助其树立起战胜疾病的信心。

【治疗要点】

根据肿瘤的病理类型、原发部位、侵犯范围及患者的全身情况,选择手术、放射治疗、化学治疗等治疗方案。

1. 放射治疗　只适用于对放射线敏感的恶性肿瘤,如肉瘤、未分化癌,但疗效并不完全满意。

2. 手术治疗 为多数鼻窦恶性肿瘤的治疗首选,尤其是早期、肿瘤范围局限者。对范围较大、周围结构较复杂、单纯手术难以根治性切除者,术前或术后应配合放射治疗或化学治疗,以减少术后复发、提高疗效。

(1)上颌窦恶性肿瘤:根据情况可选择 Denker 手术、鼻侧切开术、上颌骨部分切除术或上颌骨全切除术。

(2)筛窦恶性肿瘤:可行鼻外进路筛窦切除术或鼻侧切开术等。

(3)额窦恶性肿瘤:可行鼻外进路额窦手术,术中将肿瘤连同窦腔黏膜全部切除,尽可能复位额骨骨瓣,以保持面容。

(4)蝶窦恶性肿瘤:以放射治疗为主,手术为辅。但局限在蝶窦内无周围侵犯的肿瘤可经鼻内镜下切除。

【常见护理诊断/问题】

1. 恐惧 与担心预后及治疗后面部容貌改变有关。
2. 有感染的危险 与口腔鼻腔结构功能改变,营养摄入不足,抵抗力下降有关。
3. 潜在并发症 术后出血。
4. 自我形象紊乱 与上颌骨切除致面部塌陷及部分硬腭和牙齿切除致咀嚼功能改变等有关。
5. 知识缺乏 缺乏疾病相关知识及自我护理知识。

【护理目标】

(1)患者情绪稳定,能积极配合治疗。

(2)未发生感染,手术切口愈合好。

(3)无并发症发生。

(4)患者能接受手术后形象的改变。

(5)患者知晓疾病相关知识,出院前能掌握自我护理技能。

【护理措施】

(1)关心、安慰、鼓励患者,增强其战胜疾病的信心和生活的勇气。对于术后面容有改变的患者,应配合医生向患者及家属讲明,使其有充分的心理准备。

(2)术前术后护理,参考"鼻科患者手术前后常规护理"。

(3)待术腔内填塞物取出后,每日用生理盐水或抗生素盐水冲洗,保持术腔清洁,保持鼻侧切口部位清洁、干燥,防止伤口感染,遵医嘱使用抗生素。

(4)鼓励患者少量多餐,摄入富含维生素、蛋白质类流质或半流质食物,促进切口愈合。

(5)每日清洁牙托一次,注意观察牙托是否在位,有无松动。保持口腔清洁,进餐后及时漱口,必要时行口腔护理,每日2次。

(6)健康指导:①指导患者正确清洁牙托和口腔;②指导患者张口训练,以防止翼腭窝瘢痕增生挛缩,致张口困难;③指导合理饮食,适当锻炼,保持情绪稳定;④鼓励患者克服放、化学治疗副作用,坚持治疗、定期随访。

【护理评价】

通过治疗和护理计划的实施,评价患者是否能够达到:

(1)患者情绪稳定,积极配合治疗。

(2)未发生感染,手术切口愈合好。

(3)无并发症发生。

(4)患者能接受手术后形象的改变。

(5)患者知晓疾病相关知识,出院前能掌握自我护理技能。

(赵新爽)

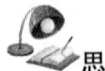

思考题

1. 鼻炎的分型有哪些?

2. 简述变应性鼻炎的治疗要点。

3. 某男,50岁,左侧鼻塞渐加重10年,夜间明显。无明显头痛及嗅觉障碍。无鼻出血。既往少年时有过鼻外伤史。

体格检查:外鼻正常,鼻中隔呈">"形向左侧突出;右侧中鼻甲、下鼻甲肥大,左侧鼻道狭窄,下鼻甲与中隔黏膜相贴。

问题:

(1)最可能的医疗诊断是什么?

(2)提出主要护理诊断。

(3)制订相应的护理措施。

同步练习

一、名词解释

1. 鼻炎

2. 变应性鼻炎

二、填空题

1. 慢性鼻炎分为慢性_____鼻炎和慢性_____鼻炎。

2. 变应性鼻炎发病属_____型变态反应性疾病。

三、选择题

A型题

1. 鼻出血最常见的部位(　　)

　A. 下鼻道　　　　　　　　　　B. 中鼻道

　C. 鼻顶部　　　　　　　　　　D. 鼻中隔前下区

　E. 鼻中隔前上方

2. 鼻咽癌的好发部位(　　)

　A. 咽隐窝　　　　　　　　　　B. 鼻咽顶壁

　C. 咽鼓管口　　　　　　　　　D. 扁桃体窝

　E. 咽喉壁

3. 慢性肥厚性鼻炎最主要的护理诊断(　　)

　A. 感知改变　　　　　　　　　B. 清理呼吸道无效

　C. 焦虑　　　　　　　　　　　D. 潜在并发症

E. 知识缺乏
4. 慢性单纯性鼻炎选用下列何药最适合( )
   A. 鼻炎净　　　　　　　　　　　B. 1%麻黄素溶液
   C. 1%的薄荷甘油　　　　　　　D. 0.5%可的松
   E. 0.25%氯霉素溶液

B型题
   A. 双侧持续性鼻塞　　　　　　B. 双侧间歇性或交替性鼻塞
   C. 大量清水样鼻涕　　　　　　D. 头痛或局部疼痛
5. 慢性单纯性鼻炎的主要症状是( )
6. 变应性鼻炎的主要症状是( )
7. 急性额窦炎的主要症状是( )

X型题
8. 变应性鼻炎的临床特点为( )
   A. 鼻痒、喷嚏　　　　　　　　B. 出血
   C. 鼻黏膜肿胀　　　　　　　　D. 鼻分泌亢进
   E. 头胀痛

四、简答题

1. 简述慢性单纯性鼻炎与肥厚性鼻炎的鉴别。
2. 鼻出血的病因有哪些？常用止血方法有哪几种？鼻出血的护理要点有哪些？
3. 变应性鼻炎的分类有哪些？变应性鼻炎的治疗原则有哪些？

第十九章 咽科患者的护理

第一节 咽炎患者的护理

一、急性咽炎

急性咽炎(acute pharyngitis)是咽黏膜、黏膜下组织及咽部淋巴组织的急性炎症。本病可单独发生,也可继发于急性鼻炎或急性扁桃体炎。常见于季节交替时节。

【病因与发病机制】

1. 病毒感染　以柯萨奇病毒、腺病毒、副流感病毒多见,鼻病毒及流感病毒次之。病毒可通过飞沫和密切接触而传染。

2. 细菌感染　以链球菌、葡萄球菌以及肺炎链球菌多见,其中以 A 组乙型链球菌感染者症状最为严重,可导致远处器官发生化脓性病变,称之为急性脓毒性咽炎。

3. 物理化学因素　如高温、粉尘、烟雾、刺激性气体等均可导致本病。

【护理评估】

(一) 健康史

了解患者发病前有无受凉、劳累或烟酒过度及感冒、发热等情况,是否与天气或季节的变化有关,是否与职业及生活环境有关,有无与上呼吸道感染患者接触史。

(二) 身体状况

起病较急,咽痛可放射至耳部。一般全身症状较轻。但因年龄、免疫力及病毒、细菌毒力不同而症状不一,严重者可有发热、头痛、食欲缺乏和四肢酸痛等。若无并发症者,一般病程为一周左右。

(三) 辅助检查

1. 鼻咽镜检查　口咽及鼻咽黏膜呈急性弥漫性充血、肿胀,咽后壁淋巴滤泡及咽侧索隆起,侧面可见黄白色点状渗出物,悬雍垂及软腭水肿,下颌角淋巴结肿大并有压痛,喉咽部也可急性充血。严重时可见会厌水肿。

2. 实验室检查　血常规检查可见白细胞总数和中性粒细胞数增多。

3. 咽部细菌培养及血抗体测定　以明确病因。

(四) 心理-社会状况

评估患者对疾病的认知程度。

【治疗要点】

1. 局部治疗　无全身症状或症状较轻者,可采用复方硼砂溶液含漱或银黄含片、薄荷喉片等含服。另外,还可用1%～3%碘甘油涂抹咽后壁肿胀的淋巴滤泡,以达到消炎的目的。

2. 支持对症治疗　头痛发热者可给予水杨酸制剂解热镇痛。

3. 针对病因治疗　病毒感染时可应用抗病毒药,如阿昔洛韦等,合并细菌感染时可应用抗生素。

4. 中医用药　可用银翘片、六味丸或板蓝根冲剂等有抗病毒和抗菌作用的中药制剂。

【常见护理诊断/问题】

1. 急性疼痛　与咽部急性炎症有关。
2. 体温过高　与咽部急性炎症有关。
3. 潜在并发症　扁桃体周围脓肿、急性会厌炎、风湿热、急性肾炎等。
4. 知识缺乏　缺乏预防疾病传播的知识和自我保健知识。

【护理目标】

(1) 患者自述咽痛减轻或消失,吞咽顺利。
(2) 体温恢复正常。
(3) 无并发症发生。
(4) 了解相关知识并采取正确行为。

【护理措施】

(1) 嘱患者注意休息,多饮水,进食清淡易消化的流质或半流质饮食。
(2) 保持口腔清洁,给予含漱剂漱口,超声雾化吸入及含片含服,以利局部清洁消炎。
(3) 观察患者呼吸状况,必要时吸氧。对合并会厌炎呼吸困难者,应做好气管切开术的准备,以免发生窒息。
(4) 观察患者体温的变化及局部疼痛、红肿情况,注意有无关节疼痛、水肿、蛋白尿等症状出现。体温升高可给予物理降温。
(5) 遵医嘱给予抗病毒药、抗生素、解热镇痛类药物等并观察药物疗效及可能出现的副作用。告诫患者抗生素疗程要足够,不宜过早停药,以免发生并发症。
(6) 健康指导:指导患者正确的含漱方法。注意锻炼身体,增强体质,保持大便通畅。在高发季节注意个体预防。防止与有害气体接触。发病期间,注意适当隔离,戴口罩,勤洗手,防止传播他人。

【护理评价】

通过治疗和落实护理措施,评价患者是否能够达到:

(1) 咽痛及吞咽障碍减轻或消失。

(2)体温正常。
(3)无扁桃体周围脓肿、窒息等并发症发生。
(4)了解预防急性咽炎相关的知识。

二、慢性咽炎

为咽部黏膜、黏膜下及淋巴组织的慢性弥漫性炎症。常为上呼吸道慢性炎症的一部分,多见于成年人。病程长,症状顽固,较难治愈。临床上根据病理学形态可分为单纯性、肥厚性、萎缩性三类。

【病因与发病机制】

1. 局部因素　①急性咽炎反复发作;②各种鼻病及呼吸道慢性炎症,长期张口呼吸及炎性分泌物反复刺激咽部,或受慢性扁桃体炎、牙周炎的影响;③烟酒过度,粉尘、有害气体的刺激及辛辣食物等。

2. 全身因素　各种慢性疾病,如贫血、消化不良、下呼吸道慢性炎症、心血管疾病、内分泌功能紊乱、维生素缺乏及机体免疫功能低下等。

【护理评估】

(一)健康史

询问患者发病前是否有各种慢性病史,如鼻病、牙病、全身慢性疾病。

(二)身体状况

患者可有各种不适感受,如咽部异物感、痒感、灼热感、干燥感或微痛感。咽后壁黏稠分泌物刺激患者晨起时出现频繁的咳嗽伴恶心。无痰或仅有白色黏性分泌物咳出。一般无明显全身症状。

(三)辅助检查

体查可见:

1. 慢性单纯性咽炎　咽黏膜呈慢性充血,黏膜下结缔组织和淋巴组织增生,鳞状上皮层增厚,上皮下层血管增多,周围有淋巴细胞浸润。黏液腺肥大,分泌亢进。

2. 慢性肥厚性咽炎　黏膜充血增厚,黏膜下有广泛的结缔组织和淋巴组织增生,黏液腺周围淋巴组织增生,形成咽后壁多数颗粒状隆起,咽侧索淋巴组织增生、肥厚呈条索状。

3. 萎缩性咽炎与干燥性咽炎　腺体分泌减少,黏膜萎缩变薄,临床少见。

(四)心理-社会状况

护士应评估患者的心理状况及对疾病的认知程度。还应评估是否长期接触烟酒、饮食习惯、生活或工作环境、患者的职业等情况。

【治疗要点】

1. 局部治疗

(1)慢性单纯性咽炎:常用复方硼砂溶液、呋喃西林溶液、2%硼酸液含漱。亦可含服薄荷喉片、银黄喉片及六神丸等。

(2)慢性肥厚性咽炎:除上述治疗外,还可用10%的硝酸银涂擦咽黏膜以收敛消炎。也可用激光、冷冻或电凝固法治疗,但治疗范围不易过广过深。

2. 病因治疗　戒掉烟酒等不良嗜好,改善工作和生活环境,积极治疗鼻炎、气管炎、支气管炎等呼吸道慢性炎症及其他全身疾病,加强锻炼,增强免疫力。

3. 中药治疗　滋阴清热汤药为主。近年来临床应用较多的中成药有健民咽喉片、桂林西瓜霜、草珊瑚含片等。

【常见护理诊断/问题】

1. 舒适受损:咽干、咽痒　与咽部慢性炎症有关。
2. 焦虑　与长期咽部不适、迁延不愈有关。
3. 知识缺乏　缺乏慢性咽炎防治常识。

【护理目标】

(1)咽部炎症减轻,咳嗽改善。
(2)焦虑减轻或消失。
(3)掌握疾病相关知识。

【护理措施】

1. 心理护理　耐心向患者介绍疾病的发生、发展以及转归过程,使其树立信心,坚持治疗,减轻烦躁焦虑心理,促进疾病康复。

2. 坚持局部用药　外用药含漱时头后仰、张口发"啊"音,使含漱液能清洁咽后壁,但注意不要将外用药吞入。

3. 健康指导

(1)积极治疗全身及邻近局部慢性炎症,戒除烟酒。少食辛辣、油煎等刺激性食物。多饮水,适当休息。

(2)改善生活和工作环境,保持室内空气清新,避免接触有害气体。

(3)注意保暖,避免受凉,坚持锻炼,提高抗病能力。

【护理评价】

通过治疗和护理,评价患者能否达到:

(1)咽部炎症减轻,不适感消除。
(2)焦虑减轻或消除。
(3)了解慢性咽炎的治疗和预防的方法。

第二节　扁桃体炎患者的护理

一、急性扁桃体炎

急性扁桃体炎(acute tonsillitis)为腭扁桃体的急性非特异性炎症,常与急性咽炎伴发,是一种常见的咽部感染性疾病。多见于儿童及青年。中医称扁桃体为"乳蛾",称急性扁桃体炎为"喉蛾风""烂乳蛾"(图19-1)。

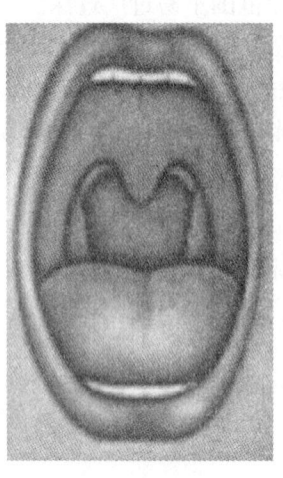
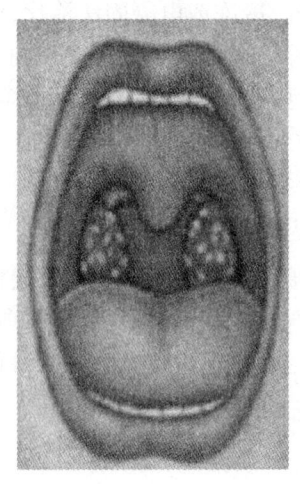

正常咽部扁桃体　　　　　急性扁桃体炎

图 19-1　急性扁桃体炎

【病因与发病机制】

主要致病菌为乙型溶血性链球菌。另外,非溶血性链球菌、葡萄球菌、肺炎链球菌、流感嗜血杆菌及腺病毒、鼻病毒、单纯性疱疹病毒等也可导致本病,亦可见细菌和病毒混合感染。近年来革兰氏阴性杆菌感染有上升趋势,还发现有厌氧菌感染。病原体可通过飞沫或直接接触而传染。

在正常人咽部及扁桃体隐窝内存留着某些病原体,当机体抵抗力降低时,病原体则可大量繁殖,毒素破坏隐窝上皮,细菌侵入其实质而导致炎症。

【病理】

根据病理学类型可分为3类。

1. **急性卡他性扁桃体炎**　多为病毒感染引起。病变较轻,炎症局限于黏膜表面,无明显渗出物,隐窝内及扁桃体实质无明显炎症改变。

2. **急性滤泡性扁桃体炎**　炎症侵及扁桃体实质内的淋巴滤泡,引起充血、肿胀甚至化脓。在隐窝口之间的黏膜下,可呈现黄白色斑点。

3. **急性隐窝性扁桃体炎**　扁桃体充血、肿胀。隐窝内充满由脱落上皮、纤维蛋白、脓细胞、细菌等组成的渗出物,并自隐窝口排出。有时渗出物互相连成一片形似假膜,容易被拭去。

临床上常将急性扁桃体炎分为两类,即急性卡他性扁桃体炎和急性化脓性扁桃体炎,后者对应于急性滤泡性扁桃体炎和急性隐窝性扁桃体炎两种病理类型。

【护理评估】

(一)健康史

了解患者的工作和生活环境及既往病史。询问患者发病前是否有上呼吸道感染史,是否有受凉、潮湿、劳累及过度烟酒等诱发因素存在。

(二)身体状况

3种类型扁桃体炎的表现相似,急性卡他性扁桃体炎的局部及全身症状相对较轻。

1. 局部症状　剧烈咽痛,常放射到耳部,伴吞咽困难、说话声音减弱。葡萄球菌感染者,扁桃体肿大较明显,幼儿可引起呼吸困难。

2. 全身症状　多见于急性化脓性扁桃体炎,表现为高热、畏寒、头痛乏力、食欲下降、关节酸痛、全身不适、便秘等。小儿可因高热而引起抽搐、呕吐及昏睡。

3. 体征　患者呈急性病容,咽部黏膜弥漫性充血,以扁桃体及两腭弓最为严重。腭扁桃体肿大,在其表面可见黄白色脓点或在隐窝处有黄白色或灰白色点状豆渣样渗出物,有时连成一片似假膜,容易拭去。双侧下颌角淋巴结常肿大、压痛。

4. 并发症　炎症常直接波及邻近组织,导致扁桃体周围脓肿、急性中耳炎、急性鼻炎及鼻窦炎、急性喉炎、急性淋巴结炎、咽旁脓肿等局部并发症;亦可引起急性风湿病、急性关节炎、急性骨髓炎、心肌炎及急性肾炎等全身各系统疾病。

(三) 辅助检查

1. 实验室检查　示白细胞总数和中性粒细胞增多。
2. 细菌培养和药物过敏试验　有助于查明病原微生物和选用抗生素。

(四) 心理-社会状况

护士应注意评估患者的年龄、职业、文化层次,对疾病认知程度,以及工作和居住环境。

【治疗要点】

1. 抗生素应用　为主要治疗方法。首选青霉素类药物,应根据病情轻重决定给药途径。病情较重者酌情联合使用糖皮质激素。

2. 对症治疗　咽痛剧烈或高热时,可口服解热镇痛药。

3. 局部治疗　常用复方硼砂溶液、复方氯己定含漱液漱口。

4. 中医中药　中医理论认为本病系内有痰热,肺胃不清,外感风、火,应疏风清热,消肿解毒。还可用针刺疗法解热、止痛。

【常见护理诊断/问题】

1. 急性疼痛　与扁桃体急性炎症有关。
2. 体温升高　与扁桃体急性炎症有关。
3. 吞咽功能受损　与咽痛剧烈而影响吞咽有关。
4. 潜在并发症　扁桃体周围脓肿、败血症、风湿热、急性肾炎等。
5. 知识缺乏　缺乏疾病预防、治疗、护理的相关知识。

【护理目标】

(1) 咽痛减轻或消失。
(2) 体温恢复正常。
(3) 炎症消退,未发生并发症。
(4) 了解疾病相关防治知识。

【护理措施】

1. 一般护理　患者因疼痛剧烈,吞咽时加重,常拒绝进食,须鼓励患者进高营养、易消化的流质或半流质饮食,多饮水,注意休息。

2. 病情观察　如发热 3～4 d 仍不退热,并且体温继续升高,伴有一侧咽痛加剧、语言含糊、张口受限,检查见一侧软腭、腭舌弓红肿膨隆、腭垂偏向对侧,应警惕伴发扁桃体周围脓肿。如发现患者鼻塞、流涕、耳痛、听力下降或胸闷、心悸等,应警惕其他并发症的发生,及时报告医生,协助处理。

3. 用药护理
(1)全身应用足量的抗生素或磺胺类药物,首选青霉素类,酌情使用糖皮质激素。
(2)病毒感染者给予抗病毒药物。
(3)高热头痛者给予解热镇痛剂。
(4)局部使用复方硼砂溶液或 3% 硼酸溶液或含化碘喉片、薄荷片。
(5)急性扁桃体炎反复多次发作或有并发症者,可在急性炎症消退后 2～3 周行扁桃体切除术。术后护理同慢性扁桃体炎术后护理。

4. 健康指导
(1)该病可通过飞沫或直接接触传染,发病期间患者应适当隔离。
(2)养成良好生活习惯,睡眠充足,劳逸结合,防止受凉及过度劳累。注意口腔卫生,经常漱口。
(3)饮食宜清淡富含营养,戒除烟酒,少食辛辣刺激性食物。
(4)加强身体锻炼,提高机体抵抗力。

【护理评价】

通过治疗和护理计划的实施,评价患者是否能够达到:
(1)咽痛减轻或消失。
(2)体温恢复正常。
(3)炎症消退,未发生败血症、急性肾炎等并发症。
(4)了解急性扁桃体炎防治的相关知识。

二、慢性扁桃体炎

慢性扁桃体炎(chronic tonsillitis)是扁桃体的持续性感染性炎症,多由急性扁桃体炎反复发作或因腭扁桃体隐窝引流不畅,隐窝内细菌、病毒滋生感染而演变为慢性炎症,是临床上常见疾病之一,多发生于大龄儿童及青年。

【病因与发病机制】

链球菌和葡萄球菌为本病的主要致病菌;反复发作的急性扁桃体炎使实质性结构增生或纤维蛋白样变性,瘢痕形成,扁桃体隐窝口阻塞,细菌与炎性渗出物充塞其中且引流不畅,从而导致本病发生;此外本病还可继发于猩红热、白喉、流感、麻疹等急性传染病以及鼻腔、鼻窦等邻近器官组织的感染。

【病理】

可分为 3 型。
1. 增生型　因炎症反复刺激致淋巴组织与结缔组织增生,扁桃体肥大,质软,突出于腭弓之外(图 19-2)。此型多见于儿童。
2. 纤维型　淋巴组织和滤泡变性萎缩,为广泛纤维组织所取代,因瘢痕收缩,扁桃体小而坚韧,常与腭弓及周围组织粘连。病灶感染多为此型。

3. 隐窝型 隐窝上皮增厚,扁桃体隐窝内有大量脱落上皮细胞、白细胞、淋巴细胞及细菌聚集而形成脓栓,或隐窝口因炎症瘢痕粘连,内容物排出受阻,形成脓栓或囊肿,成为感染灶。此型病变严重,易产生并发症。

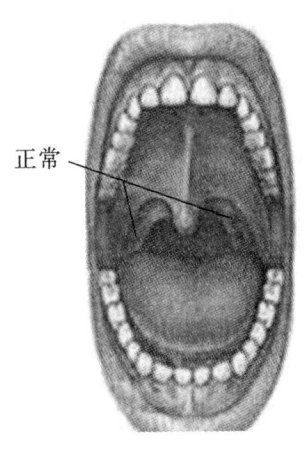
正常的扁桃体

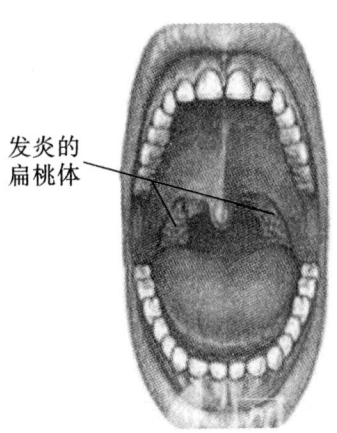
慢性扁桃体炎

图 19-2 慢性扁桃体炎

【护理评估】

(一) 健康史

评估患者发病前有无急性扁桃体炎、上呼吸道炎症反复发作史及风湿热、急性肾炎等全身性疾病。

(二) 身体状况

1. 症状 平时自觉症状少,可有咽内发干、发痒、异物感、刺激性咳嗽等轻微症状。时有咽痛,当扁桃体隐窝内潴留干酪样腐败物或有大量厌氧菌感染时可出现口臭;小儿扁桃体过度肥大时可出现睡眠打鼾、呼吸不畅、言语共鸣障碍等;当隐窝内脓栓被咽下,或隐窝内细菌、毒素等被吸收,可导致消化不良、头痛、乏力、低热等全身反应。

2. 体征 扁桃体和腭舌弓呈慢性充血,黏膜呈暗红色,隐窝口常有碎屑或脓性物质,挤压腭舌弓时,隐窝口有时可见黄、白色干酪样点状物溢出;扁桃体大小不定,成人扁桃体多已缩小,但表面可见瘢痕,凹凸不平,常与周围组织粘连;儿童、青年扁桃体多肥大,患者常有下颌角淋巴结常肿大。

(三) 辅助检查

测定血沉、抗链球菌溶血素"O"、血清黏蛋白、心电图检查等有助于并发症的诊断。

(四) 心理-社会状况

护士应评估患者及家属对疾病的认知程度及情绪状况,了解患者的年龄、饮食习惯、生活和工作环境,有无理化因素的长期刺激等。需手术者应评估患者术前心理状况。

【治疗要点】

1. 非手术治疗

(1)抗生素应用同急性扁桃体炎。

(2)免疫疗法或抗变应性治疗,包括使用有脱敏作用的细菌制品及各种增强免疫力的药物,如注射胎盘球蛋白、转移因子等。

(3)局部药物治疗,隐窝灌洗及激光疗法,但远期疗效均不理想。

2. 手术治疗　有手术适应证者(详见本章附1),常用扁桃体剥离法和挤切法。

【常见护理诊断/问题】

1. 急性疼痛　与慢性扁桃体炎急性发作或手术引起的机械损伤有关。

2. 焦虑　与慢性扁桃体炎反复发作及担心并发症和手术等有关。

3. 知识缺乏　缺乏有关的治疗和自我保健知识。

4. 潜在并发症　创面出血、风湿热、急性肾炎等。

【护理目标】

(1)疼痛消失。

(2)焦虑减轻或消失。

(3)了解疾病相关知识。

(4)及早发现各种并发症,并及时处理。

【护理措施】

(1)指导患者按医嘱正确用药,并注意观察药物的疗效及副作用。

(2)密切观察有无发热、关节酸痛、尿液变化等,警惕风湿热、急性肾炎等并发症的发生。

(3)手术前护理:①术前准备　详细询问病史,注意有无出血倾向,术前3d禁服抗凝血类药物;测量血压,做胸部透视;检查血常规和凝血功能;协助医生进行术前检查。对有禁忌证者(详见本章附1)暂停手术。②向患者解释手术目的及注意事项,以减轻患者紧张心理,争取配合。③术前3d开始给予漱口液含漱,每天4~6次,保持口腔清洁。④术前6h禁食水;并遵医嘱术前半小时给药,常用苯巴比妥钠、盐酸阿托品注射液。

(4)术后护理:①卧位,全身麻醉未苏醒者取去枕平卧、头偏向一侧卧位,全身麻醉清醒后及局部麻醉者取半卧位。②观察术后伤口渗血情况:嘱患者吐出口内分泌物,不要咽下,唾液中有少量血丝属正常现象,如持续吐鲜血,应采取止血措施;全身麻醉儿童不断出现吞咽动作提示已将血液咽下,应检查创面并给予止血;勿用力咳嗽、咳痰,以防出血。③预防感染,术后第二天开始漱口,保持创面清洁;向患者解释术后次日创面会形成一层具有保护作用的白膜,勿用力擦拭。密切观察体温变化,遵医嘱应用抗生素。④减轻疼痛,解释创面疼痛为术后正常现象,指导患者听音乐、看电视等分散注意力以减轻疼痛,也可行颈部冰敷或遵医嘱给予镇痛剂。⑤饮食护理,术后6h如无出血,可进温凉流质饮食;术后第二天如创面白膜均匀完整,进半流质饮食,3d后进软食,2周内忌吃硬食及粗糙食物。患者因创面疼痛常进食少,应加强宣教,鼓励进食。

5. 健康指导:①注意休息和适当锻炼,劳逸结合,生活规律,增强体质和抗病能力;

②养成良好的生活习惯,进食前后漱口,以保持口腔清洁;③术后1个月内避免进食硬、粗糙及刺激性强的食物。

【护理评价】

通过治疗和护理计划的实施,评价患者是否能够达到:

(1)扁桃体炎症消退,手术伤口愈合良好,疼痛消失。

(2)能有效应对压力,情绪稳定。

(3)掌握慢性扁桃体炎的相关知识。

(4)无出血、风湿热、急性肾炎等并发症发生。

附1

慢性扁桃体炎是耳鼻喉科常见病。扁桃体切除术是目前根治慢性扁桃体炎和阻止其反复发作引起其他脏器有关疾病的一种有效治疗方法。

[适应证]

扁桃体作为一个免疫器官,自有其生理功能。特别是儿童,扁桃体对机体具有重要的保护作用。任意切除扁桃体将消除局部的免疫反应,甚至出现免疫监视障碍。因此,必须严格掌握适应证及禁忌证,只有对那些炎症已呈不可逆性病变的扁桃体才应考虑手术治疗。

(1)慢性扁桃体炎反复急性发作或多次并发扁桃体周脓肿。

(2)扁桃体过度肥大,妨碍吞咽、呼吸及发声功能。

(3)慢性扁桃体炎已成为引起其他脏器病变的病灶,或与邻近器官的病变相关联。

(4)白喉带菌者,经保守治疗无效时。

(5)各种扁桃体良性肿瘤,可连同扁桃体一并切除;对恶性肿瘤则应慎重。

[禁忌证]

(1)急性炎症时,一般不施行手术,宜在炎症消退2~3周后切除扁桃体。

(2)造血系统疾病及有凝血机制障碍者,如再生障碍性贫血、血小板减少性紫癜、过敏性紫癜等,一般不手术。若扁桃体炎症会导致血液病恶化,必须手术切除时,应充分准备,精心操作,并在整个围术期采取综合治疗。

(3)严重全身性疾病,如活动性肺结核、风湿性心脏病、关节炎、肾炎、高血压、精神病等。

(4)在脊髓灰质炎及流感等呼吸道传染病流行季节或流行地区,以及其他急性传染病流行时,不宜手术。

(5)妇女月经期前和月经期、妊娠期,不宜手术。

(6)病人亲属中免疫球蛋白缺乏或自身免疫的发病率高,白细胞计数特别低者,不宜手术。

三、扁桃体周围脓肿

扁桃体周围脓肿(peritonsillar abscess)是指发生在扁桃体周围间隙内的化脓性炎症。初起为蜂窝织炎(称为扁桃体周围炎),继之形成脓肿。中医称之为喉痈。多见于青壮年。

【病因】

常继发于急性扁桃体炎,尤其是慢性扁桃体炎急性发作者。由于扁桃体隐窝,特别是上隐窝口阻塞导致引流不畅,其中的细菌或炎性产物破坏上皮组织,向隐窝深部侵犯,穿透扁桃体被膜,进入扁桃体周间隙。

本病常见的致病菌为金黄色葡萄球菌、乙型溶血性链球菌、甲型草绿色链球菌和厌氧菌属等。

【病理】

多为单侧发病。按其发生的部位,临床上分前上型和后上型两种。前上型,脓肿位于扁桃体上极与腭舌弓之间,较多见;后上型脓肿位于扁桃体与咽腭弓之间,相对少见。镜下见扁桃体周围疏松结缔组织中大量炎性细胞浸润,继之组织细胞坏死液化,融合形成脓肿。炎症浸润和组织水肿可导致患侧扁桃体上方软腭充血肿胀,悬雍垂水肿,偏向健侧(图19-3)。

【护理评估】

(一)健康史

评估患者发病前是否有急性扁桃体炎或慢性扁桃体炎急性发作病史等。了解是否有咽部异物及外伤史,有无糖尿病等影响机体免疫力的疾病。

(二)身体状况

1. 症状　起初如急性扁桃体炎症状,3～4 d后,发热仍持续或加重,一侧咽痛加剧,吞咽时特别明显,疼痛常向同侧耳部或牙齿放射。全身乏力、食欲缺乏、肌酸痛、便秘等。

2. 体征　早期检查可见一侧腭舌弓显著充血;脓肿形成时则局部隆起明显,甚至张口困难。属前上型者,患侧腭舌弓及软腭红肿突出,腭垂水肿,偏向对侧,腭舌弓上方隆起,扁桃体被遮盖且被推向内下方;后上型者,咽腭弓红肿呈圆柱状,扁桃体被推向前下方。

患者呈急性病容,表情痛苦;头偏向患侧,颈项呈假性僵直;口微张,吞咽困难,言语似口含物,唾液沿口角外溢,饮水自鼻腔反流,炎症波及翼内肌时可出现张口困难;同侧下颌角淋巴结肿大。

(三)辅助检查

1. B型超声检查　有助于鉴别扁桃体周炎和扁桃体周围脓肿。

2. 穿刺检查　扁桃体周围隆起处穿刺有脓可明确诊断。

(四)心理-社会状况

应评估患者及家属的心理、情绪状况、对疾病的认知程度及文化层次等。

【治疗要点】

1. 脓肿形成前　按急性扁桃体炎处理,给予足量抗生素及适量的糖皮质激素控制炎症。

2. 脓肿形成后

(1)穿刺抽脓:1%～2%丁卡因表面麻醉后,用16～28号粗针头于脓肿最隆起处刺入,即可抽出脓液。

(2)切开排脓:①前上型者,可在穿刺抽脓处,或选择最隆起和最软化处切开;也可按常规定位从腭垂根部做一假想水平线,从腭舌弓游离缘下端(与舌根交接处)做一假想垂直线,二线交点稍外即为切口处(图19-4)。切开黏膜及浅层组织后,可用长弯钳插入切口,进入脓腔,充分排脓。②后上型者,则在腭咽弓处切开排脓。次日复查,必要时可再次撑开排脓。

(3)扁桃体切除:对多次脓肿发作者,应在炎症消退2~3周后行扁桃体切除术。术后护理同慢性扁桃体炎术后护理。

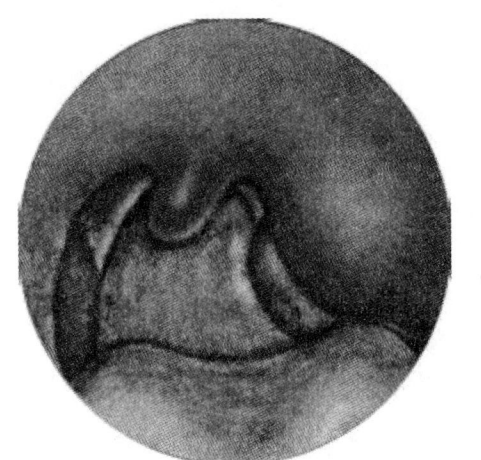
图19-3 扁桃体周围脓肿

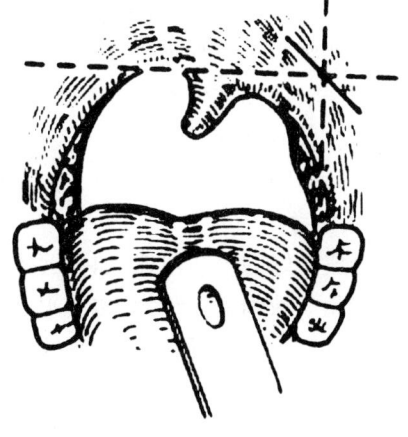
图19-4 扁桃体周围脓肿切开排脓部位

【常见护理诊断/问题】

1. 疼痛　与扁桃体周脓肿压迫及炎症刺激有关。
2. 体温过高　与炎症反应以及炎症引起的败血症、脓毒血症等因素有关。
3. 焦虑　与疼痛、吞咽困难、对手术的担心等因素有关。
4. 有误吸的危险　与脓肿自行溃破或切开时大量脓液未及时吸出有关。
5. 知识缺乏　缺乏疾病相关知识。
6. 潜在并发症　咽旁脓肿、急性喉炎、喉水肿等。

【护理目标】

(1)疼痛解除。
(2)体温恢复正常。
(3)焦虑减轻或消除。
(4)未发生误吸。
(5)无并发症发生。
(6)了解疾病相关知识。

【护理措施】

1. 术前护理
(1)做好心理护理,解释疼痛原因,以缓解患者的紧张情绪。

(2)向患者说明切开排脓的目的和方法,以取得患者配合。术前备好吸引器、氧气等抢救物品,防止大量脓液涌出导致误吸。

(3)指导患者听音乐、看电视分散注意力以缓解疼痛。疼痛较重者可行局部封闭止痛,也可颈部冷敷,必要时遵医嘱应用镇痛剂。

(4)高热患者给予有效的降温措施,卧床休息,多饮水。

(5)密切观察患者呼吸情况,尤其是后上型脓肿,可阻塞呼吸道导致呼吸困难。熟睡中脓肿有可能溃破,应加强夜间巡视,用压舌板检查时动作应轻柔,以防止脓肿破裂,脓液流入呼吸道时,应尽快用吸引器吸出。

2. 术后护理

(1)卧床休息24 h,必要时取头低脚高位,以利于脓液的排出。

(2)密切观察患者呼吸道是否通畅,以及口腔分泌物的颜色、量,备好抢救物品。

(3)遵医嘱使用抗生素,监测患者体温变化及早发现感染征象。

(4)进食营养丰富的流质或半流质饮食,不可过烫。

(5)保持口腔卫生,每日漱口5~10次。

3. 健康教育

(1)养成良好的生活习惯,加强锻炼,提高机体免疫力,防止上呼吸道感染。

(2)避免辛辣刺激性食物,多饮水,保持大便通畅。

(3)注意口腔卫生,积极治疗急性炎症,防止并发症,糖尿病患者注意血糖控制。

【护理评价】

通过治疗和护理计划的实施,评价患者是否能够达到:

(1)脓肿消除,疼痛消失。

(2)体温恢复正常。

(3)能有效应对压力,情绪稳定。

(4)未发生误吸、无并发症发生。

(5)了解疾病相关知识。

扁桃体肿大与扁桃体炎是有着本质的区别的,位于咽部的扁桃体是人体重要的免疫器官,1岁以前扁桃体还未充分发育,扁桃体不肿大,得扁桃体炎的机会也不多,1岁后逐渐增大,4~10岁达到高峰,14~15岁逐渐退化,因此扁桃体炎多见于学龄儿童。学龄儿童单纯的扁桃体肿大(应称之为生理性肥大),无发热和咽痛,检查扁桃体无充血,无脓性分泌物,这是正常现象,不必治疗,同时小儿患扁桃体炎时扁桃体的大小并不表示其炎症轻重的程度。

第三节　咽部肿瘤患者的护理

一、鼻咽纤维血管瘤

鼻咽纤维血管瘤(angiofibroma of nasopharynx)是鼻咽部最常见的良性肿瘤,由致密结缔组织、大量弹性纤维和血管组成,多见于10～25岁男性,故又名"男性青春期出血性鼻咽血管纤维瘤"。病因尚不明确。

【病理】

肿瘤起源于枕骨底部、蝶骨体及翼突内侧的骨膜。由胶原纤维及多核成纤维细胞组成网状基质,其间分布大量管壁薄且无弹性的血管,受损后极易出血。肿瘤常向邻近组织扩张生长,通过裂孔侵入鼻腔、鼻窦、眼眶、翼腭窝及颅内。

【护理评估】

(一)健康史

了解患者发病前的健康状况、年龄特征、鼻腔阻塞持续的时间、出血的程度和次数等。

(二)身体状况

1. 出血　阵发性鼻腔或口腔出血,伴有不同程度的贫血。
2. 鼻塞　肿瘤堵塞后鼻孔并侵入鼻腔,引起一侧或双侧鼻塞,多伴有流涕、闭塞性鼻音、嗅觉减退等症状。
3. 其他症状及体征　瘤体不断增长可导致邻近骨质压迫吸收和相应器官的功能障碍。如侵入眼眶,则出现眼球突出,视神经受压,视力下降;侵入翼腭窝、颞下窝引起面颊部隆起;侵入鼻腔可引起外鼻畸形;侵入颅内压迫神经,引起头痛及脑神经瘫痪;肿瘤压迫咽鼓管,可导致耳鸣、耳闷及听力下降。

(三)辅助检查

1. 前鼻镜检查　常见一侧或双侧鼻腔有炎性改变。
2. 间接鼻咽镜检查　可见鼻咽部圆形或分叶状红色肿瘤,表面光滑且富有血管。
3. 影像学检查　CT和MRI检查可清晰显示瘤体位置、大小、形态,了解肿瘤累及范围和周围解剖结构的关系及骨质破坏程度等情况。
4. 数字减影血管造影　可了解肿瘤的供血动脉并可进行供血血管栓塞,以减少术中出血。

(四)心理-社会状况

应评估患者的情绪状态、对疾病的知晓程度及家庭关注程度等。

【治疗要点】

主要采取手术治疗。根据肿瘤的范围和部位采取不同的手术路径。为了防止术中大出血,可采用术前行数字减影血管造影及血管栓塞术。近年来出现的鼻内镜下鼻咽纤维血管瘤切除术具有利用鼻内镜视角多、视野清晰、可直视下手术等优点,手术效果好,患者术后反应轻,目前已广泛开展。

【常见护理诊断/问题】

1. 恐惧　与疾病导致鼻腔或口腔出血及对手术不了解有关。
2. 急性疼痛　与手术创伤及鼻腔堵塞有关。
3. 有营养失调的危险:低于机体需要量　与失血过多、术后疼痛、吞咽障碍有关。
4. 潜在并发症　术后切口出血、感染、低氧血症等。
5. 知识缺乏　缺乏有关手术治疗及术后自我保健的知识。

【护理目标】

(1)情绪稳定,能积极配合治疗。
(2)疼痛减轻或可以耐受。
(3)维持正常营养状况。
(4)及早发现并发症征象,及时处理。
(5)了解鼻咽纤维血管瘤的有关知识。

【护理措施】

1. 术前护理

(1)心理护理:向患者介绍疾病相关知识及手术治疗的目的,介绍成功病例,消除其恐惧心理,增加战胜疾病的信心,积极地配合治疗。

(2)密切观察患者鼻腔出血情况,定时测量血压、脉搏,记录出血次数及出血量。

(3)术前准备:包括鼻腔手术备皮、交叉配血试验及行血常规、出凝血时间等检查。

(4)遵医嘱术前用药。

2. 术后护理

(1)密切观察伤口出血情况及生命体征变化;鼻腔填塞物填塞期间,应滴液状石蜡油等使之保持润滑;避免用力咳嗽或打喷嚏,以免鼻腔内填塞物脱出而引起出血。填塞纱条应分次取出,同时备好止血包等抢救物品;填塞物去除后应注意保持鼻腔通畅、湿润,预防鼻腔再出血。

(2)患者清醒后改半卧位,有利于鼻腔引流,减少头部血流量,减轻头痛及局部水肿。

(3)严密观察患者的呼吸及血氧饱和度,行前后鼻孔填塞术的患者应注意后鼻孔纱球的有效牵引,防止坠落引起窒息。

(4)遵医嘱适当应用抗生素,加强口腔护理。

(5)营养支持:由于患者出血较多,术后应及时补充电解质及充足的液体。给予高蛋白流质或半流质饮食。

3. 健康指导

(1)告知患者及家属出院后继续定期随访,预防复发,如再次发生鼻出血,应立即来院就诊。

(2)加强营养,进食高蛋白及含铁丰富饮食,改善贫血情况。

(3)适当参加体育锻炼,增强体质,但避免剧烈运动。

【护理评价】

通过治疗和护理计划的实施,评价患者是否能够达到:

(1)情绪稳定。

(2)疼痛减轻。

(3)营养状况改善。

(4)切口愈合良好,无并发症发生。

(5)了解疾病的相关自我保健知识。

二、鼻咽癌

鼻咽癌(nasopharyngeal carcinoma)是我国常见恶性肿瘤之一,发病率居世界首位,居耳鼻咽喉恶性肿瘤之首。其中以广东、广西、湖南、福建、江西等地区多见。发病年龄多在40~50岁,男性发病率为女性的2~3倍,以鳞状细胞癌多见。

【病因与发病机制】

目前认为与遗传、EB病毒及环境等因素有关。

1. 遗传因素 有种族及家庭聚集现象。有研究发现,鼻咽癌的发生发展与人类白细胞抗原的某些遗传因素密切相关。

2. EB病毒 鼻咽癌患者体内存在高滴度抗EB病毒抗体,且抗体滴度随病情发展而升高。

3. 环境因素 鼻咽癌高发区的大米和水中微量元素镍含量高于低发区,动物实验证实镍可促进亚硝胺类化合物诱发鼻咽癌。进食咸鱼等腌制品,其亚硝酸盐含量高,可能诱发鼻咽癌。另外,维生素缺乏和性激素失调也可改变鼻咽黏膜对致癌物的敏感性。

【病理分型】

鼻咽癌98%属低分化鳞癌,高分化鳞癌、腺癌、泡状核细胞癌等少见。

【扩散转移】

鼻咽癌早期可出现颈淋巴结转移,晚期可出现远处器官转移,常见部位为骨、肺、肝等。

【护理评估】

(一)健康史

重点评估患者发病的危险因素,如有无EB病毒感染史,是否经常接触污染空气及饮用水情况,了解居住环境、饮食习惯、有无家族史等。

(二)身体状况

鼻咽癌多发生于鼻咽顶后壁、咽隐窝处,因解剖位置隐蔽,早期症状不典型,易被忽略或误诊。

1. 鼻部症状 早期可出现回吸性血涕或擤出血性涕,但量少且会自行停止,故容易被忽视;晚期可大量出血,肿瘤增大可阻塞后鼻孔引起鼻塞,始为单侧,继而发展为双侧。

2. 耳部症状　肿瘤阻塞或压迫咽鼓管咽口,可引起耳鸣、耳闷塞感及听力减退或伴有鼓室积液,临床上易误诊为分泌性中耳炎。

3. 颈部淋巴结肿大　颈部淋巴结肿大为首发症状者约占60%,转移肿大的淋巴结为颈深部上群淋巴结,呈进行性增大,无压痛,质硬且固定,边界不清。

4. 脑神经症状　肿瘤经患侧咽隐窝的破裂孔侵入颅内,侵犯第Ⅱ～Ⅵ脑神经可产生头痛、面部麻木、眼球外展受限、上睑下垂、复视等脑神经受累症状;瘤体直接侵犯或由转移淋巴结压迫致第Ⅸ～Ⅻ脑神经受损,引起软腭麻痹、反呛、声嘶、伸舌偏斜等症状。

5. 远处转移症状　晚期可转移至骨、肺、肝等处,出现相应症状。

(三) 辅助检查

1. 间接鼻咽镜、纤维/电子鼻咽喉镜检查　可早期发现肿瘤的原发部位。肿瘤常位于咽隐窝或鼻咽顶后壁,呈小结节状、菜花状或溃疡状,易出血。早期病变不典型,仅表现为黏膜充血、血管怒张或一侧咽隐窝较饱满。

2. 脱落细胞学检查　负压吸引鼻咽部的分泌物涂片检查癌细胞,阳性率可达70%～90%。

3. 影像学检查　CT和MRI鼻咽颅底扫描,可了解肿瘤侵犯的范围及颅底骨质破坏的程度。

4. 活检　为确诊鼻咽癌的依据。应尽可能做鼻咽部原发灶的活检,有些病例须多次活检才能明确诊断。

5. 病毒血清学检查　病毒核抗原-免疫球蛋白A抗体测定常用于鼻咽癌辅助诊断指标、普查和随访。

(四) 心理-社会状况

注意评估患者的文化层次、对疾病的认知程度、情绪状况、压力应对方式和家庭支持情况等。

【治疗要点】

鼻咽癌大多属于低分化鳞癌,首选放射治疗。在放射治疗期间可配合化学治疗、中医中药及免疫治疗,以防止癌细胞向远处转移,提高放射治疗敏感性和减轻放射治疗并发症。通常采用钴^{60}或直线加速器高能治疗,目前临床已开始应用新的投照技术"调强适形放射治疗",放射治疗后残留或局部复发灶可采取手术治疗。

【常见护理诊断/问题】

1. 恐惧　与被诊断为鼻咽癌,对有关放射治疗、化学治疗知识不了解等有关。
2. 慢性疼痛　与肿瘤侵犯脑神经和脑实质有关。
3. 舒适改变　与肿瘤增大阻塞后鼻孔及放射治疗引起鼻塞有关。
4. 潜在并发症　鼻部出血,放射治疗引起的张口困难、口腔溃疡等。
5. 知识缺乏　缺乏鼻咽癌的相关知识。

【护理目标】

(1) 保持情绪稳定。
(2) 头痛及鼻塞减轻或消失。

(3)并发症未出现或减轻。

(4)认知鼻咽癌早期症状并了解相关知识。

【护理措施】

1. 心理护理

(1)首先让患者了解鼻咽癌的治疗方法及预后,鼓励患者说出恐惧焦虑的原因及心理感受,及时给予疏导。介绍成功病例,提高患者对治疗的信心。

(2)对晚期患者,因其癌痛难忍、瘫痪、失明等产生悲观、厌世情绪。应密切观察心理变化及时给予疏导。

(3)争取家属、亲友及有关社会团体的关心和陪伴,给予患者心理和经济支持。

2. 疼痛护理 头痛严重者遵医嘱及时给予镇静止痛药,告知患者经治疗后头痛大多能够明显减轻或消失。

3. 出血护理 严密观察患者的出血情况,大量出血时立即通知医生,备好鼻腔填塞的器械、物品,协助医生止血。观察生命体征,做好患者及家属的安慰工作。

4. 放射治疗护理 注意观察骨髓抑制、消化道反应、皮肤反应、唾液腺萎缩、放射治疗性肺炎等并发症。经常检查血常规,防止感染。指导患者坚持张口训练,每日进行口腔护理,避免辛辣刺激性食物,饭前饭后及睡前漱口;口腔黏膜破溃者,指导采用杀菌、抑菌、促进组织修复的漱口液含漱;放射治疗区域皮肤不要用化学物品刺激,只用温水清洗即可,不可搔抓。

5. 健康指导

(1)普及健康知识,少食咸鱼、腊肉等腌制品,如出现颈部肿块、剧烈头痛、回吸涕血、耳鸣、耳聋等症状时应及早就诊。

(2)对有家族遗传史者,应定期进行有关鼻咽癌的筛查,如免疫学检查、鼻咽部检查等。

(3)增强机体免疫功能和抵抗力。进食高蛋白、高热量、高维生素饮食,多喝水,多吃水果,以改善营养状态。

(4)定期复查,建议制订相应随访计划。一般随访时间分别是 3 个月、半年、1 年。如有不适,可随时就诊。

【护理评价】

通过治疗和护理计划的实施,评价患者是否能够达到:

(1)情绪稳定、自信心及应对能力增强。

(2)头痛及鼻塞减轻或消失。

(3)未出现并发症或减轻。

(4)了解鼻咽癌相关知识,积极配合治疗。

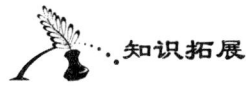

学科前沿

调强适形放射治疗是在三维适形放射治疗基础上演变而来的,特点是照射野的形状必须与病变（靶区）的形状一致，照射野内诸点的剂量能按要求调整，所以照射剂量分布也与靶区一致，称为调强适形放射治疗（intensitymodulatedradiationtherapy，IMRT）。医学界把调强适形放射治疗评价为放射肿瘤史上一场革命，是21世纪初放射治疗技术的主流。调强适形放射治疗概念的提出是在20世纪70年代，早期的多叶光栅叶片少而厚，适形性差，多靠手动调节，也只能做固定适形照射，随着计算机技术和多叶光栅的进步和改善，调强适形放射治疗进入了一个飞速发展的时期。

在放射治疗肿瘤时，照射剂量（指放射治疗总剂量）是影响放射治疗效果的主要因素，在剂量与局部控制率之间存在一种剂量效应关系，根据美国放射肿瘤学家Fletcher的经验，采用常规放射治疗，对于多数肿瘤来说，控制亚临床灶需要50 Gy，控制微小病灶需要60 Gy，病灶直径3 cm时需要75 Gy，病灶直径大于3 cm时，则要80 Gy以上。由于种种因素限制，所谓根治性放射治疗，也只能给予60～70 Gy的照射剂量，其局部控制率不可能有多高，而且会出现较严重的并发症。理想的放射治疗技术应是肿瘤病灶内剂量最高，而周围正常组织尽量少受照射。调强适形放射治疗就是一种较为理想的放射治疗技术，采用多野等中心技术，在每个照射野内分为许多子野，子野的照射强度是不一样的，其靶区剂量适形性更好，特别对于不规则形靶区或靶区附近有重要组织器官需要保护的病例，调强适形放射治疗比三维适形放射治疗有更好的优势。理论上讲，照射野设置越多，调强越精，剂量适形越好。

调强适形放射治疗主要适合于前列腺癌、鼻咽癌、乳腺癌、肺癌、胰腺癌、肝癌等，应用调强适形放射治疗能够进一步提高肿瘤内剂量，降低正常组织的剂量，提高疗效，降低并发症。如调强适性放射治疗前列腺癌，可使病灶剂量由68 Gy提高到81 Gy，3年控制率由48%提高到94%，直肠反应由57%降为2%；强调适形治疗鼻咽癌可保护腮腺避免口干；调强适形治疗乳腺癌、肺癌可避免放射性肺炎；调强适形治疗胰腺癌、肝癌可避免胃肠道损伤等。国际上各大肿瘤临床中心的临床研究结果令人鼓舞，调强适形放射治疗将取代目前的常规放射治疗技术，成为一种新的常规技术。

第四节　阻塞性睡眠呼吸暂停低通气综合征患者的护理

阻塞性睡眠呼吸暂停低通气综合征（obstructive sleep apnea-hypopnea syndrome，OSAHS）是指睡眠时上气道塌陷阻塞引起的呼吸暂停和低通气，通常伴有打鼾、睡眠结构紊乱、频繁发生血氧饱和度下降以及白天嗜睡等症状的疾病。OSAHS具体是指成人于7 h的夜间睡眠时间内，至少有30次呼吸暂停，每次呼吸暂停时间至少10 s以上;睡眠过程中呼吸气流强度较基础水平降低50%以上,并伴动脉血氧饱和度下降不少于4%;或呼吸暂停低通气指数(即平均每小时睡眠中呼吸暂停和低通气的次数)>5。

OSAHS可发生于任何年龄,但以中年肥胖男性发病率最高,是最常见、危害严重的一种睡眠呼吸低通气综合征。

【病因与发病机制】

OSAHS的病因尚不完全清楚,目前研究表明主要有下列3方面因素。

1. 上气道解剖结构异常或病变(图19-5)

(1) 鼻腔和鼻咽部狭窄:包括所有导致鼻腔和鼻咽部狭窄或阻塞的因素,如鼻中隔偏曲、鼻息肉、鼻甲肥大、腺样体肥大等。

(2) 口咽腔狭窄:如腭扁桃体肥大、软腭肥厚、咽侧壁肥厚、舌根肥厚、舌根后缩和舌根部淋巴组织增生,均可引起该部位狭窄。由于咽腔无支架,故口咽腔狭窄在OSAHS发病中占有最重要地位。

(3) 喉咽及喉腔狭窄:如婴儿型会厌、会厌组织塌陷、巨大声带息肉、喉肿物等。

(4) 上下颌骨发育障碍、畸形等导致的上气道骨性结构狭窄。

2. 上气道扩张肌肌张力降低 主要表现为颏舌肌、咽壁肌肉及软腭肌肉张力降低。

3. 呼吸中枢调节功能异常 主要表现为睡眠中呼吸驱动力降低及对高二氧化碳、高氢离子及低氧的反应阈提高。

另外,肥胖、妊娠期、更年期、甲状腺功能低下、糖尿病等可诱发或加重本病。遗传因素可使OSAHS的发生概率增加2~4倍,饮酒、安眠药物等亦可加重病情。

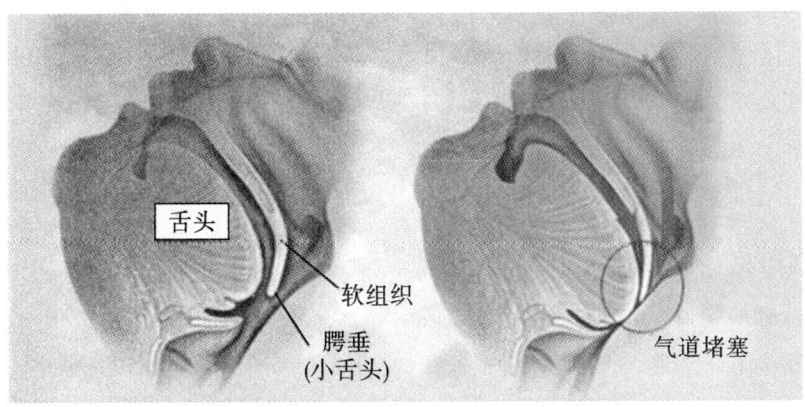

图19-5 上气道解剖结构异常(狭窄)

【病理生理】

1. 缺氧及二氧化碳潴留 呼吸暂停或低通气可导致动脉血氧分压下降、二氧化碳分压上升和pH值下降,低氧血症和高碳酸血症刺激肾上腺髓质大量释放儿茶酚胺,引发血压升高、心律失常,诱发冠心病和脑血栓等心脑血管病变。

2. 睡眠结构紊乱 睡眠结构改变可使机体内分泌激素分泌混乱,影响儿童的生长发育,或引起成人机体的代谢紊乱,使脂肪过度增加,肥胖加重,性与生育能力下降。

3. 咽腔、胸腔压力的变化　呼吸暂停可导致吸气时咽腔、胸腔压力明显增加,影响心血管系统功能,也可能引发反流性食管炎、咽喉炎。

【护理评估】

(一)健康史

了解患者夜间打鼾的程度、憋醒的频率和时间以及家族史。评估患者是否有口咽部狭窄、上气道扩张肌肌力下降及肥胖、甲状腺功能低下、糖尿病等致病因素。

(二)身体状况

1. 症状

(1)睡眠打鼾:鼾声超过 60 dB,影响他人休息。

(2)呼吸暂停:睡眠时憋气反复发作,每次持续数十秒,常常会憋醒;憋气常发生于仰卧位,侧卧时减轻或消失;打鼾与呼吸暂停交替出现。

(3)白天嗜睡:患者白天常出现晨起头痛、乏力、过度瞌睡、记忆力减退、注意力不集中、工作效率低等情况。

(4)心血管症状:患者憋醒后常感心慌、胸闷或心前区不适,病程较长的患者可并发高血压、心律失常、心绞痛与心肺功能衰竭等。

(5)其他症状:夜间不能安静入睡,常有躁动、多梦、遗尿、阳痿等;儿童患者还可出现颌面发育畸形、生长发育迟缓、胸廓发育畸形、学习成绩下降等表现。由于睡眠时张口呼吸致晨起口干,晨起后头痛,血压升高。

2. 体征

(1)一般征象:成年患者多数比较肥胖或明显肥胖,颈短、颈围大,部分患者可有明显的上颌骨、下颌骨发育不良。部分患者外鼻窄小,水平直线可见向上翘起的鼻孔,同时伴有上唇翘起。儿童患者一般发育较同龄人差,可有颌面发育异常,还可有胸廓发育畸形。

(2)上气道征象:咽腔尤其是口咽腔狭窄,可见扁桃体肥大、软腭组织肥厚、悬雍垂肥厚过长等;部分患者还可有鼻中隔偏曲、鼻息肉、腺样体肥大、舌扁桃体肥大及舌根肥厚等引起上气道狭窄的相关病变。

(三)辅助检查

1. 多导睡眠监测　应用多导睡眠描记仪(polysomnography instrument,PSG)对患者进行整夜连续的睡眠观察和监测,可测试肺功能,自动记录口鼻气流、胸腹呼吸运动、脑电图、眼电图、肌电图、血氧饱和度等,是诊断 OSAHS 的金标准。

2. 内镜检查　如鼻内镜、纤维鼻咽镜、喉镜等,有助于明确病因、部位及性质。

3. 影像学检查　可做头颅 X 射线、CT 扫描或 MRI 等检查,对查明病因、判断阻塞部位具有一定意义。

4. 声学监测　用声级计和频谱仪测量鼾声,用于比较治疗效果。

(四)心理-社会状况

应重点评估患者睡眠情况、性格特征、情绪状况、社交水平及对疾病的认知程度等。

【治疗要点】

1. 非手术治疗

(1) 一般治疗:减肥、戒烟、戒酒、建立侧卧位睡眠习惯。

(2) 持续正压通气治疗(continuous positive airway pressure,CPAP):是目前应用较为广泛且有效的方法之一。原理是通过一定压力的机械通气,保证 OSAHS 患者睡眠时呼吸道通畅,以纠正缺氧。其工作压力维持在 $4 \sim 20$ cmH$_2$O。

(3) 应用口器治疗:睡眠时佩戴特定口内装置,将下颌向前拉伸,使舌根前移,以扩大舌根后气道。适用于以舌根后气道阻塞为主、病情较轻的患者。

2. 手术治疗 若病因明确,原则上应予以手术去除病因,如可行鼻息肉摘除术,鼻中隔偏曲矫正术,扁桃体、腺样体切除术及腭垂腭咽成形术(uvulopalatopharyngoplasty, UPPP)等。

【常见护理诊断/问题】

1. 睡眠形态紊乱 与呼吸道阻塞引起憋气、觉醒有关。
2. 气体交换受损 与气道狭窄等原因影响通气有关。
3. 焦虑 与健康受到威胁、担心治疗效果有关。
4. 潜在并发症 脑卒中、心肌梗死、呼吸衰竭、睡眠中猝死等。
5. 知识缺乏 缺乏本病相关知识。
6. 意外受伤的可能 与患者白天过度瞌睡有关。

【护理目标】

(1) 睡眠情况有所改善。

(2) 通气状况改善,气体交换恢复正常。

(3) 保持情绪稳定,应对能力增强。

(4) 及早发现并发症的征象,及时处理。

(5) 了解本病相关知识,积极配合治疗与护理。

(6) 防止意外受伤的发生。

【护理措施】

1. 心理护理 鼓励患者表达自己的感受,并给予安慰与疏导;详细讲解本病基础知识,治疗的目的、方法及疗效等,消除其紧张恐惧心理及对预后的担心。

2. 密切观察患者的生命体征 特别是凌晨 $4 \sim 6$ 时呼吸、血压的变化,因这段时间内最容易发生频繁呼吸暂停或猝死;同时准备好吸引器、气管切开包或气管插管等以备急用。

3. 睡眠指导 指导患者采取半坐卧位或侧卧位睡眠,以防止软腭及舌根塌陷导致呼吸道阻塞,睡前 $3 \sim 4$ h 不饮含酒精的饮料;避免擅自应用镇静安眠等中枢神经系统抑制药,以免直接导致睡眠窒息的发生。

4. 保证睡眠环境安静 尽量安排单人房间,以免影响他人休息或受他人影响睡眠。

5. 用药护理 遵医嘱给予持续低流量吸氧或正压通气治疗,纠正患者的缺氧状况。

6. 正压通气治疗患者的护理

(1)通气前准备:上机前先向患者解释使用目的和方法,消除患者顾虑及紧张情绪;训练患者呼吸,使其很快与呼吸机同步。

(2)人机连接界面的选择:根据病情及患者的耐受情况选择鼻罩或面罩。重症呼吸衰竭时应首选面罩。

(3)体位与面罩松紧度:患者治疗时可取半卧位、坐位,但要使头、颈、肩在同一平面上,头略向后仰,保持气道通畅;四头带或软帽固定带的松紧度以无明显漏气的最小张力为宜,注意防止鼻梁、鼻翼两侧皮肤受压以及因头发的滑动影响头带的固定。

(4)气道管理:加强气道湿化和雾化,指导患者进行有效咳嗽、排痰,协助翻身、拍背,如患者无力咳嗽或出现意识障碍不能自行排痰,应卸除面罩吸痰,必要时行气管插管。在病情允许的情况下鼓励多饮水。

(5)加强监护:治疗过程中应严密观察动脉血气分析、SaO_2、血压、心率、呼吸频率、幅度、呼吸肌运动情况及患者精神状态、意识和主观感觉,注意保持呼吸机处于正常工作状态。

7. 对使用口器治疗者 睡前可用舌保护器置于口中,使舌保持轻度前置位,增加喉腔前后距离,从而减轻上呼吸道阻塞症状。

8. 手术患者的护理

(1)OSAHS患者多合并有高血压、冠心病和高血脂,术前遵医嘱留取各种标本,配合各种检查,并督促患者按时服药稳定血压、心率。但术前3d应停止抗凝药物的应用。

(2)余参照扁桃体切除手术的术前术后护理。

(3)术后注意观察患者睡眠时打鼾症状是否有改善,以及有无鼻腔堵塞情况出现。

9. 健康指导

(1)加强体育锻炼,增强抵抗力,预防上呼吸道感染。

(2)控制饮食,戒除烟酒,多做健身运动,制订减肥计划并落实。

(3)不宜从事驾驶、高空作业等有潜在危险的工作,以免发生意外。

(4)加强卫生宣教,提高对OSAHS的认识。

(5)告知患者术后一般1~2个月效果才比较显著,6~12个月疗效才稳定;定期随访并监测心脏功能、血压等,防止并发症的发生。由于术中切除部分软腭及悬雍垂,术后有可能出现饮食误呛、鼻腔反流现象,一般会在2周内消失。

【护理评价】

通过治疗和护理计划的实施,评价患者是否能够达到:

(1)睡眠质量改善。情绪稳定,应对能力增强。

(2)气体交换正常。

(3)无并发症发生。

(4)了解本病相关知识。

(5)未出现意外受伤。

(王亚琼 陈英英)

思考题

李某,男,46岁,患者诉10年前开始无明诱因出现夜间睡眠打鼾,张口呼吸,醒后舌头麻木、僵硬,鼾声响亮影响他人休息。1年前家人反映,患者鼾声加重,夜间多次发生呼吸暂停,暂停时间10 s以上,两次间隔不等,呼吸暂停后常有翻身侧睡,数秒后鼾声再起。患者白天精神差,注意力不集中,严重影响日常生活,喉镜显示咽部略充血,少许淋巴滤泡增生,扁桃体Ⅱ度大,无异常分泌物,腭垂肥大,软腭低垂,双侧腭咽弓宽阔,咽侧索肥厚,咽峡上下径及左右径变窄,咽峡前后径缩小,咽反射灵敏。

1. 患者最可能的医疗诊断是什么?
2. 主要的护理诊断有哪些?
3. 若行手术治疗请制订相应的护理措施。

同步练习

一、名词解释
1. 鼻咽纤维血管瘤
2. 鼾症

二、填空题
1. 急性咽炎的治疗有＿＿＿＿、＿＿＿＿、＿＿＿＿、＿＿＿＿。
2. 急性扁桃体炎根据病理学类型可分为＿＿＿＿、＿＿＿＿、＿＿＿＿三种。

三、选择题
A 型题
1. 急性扁桃体炎常见的并发症有( )
   A. 口底蜂窝织炎　　　　　　B. 咽喉脓肿
   C. 扁桃体周围脓肿　　　　　D. 食管周围脓肿
2. 扁桃体的主要生理功能是( )
   A. 呼吸功能　　　　　　　　B. 吞咽功能
   C. 消化功能　　　　　　　　D. 免疫功能

B 型题
   A. 急性咽炎　　　　　　　　B. 慢性咽炎
   C. 急性扁桃体炎　　　　　　D. 扁桃体周围脓肿
3. 为腭扁桃体的急性非特异性炎症( )
4. 为咽部黏膜、黏膜下及淋巴组织的慢性弥漫性炎症( )
5. 发生在扁桃体周围间隙内的化脓性炎症( )
6. 为咽黏膜、黏膜下组织以及咽部淋巴组织的急性炎症( )

X 型题
7. 咽部的常见症状有( )
   A. 咽痛　　　　　　　　　　B. 吞咽困难
   C. 咽异物感　　　　　　　　D. 声嘶
   E. 呼吸困难

四、简答题
1. 简述鼻咽癌的放射治疗护理。
2. 简述慢性扁桃体炎的术前、术后护理。

第二十章 喉科患者的护理

第一节 喉部炎症患者的护理

喉部炎症为喉部黏膜、结缔组织、软骨、韧带等结构的急性或慢性炎症,包括急性会厌炎、急性喉炎、慢性喉炎、声带小结、声带息肉等。本节重点介绍急性会厌炎、急性喉炎和声带小结、声带息肉患者的护理。

一、急性会厌炎

急性会厌炎(acute epiglottitis)是以会厌为中心的急性喉部炎症,为喉科急症之一,起病急,发展迅速,严重时可因会厌肿胀堵塞气道而引起窒息死亡。

【病因与发病机制】

本病与细菌感染、变态反应、外伤和邻近器官急性炎症等有关。其中细菌感染是本病发生的主要原因,也可与病毒混合感染。致病菌可由呼吸道吸入,也可由血行传染。常见的致病菌为乙型流感杆菌、葡萄球菌、链球菌、肺炎双球菌。

【护理评估】

(一)健康史

评估发病的时间,起病的缓急,有无呼吸困难等。评估患者有无上呼吸道感染史,有无过度疲劳、吸入有害气体、外伤、误吸异物、接触变应原等。

(二)身体状况

1. 全身症状　起病急骤,出现畏寒、乏力、发热等全身症状,发热程度与致病菌种有关,如为混合感染,体温通常较高。急性变态反应性会厌炎患者体温可正常。

2. 局部症状　多数病人咽喉疼痛剧烈,且在吞咽时加重,致咽下困难。严重时唾液难以咽下,导致张口流涎、拒食,一般无声嘶。会厌肿胀可引起不同程度的吸气性呼吸困难,伴有高调吸气性哮鸣,可引起窒息。

3. 体征　患者呈急性面容,严重者伴喉阻塞体征。

(三)辅助检查

一般间接喉镜检查即可诊断。必要时可行影像学检查CT和MRI检查。

(四)心理-社会状况

护士应注意评估患者及家属的心理和情绪状况以及患者对疾病的认知程度、文化层次等。

【治疗要点】

治疗原则是积极控制感染和减轻会厌水肿,脓肿形成则切开排脓。喉阻塞严重时,行气管切开术以解除呼吸困难。

【常见护理诊断/问题】

1. 有窒息的危险　与会厌高度肿胀阻塞呼吸道有关。
2. 急性疼痛　与会厌炎症引起充血肿胀有关。
3. 体温过高　与会厌感染引起炎症反应有关。
4. 知识缺乏　缺乏本病相关的预防保健和治疗配合知识。

【护理目标】

(1)会厌炎症消退,能保持正常呼吸,无窒息发生。
(2)咽喉部疼痛解除,能正常交流和吞咽。
(3)体温恢复正常。
(4)患者了解本病相关知识,积极配合治疗。

【护理措施】

1. 预防窒息　遵医嘱及时给予足量的抗生素和激素类药物。密切观察患者的呼吸形态,如有呼吸困难、吸气性软组织凹陷、喉喘鸣等喉阻塞症状,立即向医生报告。必要时吸氧、监测血氧饱和度。床旁备置气管切开包,严重呼吸困难患者做好气管切开术前准备。向患者讲解本病的特点及危害,使其理解并配合治疗,不可随意离开病房。气管切开者按气管切开术后护理。

2. 减轻疼痛　静卧休息,进清淡无刺激、流质或半流质饮食,以减轻对会厌的刺激。注意做好口腔护理,进食后用漱口液漱口。保持大便通畅。

3. 注意观察患者体温变化　必要时采用物理降温或药物降温。

4. 健康教育　向患者讲解本病的特点及预防措施,由变态反应所致者应避免与变应原接触。生活有规律,不过度疲劳,戒烟酒,积极治疗邻近器官的感染,如出现咽喉剧痛、吞咽困难、呼吸困难等症状时应立即就近就诊。

【护理评价】

通过治疗和护理计划的实施,评价患者是否能够达到:

(1)呼吸形态正常。
(2)疼痛消失。
(3)体温恢复正常。
(4)了解本病相关知识,积极配合治疗及护理,主动预防。

二、声带小结和声带息肉

声带小结和声带息肉均为喉部慢性炎症性病变。声带小结(vocal nodule)又称歌者小结,典型的声带小结为双侧声带前、中 1/3 交界处对称性结节状隆起(图 20-1)。

声带息肉（polyps of vocal cords）为好发于一侧声带的前、中段边缘处，为半透明、白色或粉红色表面光滑的肿物，多为单侧（图20-2）。两者均为引起声音嘶哑的常见疾病。因声带的前2/3是膜部，后1/3是软骨部，而膜部的中点即声带前、中交界1/3处，在发声时振幅最大，用声过度或用声不当会导致该处形成小结或息肉。

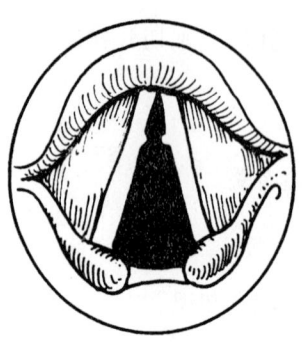
图20-1　声带小结

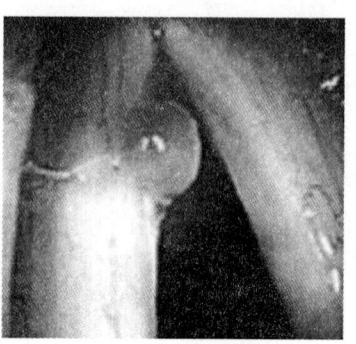
图20-2　声带息肉

【病因与发病机制】

1. 用声过度　因发声不当或用声过度导致，也可为一次强烈发声之后引起，所以本病多见于职业用声或过度用声的患者，如教师、销售人员、歌唱演员、喜欢喊叫的儿童等。

2. 长期慢性刺激　如长期吸烟可诱发本病。

3. 继发于上呼吸道感染　如感冒、鼻窦炎、急慢性喉炎可诱发本病。

4. 胃食管反流。

【病理】

声带小结发展过程可分为三个阶段：早期基质为水肿，中期有纤维化及透明变性，晚期可见小结基质。声带息肉的主要病理改变为黏膜固有层（相当于Reinke层）的弹力纤维及网状纤维破坏，间质充血水肿、血浆渗出、毛细血管扩张或增生、玻璃样变性、纤维化等，表面覆盖正常的鳞状上皮细胞，形成白色或粉红色的椭圆形肿物。

【护理评估】

（一）健康史

评估患者声音嘶哑的严重程度、发生和持续的时间，有无明显诱因。

（二）身体状况

主要表现为声音嘶哑。声带小结早期症状轻，仅表现为发声疲倦和间歇性声嘶，以后逐渐加重，表现为持续性声嘶。声带息肉患者因息肉大小、形态和部位不同，其音质和声音嘶哑程度也不同。巨大息肉位于两侧声带之间者，可完全失声，并可引起喘鸣和呼吸困难。

（三）辅助检查

间接喉镜检查最为常用。见双侧声带前中交界处有对称性结节状隆起，多为声带小结。见一侧声带前、中段有半透明、白色或粉红色的肿物，表面光滑，多为声带息肉。

息肉可带蒂,也可广基,带蒂的息肉可随呼吸气流上下移动。

(四)心理-社会状况

患者因持续声嘶影响工作或形象而就诊,但对本病发生的原因、如何保护声带、促进声带康复缺乏了解。应注意评估患者的文化层次、职业、生活习惯等,以便提供针对性的护理措施。

【治疗要点】

1. 声带小结　早期可通过噤声,可自行消失。或及时纠正错误的发音习惯也可成功治疗声带小结。儿童声带小结可在青春期自然消失。对不可逆又较大,且声嘶症状明显的小结可考虑在全身麻醉下经支撑喉镜行喉显微手术切除。

2. 声带息肉　主要治疗方法是手术。手术方法包括在表面麻醉下经纤维喉镜或电子喉镜下切除或在全身麻醉下经支撑喉镜行喉显微手术切除。术后应根据病情噤声休息2~4周。

【常见护理诊断/问题】

1. 知识缺乏　缺乏有关自我保健知识及手术的配合知识。
2. 窒息的可能　与术后声带过度充血肿胀有关。

【护理目标】

(1) 掌握保护声带的知识。
(2) 手术顺利,伤口愈合,无窒息的发生。

【护理措施】

(一)术前护理

(1) 向患者解释手术的目的、基本过程、术中和术后可能出现的不适以及如何与医生配合。
(2) 全身麻醉患者按全身麻醉术前护理常规。

(二)术后护理

(1) 病情观察　观察患者呼吸情况。嘱患者轻轻将口中分泌物吐出,观察其性状。术后避免剧烈咳嗽。
(2) 饮食护理　表面麻醉患者术后2 h可进温、凉流质软食,3 d后改普食。
(3) 促进声带创面愈合　术后噤声2~4周,使声带充分休息,减轻声带充血水肿。

(三)健康指导

(1) 嘱患者注意保护嗓音,告知正确的发音方法,避免长时间用嗓或高声喊叫,防止术后复发。
(2) 戒烟酒,忌辛辣刺激性食物。
(3) 预防上呼吸道感染,感冒期间尽量少说话,同时积极治疗上呼吸道感染。

【护理评价】

通过治疗和护理计划的实施,评价患者是否能够达到:
(1) 掌握保护声带的知识。

(2)配合手术顺利完成,呼吸平稳,伤口愈合,无窒息的发生。

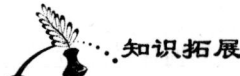

李丽娜等通过选取2010年3月至2011年3月手术后经病理确诊的声带息肉,术后经患者同意行24 h双探头pH值监测观察咽喉反流及胃食管反流与声带息肉关系的15例患者,探讨咽喉反流与声带息肉之间的关系。结果:15例患者进行监测,咽喉部反流阳性例6例(40%),食管反流阳性13例(86.67%),两者均阳性6例(40%)。在6例咽喉部反流阳性患者中,5例(83.33%)反流症状数量表阳性,4例(66.67%)反流检查计分阳性;13例食管反流阳性的患者中9例(69.23%)反流症状数量表阳性,11例(84.62%)反流检查计分阳性。结论:上消化道及咽喉反流在声带息肉的发生、发展中可能起到一定的作用,胃反流物刺激可能是声带息肉发生的直接病因或是诱因之一。

三、急性喉炎

急性喉炎(acute laryngitis)是指以声门区为主的喉黏膜急性炎症,是成人呼吸道常见急性感染性疾病之一,男性发病率较高,以声嘶、喉痛为主要症状。小儿急性喉炎有其特殊性,常累及声门下区黏膜和黏膜下组织,多在冬春季发病,发病率比成人低,但易发生呼吸困难。

【病因与发病机制】

1. 感染　急性喉炎多继发于受凉感冒、急性鼻炎、急性咽炎和上呼吸道感染。先为病毒感染,后继发细菌感染。小儿多继发于某些急性传染病,如流行性感冒、麻疹、百日咳等。

2. 用声过度　用声过度也可引起急性喉炎,如说话过多、大声叫喊、剧烈久咳等。

3. 其他　吸入有害气体(如氯气、氨气等)、粉尘吸入或烟酒过度。

【护理评估】

(一)健康史

评估患儿的营养发育状况,有无变应性体质,评估发热、咳嗽、咳痰、呼吸困难的发生和持续时间,有无明显诱因。

(二)身体状况

1. 发热　早期即可出现。儿童病人畏寒、发热等全身症状较成人病人为重。

2. 声音嘶哑　是急性喉炎的主要症状。从声音粗糙低沉,变为沙哑,到很快声嘶,甚至完全失音,成人病人更为显著。

3. 咳嗽　小儿患者炎症累及声门下区时,呈"空""空"样咳嗽,且夜间较重,是小儿急性喉炎的重要特征之一。

4. 吸气性呼吸困难　小儿患者最为明显，并出现胸骨上窝、锁骨上窝、肋间隙及上腹部软组织吸气性内陷等喉阻塞症状。严重者面色苍白、呼吸无力，甚至窒息死亡。

5. 喉痛　可有喉部不适或疼痛，但不影响吞咽。

（三）辅助检查

喉镜检查可见喉黏膜充血肿胀，尤以声门下区严重，使声门下区变窄。黏膜表面有时附有黏稠性分泌物。因小儿不合作，通常不做喉镜检查。

（四）心理-社会状况

因患儿起病急，病情凶险，家属多表现为紧张和恐惧。应注意评估患者及家属的心理状况及患者家属对疾病的认知程度、文化层次、经济状况、家庭支持系统等。

【治疗要点】

1. 解除喉阻塞　一旦确诊，应及早使用有效、足量的抗生素控制感染，配合较大剂量的糖皮质激素，如泼尼松口服，地塞米松肌内注射或静脉滴注。

2. 给氧、解痉和化痰治疗，保持呼吸道通畅　重度喉阻塞或经药物治疗后喉阻塞症状未缓解者，应及时行气管切开。

【常见护理诊断/问题】

1. 有窒息的危险　与喉阻塞或喉痉挛有关。
2. 语言沟通障碍　与声带充血水肿导致声音嘶哑、失音有关。
3. 体温过高　与喉部黏膜感染引起炎症反应有关。
4. 潜在并发症　低氧血症。
5. 知识缺乏　缺乏识别喉炎症状特点及预防知识。

【护理目标】

（1）保持呼吸道通畅，呼吸道阻塞解除。
（2）声嘶减轻或消失。
（3）生命体征正常，无低氧血症发生。
（4）患者和家属掌握急性喉炎的预防保健知识。

【护理措施】

1. 心理护理　耐心向患者及家属解释病情的发生、发展，消除其焦虑和恐惧，积极配合。

2. 密切观察病情，备齐抢救物品　观察体温变化，高热时给予物理降温或遵医嘱给予药物降温。严密观察呼吸情况，必要时给予氧气吸入，出现明显的喉梗阻症状者应立即报告医生，迅速配合医生实施气管切开及其他解除喉梗阻的紧急措施。

3. 噤声　尽量使患者安静休息，避免剧烈咳嗽，噤声或少说话，使声带充分休息。减少患儿哭闹，以免加重缺氧。

4. 健康指导　告知患者和家属此病的危险性及预防措施，冬季应保持居室通风。患儿一旦出现犬吠样咳嗽、呼吸困难时，应及时就诊，以免延误病情。

【护理评价】

通过治疗和护理计划的实施，评价患儿及家属是否能够达到：

（1）保持呼吸道通畅，呼吸形态正常。

(2)声嘶减轻或消失。

(3)生命体征正常,无低氧血症发生。

(4)患者及家属掌握急性喉炎的预防保健知识。

第二节 喉阻塞患者的护理

喉阻塞(laryngeal obstruction)又称喉梗阻。因喉腔内或其周围邻近组织病变的影响,使喉部通道出现狭窄、不全或完全性梗阻,发生程度不同的呼吸困难。它不是一种独立的疾病,而是各种不同病因引起的症状,若抢救不及时,可引起窒息死亡。

【病因与发病机制】

1. 炎症　如小儿急性喉炎、急性会厌炎,急性喉气管支气管炎、咽后壁脓肿等。

2. 外伤　喉部外伤,如切割伤、烧灼伤、异物外伤、器械外伤、挫伤、挤压伤及化学腐蚀伤等。

3. 异物　喉内较大的异物(如豆类、鱼骨等),可引起喉腔机械性阻塞并导致喉痉挛。

4. 肿瘤　如喉癌,多发性喉乳头状瘤、甲状腺肿瘤等都可阻塞气道引起喉梗阻。

5. 水肿　喉部血管神经性水肿、变态反应等可使声门区黏膜水肿,甲状腺功能减退,严重心、肾疾病致静脉回流障碍等均可使声门水肿变窄,发生喉阻塞。

6. 畸形　如先天性喉喘鸣、喉蹼、喉软骨畸形、喉瘢痕狭窄。

7. 双侧声带麻痹　多由外伤、肿瘤等各种原因引起。

【护理评估】

(一)健康史

评估患者近期有无上呼吸道感染病史,有无喉部外伤、吸入异物、喉部肿瘤史,有无接触过敏原史,有无甲状腺手术、气管插管病史等,还要注意评估患者呼吸困难发生的时间、程度等。

(二)身体状况

1. 吸气性呼吸困难　是喉阻塞的主要症状。表现为患者吸气运动增强,吸气深而慢,但通气量并不增加。其发生机制:声门裂为喉部最狭窄处,正常情况下,吸气时气流将声带斜面向下、向内推压,但因同时伴有声带外展运动,使声门裂扩大,所以能使呼吸保持通畅。而当喉部病变时,因声带黏膜充血肿胀、声带变厚,使本来狭窄的声门裂更加狭窄,加之吸气运动仍使气流将声带斜面向下、向内推压,促使声门裂狭窄进一步加剧,导致吸气性呼吸困难(图20-3)。而呼气时气流向上推开声带,使声门裂变大,故不出现呼气困难。

2. 吸气性喉喘鸣　为吸气时气流不能顺利通过狭窄的声门裂而形成气流旋涡冲击声带,使声带颤动所发出的声音。喉阻塞程度越严重,喘鸣声越响。

3. 吸气性软组织凹陷　因患者吸气困难,吸入气体不易进入肺部,所以胸腹部辅助呼吸肌均加强运动,扩张胸部,以辅助呼吸,但肺叶因气体量不足不能相应膨胀,故胸腔内负压增高,使胸壁及其周围软组织凹陷,包括胸骨上窝、锁骨上窝、胸骨剑突下及肋间隙,临床上称为"四凹征"(图20-4)。凹陷程度与呼吸困难程度呈正相关,儿童因肌张力较弱,"四凹征"更明显。

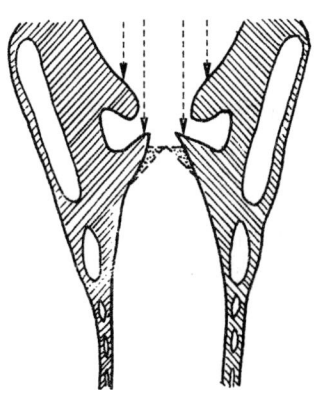
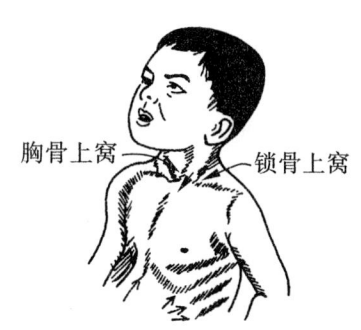

图20-3 吸气性呼吸困难　　　图20-4 吸气性软组织凹陷

4.声嘶　常有声音嘶哑,甚至失声。病变位于室带或声门下区者,声嘶出现较晚或不出现。

5.发绀　因缺氧而面色青紫,吸气时头后仰,坐卧不安,烦躁不能入睡。晚期可出现脉搏细速、心律不齐、心力衰竭,最终发生昏迷而死亡。

6.其他症状　包括咳嗽、窒息感等。

（三）呼吸困难分度

根据患者症状和体征的严重程度,临床上常将喉阻塞引起的呼吸困难分为4度。

Ⅰ度:安静时无呼吸困难、吸气性喉喘鸣及胸廓软组织凹陷。活动或哭闹时,出现轻度吸气性呼吸困难、稍有吸气性喉喘鸣及胸廓周围软组织凹陷。

Ⅱ度:安静时有轻度吸气性呼吸困难、吸气性喉喘鸣和吸气性胸廓周围软组织凹陷,活动时加重,但不影响睡眠和进食,无烦躁不安等缺氧症状。脉搏尚正常。

Ⅲ度:吸气性呼吸困难明显,喉喘鸣声较响,吸气性胸廓周围软组织凹陷显著,并出现缺氧症状,如烦躁不安、脉搏加快、血压升高、不易入睡等。

Ⅳ度:呼吸极度困难。因严重缺氧和体内二氧化碳潴留,患者坐卧不安、手足乱动,面色苍白或发绀、出冷汗、定向力丧失、心律不齐、脉搏细速、血压下降、昏迷、大小便失禁等。若不及时抢救,则可因窒息引起呼吸心跳停止而死亡。

（四）辅助检查

病情轻者可先检查,确诊后再治疗;病情危重者,先抢救,喉梗阻缓解后再进一步检查。常用的有 X 射线、CT、核磁、内窥镜检查。必要时做血气分析。

（五）心理-社会状况

评估患者的年龄、性别、情绪状态、对本病的认识程度等,还要评估家属的心理状况,以提供全面有效的护理措施。喉阻塞患者常急诊就医,患者和家属都会因患者呼吸困难威胁生命而感到非常恐惧,希望立即解决呼吸困难,但对气管切开手术缺乏认识。尤其是小儿、青少年和青年女性,因考虑到今后生长发育或美观而拒绝气管切开,容易造成延误医疗时机,使病情加重而发生窒息的危险性增加。

【治疗要点】

喉阻塞患者的治疗原则:迅速解除呼吸困难,防止窒息。根据引起喉阻塞的病因、呼吸困难的程度和全身情况,采用药物或手术治疗,治疗要点如下:

Ⅰ度和Ⅱ度:积极进行病因治疗。使用足量抗生素和糖皮质激素,严密观察呼吸,大多可避免气管切开。若为异物,应迅速取出。喉肿瘤、喉外伤双侧声带麻痹等病因不能一时祛除,应考虑先行气管切开。

Ⅲ度:应及时行气管切开术。对于炎症引起的喉阻塞,可在严密观察呼吸变化的情况下,先试用药物治疗。经药物治疗无效、喉阻塞时间较长、全身情况差者,应及早手术,以免发生窒息或心力衰竭。对于肿瘤等原因引起的喉阻塞,宜先行气管切开术,解除呼吸困难,再给予相应的病因治疗。

Ⅳ度:对此期病人,时间就是生命,不论何种病因引起,均应立即行紧急气管切开术(环甲膜切开)进行抢救,或先插管后再行常规气管切开。

【常见护理诊断/问题】

1. 有窒息的危险　与喉阻塞或手术后套管阻塞或脱管有关。

2. 恐惧　与患者呼吸困难,害怕窒息死亡有关。

3. 潜在并发症　低氧血症、术后出血、皮下气肿、气胸等。

4. 有感染的危险　与气管切开术后切口易被污染,机体抵抗力低有关。

5. 知识缺乏　缺乏气管切开术后自我护理和喉阻塞预防知识。

【护理目标】

(1)呼吸道阻塞解除,呼吸平稳。

(2)情绪稳定,积极配合医疗和护理。

(3)缺氧症状缓解。

(4)术后生命体征平稳,切口顺利愈合。

(5)掌握气管切开后自我护理知识和技能。

【护理措施】

(一)心理护理

向患者解释呼吸困难产生的原因、治疗方法和疗效,消除患者对疾病的恐惧、焦虑、疑问,避免不良刺激。对喉阻塞较严重的患者,护士应守护在患者床边,随时观察病情变化,给予安慰和疏导,减轻患者紧张和恐惧。

(二)保持呼吸道通畅,改善缺氧症状,预防窒息

1. 为患者创造安静舒适的休息环境　室内保持适宜的温度和湿度。卧床休息,协助取半卧位,减少耗氧量,以免加重呼吸困难或发生意外。小儿患者尽量减少任何外界刺激,避免因哭闹而加重呼吸困难。

2. 用药、吸氧及术前准备　及时遵医嘱用药;必要时予雾化吸入,低流量吸氧。如为异物、喉部肿瘤、喉外伤或双侧声带瘫痪引起的喉阻塞,应及时做好术前准备,以便随时手术。

3. 病情观察　Ⅰ度和Ⅱ度喉阻塞患者应密切观察病情变化和喉阻塞程度,如病情加重及时通知医生。对Ⅲ度和Ⅳ度喉阻塞患者应密切观察呼吸、脉搏、血氧饱和度、血

压、神志、面色、口唇颜色等变化,如病情加重应立即协助医生手术。

4. 备齐急救物品 对Ⅱ度和Ⅲ度喉阻塞患者,在行气管切开术前应准备气管切开包、适宜型号的气管套管、床旁插灯和吸引器等,置于患者床旁。

(三)气管切开术患者的护理

气管切开术(tracheotomy)是一种切开颈段气管前壁并插入气管套管(图20-5~图20-7),使患者直接经套管呼吸和排痰的急救手术。一般在第2~4气管环处切开气管,避免切开第1环,以免损伤环状软骨而导致喉狭窄,亦不能低于第5环,以防发生大出血。

1. 术前护理

(1)严密观察患者呼吸困难及喉阻塞的程度,床旁备好氧气、吸引器、吸痰管、床头灯、气管切开包、适当型号的气管套管(表20-1)、抢救用品等,如病情加剧,紧急情况下及时与医生联系行床旁气管切开术。

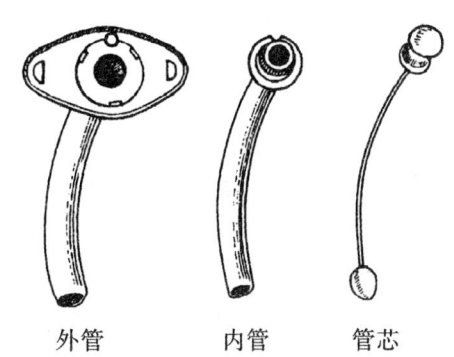

图20-5 金属气管套管

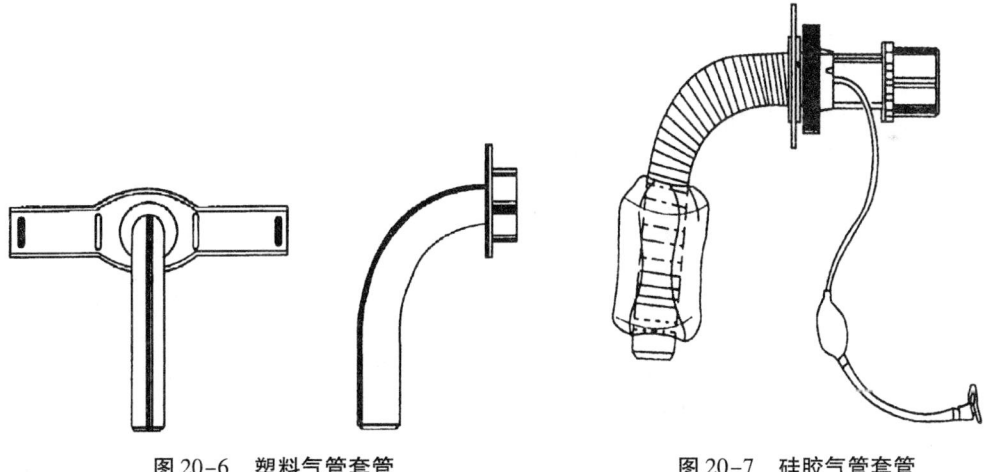

图20-6 塑料气管套管　　图20-7 硅胶气管套管

表20-1 金属气管套管型号选用表

号别	00	0	1	2	3	4	5	6
内经/mm	4.0	4.5	5.5	6.0	7.0	8.0	9.0	10.0
长度/mm	40	45	55	60	65	70	75	80
适用年龄	1~5个月	1岁	2岁	3~5岁	6~12岁	13~18岁	成年女性	成年男性

(2)向患者说明手术的目的和必要性,术中可能出现的不适感及如何配合,术后康复过程中需要注意的事项,解除患者及家属的紧张和恐惧。

(3)术前如病情许可需完善实验室常规检查,喉阻塞患者如需做必要的特殊检查时,应有医务人员陪同,以防发生意外。

(4)如果时间允许,术前应禁食禁水。如果情况紧急,必须争分夺秒,立即行气管切开。

2.术后护理

(1)保持气管内套管通畅:气管切开后必须时刻保证气管内套管通畅,有分泌物咳出时及时用纱布擦净。成人一般每4~6 h清洗套管内管1次,清洗消毒后立即放回,以防外套管被分泌物阻塞。如分泌物较多或小儿气管切开患者,要增加清洗次数,以防分泌物干痂附于管壁内影响呼吸。气管套管的内芯应放在床旁柜抽屉内随手可取之处,以备急用。

(2)维持下呼吸道通畅:床旁备吸引器,及时吸出呼吸道的分泌物。室内保持适宜的温度和湿度,温度宜在20~25 ℃,湿度在60%~70%。气管内分泌物黏稠者可用雾化吸入或蒸汽吸入,一般使用生理盐水、抗生素及糜蛋白酶。定时通过气管套管滴入湿化液,保持气道湿化。协助患者取平卧或半卧位,鼓励患者有效地咳嗽、咳痰。

(3)预防感染:①每日清洁消毒切口,更换套管垫。注意无菌操作,减少切口及肺部感染的概率。②进食营养丰富的半流质饮食或软食,增加蛋白质、维生素的摄入,增强机体抵抗力。③按医嘱使用抗生素。④密切观察体温变化,切口渗血、渗液情况,气管内分泌物的量及性质,如出现发热、分泌物增多、性质异常及时报告医生。⑤鼓励患者经常翻身和下床活动,必要时帮助患者翻身拍背,预防肺部感染。

(4)更换气管垫法:患者取坐位或卧位,取下污染的气管垫,必要时吸痰。用酒精棉球擦去切口周围渗血及痰液。将清洁气管垫(两侧均附有系带)置于气管外套管翼下,注意消毒切口或放入清洁气管垫时,动作幅度不要过大,以免将气管套管拉出,引起危险。在更换气管垫时外套管的带子是不解开的。

(5)预防脱管:①气管外套管系带应打3个外科结,松紧以能容纳1个手指为宜;②经常检查系带松紧度和牢固性,告诉患者和家属不得随意解开或更换系带;③注意调整系带松紧度,患者手术后1~2 d可能有皮下气肿,待气肿消退后系带会变松,必须重新调整系紧;④吸痰时动作要轻;⑤告知患者剧咳时可用手轻轻抵住气管外套管翼部;⑥气管内套管取放时,注意保护外套管,禁止单手取放,应一只手抵住外套管翼部,另一只手取放内套管。

(6)并发症的观察和护理:气管切开术后常见的并发症包括皮下气肿、纵隔气肿、气胸、出血等。故术后应注意观察患者的呼吸、血压、脉搏、心率以及缺氧症状有无明显改善,如不见改善反而恶化,应警惕是否有纵隔气肿或气胸发生,并立即报告医生。观察皮下气肿的消退情况,正常情况下1周左右可自然吸收。

(7)拔管及护理:喉阻塞及下呼吸道阻塞症状解除,呼吸恢复正常,可考虑拔管。拔管前先要堵管24~48 h,如活动及睡眠时呼吸平稳,方可拔管,如堵管过程中患者出现呼吸困难,应立即拔除塞子。拔管后无须缝合,用蝶形胶布拉拢创缘,数天后即可自愈。拔管后1~2 d仍须严密观察呼吸,叮嘱患者不要随意离开病房,并备好床旁紧急气管切开用品,以便患者再次发生呼吸困难时紧急使用。

(8)再次发生呼吸困难的处理:气管切开后患者若再次发生呼吸困难,应考虑如下三种原因并做相应处理。①套管内管阻塞,拔出套管内管呼吸即改善,表明内套管阻塞,应清洁后再放入。②套管外管或下呼吸道阻塞,拔出内套管后呼吸仍无改善者,可滴入湿化液并进行深部吸痰后,呼吸困难即可缓解。③套管脱出,脱管的原因多见于套管缚带太松,或为活结易解开;套管太短或颈部粗肿;气管切口过低;皮下气肿及剧烈咳嗽、挣扎等。如脱管,应立刻通知医生并协助重新插入套管。

(四)健康指导

(1)对住院期间未能拔管而须带管出院的患者,应教会患者或家属:①消毒内套管、更换气管垫的方法;②湿化气道和增加空气湿度的方法;③洗澡时防止水流入气管,不得进行水上运动;④外出时注意遮盖套管口,防止异物吸入;⑤定期门诊随访。如发生气管外套管脱出或再次呼吸不畅,应立即到医院就诊。

(2)应通过各种途径向公众大力宣传喉阻塞的原因和后果及如何预防喉阻塞:①增强免疫力,防止上呼吸道感染;②养成良好的进食习惯,吃饭时不大声谈笑;③家长应注意不要给小儿吃豆类、花生、瓜子等食物,防止异物吸入;④有药物过敏史者应避免与过敏原接触。

【护理评价】

通过治疗和护理计划的实施,评价患者是否能够达到:

(1)情绪稳定,积极配合治疗。

(2)喉阻塞解除,呼吸道通畅。

(3)缺氧症状改善,无并发症发生或引起严重后果。

(4)掌握气管切开后自我护理知识和技能,了解预防喉阻塞的知识。

第三节 喉部肿瘤患者的护理

一、喉乳头状瘤

喉乳头状瘤(papilloma of larynx)是喉部最常见的良性肿瘤,可发生于任何年龄,甚至新生儿,以10岁以下儿童多见。发生在儿童者常为多发性,生长快,易复发。发生在成人者有恶变倾向。

【病因及病理】

目前认为喉乳头状瘤与人乳头状瘤病毒感染有关。亦有观点认为,喉乳头状瘤与喉部慢性刺激及内分泌失调有关。由复层鳞状上皮及其下的结缔组织向表面呈乳头状生长,一般不侵犯基底组织。

【护理评估】

(一)健康史

评估患者声嘶、咳嗽、呼吸困难的发生和持续时间,有无明显诱因如上呼吸道感染史。儿童患者须评估营养发育状况、是否为复发、手术史等。

(二)身体状况

儿童患者常为多发性肿瘤、生长快,症状明显,声嘶进行性加重,易发生喉阻塞。成人型者病程进展缓慢,常见症状为进行性声嘶,亦可出现干咳,肿瘤大者出现失声、喉鸣及呼吸困难。

（三）辅助检查

间接喉镜和纤维喉镜下可见肿瘤呈苍白、淡红或暗红色，表面不平，呈乳头状增生，成人者以单个带蒂多见，儿童患者的基底较广，主要位于声带，可向上波及室带、会厌，向下蔓延至声门下、气管内。

（四）心理-社会状况

儿童患者反复发作，多次手术，频繁者甚至一个月就要进行一次手术，严重影响患儿的生长发育，也给家庭带来沉重的负担，家属十分焦虑。成人患者则较多担心疾病是否会恶变。护士应注意评估患者的年龄、性别、心理状况及患儿家属对疾病的认知程度、文化层次、经济状况、家庭支持系统等。

【治疗要点】

支撑喉镜下应用CO_2激光、等离子刀切除是最有效的治疗手段。并发喉梗阻者，应行气管切开术。

【常见护理诊断/问题】

1. 有窒息的危险　与喉阻塞有关。

2. 潜在并发症　低氧血症。

3. 知识缺乏　缺乏识别喉乳头状瘤的症状特点、治疗及预防知识。

【护理目标】

（1）呼吸道通畅，呼吸平稳。

（2）无明显缺氧症状。

（3）掌握喉乳头状瘤症状特点、治疗及预防知识。

【护理措施】

1. 加强心理护理　术前向患者及其家属详细讲解手术过程，使其有正确认识，消除紧张恐惧心理，稳定情绪，安心接受手术。对小儿患者应向其家属说明此为良性肿瘤，虽然易复发，须做多次手术，但是到青春期后有自行消退的可能，鼓励其树立战胜疾病的信心。

2. 严密观察病情变化　嘱患者少说话，不可大声喊叫，以免加重声嘶。如有呼吸困难，应给予氧气吸入，备好气管切开包及其他抢救用品，必要时紧急行气管切开术。行气管切开后，一般在短期内不能拔管，必须向患者及家属反复强调说明，使其积极配合治疗。小儿患者需要耐心安抚，减少哭闹，以免加重呼吸困难和缺氧。

3. 健康指导　预防上呼吸道病毒感染，禁烟、酒。成人患者复发时应警惕癌变，须定期随访。小儿患者由于反复手术，疾病消耗，常有营养不良，注意加强营养，增强手术耐受力。

【护理评价】

通过治疗和护理，评价患者是否能够达到：

（1）呼吸道通畅，呼吸平稳。

（2）无明显缺氧症状。

(3) 掌握喉乳头状瘤的症状特点、治疗及预防知识。

二、喉癌

喉癌(carcinoma of larynx)是头颈部常见的恶性肿瘤,占全身恶性肿瘤的1%～5%,我国高发地区是东北和华北地区。全世界喉癌发生率最高的国家为西班牙、法国、意大利和波兰。近年来喉癌发病有明显增长的趋势。喉癌的高发年龄为40～60岁,男性多发,男女发病率之比为(7～10)∶1。

【病因与发病机制】

喉癌的致病原因迄今尚未明确,可能与下列因素有关。

1. 吸烟　临床观察发现95%的喉癌患者有长期吸烟史。因为烟草燃烧时,产生烟草焦油,其中含有致癌物质苯并芘。烟草可使呼吸道纤毛运动迟缓或停止,黏膜充血水肿,上皮增厚和鳞状化生,成为致癌基础。据统计,吸烟者患喉癌的危险度是非吸烟者的3～39倍。

2. 饮酒　慢性酒精摄入与喉癌发生有一定相关性。饮酒者患喉癌的危险度是非饮酒者的1.5～4.4倍。且吸烟和饮酒有致癌的协同作用。

3. 病毒感染　成年型喉乳头状瘤由人乳头状瘤病毒引起,目前认为是喉癌的癌前病变。

4. 环境因素　长期大量接触各种有机化合物(多环芳香烃、亚硝胺等),吸入生产性粉尘或工业废气,如二氧化硫、芥子气、砷、镍等,喉癌发生率高。另外,长期接触镭、氡等放射性同位素可引起恶性肿瘤。有报道少数患者头颈部放射治疗可诱导喉癌、纤维肉瘤和腺癌等。

5. 其他　喉癌的发生可能与性激素水平、免疫功能缺乏、体内微量元素(如锌、镁)缺乏有关。

【病理】

鳞状细胞癌最为常见,约占喉癌的98%,且多分化较好,腺癌、未分化癌等极少见。喉癌的大体形态分类:①溃疡浸润型,癌组织稍向黏膜面突起,表面可见深层浸润的凹陷溃疡,边界不整,界限不清;②菜花型,肿瘤外突生长,呈菜花状,边界清,一般表面无溃疡;③结节型或包块型,肿瘤表面为不规则隆起,多有较完整的包膜,边界较清,很少形成溃疡;④混合型,兼有溃疡浸润型和菜花型的外观,表面不平,常有较深的溃疡。

喉癌的扩散转移与肿瘤的原发部位、肿瘤细胞的分化程度及癌肿的大小等密切相关,转移途径有直接扩散、淋巴转移和血行转移。直接扩散即喉癌经黏膜表面或黏膜下浸润扩散至周围组织。淋巴转移部位多见于颈深淋巴结上群和下群。少数晚期患者可随血液循环转移至肺、肝、骨、肾、脑垂体等。

【分区分期】

根据癌肿的生长范围和扩散程度,喉癌的分期按国际抗癌协会(UICC)TNM分类标准第六版(2002年)方案如下述,临床分期见表20-2。

表 20-2 喉癌临床分期

分期	T	N	M
0期	Tis	N0	M0
Ⅰ期	T1	N0	M0
Ⅱ期	T2	N0	M0
Ⅲ期	T3	N0	M0
	T1,T2,T3	N1	M0
ⅣA期	T4a	N0,N1	M0
	T1,T2,T3,T4a	N2	M0
ⅣB期	任何T	N3	M0
	T4b	任何N	M0
ⅣC期	任何T	任何N	M1

1. 解剖划分 声门上区、声门区和声门下区。
2. TNM临床分类

(1) T:原发肿瘤

Tx:原发肿瘤无法评估

To:无原发肿瘤的证据

Tis:原位癌

声门上型

T1:肿瘤限于声门上一个亚区,声带活动正常

T2:肿瘤侵犯声门上一个亚区以上、侵犯声门或声门上区以外,无喉固定

T3:肿瘤限于喉内,声带固定和(或)下列部位受侵:环后区、会厌前间隙、声门旁间隙和(或)伴有甲状软骨局灶破坏

T4a:肿瘤侵透甲状软骨板和(或)侵及喉外组织

T4b:肿瘤侵及椎前间隙,包裹颈总动脉,或侵及纵隔结构

声门型

T1:肿瘤侵犯声带,但声带活动正常

T2:肿瘤侵犯声门上或声门下和(或)声带活动受限

T3:肿瘤限于喉内,声带固定和(或)侵犯声门旁间隙,和(或)有甲状软骨局灶破坏

T4a:肿瘤侵透甲状软骨板或侵及喉外组织

T4b:肿瘤侵及椎前间隙,侵及纵隔结构,或包裹颈总动脉

声门下型

T1:肿瘤限于声门下

T2:肿瘤侵犯声带,声带活动正常或受限

T3:肿瘤限于喉内,声带固定

T4a:肿瘤侵透环状软骨或甲状软骨板和(或)侵及喉外组织

T4b:肿瘤侵及椎前间隙,侵及纵隔结构,或包裹颈总动脉

(2) N:区域淋巴结转移

Nx：颈部淋巴结不能确定
N0：无颈部淋巴结转移
N1：同侧单个淋巴结转移，直径小于等于 3 cm
N2：同侧、对侧或双侧单个或多个淋巴结转移，最大直径小于等于 6 cm
N3：淋巴结转移，最大直径大于 6 cm
(3) M：远处转移
Mx：远处转移不能确定
M0：无远处转移
M1：有远处转移

【护理评估】

(一) 健康史

询问患者发病前有无长期慢性喉炎或其他喉部疾病如喉白斑、喉角化症、喉乳头状瘤等，了解患者发病的危险因素，如有无长期吸烟、饮酒、接触工业废气、肿瘤家族史等。

(二) 身体状况

根据肿瘤发生的部位，喉癌大致可分为以下四种类型，各型临床表现不一。

1. 声门上癌 约占30%，在我国东北地区多见。肿瘤大多原发于会厌喉面根部，早期无特异症状，仅有咽部不适、痒感或异物感等不易引起患者注意。声门上型癌分化差、发展快，早期易出现颈淋巴结转移。癌肿向深层浸润或出现较深溃疡时，可有喉咽痛，并可放射到同侧耳部。若侵犯到梨状窝，可影响吞咽。当癌肿表面溃烂时，有咳嗽和痰中带血，并有臭味。呼吸困难、咽下困难、咳嗽、痰中带血等常为声门上癌的晚期症状。

2. 声门癌 最为多见，约占60%，一般分化较好，转移较少。早期症状为声嘶，初起时轻时重，随着肿瘤增大，声嘶逐渐加重，甚至失声。呼吸困难是声门癌的另一常见症状，常因声带运动受限或固定，或肿瘤组织阻塞声门所致（图20-8）。

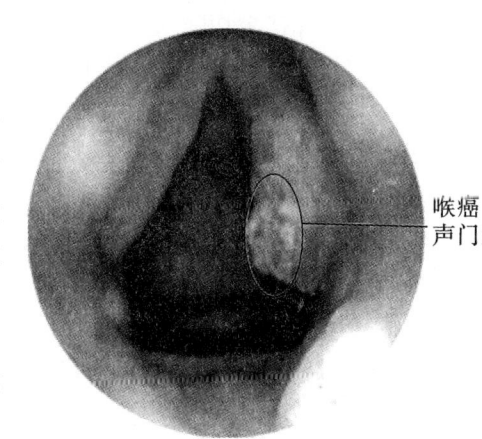

图 20-8 喉癌

3. 声门下癌 即位于声带平面以下，环状软骨下缘以上部位的癌肿，最少见。因位置隐蔽，早期无明显症状，检查不易发现。当肿瘤发展到相当程度时，可出现咳嗽、痰中带血、声嘶和呼吸困难等。

4. 贯声门癌 是指原发于喉室，跨越两个解剖区即声门上区及声门区的癌肿。癌组织在黏膜下广泛浸润扩展，以广泛浸润声门旁间隙为特征。由于肿瘤位置深且隐蔽，早期症状不明显，出现声嘶时，常已有声带固定，而喉镜检查仍未能窥见肿瘤。随着肿瘤向声门旁间隙扩展，浸润和破坏甲状软骨时，可引起咽喉痛。

(三) 辅助检查

1. 间接喉镜检查　为最简便实用的方法,借此了解癌肿的部位、形态、范围和喉的各部分情况,观察声带运动和声门大小情况等。

2. 纤维喉镜或电子喉镜检查　能进一步观察癌肿大小和形态,并可取活检,确定诊断。

3. 影像学检查　颈部和喉部CT和MRI能了解病变范围及颈部淋巴结转移情况,协助确定手术范围。

(四) 心理-社会状况

患者易产生恐惧、抑郁、悲观、社会退缩等心理社会障碍,家庭则易产生应对能力失调等障碍。了解患者的年龄、性别、文化层次、职业、社会职位、压力应对方式、对疾病的认知程度、经济收入、医疗费支付方式、家庭功能等。年龄越轻,社会地位和文化层次越高的患者对术后失音和形象改变可能越难以接受,因此,应根据患者的具体情况评估患者的心理状况,以便协助患者选择有效的、能够接受的治疗方案,同时有利于术后心理问题的疏导。喉癌的确诊会给患者和家属带来极大的精神打击,喉癌的手术治疗又将会使患者丧失发音功能以及颈部遗留永久性造口,给患者的心理和形象上造成双重恶性刺激,患者和家庭成员都需要重新适应。

【治疗要点】

喉癌的治疗方式主要包括手术、放射治疗、化学治疗和免疫治疗等。根据病变的部位、范围、扩散情况和全身情况,选择合适的治疗方案或综合治疗。

手术治疗是目前治疗喉癌的主要手段。原则是在彻底切除癌肿的前提下,尽可能保留或重建喉功能,以提高患者的生存质量。手术方式主要分为喉部分切除术及喉全切除术。喉部分切除术包括喉显微CO_2激光手术、喉裂开术、垂直部分喉切除术、水平部分喉切除术、喉次全切除或近全切除术等,主要适用于较早期的喉癌;喉全切除术适用于不适宜行喉部分切除术的T3和T4喉癌、原发声门下癌、喉部分切除术后或放射治疗后复发的患者等。

【常见护理诊断/问题】

1. 焦虑　与被诊断为癌症和缺乏治疗、预后的知识有关。
2. 有窒息的危险　与术前癌肿过大、术后造瘘口直接暴露于环境中有关。
3. 急性疼痛　与手术引起局部组织机械性损伤有关。
4. 语言沟通障碍　与喉切除有关。
5. 有感染的危险　与皮肤完整性受损,切口经常被痰液污染,机体抵抗力下降有关。
6. 潜在并发症　出血、肺部感染、咽瘘、乳糜漏等。
7. 营养失调:低于机体需要量　与术后营养摄入途径、种类改变有关。
8. 自理能力缺陷　与术后疼痛、身体虚弱、各种引流管和导管限制活动有关。
9. 自我形象紊乱　与术后对喉部结构和功能的丧失不能适应有关。
10. 知识缺乏　缺乏出院后自我护理知识和技能。

【护理目标】

(1) 患者术前能够认识引起焦虑的原因,进行自我控制。

(2) 手术前后呼吸道通畅。
(3) 疼痛减轻或消失。
(4) 能用其他方法有效沟通交流。
(5) 切口愈合好,无出血、感染。
(6) 无肺部感染、咽瘘、乳糜漏等发生。
(7) 营养满足机体需要,无营养不良发生。
(8) 自理能力逐渐恢复。
(9) 接受自身形象改变,自信地参与社会交往。
(10) 患者或家属最终能够掌握自我护理颈部切口和套管的知识和技能。

【护理措施】

(一) 术前护理

1. 心理护理 了解患者的焦虑程度,倾听其主诉,对患者的心情和感受表示理解和认同,安慰患者,鼓励其面对现实,积极配合治疗。鼓励家属多陪伴患者,给予情感支持。告知患者疾病的相关知识,如治疗方法和预后,以及术后如何保证生活质量,有哪些可替代的交流方法,在什么情况下可恢复工作等,帮助患者树立战胜疾病的信心。

2. 做好口腔的清洁和准备工作 教会患者放松技巧,如肌肉放松、缓慢的深呼吸等。

3. 预防窒息 注意观察呼吸情况,避免剧烈运动,防止上呼吸道感染,限制活动范围,必要时床旁备气管切开包。

(二) 术后护理

1. 疼痛的护理 评估疼痛的部位、程度,告知疼痛的原因和可能持续的时间;必要时遵医嘱使用止痛药或镇痛泵;抬高床头30°～45°,减轻颈部切口张力;教会患者起床时保护颈部的方法;避免剧烈咳嗽加剧切口疼痛。

2. 语言交流障碍护理 评估患者读写能力,术前教会患者简单的手语,以便术后与医护人员沟通,表达个体需要;术后也可使用写字板、笔或纸,对于不能读写的患者可用图片。鼓励患者与医护人员交流,交流时给予患者足够的时间,表示耐心和理解;告知患者术后一段时期后便可以学习其他发音方式如食管发音、电子喉等。

3. 防止呼吸道阻塞 向患者讲解新的呼吸方式,气体不从鼻进出而从颈部气管造口进出,不可遮盖或堵塞颈部造口;观察患者呼吸的节律和频率,监测血氧饱和度;定时湿化吸痰,防止痰液阻塞气道;室内湿度保持在55%～65%,防止气道干燥结痂;鼓励患者深呼吸和咳嗽,排出气道分泌物,保持呼吸道通畅,防止肺部感染。

4. 防止切口出血 注意观察患者的血压、心率变化;切口加压包扎;吸痰动作轻柔;仔细观察出血量,包括敷料渗透情况、痰液性状、口鼻有无血性分泌物、负压引流量及颜色;如有大量出血,应立即让患者平卧,用吸引器吸出血液,防止误吸,同时建立静脉通路,尽快通知医生,根据医嘱使用止血药或重新手术止血,必要时准备输血。

5. 预防感染和咽瘘 注意观察体温变化;换药或吸痰时注意无菌操作;每日消毒气管套管;气管纱布垫潮湿或受污染后应及时更换;负压引流管保持通畅有效,防止无效腔形成;做好口腔护理;一周内不做吞咽动作,嘱患者有口水及时吐出;根据医嘱全身使用抗生素;增加营养摄入,提高自身免疫力。

6. 加强营养摄入 保证鼻饲量,鼓励少量多餐;注意鼻饲饮食中各种营养的供给,包括热量、蛋白质、维生素、纤维素等;患者鼻饲饮食发生不适时,如腹胀、腹泻、打嗝等,及时处理,做好鼻饲管护理,防止堵塞、脱出。

7. 帮助患者适应自己的形象改变 鼓励患者倾诉自己的感受;避免流露出嫌弃、厌恶或不耐烦;鼓励患者照镜子观察自己的造口;调动家庭支持系统帮助患者接受形象改变,主动参与社会交往。还可教会患者制作围巾、镂空饰品等遮盖造瘘口,保持自我形象整洁。

8. 自理缺陷的护理 术后一段时间患者自理缺陷,应做好各项基础护理,保持患者身体清洁舒适,满足其基本需要。以后根据患者病情和切口愈合情况协助其逐渐增加活动量,恢复自理能力。

(三)放射治疗患者的护理

放射治疗患者的护理要点:告知患者放射治疗可能出现的副作用(如皮肤损害、黏膜损害等)应对方法,放射治疗后局部皮肤可能有发黑、红肿、糜烂,注意用温水轻轻清洗,然后涂以抗生素油膏,不要用肥皂、沐浴露等擦拭皮肤;鼓励患者树立信心,克服反应,坚持完成疗程;注意观察呼吸,因放射治疗会引起喉部黏膜充血肿胀,使气道变窄,如患者出现呼吸困难,可先行气管切开,再行放射治疗。

(四)健康指导

出院前应对患者或家属进行以下内容的指导:①清洗、消毒和更换气管内套管或全喉套管的方法。外出或沐浴时保护造瘘口。②外出时可用有系带的清洁纱布垫系在颈部,遮住气管造口入口,防止异物吸入。盆浴时水不可超过气管套管,淋浴时注意勿使水流入气管套管。③清洁、消毒造瘘口:每日观察造瘘口是否有痰液或痰痂附着,可用湿润棉签清洁,必要时用酒精棉球消毒造瘘口周围皮肤。④根据患者具体情况向气道内滴入湿化液,以稀释痰液,防止痰液干燥结痂;多饮水;室内干燥时注意对室内空气进行加湿。如果气道内有痂皮形成,应去医院,切勿自行清理,以免坠入气管内。⑤不到人群密集处,防止上呼吸道感染。可适当锻炼身体,增强抵抗力,但不可进行水上运动。⑥学会自我检查颈部淋巴结。⑦进行恢复头颈、肩功能的锻炼。⑧定期随访,1个月内每2周1次,3个月内每月1次,1年内每3个月1次,1年后每半年1次。⑨如发现造瘘口出血、呼吸困难、造瘘口有新生物或颈部扪及肿块,应及时就诊。⑩向患者提供有关发音康复训练、参与社会活动组织如喉癌俱乐部等的建议与信息。

(五)发音康复

喉全切除术后,有3种不同的方法可以帮助患者重建发音功能。①食管发音是最为经济、简便的方法。其基本原理是:经过训练后,患者把吞咽进入食管的空气从食管冲出,产生声音,再经咽腔和口腔动作调节,构成语言。其缺点是发音断续,不能讲长句子。②电子喉发音也是喉全切除患者常用的交流方式。具体方法是讲话时将其置于患者喉部或颈部,利用音频振荡器产生声音,即可发出声音,但声音欠自然。③食管气管造瘘术是通过外科手术在气管后壁与食管前壁之间造瘘,插入发音钮(单向阀),发音机制为当患者吸气后,堵住气管造口,使呼出的气体通过单向阀进入食管上端和下咽部,产生振动而发音,患者配合口腔、舌、牙齿、嘴唇的动作形成语言。常用的发音钮包括Blom-Singer发音假体、Provox发音钮等。

【护理评价】

通过治疗和护理计划的实施,评价患者是否能够达到:

(1)情绪稳定,焦虑减轻或消除。
(2)气管套管通畅,呼吸平稳。
(3)疼痛轻微或无疼痛。
(4)能够用一种或多种替代方法有效沟通交流。
(5)切口愈合好,无出血、感染。
(6)无肺部感染、咽瘘、乳糜漏等发生。
(7)营养满足机体需要,体重无明显下降。
(8)生活能基本自理。
(9)接受自身形象改变,主动参与社会交往。
(10)掌握自我护理颈部造口和气管套管的知识和技能。

(施丹丹)

思考题

1. 简述喉阻塞的分度和处理原则。
2. 试述气管切开的适应证及术后护理。
3. 李先生,61岁,声嘶逐渐加重1年余。经反复多次抗炎治疗声嘶无好转。近来感声嘶进一步加重,几乎发不出声音,伴呼吸费力、吞咽困难、喉痛。近几天咳嗽时吐血性痰液。间接喉镜检查见会厌喉面根部有一直径约0.3 cm的淡粉色肿块,表面光滑,无破溃,左声带固定于近中线位。追问病史,患者有烟酒嗜好,吸烟史40余年,每天1包左右,酒量250 g以上。颈部可扪及肿大的淋巴结。MRI检查结果显示喉部有一肿块。患者出现恐惧、紧张心理。思想负担重,失眠,坐立不安,易激动和恼怒,心事重重,压抑感明显。

(1)应采用的处理原则是什么?
(2)请为李先生制订1份护理计划?

同步练习

一、名词解释

1. 喉阻塞
2. 急性会厌炎

二、填空题

1. 气管切开病人病室环境应保持温度_____ 湿度_____。
2. 急性喉梗阻临床特点以_____为主,伴有_____和_____,多数还伴有_____。
3. 喉癌的病理类型主要以_____为主,根据肿瘤起源部位可分为_____、_____、_____。

三、选择题

A型题

1. 下列哪项不是声带麻痹的常见原因( )

    A. 甲状腺癌   B. 肺癌

C.食管癌 D.声带息肉

2.小儿"空""空"样咳嗽伴吸气性呼吸困难最可能诊断( )

A.急性喉炎 B.支气管异物

C.肺炎 D.肺水肿

3.喉息肉的好发部位( )

A.声带后1/3 B.声带前中1/3交界处

C.喉室 D.假声带

4.哪项不属于气管切开术术后护理要点( )

A.防止套管阻塞 B.防止套管脱出

C.防止感染 D.噤声

X型题

5.急性会厌炎的临床表现包括( )

A.咽喉 B.语声含糊不清

C.吸气性呼吸困难 D.声音嘶哑

四、简答题

简述喉阻塞的分度。

第二十一章 气管、支气管及食管异物患者的护理

第一节 气管、支气管异物患者的护理

气管、支气管异物(foreign bodies in the trachea and bronchi)有内源性和外源性两种,临床上多见外源性异物。多发生在3岁以下儿童,偶尔见于成人,是耳鼻喉科常见的急危重症之一。气管、支气管的异物有植物性、动物性、矿物性和化学合成品等。

【病因与发病机制】

(1)儿童因臼齿未萌出,咀嚼功能不完善,不能将花生、瓜子、豆类等硬食物嚼碎,又因喉的防御反射功能不健全,当口含塑料笔帽及小橡皮盖等表面光滑、体小质轻等具备易吸入气道的条件物品;或用力吸食滑润的食物(如果冻、海螺)时易将其误吸入气道。

(2)成人在工作中,习惯口含物品(针、钉及扣等)作业者,尤其是仰头作业时,突遇外来刺激或突然说话,即可不慎将异物吸入气道。

(3)全身麻醉或昏迷、酒醉等患者,因吞咽功能不全,如护理不当,也可误将异物(如呕吐物)吸入气管、支气管。

(4)鼻腔异物钳取不当,治疗牙疾时牙齿(活动的义齿)或注射针头、细小探针的偶然脱落,也可落入气道。

(5)呼吸道内伪膜、干痂、血凝块、干酪样物等脱落或存留于气道内。

异物停留的部位与异物的性质、形状、大小及气管、支气管解剖因素等有密切关系。尖锐或不规则的异物易嵌顿于声门下区,轻而光滑的异物易随呼吸气流上下活动,出现相应的临床表现。严重者因呼吸道严重受阻而窒息死亡。临床上右侧支气管异物发病率高于左侧。

【护理评估】

(一)健康史

了解患者(儿)发病前有无明确的异物吸入史或异物接触史,是否有引起剧烈呛咳等病史。评估患者(儿)有无呼吸困难、面色发绀等症状。仔细询问发病过程、时间、异物的种类、大小,有无院外处理等。

(二) 身体状况

气管、支气管异物的症状与体征一般分为4期。

1. 异物进入期　异物经喉进入气管时，立即引起剧烈呛咳、憋气面色潮红，如异物嵌顿于声门，可引起窒息。
2. 安静期　异物停留在大小相应气管或支气管内时，一段时间可无症状或仅有轻微咳嗽及轻度呼吸困难和喘鸣。
3. 刺激或炎症期　异物刺激呼吸道黏膜诱发炎症反应，可引起咳嗽、痰多等症状。
4. 并发症期　可发生支气管炎、肺炎甚至肺脓肿。表现为发热、咳嗽、咳脓痰、呼吸困难、胸痛及咯血等。

异物停留在气管和支气管内的表现：

1. 气管异物　气流经异物阻塞部分气管腔时可产生喘鸣音。气管内活动性异物，可引起阵发性咳嗽，并在咳嗽及呼气末期，异物随气流向上撞击声门下时产生拍击声，置听诊器于颈部气管前即可闻及。且在此处可触到撞击感。
2. 支气管异物　异物进入支气管后，咳嗽减轻，但若为植物性异物，支气管炎症多较明显，常有发热、咳嗽、痰多、喘鸣等症状。导致肺炎则闻及湿啰音。呼吸困难程度与异物阻塞部位及大小有关，两侧支气管均有异物时，呼吸困难多较严重。

(三) 辅助检查

1. X射线检查　对于金属等不透光的异物，可以确定异物位置、大小及形状。可透光异物可出现间接征象（如纵隔摆动、肺气肿、肺部感染等），对于推断可透光异物的有无及位置有重要参考意义（图21-1、图21-2）。

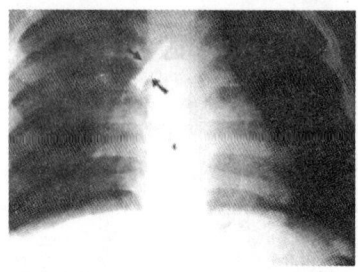
图21-1　右支气管内异物（金属钉）

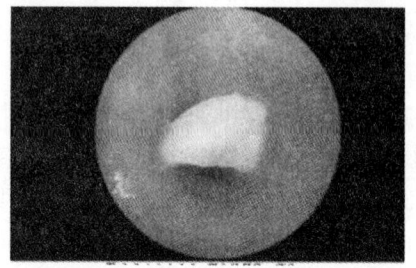
图21-2　气管异物（花生）

2. CT检查　必要时可行CT检查，确定异物位置、大小及形状。
3. 支气管镜检查　可以明确诊断，并及时取出异物。

(四) 心理-社会状况

患儿常因剧烈咳嗽、憋气甚至窒息而极度紧张和恐惧，患儿家属则十分担心和焦虑，应注意评估患儿及家属的情绪状态及对疾病的认知程度，文化层次和生活环境。

【治疗要点】

气管、支气管异物有危及生命的可能，异物取出是唯一的治疗方法。应及时诊断，尽早取出异物，以保持呼吸道通畅。

手术的方法：直接喉镜异物取出术、经支气管镜异物取出术、纤维支气管镜或电子支气管镜异物取出术、开胸异物取出术。

【常见护理诊断/问题】

1. 有窒息的危险　与异物阻塞有关。
2. 恐惧　与呼吸困难及担心疾病预后有关。
3. 潜在并发症　气管与支气管炎、肺炎、肺不张、肺气肿、气胸、脓胸、心力衰竭等。
4. 知识缺乏　缺乏气管、支气管异物防治知识。

【护理目标】

(1)保持呼吸道通畅。
(2)给予患儿适当的安慰,消除家属恐惧感。
(3)防止并发症发生。
(4)了解本病的相关知识。

【护理措施】

(一)术前护理

(1)心理护理:评估患儿及家属恐惧程度,给予适当安慰,耐心讲解疾病有关的治疗方法及预后情况,使其情绪稳定并积极配合诊疗活动。

(2)保持呼吸道通畅:严密观察患者呼吸情况,持续监控血氧饱和度变化,必要时准备好气管切开包、吸引器、氧气等急救物品,做好气管切开准备。婴幼儿患者不予拍背、摇晃等,避免抽血、测体温等刺激,不过早进入手术室,以减少患儿哭闹。

(3)病情许可,及时为患者做好术前准备。禁食水。病情危重或重度呼吸困难者,立即通知医生,急行气管切开术或行手术抢救取出异物。

(二)术后护理

(1)给予吸氧,严密观察呼吸情况,监测血氧饱和度,如发生呼吸困难则提示喉头水肿发生,应及时处理。
(2)小儿患者避免哭闹,防止并发症发生。
(3)遵医嘱使用抗生素和激素,以控制感染,防止喉头水肿。
(4)注意观察体温变化及呼吸情况。
(5)全身麻醉术后6 h可进流质或半流质饮食。

(三)健康指导

(1)小儿进食时要保持安静,不在进食时嬉戏、喊叫或哭闹。
(2)婴幼儿不宜进食花生、瓜子、豆类等坚果类或吸食果冻等滑润食物。
(3)成人应避免口含物品仰头作业。
(4)对昏迷、全身麻醉及重症患者,应使其头偏向一侧,取下义齿及拔除松动牙齿,随时吸出口腔内分泌物,加强看护。
(5)误吸异物后,应尽早就医。

【护理评价】

通过治疗和护理计划的实施,评价患者是否能够达到:
(1)异物取出,呼吸困难解除。
(2)恐惧感减轻或消除,情绪稳定。
(3)术后顺利康复,无并发症发生。

(4)了解气管、支气管异物的相关知识。

第二节 食管异物患者的护理

食管异物(esophageal foreign body)是耳鼻咽喉科常见急症之一,多与进食不慎导致异物嵌顿于食管内,以食管入口处为最多见。常见于老人及儿童。

【病因】

食管异物的发生与年龄、饮食习惯、精神状态及食管疾病等诸多因素有关。常见病因包括:

(1)成人因嬉闹、进食不当、神志不清或轻生,误吞或故意吞入较大或带刺等物品引起。

(2)老人因牙齿脱落或使用义齿,咀嚼功能差,口内感觉不灵敏,易误吞异物。

(3)儿童因咽反射尚不健全。多因口含玩物导致误咽,也可因进食不当引起。

异物种类以鱼刺、肉骨、鸡鸭骨等动物性异物最常见,其他还有义齿、硬币、枣核及塑料瓶盖等金属、植物及化学类异物。

【护理评估】

(一)健康史

仔细询问患者或家属有无直接或间接误咽或自服异物史,异物的种类、大小及形状,了解发病经过、有无呛咳、咯血及便血等症状,有无院外处理等。

(二)身体状况

常与异物性质、大小、形状、梗阻的部位和时间以及有无继发感染等有关。

1.吞咽困难 伴有痛苦面容,张口流涎症状、不能进食。

2.吞咽疼痛 尖锐、棱角异物或有继发感染时,疼痛明显。食管上段异物常引起颈根部或胸骨上窝处疼痛。胸段食管异物常引起胸骨后或背部疼痛。

3.呼吸困难 异物较大或异物位置较高未完全进入食管内压迫气管后壁、喉部时,可出现呼吸困难甚至窒息。

(三)辅助检查

1.间接喉镜检查 异物位于食管上段,吞咽困难症状的患者,可见梨状窝有唾液存留。

2.X射线检查 食管钡剂检查,或吞服少量钡棉,可确定异物是否存在及部位(图21-3)。

3.食管镜或胃镜检查 可以明确诊断,并及时取出异物。

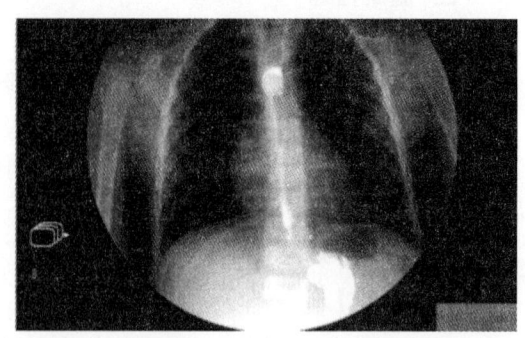

图21-3 食管上段异物

(四)心理-社会状况

患者因疼痛、梗阻感及呼吸困难而紧张和焦虑。护士应注意评估患者及家属的情绪和心理状态,了解其对疾病的认知、饮食习惯等。

【治疗要点】

应尽早行食管镜检查,发现异物及时取出。

1. 取出异物　可经食管镜或直接喉镜、纤维/电子食管镜、Foley 管法取出异物,用以上方法难以取出时,可考虑应用颈侧切开或开胸术。

2. 出现严重并发症　如食管周围脓肿或咽后壁脓肿,应行颈侧开引流。出现食管穿孔者,请胸外科协助处理。

【常见护理诊断/问题】

1. 急性疼痛　与异物刺激局部黏膜有关。
2. 有感染的危险　与异物停留时间久,引起继发感染有关。
3. 恐惧　与担心疾病的预后有关。
4. 潜在并发症　颈部皮下气肿或纵隔气肿、食管周围炎、纵隔炎与脓肿、大血管破溃、气管食管瘘及食管狭窄、下呼吸道感染等。
5. 知识缺乏　缺乏食管异物的相关知识。

【护理目标】

(1) 异物取出,疼痛解除。
(2) 无感染发生。
(3) 情绪稳定,配合治疗。
(4) 无并发症发生。
(5) 了解食管异物的相关知识。

【护理措施】

(一)术前护理

(1) 异物确诊后应嘱患者立即卧床休息,禁饮禁食。如为尖锐带钩异物则应绝对卧床,防止异物活动刺伤主动脉引起严重并发症。

(2) 心理护理:评估患者恐惧程度,耐心讲解有关的治疗方法及预后,细心安慰,解除患者紧张情绪。

(3) 协助做好辅助检查及术前准备。

(4) 观察患者一般情况,有脱水发热,应遵医嘱给予补液和应用抗生素。

(二)术后护理

(1) 饮食:异物完整取出且无明显黏膜损伤者清醒后 4 h 可给予流质或半流质饮食,2~3 d 后改为普通饮食。对异物停留时间较长(>24 h),疑有食管黏膜损伤者,应至少禁饮食 1~2 d,给予静脉补液及全身支持治疗。

(2) 伴有食管壁损伤或合并感染者,遵医嘱使用抗生素。

(3) 严密观察生命体征,若出现高热、呼吸困难、皮下气肿、局部疼痛加重、吞咽时呛咳及大量呕血或便血等情况,应及时通知医生。

(4) 若并发食管穿孔,则应胃管鼻饲流质饮食,维持水、电解质平衡。

(5)若异物入胃,应向患者解释大多可排出,以解除其思想顾虑,并注意观察异物排出情况。

(三)健康指导

(1)进食时要细嚼慢咽,以防误咽。

(2)老人或儿童不要进食黏性强的食物,义齿有损坏时及时修整。

(3)纠正儿童将硬币及玩具等放入口内玩耍的不良习惯。

(4)误咽异物后应立即就医,切忌自行吞咽饭团、馒头、韭菜等食物,以免加重损伤,增加手术难度,甚至出现严重并发症。

【护理评价】

通过治疗和护理计划的实施,评价患者是否能够达到:

(1)异物取出,疼痛解除,情绪稳定。

(2)无感染发生。

(3)无并发症发生。

(4)了解食管异物的相关知识。

(王亚琼 施丹丹)

思考题

1. 简述食管异物的诊断及治疗原则。

2. 如何做好气管、支气管异物的预防宣教?

3. 患儿,胡××,男,1岁半,因误吸花生米后呛咳3 d入院,胸部X射线拍片显示右侧肺不张,听诊右肺呼吸音极低。父母和爷爷奶奶都非常着急。

(1)护理诊断是什么?

(2)紧急处理原则是什么?

(3)如何指导患者及家长进行有效预防?

同步练习

一、名词解释

食管异物

二、填空题

1. 气管异物三大典型体征_____、_____、_____。

2. 食管异物最常见的停留部位是_____。

3. 气管异物的并发症有_____、_____、_____、_____、_____。

三、选择题

1. 小儿气管、支气管炎实行气管切开的适应证(　　)

　　A. Ⅰ度呼吸困难　　　　　　　　　　B. Ⅱ度呼吸困难

　　C. Ⅲ度呼吸困难　　　　　　　　　　D. Ⅳ度呼吸困难

2. 气管异物临床表现不应有的是(　　)

　　A. 剧烈呛咳、憋气　　　　　　　　　B. 拍击音

C. 喘鸣音 D. 双肺呼吸音不一致

X 型题

3. 关于食管异物正确的是( )

　　A. 为了减轻病人痛苦,最好用纤维气管镜取异物　　B. 病程长时应先抗炎治疗

　　C. 全身麻醉手术时应做气管插管　　D. 处理不当可引起食管穿孔

四、简答题

简述气管、支气管异物的临床症状与体征的分期?

第三篇 口腔颌面部护理学

第二十二章 口腔颌面部的应用解剖及生理

口腔颌面部是口腔与颌面颈部的统称,为人体最显露、最具个体特征性的部位。由于位置外露,极易遭受损伤,但患病后容易被发现,从而能进行及时治疗;由于此部位血管丰富,抗感染力强,外伤或手术后伤口愈合快,但也因为颌面部血管丰富、组织疏松,受伤后出血较多,局部组织肿胀明显。另外口腔颌面部结构中包含人体内一种特殊的器官——牙齿,牙齿的疾病容易导致剧烈的疼痛,牙齿缺失后又严重影响人的生活质量。因此,掌握熟悉口腔颌面部解剖生理特点,了解口腔颌面部疾患与全身的关系,正确认识、评估、护理口腔科疾病可使人体的健康状况和生活质量得以改善和提高。

第一节 口腔局部的应用解剖及生理

口腔是消化道的起始部分,由牙齿、颌骨、唇、颊、舌、腭、口底和涎腺等组织器官组成,具有参与消化过程,协助发音、言语和呼吸等重要生理功能。闭口状态时,上下牙列、牙龈及牙槽骨将口腔分为口腔前庭和固有口腔两部分,前外侧部分为口腔前庭,后内侧部分为固有口腔。

一、口腔前庭

口腔前庭是位于唇、颊与牙列、牙龈及牙槽骨弓之间的铁蹄形潜在间隙。其两端经第三磨牙后方的间隙与固有口腔相通,牙关紧闭或颌间结扎的患者,可经此通道输入流质食物(图22-1)。

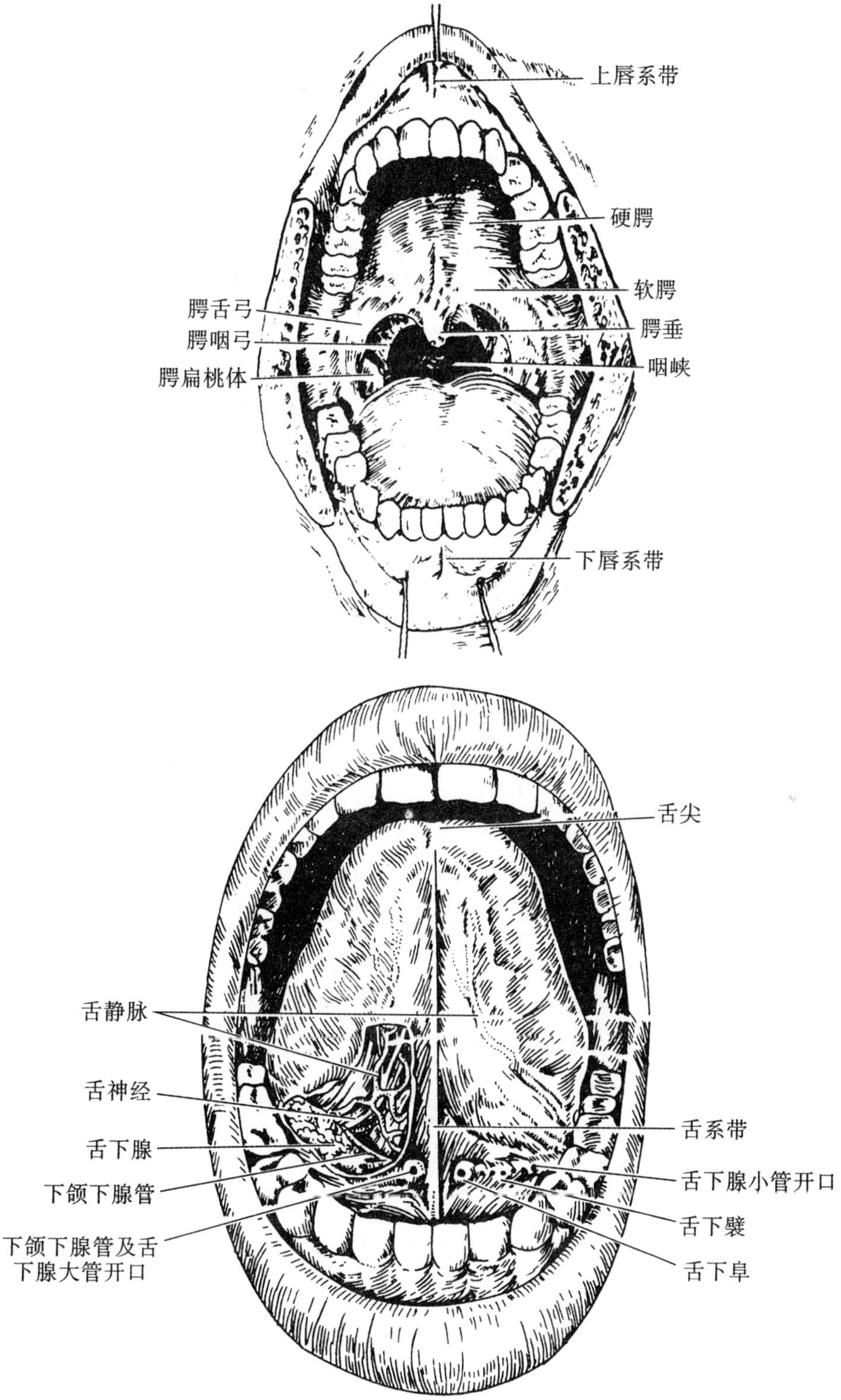

图 22-1 口腔前庭

(一) 表面解剖标志

在口腔前庭各壁上,有以下临床常用的表面解剖标志。

1. 前庭沟 即口腔前庭的上界、下界,呈蹄铁形,为唇黏膜、颊黏膜移形于牙槽黏膜的转折处。前庭沟黏膜下组织松软,是口腔局部麻醉穿刺及手术切口的常用部位。

2. 上、下唇系带 为前庭沟中线上扇形或线形的黏膜小皱襞。上唇系带一般较下唇系带明显,制作义齿时,基托边缘应有适当的缓冲。儿童的上唇系带较为宽大,可能与切牙乳头直接相连,并导致上颌切牙之间出现间隙。随着儿童年龄的增长,唇系带也应逐渐缩短,如果持续存在,则该间隙不能自行消失,影响上颌中切牙的排列,需要手术治疗。

3. 颊系带 为口腔前庭沟,相当于上、下尖牙或前磨牙区的扇形黏膜皱襞,其数目不定。一般上颊系带较为明显,义齿基托边缘在此也应适当缓冲。

4. 腮腺乳头 在平对上颌第二磨牙牙冠的颊黏膜上,有一乳头状结构称为腮腺乳头,是腮腺导管开口的部位。

5. 磨牙后区 位于下颌最后磨牙的远中,由磨牙后三角及磨牙后垫组成。

6. 翼下颌皱襞 为延伸于上颌结节后内侧与磨牙后垫后方之间的黏膜皱襞,是下牙槽神经阻滞麻醉进针的重要标志。

7. 颊脂垫尖 大张口时,颊黏膜上可见一个底朝前尖朝后的三角形隆起,称颊脂垫。其尖称颊脂垫尖,是下牙槽神经阻滞麻醉进针的参考标志。

(二) 唇

唇分为上唇和下唇,构成口腔的前壁。上下唇间的裂隙称口裂,上下唇联合处形成口角。上唇上面与鼻底相连,其中央有一浅垂直沟称为人中沟,是面部中线的标志。唇部组织分为皮肤、肌肉和黏膜三层,上下唇的游离缘系皮肤与黏膜的移行区,称唇红;唇红与皮肤的交界处为唇红缘。口腔前庭沟中线上扇形或线形的黏膜小皱襞称唇系带。唇结构松软、血运丰富、感觉灵敏,是面部疖、痈、血管瘤、痣及痤疮的好发部位(图22-2)。

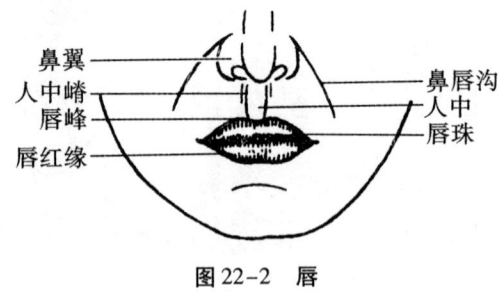

图22-2 唇

(三) 颊

颊位于面部两侧,为口腔前庭外侧部,上界起于颧骨下缘,下界止于下颌骨下缘,前至鼻唇沟,后至嚼肌前缘。主要由皮肤、浅层表情肌、颊脂垫、颊肌和黏膜构成。组织疏松富有弹性,血运丰富。

二、固有口腔

固有口腔为闭口时从牙列的舌侧到咽部之间的腔隙。为口腔的主要部分。其上为硬腭和软腭,下为舌和口底,前界和两侧界为上牙弓、下牙弓,后界为咽门。

(一)腭

腭由硬腭和软腭组成,形成口腔的顶部,将口腔与鼻腔、鼻咽部分分隔开,参与发音、言语及吞咽活动。

腭的前2/3是硬腭,硬腭呈穹窿状,是以骨为基础,表面覆盖黏膜构成。两侧切牙间后面腭部有黏膜突起,称为切牙乳头,其下方有一骨孔,称为切牙孔,有鼻腭神经血管通过此孔,是阻滞麻醉进针的标志之一。硬腭后缘前方约0.5 mm处有一处黏膜稍显凹陷,其深面为腭大孔,有腭前神经及腭大血管经过此孔,是阻滞麻醉进针的表面标志。

腭后1/3为软腭,是一能动的肌性膜样膈,厚约1 cm,附着于硬腭后缘并向后延伸。其中央有一小舌样物称为腭垂。后部向两侧延伸形成舌腭弓和咽腭弓,其间容纳腭扁桃体。通过腭肌和咽肌的协调运动,完成腭咽闭合,对呼吸、吞咽、言语等功能起重要作用(图22-3)。

(二)舌

舌为口腔内重要器官,在言语、咀嚼、协助吞咽、感受味觉等功能活动中起重要作用。此外,舌又是观察全身某些疾病的重要窗口,中医早就将舌诊视为辨证施治的依据之一。舌以骨骼肌为基础,表面覆以黏膜,分为上、下两面,上面为舌背,下面为舌腹,两侧为舌缘。以人字沟为界,舌前2/3为舌体,后1/3为舌根。舌体遍布舌乳头,司味觉,主要包括丝状乳头、菌状乳头、轮廓乳头和叶状乳头四种,分布于舌的不同部位,当维生素B族缺乏或严重贫血时,可见舌乳头萎缩,舌面光滑。舌腹正中有一黏膜皱襞与口底相连,称为舌系带,如果发育异常(过短或附着前)则限制舌的运动,造成吸吮、咀嚼及语言障碍,须行系带修整术矫正(图22-4)。

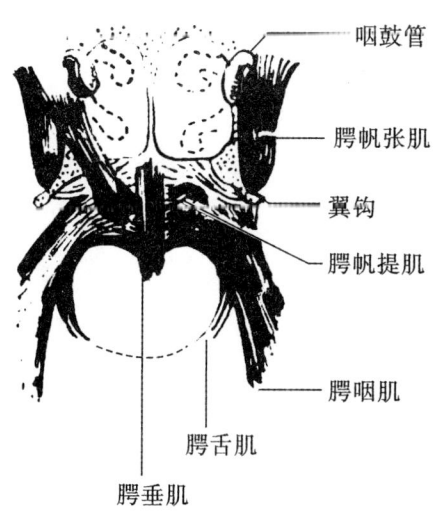

图22-3 腭

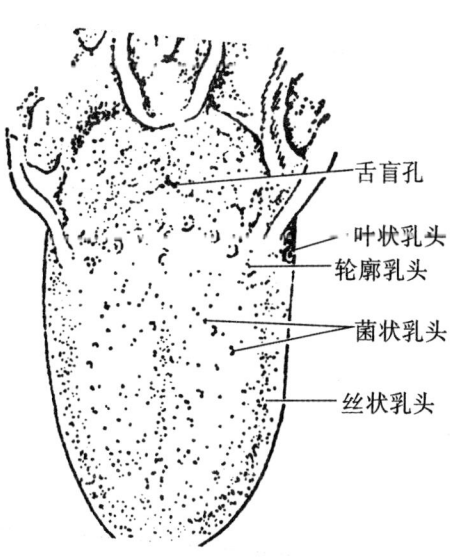

图22-4 舌背

(三) 口底

口底指位于下牙龈和舌腹面之间的新月形区域,组成口腔的底部,表面为黏膜覆盖。由于口底组织比较疏松,当口底外伤或感染时易形成较大的血肿、脓肿,将舌体向上后方推挤,引起口底肿胀、舌体抬高以及舌体活动度差,造成呼吸困难或窒息,应特别警惕。

第二节 牙体及牙周组织的应用解剖

一、牙齿

(一) 牙齿的名称、数目及萌出时间

人的一生中有两副天然牙齿,按萌出时间和形态可分为乳牙与恒牙。

1. 乳牙 婴儿出生后6~8个月乳牙开始萌出,约2岁半萌齐。正常乳牙有20个,上、下颌左右两侧各5个。其名称从中线起向两旁分别为乳中切牙、乳侧切牙、乳尖牙、第一乳磨牙、第二乳磨牙(图22-5)。各乳牙萌出时间和顺序见表22-1。

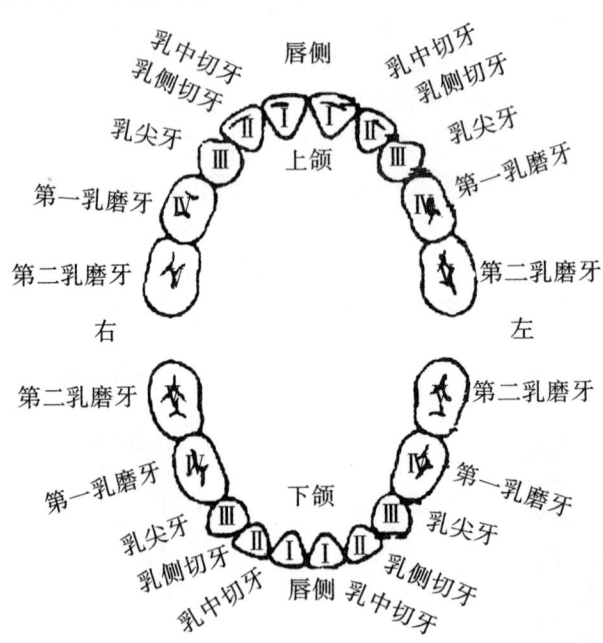

图22-5 乳牙牙位

表22-1 乳牙萌出时间和顺序

牙齿名称与顺序	萌出时间（月）
乳中切牙	6~8
乳侧切牙	8~10
第一乳磨牙	12~16
乳尖牙	16~20
第二乳磨牙	24~30

2.恒牙 是继乳牙脱落后的第二副牙列，非因疾患或意外损伤不致脱落，脱落后再无天然牙可替代。恒牙一般有28~32个，上、下颌左右两侧各7~8个，其名称从中线起向两侧分别为中切牙、侧切牙、尖牙、第一前磨牙、第二前磨牙、第一磨牙、第二磨牙、第三磨牙。切牙和尖牙位于牙弓前部，统称为前牙；前磨牙和磨牙位于牙弓后部，统称为后牙。恒牙一般从6岁左右开始萌出，在第二乳磨牙后方萌出第一恒磨牙（简称六龄牙），同时恒中切牙萌出，乳中切牙开始脱落，随后侧切牙、尖牙、第一前磨牙、第二前磨牙、第二磨牙及第三磨牙依次萌出。恒

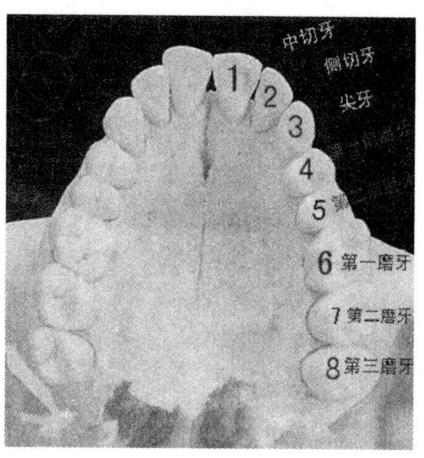

图22-6 恒压牙位

牙一般在12~13岁时已长出28个，第三磨牙俗称智齿，萌出时间不一致，一般在18~26岁之间，也有终身不萌出者（表22-2）。由于人类进化，颌骨发育逐渐退化变小，常出现第三磨牙因间隙不足而萌出困难或位置不正，称为智齿阻生（图22-6）。

上下颌同名牙中下颌牙较早萌出，同名牙齿女性萌出早于男性。从6岁到12岁之间，口腔内乳牙逐渐脱落，恒牙相继萌出，恒牙和乳牙发生交替，此时口腔内既有乳牙，又有恒牙，这种乳牙、恒牙混合排列于牙弓上的时期称为混合牙列期。

表22-2 恒牙萌出时间及次序

牙齿名称与顺序	萌出时间（岁）	
	上颌	下颌
第一磨牙	5~7	5~7
中切牙	7~8	6~7
侧切牙	8~10	7~8
尖牙	11~13	10~12
第一前磨牙	10~12	10~12
第二前磨牙	11~13	11~13
第二磨牙	12~14	11~14
第三磨牙	17~26	17~26

(二)牙位记录法

为方便病例记录,临床上以"十"符号将全口牙分为上、下、左、右四区,水平线用以区分上下颌,垂直线代表中线,用以区分左右。"⌐"代表右上区(A区),"¬"代表左上区(B区),"⌙"代表右下区(C区),"⌎"代表左下区(D区)(图22-7)。乳牙的临床牙位用罗马数字"Ⅰ~Ⅴ"或大写的英文字母"A~E"记录。恒牙的临床牙位记录使用阿拉伯数字"1~8"。

(三)牙齿形态

从外观上看,牙体由牙冠、牙根及牙颈三部分组成(图22-8)。

1. **牙冠** 是牙齿暴露在口腔内的部分。每个牙齿的牙冠分五个面,即近中面、远中面、舌(腭)面、唇(颊)面和𬌗面(切缘)。牙冠上还有窝、沟、点隙等解剖标志。前牙主要用于切割食物;后牙主要用以研磨食物;尖牙上有尖锐的牙尖,用以撕裂食物。

2. **牙根** 包埋于牙槽骨中,是牙齿的支持部分。牙根的形态与数目随着功能的不同而有差异,可以分为单根牙和多根牙。切牙、尖牙和除上颌第一前磨牙以外的前磨牙为单根,上颌第一前磨牙与下颌磨牙为双根;上颌磨牙为三根;第三磨牙牙根变异大,多为融合根,也有双根和多根。

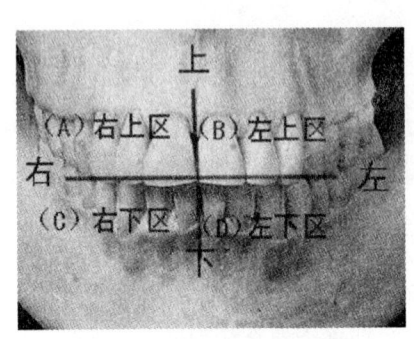

图22-7 牙位分区

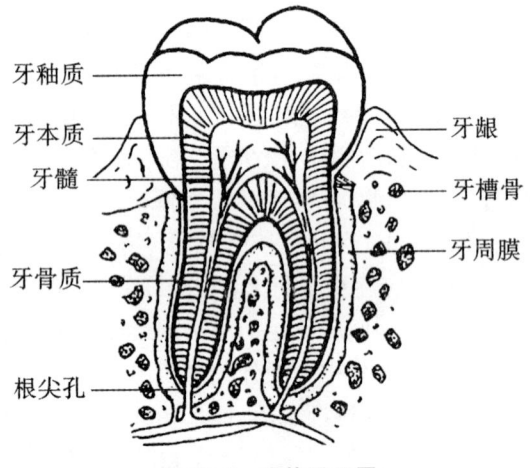

图22-8 牙体及牙周

3. **牙颈** 是牙冠与牙根的交界处,也是牙釉质与牙骨质的分界处。

(四)牙齿组织结构

从牙体纵剖面可见牙体组织由牙釉质、牙骨质、牙本质三种钙化的硬组织和牙体髓腔内的软组织牙髓组成(图22-8)。

1. **牙釉质** 位于牙冠表面,是乳白色半透明有光泽的钙化组织,是人体中最硬的一种组织,对牙本质和牙髓具有保护作用。牙釉质在窝沟处较薄,在切缘、牙尖处较厚。牙釉质没有神经、血管,缺损后不会再生。

2. **牙骨质** 是覆盖在牙根表面的一层钙化结缔组织,色淡黄,构成和硬度与骨组织相类似。牙骨质在牙颈部较薄,根尖处较厚。

3. **牙本质** 是构成牙齿的主体,呈淡黄色,有光泽,硬度比牙釉质低,但高于牙骨质。牙本质内有神经末梢,是痛觉感受器,受到外界冷热酸甜刺激时会出现酸痛感。

4. 牙髓　是充填于髓腔内的疏松结缔组织,内含血管、神经、淋巴管等,其主要功能是营养牙体组织并形成继发性牙本质。牙髓内神经丰富,对外界刺激异常敏感,稍受刺激即可引起剧烈疼痛,感染后易导致牙髓坏死,使牙齿失去光泽、牙体变脆易折裂。

二、牙周组织

牙周组织即牙齿周围的支持组织,由牙龈、牙周膜和牙槽骨三部分组成,具有支持、固定、营养牙齿的功能。

1. 牙龈　是口腔黏膜包围牙颈及牙槽骨的部分,分游离龈、附着龈和龈乳头。
2. 牙周膜　是牙根与牙槽骨之间的结缔组织,其间含有血管、神经,具有感觉、营养、缓冲咀嚼压力的作用。
3. 牙槽骨　又称为牙槽突,是包围着牙根的颌骨突起,容纳牙根的凹陷称为牙槽凹,两牙之间的牙槽骨称为牙槽间隔。当牙齿脱落后,牙槽骨会逐渐萎缩。

第三节　颌面部的应用解剖

一、颌骨

颅骨可分为脑颅和面颅两部分。脑颅位于后上部,保护脑;面颅位于前下部,构成颜面的基本轮廓(图22-9、图22-10)。

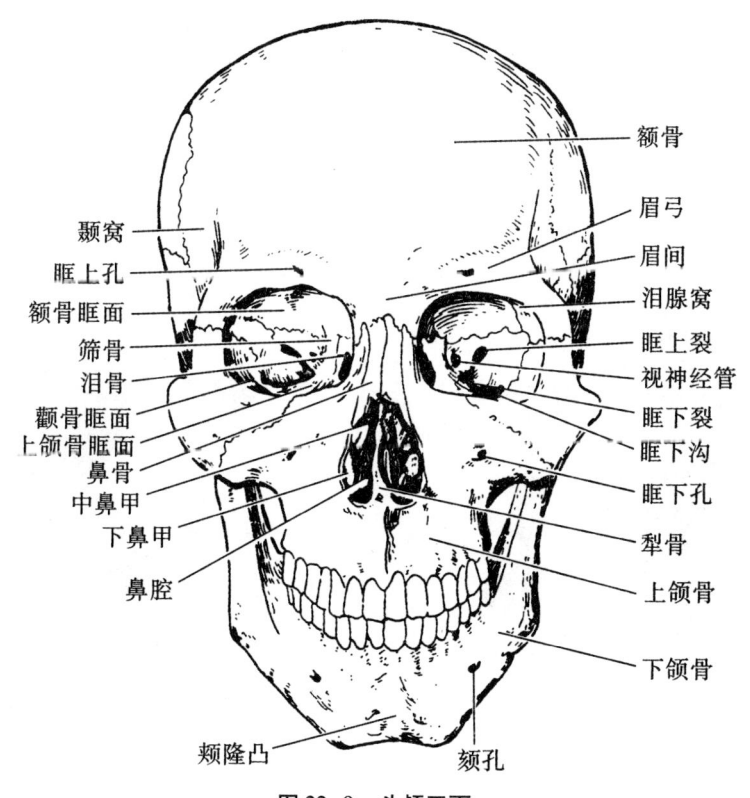

图22-9　头颅正面

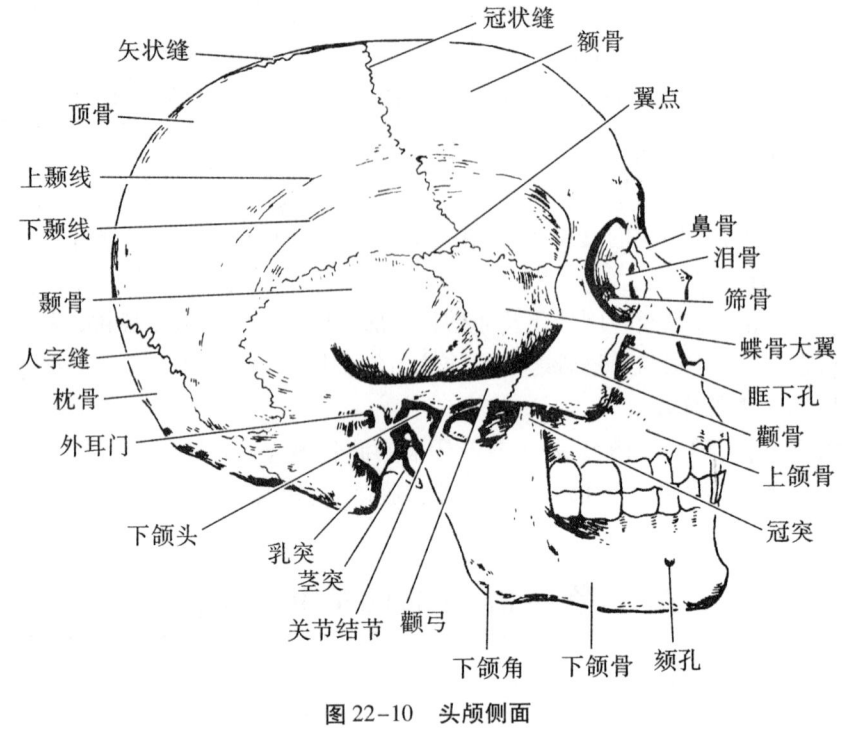

图 22-10 头颅侧面

(一)上颌骨

上颌骨是构成面中 1/3 最大的骨骼,左右成对。参与眼眶底、口腔顶、鼻腔底及侧壁、颞下窝和翼腭窝、翼上颌裂及眶下裂的构成。上颌骨形态不规则,由"四突"(额突、颧突、腭突、牙槽突)和"一体"(上颌骨体)组成。上颌骨体的中央形成空腔称上颌窦。上颌骨血运丰富,抗感染力强,骨折愈合快,但外伤骨折时出血较多(图22-11、图22-12)。

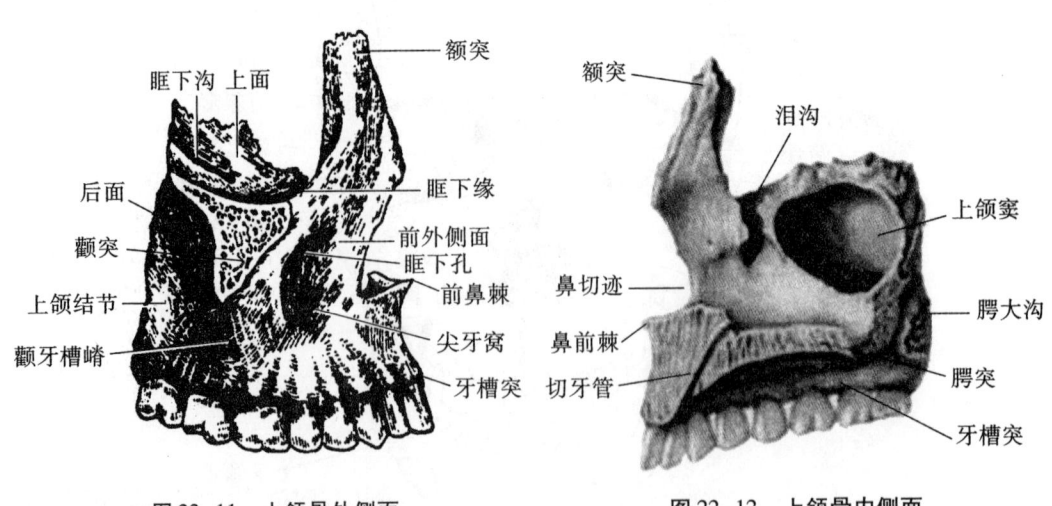

图 22-11 上颌骨外侧面　　　图 22-12 上颌骨内侧面

1. **额突**　为细长的骨片,自上颌体突向后上方。其上缘、前缘、后缘分别与额骨、鼻骨、泪骨连接。额突与泪骨各有一浅沟，称为泪沟，两沟相合形成泪囊窝。额突后缘下端与上颌体眶面内侧缘前端之间有一切迹，称为泪切迹。泪切迹与泪骨下端共同围成鼻泪管上口。若上颌骨骨折累及鼻腔及眶底时，应仔细复位，以保证鼻泪管的通畅。

2. 颧突　粗短呈三角形，伸向外上与颧骨相接。颧突向下至第一磨牙部分所形成的骨嵴称为颧下嵴，又称颧牙槽嵴。

3. 腭突　为水平骨板，参与构成口腔顶及鼻腔底。腭突下面略凹而粗糙，参与构成硬腭前3/4，该面有许多小孔，以通血管，有多数凹陷容纳腭腺。

4. 牙槽突　又称牙槽骨，厚而质松。牙槽突容纳牙根的深窝称牙槽窝。牙槽窝的游离缘称牙槽嵴。两牙之间的牙槽骨称牙槽间隔。多根牙根之间的牙槽骨称牙根间隔。牙槽骨内、外骨板均由骨密质构成，中间夹以骨松质。牙槽突唇、颊侧骨板较薄，且有多数小孔通向其内的骨松质。因此，在施行上颌牙或牙槽骨手术时，可在此处做局部浸润麻醉。

5. 上颌体　上颌体内有上颌窦：上颌第一磨牙根尖距上颌窦下壁最近。牙源性感染可由牙根尖蔓延至上颌窦，引起上颌窦化脓性炎症。拔牙时应注意。此外，做上颌窦根治术时，刮除窦壁应避免伤及根尖，否则，将引起牙齿长期麻木，甚至导致牙髓坏死等后遗症。上颌窦上邻眶内结构，上颌窦的恶性肿瘤若向上破坏眶底及眶下缘时，可出现眼球突出、移位、运动受限和视力障碍等症状。

（二）下颌骨

下颌骨由下颌骨体和升支构成，是颌面部唯一可活动而坚实的骨骼（图22-13、图22-14）。下颌骨体分为内外两面和上下两缘，升支分为内外两面和上下前后四缘。升支的上端为喙突和髁状突。体内有下颌管，内有下牙槽神经和下牙槽动脉等重要结构。下颌骨血运较上颌骨差，因此骨髓炎多见，骨折时愈合也较上颌骨慢。

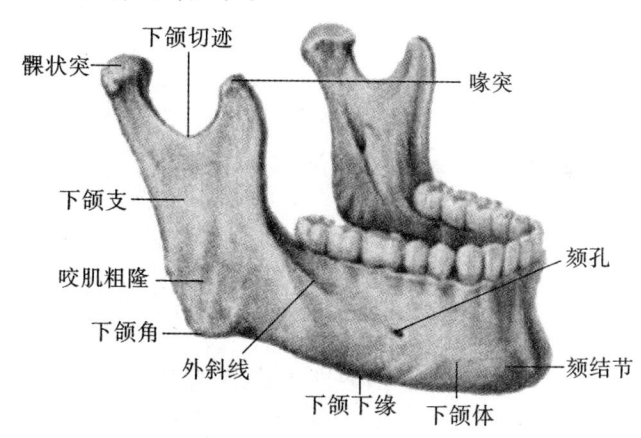

图22-13　下颌骨外面

二、肌肉

表情肌与咀嚼肌是构成颌面部肌肉的两大肌群。可协调运动以完成口腔的部分生理功能。

（一）表情肌

表情肌位置较浅，起自骨面或筋膜，止于皮肤，收缩力较弱。协调运动时可表达喜、怒、哀、乐等表情，同时也部分参与咀嚼、吮吸、吞咽、呕吐、呼吸和言语等活动。头面部表情肌分为口、鼻、眶、耳和颅顶五群。口周表情肌主要是口轮匝肌、上唇方肌、笑肌、下唇方肌、颊肌。表情肌由面神经支配运动，面神经受到损伤，则引起表情肌瘫痪，造成面瘫（图22-15）。

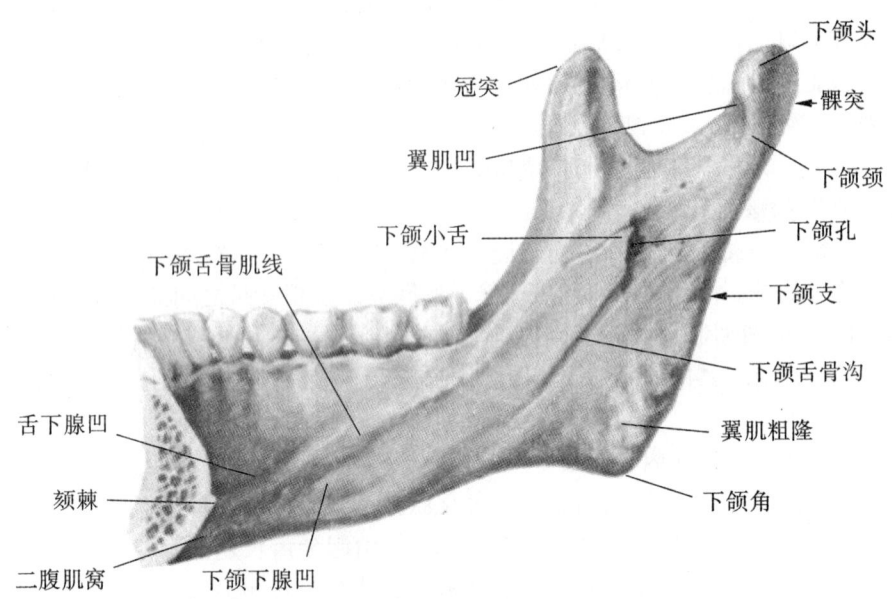

图22-14 下颌骨内面

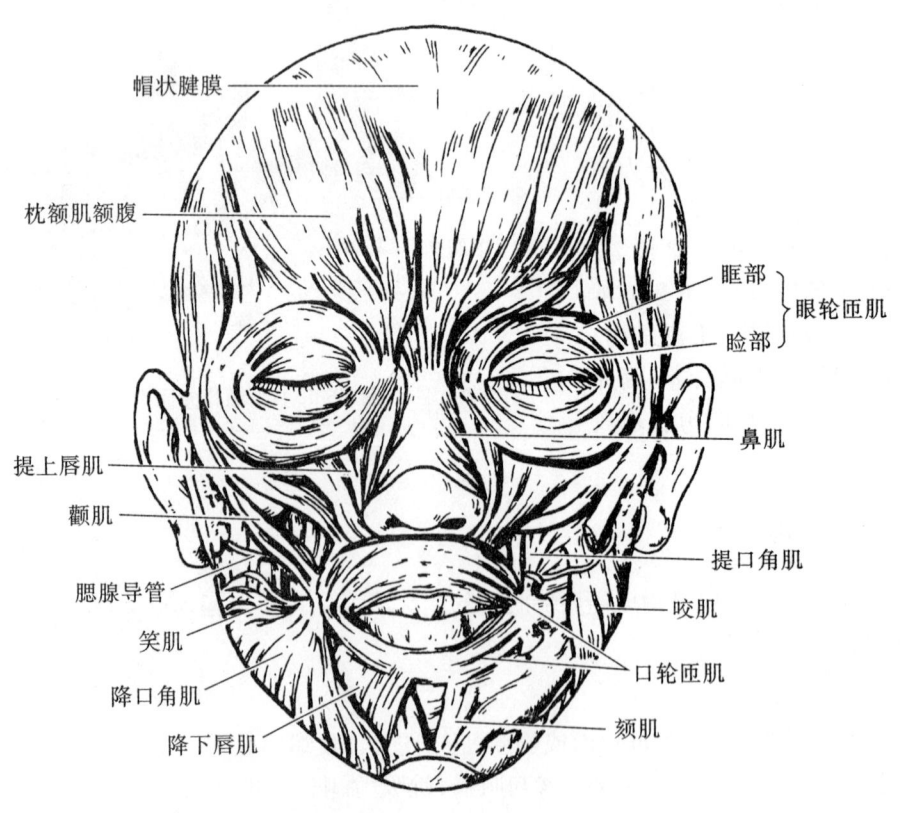

图22-15 面部表情肌

(二) 咀嚼肌

咀嚼肌由升颌肌群（闭口肌）和降颌肌群（开口肌）构成。升颌肌群包括嚼肌、翼内肌和颞肌等，降颌肌群包括翼外肌、下颌舌骨肌、颏舌骨肌和二腹肌等。两者协调运动，使下颌自由运动，即张闭口、前伸、侧向运动，完成口腔生理功能（图22-16）。

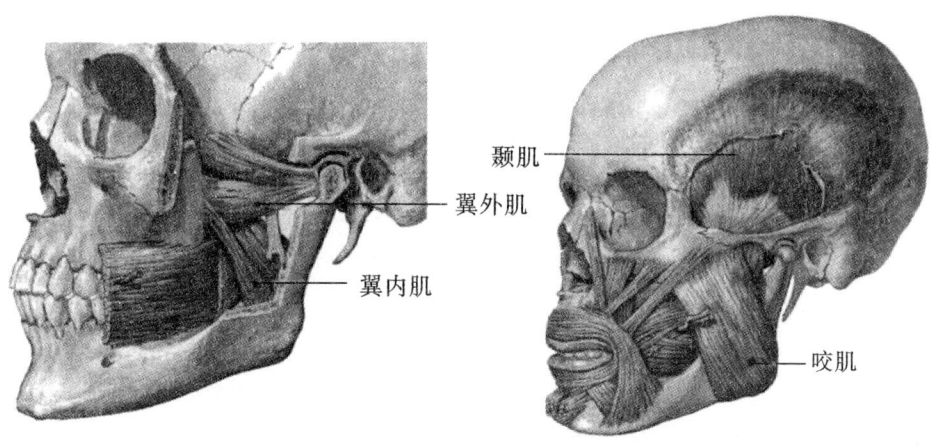

图22-16 面部咀嚼肌

三、淋巴

口腔颌面部的淋巴很丰富，有环形组和纵形组两大淋巴结群，构成颌面部的主要防御系统。正常情况下，淋巴结小而柔软，不易触及，当炎症或肿瘤时，相应的淋巴结会肿大、变硬，能触及，一般还会伴有明显压痛。所以颌面部淋巴结对一些炎症和肿瘤的诊断、肿瘤的转移及治疗等有重要的临床意义（图22-17）。

环形组在头颈交接处。

1. 枕淋巴结 枕血管穿出处，1～5个，收集枕、颈上部的淋巴：枕浅淋巴结、脊副淋巴结。

2. 耳后淋巴结 耳后部，2～3个，收集顶、颞、乳突、耳后淋巴：颈浅（耳后）淋巴结、颈深上淋巴结、脊副淋巴结。

3. 腮腺淋巴结 耳前：颞浅血管周围，耳后：面后静脉离腮腺处，收集颞、额、耳前、眶外侧淋巴，入腮腺。

4. 面淋巴结 面静脉、面后静脉周围，收集腮腺、咽鼓管、鼓室、外耳道淋巴：腮腺浅淋巴结、颈深上淋巴结。

5. 下颌下淋巴结 沿颌下缘、面前静脉前后排列，收集上下牙颌、颌下腺、唇、腭、

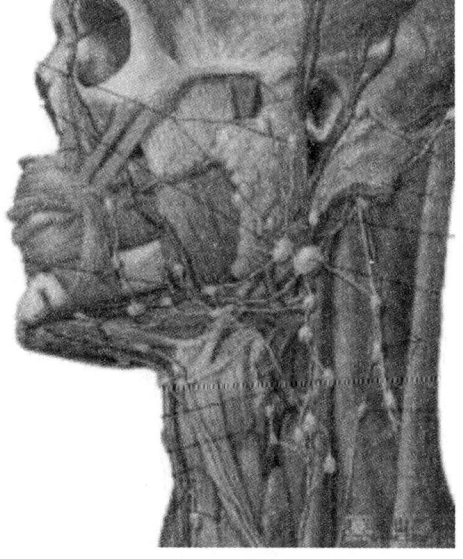

图22-17 淋巴结

颏下淋巴：颈深上淋巴结。

6. 颏下淋巴结 颏下静脉周围，收集下前牙、下唇中、舌尖、口底前部淋巴；入颏下淋巴结、肩胛舌骨肌淋巴结。

四、血管

口腔颌面颈部的血液供应主要来自颈总动脉和锁骨下动脉。

颈动脉三角位置表浅，可在此处触及颈总动脉搏动。颈总动脉在约平甲状软骨上缘水平处分为颈内和颈外动脉，颈内动脉经破裂孔入颅，供应脑的前 3/5 部分、眶内结构及额部等处；颈外动脉则是颈前部、口腔颌面部、颅顶及硬脑膜等处的动脉主干。

在颈鞘内颈总、颈内动脉居于颈内静脉的内侧，迷走神经列于动静脉之间的后方。颈内动脉入颅前无分支，而颈外动脉有数个分支，颈内与颈外动脉是否有分支，为术中辨别二者的重要标志。

颈总动脉分叉处有两个重要结构，即颈动脉窦和颈动脉体。

1. 颈动脉窦（carotid sinus） 为颈内动脉起始处或颈总动脉分叉处的膨大部分，窦壁内含有来自舌咽神经的感觉神经末梢，属特殊压力感受器，当动脉压升高时，窦壁扩张，刺激神经末梢，向中枢发放神经冲动，可反射性地引起心率减慢，末梢血管扩张，使血压降低。临床上在颈总动脉分叉处附近进行手术时，常用普鲁卡因封闭以免压迫颈总动脉或不慎累及颈动脉窦，并发心率减慢，血压降低的颈动脉窦综合征。

2. 颈动脉体（carotid body） 系一棕色的椭圆形扁平小体，由结缔组织连于颈总动脉分叉处的后壁或其附近。颈动脉体内含有丰富的毛细血管网和感觉神经末梢，属化学感受器。能感受血液中二氧化碳的浓度变化，当血内二氧化碳浓度升高时，可反射性地使呼吸运动加快加深。

颈外动脉（external carotid artery）自颈总动脉起始后，先在颈内动脉前内侧，再略向前弯上行，继而转向上后，经二腹肌后腹及茎突舌骨肌深面，穿腮腺实质或其深面，行至下颌骨髁突颈部内后方，分为颌内动脉与颞浅动脉两终支。颈外动脉有 8 个分支：甲状腺上动脉、舌动脉、颌外动脉、颌内动脉、颞浅动脉、咽升动脉、枕动脉、耳后动脉（图 22-18）。

口腔颌面颈部的静脉分浅静脉和深静脉两类（图 22-19）。但浅、深静脉都注入颈内静脉或锁骨下静脉，或直接汇入头臂静脉。

口腔颌面部浅静脉主要包括面前静脉和颞浅静脉，收集口腔颌面部浅层结构及颅顶部头皮的静脉血。

口腔颌面部深静脉主要包括翼静脉丛、颌内静脉、面后静脉及面总静脉，收集口腔颌深部及眼的静脉血。翼丛是由很小的静脉互相吻合而成的静脉网，位于颞下窝内，围绕在翼外肌周围，凡与颌内动脉分支伴行的静脉均参与此丛的构成。翼丛主要收集口腔颌面及眼的静脉血，该丛后部最后汇集成颌内静脉（上颌静脉），在施行上牙槽后神经传导阻滞麻醉时，应避免刺破翼丛而发生血肿。

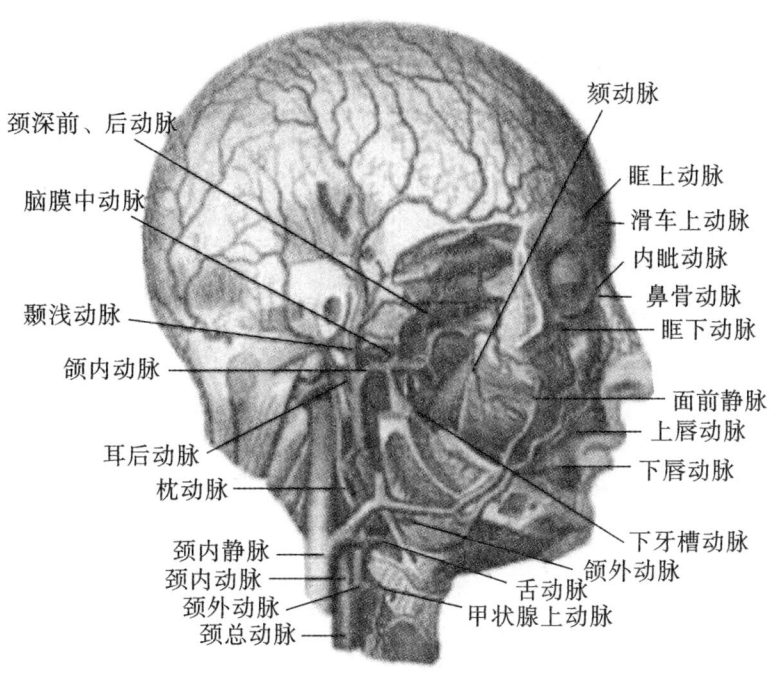

图 22-18 颈外动脉

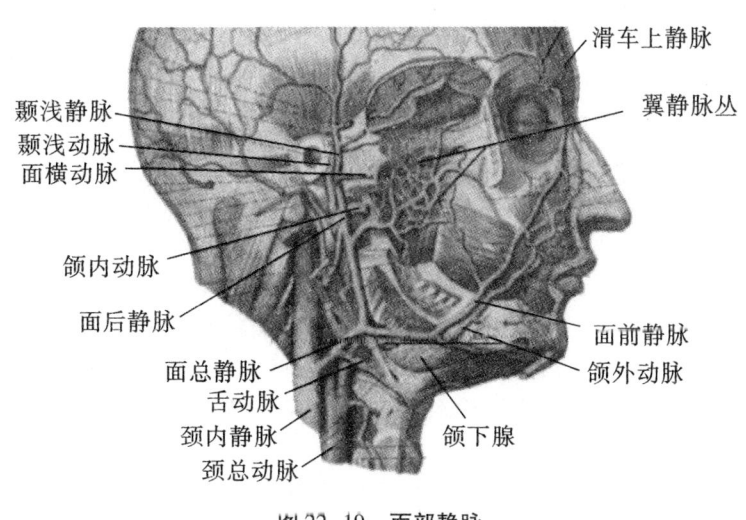

图 22-19 面部静脉

五、神经

与颌面部相关的神经主要有运动神经和感觉神经两类。

1. 运动神经　有面神经、舌下神经和三叉神经第三支发出的神经,分别支配表情肌、舌与咀嚼肌的运动(图 22-20)。

面神经如果受损会出现面瘫,根据神经受损部位可分为面神经核上瘫和核下瘫。

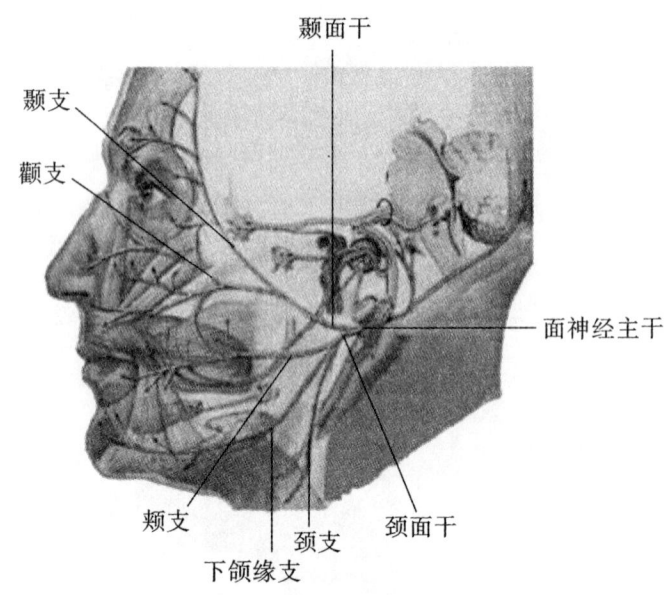

图 22-20　面神经颅外段

面神经核上部的细胞接受两侧皮质脑干束的纤维，其轴突组成面神经运动纤维，支配同侧眼裂以上的表情肌。面神经核下部的细胞只接受对侧皮质脑干束的纤维，其轴突组成面神经的运动纤维，支配同侧眼裂以下的表情肌。因此，当一侧皮质脑干束受损时，则引起损伤对侧眼裂以下的表情肌瘫痪，鼻唇沟消失、不能上提口角、食物易存留于口腔前庭等，但肌肉不萎缩，额纹仍存在。因损伤部位是在面神经核以上的上位神经元，故称为面神经核上瘫（中枢性面瘫）。

面神经运动核及其轴突组成的面神经运动纤维（下位神经元）受损所引起的面瘫，称面神经核下瘫（周围性面瘫）。例如面部受冷风吹袭，使面神经管段发生炎症水肿；又如脑桥下部出血或肿瘤、中耳炎及腮腺炎症、肿瘤等累及面神经，引起损伤侧面部全部表情肌瘫痪，表现为眼睑不能闭合，不能提眉、额纹消失，鼻唇沟变浅，口角向健侧偏斜。核下瘫如经久不愈，面部表情肌可逐渐出现肌萎缩。由于面神经的行程较长，其所含的三种纤维又在沿途陆续分出，因而面神经不同部位的损伤，其症状亦有所差异，借此可作为面神经损伤定位诊断的依据（表 22-3）。

表 22-3　面神经损伤及症状

面神经损伤部位	症状
在鼓索分出处的远端	伤侧面肌瘫痪
在分出鼓索与镫骨肌神经之间	伤侧面肌瘫痪，舌前 2/3 味觉丧失，唾液分泌障碍
在分出镫骨肌神经与膝神经节之间	伤侧面肌瘫痪，舌前 2/3 味觉丧失，唾液分泌障碍，听觉过敏，在膝神经节与内耳门之间，若同时损伤听神经则常伴有耳聋；若听神经未受损，则有听觉过敏、情感性和反射性泪腺分泌障碍

2. 感觉神经 主要是舌咽神经和三叉神经,其中三叉神经分为眼神经、上颌神经和下颌神经。上颌神经又分出鼻腭神经、腭神经、上牙槽前中后神经,分布到上颌牙、牙周膜、牙龈与牙槽骨。下颌神经又分出舌神经、下牙槽神经、颊神经,分布到下颌牙、牙周膜、牙龈与牙槽骨(图22-21)。

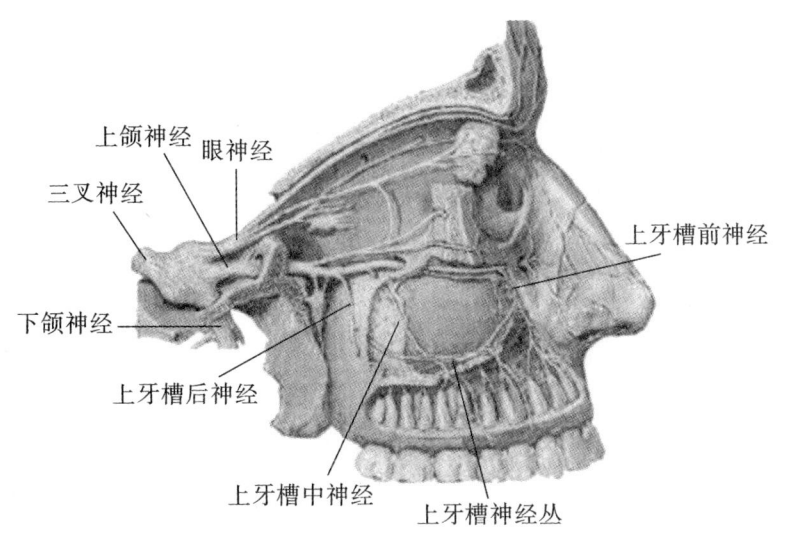

图22-21 上颌神经眶内段

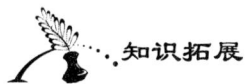

牙种植术是一种修复牙缺损的新技术,为牙缺失患者提供了一种功能良好、外形美观的修复方法,但在牙种植术操作过程中,尤其是一些牙槽嵴萎缩的老年患者,由于操作者对下颌管的位置、走行和上颌窦的解剖特点,以及后牙(前磨牙和磨牙)牙根与下颌管、上颌窦的位置关系不清晰,常导致下颌牙根损伤下牙槽神经而引起下颌部麻木或感觉消失,上颌牙根误入上颌窦而引起上颌窦瘘及感染等并发症,在某种程度上制约了牙种植术的开展及应用,因此,上颌窦和下颌管在种植术中起着重要的作用。

(姜瑞中)

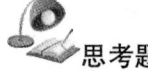 **思考题**

1. 如何将牙齿按功能分类。
2. 下牙槽神经阻滞麻醉进针点的标志是什么?
3. 临床上采用牙位记录法 5A 指的是哪颗牙?

同步练习

一、名词解释

1. 固有口腔
2. 上颌窦
3. 口腔前庭

二、填空

1. 腮腺乳头位于_____,是_____开口的部位。
2. 固有口腔为_____。其上为_____,下为_____,前界和两侧界为_____,后界为_____。
3. 人的一生中有两副天然牙齿,按萌出时间和形态可分为_____与_____。

三、选择题

A 型题

1. 以下最硬的组织是( )
   A. 牙釉质　　　　　　　　B. 牙本质
   C. 牙骨质　　　　　　　　D. 牙槽骨
2. 口腔中最小的牙是( )
   A. 上颌第一前磨牙　　　　B. 上颌侧切牙
   C. 下颌侧切牙　　　　　　D. 下颌中切牙
3. 牙周组织不包括( )
   A. 牙龈　　　　　　　　　B. 牙周膜
   C. 牙槽骨　　　　　　　　D. 牙骨质

四、简答题

1. 上颌骨牙槽突有什么特点?
2. 颌面部淋巴结的特点是什么?

第二十三章 口腔科患者护理概述

随着现代医学的发展和生物医学模式的改变,人们健康意识不断增强,口腔健康越来越受到人们的关注,世界卫生组织指出,口腔健康的标准是"牙齿清洁、无龋洞、无疼痛感、牙龈颜色正常、无出血现象",也就是说健康还应包括具有良好的口腔卫生习惯,健全的口腔功能和无任何口腔疾病,即口腔健康是人体健康的重要组成部分。目前,国际上已经把口腔疾病的防治状况以及口腔科医护人员的数量作为衡量一个国家医疗卫生保健水平的重要标志。口腔卫生是健康生活的重要组成部分,口腔健康是社会文明的重要标志,维护口腔健康是口腔护理人员的职责。在专科护理中,口腔护理工作有其特殊的专科要求,对口腔科患者进行护理评估是确定护理诊断、制订护理计划及采取护理措施的必要手段和重要依据。

第一节 口腔科患者的护理评估

对口腔科患者进行护理评估时,应全面掌握患者的基本情况,搜集健康信息,运用专科检查技能,不但要了解患者口腔卫生及健康状况,而且还要把握患者生理、心理、社会等方面存在的健康问题,做出全面的评估,为护理诊断、护理计划和护理措施的实施提供系统的、可靠的、完整的资料。

一、健康史

(一)现病史

指目前的患病经过,包括诱发因素、发病情况、发病时间、主要症状,包括部位、程度、性质及有无缓解等,是否接受过治疗及治疗效果等,以及由患病引起的精神状况、食欲、体重、睡眠等有无异常现象。

(二)既往病史

患者既往有无药物过敏史、吸烟史、外伤史、手术史、传染病史和家族遗传史,有无全身系统性疾病,如高血压、动脉硬化、糖尿病等,有无不良的生活习惯,如喜吃甜食、不按时刷牙等,以及询问口腔卫生习惯、口腔清洁方式,有无口腔溃疡、牙龈出血、龋齿、口臭、牙本质过敏、牙齿松动、牙体和牙列缺失及由牙病引起三叉神经痛等病史。

二、身体状况

(一) 牙痛

牙痛是口腔科患者最常见的症状,也是就诊最主要的原因。疼痛是一种主观感觉,疼痛的程度有的呈自发性剧痛、自发性钝痛、激发痛和咬合痛,引起牙痛的性质、部位,疼痛持续时间因个体痛阈值、敏感性及耐受性不同而均有所不同。引起牙痛的原因很多,主要是牙齿疾病、牙周疾病、颌骨的某些疾病,也可以是神经系统疾病或某些全身性疾病。引起牙痛常见的原因:

1. 牙齿本身疾病　如各种牙髓炎、深龋、牙本质过敏等。
2. 牙周组织的疾病　如牙周组织损伤、牙槽脓肿、牙周脓肿、各种急慢性根尖周围炎、冠周炎及干槽症等。
3. 邻近组织的疾病　主要是牵涉痛,如急性化脓性上颌窦炎、颌骨骨髓炎,因炎症侵犯神经末梢,牙齿可发生类似牙髓炎疼痛。上颌窦或颌骨肿瘤压迫或侵犯神经、急性化脓性中耳炎等均可引起牙痛。
4. 全身性疾病　如流感、癔症、神经衰弱、月经期或绝经期等都可引起牙痛,心脏病也可引起心源性牙痛。
5. 神经系统疾病　如三叉神经疼,有时正常的牙齿也可出现剧烈的疼痛;抑郁精神病患者可发生非典型牙痛。

(二) 牙龈出血

牙龈出血是指牙龈在无任何刺激时出血,有时出血量多,无自限性。引起牙龈出血的原因很多。

1. 牙周组织疾病　如牙龈炎、牙周炎、食物嵌塞、坏死性牙龈炎、牙龈肿瘤、不良修复体的刺激等。
2. 全身性疾病　如血液病、肝硬化、维生素 C 缺乏症、严重贫血、脾功能亢进、播散性红斑狼疮、尿毒症等。

(三) 牙齿松动

正常情况下牙齿只有极轻微的生理活动度,幅度约在 1 mm 以内。牙齿的活动度超过生理活动度为牙齿松动。大多为病理原因所致,引起牙齿松动的原因有:

1. 牙周疾病　是牙齿松动乃至脱落的最主要的疾病。牙周组织破坏到一定程度,可有牙周袋形成和牙槽骨吸收的病理变化,使牙的支持力减少,牙出现松动和移位。
2. 牙体疾病　急性根尖周炎、急性牙槽脓肿、慢性根尖周炎均可引起牙齿不同程度的松动。
3. 牙外伤　因所受外力大小不同,可造成牙齿松动、牙齿折断、牙齿脱位甚至牙槽窝全部脱离而致不同程度牙齿松动。
4. 颌骨疾病　颌骨骨髓炎和恶性肿瘤可使颌骨广泛破坏,在短时间内引起多个牙松动和移位,如上颌窦癌等。颌骨内肿物可压迫牙齿移位或使牙根吸收,因而使牙齿逐渐松动。

(四) 口臭

口臭是很多疾病均可出现的一种症状,如口腔、鼻咽部及全身疾病等,常带给患者

较大的精神负担,常见口臭的原因如下:

1. 口腔卫生不良　口腔不洁、牙垢牙石过多、食物嵌塞于牙间隙和龋洞内的发酵腐败等是产生口臭的主要原因。
2. 口腔疾病　如牙体牙周疾病,口腔黏膜局部溃疡、糜烂、牙周炎、牙龈炎、龋齿、残根、智齿冠周炎、干槽症和恶性肿瘤破溃等。
3. 鼻咽部疾病　如化脓性上颌窦炎、扁桃体炎、萎缩性鼻炎、小儿鼻内异物等均可引起口臭。
4. 某些全身性疾病　如发热、肺部感染、消化不良、胃肠疾病、急性肝炎、支气管扩张、白血病引起的牙龈和黏膜的坏死等。

(五) 张口受限

正常张口度 3.7 cm 左右,大小相当于自身的示指、中指和无名指合拢时三指末关节的宽度,凡不能达到正常张口度者,即称为张口受限。常见的原因有:

1. 颞下颌关节疾病　如颞下颌关节功能紊乱、关节损伤或强直、关节盘脱位、关节炎症等均可引起张口受限。
2. 口腔颌面部炎症　如下颌智齿冠周炎、颌面部间隙感染及牙源性颌骨骨髓炎等。
3. 口腔颌面部外伤　颌面部颧骨和颧弓骨折、口腔颌面部软组织损伤和颞下颌关节挫伤等均可引起张口受限。
4. 口腔颌面部肿瘤　凡能侵犯和破坏颊肌、翼内肌、翼外肌、颞肌及上下颌骨等组织的恶性肿瘤均可引起张口受限。恶性肿瘤的位置大多在颊部、腮腺区、翼腭区、颞下窝、颞下颌关节和鼻咽部。
5. 全身因素　如破伤风患者咀嚼肌阵发性痉挛,紧张性收缩,可引起张口受限;因精神因素引起的癔症发作也可致张口受限。

(六) 牙齿着色和变色

正常牙齿呈黄白色或灰白色,有光泽。

1. 牙齿着色　是指牙齿表面有外来色素沉积,也称外发性染色。着色来源于饮食和环境中的有色物质,如烟和茶中的有色物质或口腔中的产色细菌等。长期接触药物、化合物等也可引起牙齿的特殊着色。这种着色是外来的,经洁治和磨光后大都能去除。
2. 牙齿变色　分个别牙齿变色和全口牙齿变色两种。前者主要见于局部原因,如外伤后,牙体治疗时使用某些药物,渗入到牙本质小管,可使牙齿染色,如褐色、青灰色、粉红色或棕红色等。全口牙齿变色常见于在牙齿发育异常,如发育期间受环境和全身情况的影响,发育期间大量服用四环素,可使发育时期内形成的牙齿变为黄褐色或灰色;若饮水水质异常如含氟量过高,可使牙齿变为氟斑牙。

(七) 咀嚼功能障碍

常见于牙列缺失,牙感染性疾病(如牙髓炎、牙周炎),口腔颌面部间隙感染(如翼下颌间隙感染、咬肌间隙感染、颞间隙感染),颞下颌关节脱位等患者。

(八) 颌面部肿胀或压痛

多为口腔颌面部炎症或牙及牙周组织感染而致,如牙髓炎、冠周炎及颌面部间隙感染等患者。

(九)吞咽困难

常见于口腔颌面部间隙感染、咽旁间隙感染、下颌间隙感染、口底及舌根部肿物等患者。

(十)其他表现

包括口腔黏膜溃烂,牙龈红肿、增生或萎缩,白斑,龋齿,牙缺失,颞下颌关节压痛,唇部缺失等。

三、辅助检查

(一)实验室检查

通过临床检验、生物化学检验、细菌学检验等,对颌面外科疾病的诊断、治疗及全身情况监测具有重要的意义。

(二)X射线检查

可借助X射线摄片检查邻面龋或颈部龋、根尖周、牙周病及颌骨的外伤等疾病,以便了解龋洞的深度、根尖周破坏的程度及颌骨损伤情况。

有口内片和口外片两种方式。口内片多用于牙体、牙周和颌骨局限性病变的检查,如龋洞、尖周、牙周病变、根尖周囊肿及先天性缺牙等。口外片多用于颌骨肿瘤、骨折等病变的检查。

(三)透照检查

用光导纤维装置进行透照检查,可直接观察龋损部位及病变深度范围。

(四)CBCT检查

CBCT就是cone beam CT的简称,即锥形束CT,是锥形束投照计算机重组断层影像设备。是目前口腔科最先进的设备,由于其成本低,分辨率高,图像清晰,辐射低,已成为口腔疾病诊断与治疗的重要手段。

(五)牙髓活力测验

临床上运用物理、化学方法,利用突然、明显的温度变化诱发牙髓一定程度的反应或疼痛来协助诊断牙髓的病变以及牙髓的活力是否存在。正常牙髓对温度和电流的刺激有一定的耐受量。当牙髓发生病变时,刺激阈就会产生变化,对本来可耐受的刺激产生反应敏感或者对过强的刺激产生反应迟钝,甚至无反应。

1. 温度测试 正常牙髓对20~25℃的温度刺激不产生反应,一旦发生病变,则对温度刺激反应敏感。此方法简单、经济、可靠。

临床上可用冷试法或热试法。最简便易行的方法为用冷试法,即用水枪喷试。测试过程中要注意掌握一个原则,即在病牙不易确定时,喷试时一定要先下颌牙,后上颌牙,先后牙,后前牙,逐一测试,以免造成误诊。

2. 电流测试 通过电牙髓活力计对牙髓进行刺激,检查牙髓反应。

(1)测试方法:测试时,先将牙面擦干,严格隔离唾液,将牙膏涂于活力计探头上,然后放置在被测牙面,将活力计电位从"0"开始逐渐加大到牙有刺激感时,让患者举手示意,记下测试器数值,作为诊断的参考。电流检查时,也以相邻牙或对侧同名牙为对照。

(2)注意事项:测试前,应向患者介绍清楚,说明目的和测试方法,取得其合作。牙髓对外界刺激的反应,可随年龄的增长而逐渐降低。当月经期、妊娠期、精神紧张等可使其反应增加。做牙髓活力检查时,应考虑到这些情况。

(六)穿刺检查

对触诊有波动感或囊性肿物,用注射器穿刺抽吸内容物,用以肿块内容物的检查。穿刺检查分为细针穿刺和粗针穿刺检查。细针穿刺主要用于口腔颌面部肿物的检查,粗针穿刺主要用于颌面部感染患者的检查。穿刺的内容物可做涂片检查。当怀疑为颈动脉体瘤或动脉瘤时,则禁忌行穿刺检查。

(七)活体组织检查

对口腔颌面部可疑病变无法确诊者,根据病变的部位、大小、位置深浅不同可采用穿刺抽吸、钳切和切取活检,主要用于明确病变性质、类型及分化程度,对诊断和治疗具有决定性意义,但也非绝对可靠,应结合临床和其他检查方法综合分析。

四、社会-心理状况

1. 延迟就医心理　口腔疾患的患者在无自觉症状时,常常不容易发觉自己已患牙病,一旦出现疼痛不适或其他明显症状才就医,部分患者认为牙病是小病,能拖则拖,或用药后暂时止痛则认为牙病已经好了。不能及时到医院诊治,等到症状明显才就医,耽误了最佳治疗机会,引起严重口腔疾患的发生。

2. 钻牙恐惧心理　许多患者对钻牙有畏惧心理,惧怕疼痛,不愿及时到医院就诊。

3. 焦虑不安　大多数复发性口腔溃疡的患者,因反复交替发作,治疗时间较长,引起患者不安。同时在进食时因溃疡引起的疼痛,更让患者恐惧进食而十分焦虑。有些外伤、恶性肿瘤术后引起面容毁损的患者焦虑自卑心理更为严重。

4. 求治心切　部分患者在牙疼难忍之时,心情极其烦躁,坐卧不宁,表情十分痛苦,一到医院,迫切要求医生立即为其解除疼痛。

5. 美观要求高　口腔疾患多发生在面部,其治疗范围也在口腔颌面部。患者往往在治疗时对面部外形的维持和美观改善要求高,仅术后短暂的颜面肿胀都难以忍受,治疗效果一旦未达到预期值,易引发较为复杂的心理问题和医疗纠纷。

6. 社会交往障碍　口腔病患引起的口臭,语言不清(唇、腭裂),功能障碍以及颜面部的改变与毁损,导致自我形象的紊乱,都严重地影响患者的正常社会生活。患者产生孤独、气馁,自卑心理严重,不愿多与社会群体接触。

7. 社会支持不足　唇、腭裂患者的手术应选择合适的时机,如未在婴幼儿期进行手术,在后期成长过程中,患儿常常伴有自卑、孤僻、不愿与人交往,还会受到同龄人的歧视,患者的父母也会遭遇到来自各方面的压力。因唇、腭裂患者术后需要进行较为系统的语音训练,才能改善语音。语音序列治疗经济花费高,时间较长,同龄人的歧视,均导致社会支持不足。家属缺乏相关卫生知识等因素,往往在手术修复后,不重视语音的序列治疗,或在进行语音序列治疗的过程中难以坚持而终止训练。

第二节 口腔科常用检查及护理配合

口腔科检查是全身检查的一部分,是诊断口腔及全身疾病的重要手段,是治疗口腔科疾病的前提和基础。检查前应对患者详细询问病史,对局部病变进行检查的同时,应兼顾全身健康状况。

一、常用器械

口腔内检查常用的器械为口镜、镊子和探针。

(一)口镜

分为镜头、颈与柄3个部分(图23-1),利用口镜镜面反光与影像作用观察口内直视不到的部位,如牙的远中面、舌腭面,通过口镜反光增强视野照明;此外还可牵拉口角、唇、颊及推压舌体等软组织。其口镜柄还可作叩诊牙齿之用。

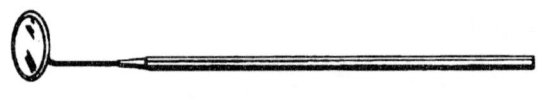

图23-1 口镜

(二)镊子

为口腔专用镊子。分工作头与镊柄两部分(图23-2)。夹持牙齿检查其松动度,也可夹持腐败组织,传递物品。柄端也可作叩诊牙齿之用。

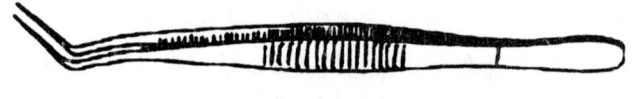

图23-2 镊子

(三)探针

主要指牙科探针。头细尖锐,有两个工作端:一端呈弧形,另一端呈尖角形(图23-3)。用于检查各牙体点、隙、沟裂、缺陷、龋洞及牙体敏感区部位;也可用于检查皮肤或黏膜的感觉功能;还可探测牙周袋的深度和龈下牙石的有无;检查充填物的边缘密合度及瘘管的方向。另外还有一种标有刻度(以毫米计)的钝头性探针,专门用于检查牙周袋及龈沟深度。

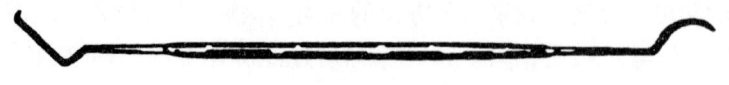

图23-3 探针

(四)其他器械

除上述3种最基本的器械外,挖匙也是在口腔和牙检查中常用的器械。口腔常用的挖匙较小,两端呈弯角,头部呈匙状。用以挖除龋齿内异物及腐败组织,便于观察龋洞的深浅。

二、检查要求

(一)环境要求

保持诊室整洁、安静和光线充足,自然光最为理想,室温适宜。

(二)设备器材

摆放应以方便医生和护士操作为宜。

(三)患者体位

调节好椅位,保证患者的安全与舒适。患者仰卧于牙椅上,一般椅背上缘与患者肩部平齐以支持腰部,头枕支持住患者的枕骨部分,以保持头部固定。

(四)调节椅位

根据检查需要,检查上颌牙时,患者背部和头部稍微后仰,使上颌牙列与地面呈45°~60°角;检查下颌牙时,患者正坐,下颌面与地面平行,高度与医师肘部平齐。

(五)检查顺序

由外向内,由表及里,兼顾整体。

三、检查方法

(一)基本检查

先对患者做一般性观察,如患者意识及精神状态是否正常、体质、发育、营养状况、身体及颌面部有无畸形、皮肤色泽等。观察后,则可进行客观检查。

1. 问诊　全面了解疾病发生、发展、病因、诊治经过、效果及与本次疾病有关的病史,主要是针对患者的主诉、现病史、既往史及家庭史等情况进行问询。避免主次不分,以偏概全。

2. 视诊　通过眼睛观察获取与病情相关信息的方法。观察患者表情、神态、口腔内牙齿、牙龈、舌、口腔黏膜及涎腺等组织器官情况。

3. 探诊　利用探针检查和确定病变部位、范围、程度和反应等。如可确定龋洞部位、深浅、牙髓暴露情况等。探查牙面时要利用尖头探针;探测颌面颈部时,应选用探针的弯端。探诊时动作要轻柔,以免引起患者的不安或产生不必要的剧痛。

4. 叩诊　用口镜柄、牙用镊子柄在牙齿𬌗侧方或切缘轻轻垂直叩击称为叩诊。可先叩击邻近正常牙做对比。叩诊的目的是检查是否存在根尖周或牙周病变,如有病变,则出现叩痛,且声音变浊(图23-4)。

5. 触诊　也称扪诊,是用手指或用器械在病变部位按压或触摸,以探查病变部位有无牙体、溢脓、热感或波动的大小等。多用于牙周病和根尖周病的诊断。触诊时操作要轻柔、温和,不能给患者增加痛苦(图23-5)。

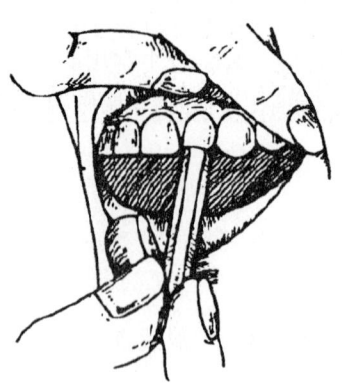
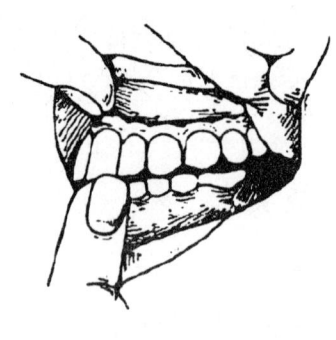

图 23-4　牙齿叩诊

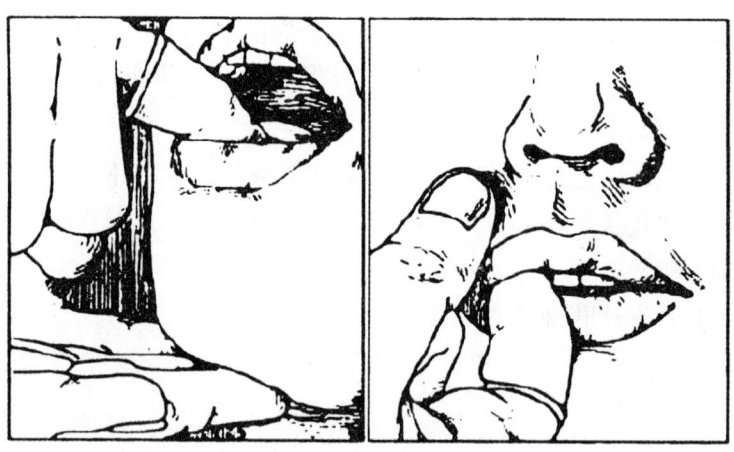

图 23-5　牙齿触诊

6. 嗅诊　局部病变组织可有特殊气味，如坏死性牙髓炎及坏死性牙龈炎，具有特殊的腐败臭味；某些全身性疾病，如糖尿病患者，其口内常有丙酮样或"烂苹果"气味等。借助医师的嗅觉协助诊断。

7. 咬诊　用于牙列紊乱、牙周炎及牙体修复后检查。有空咬法和咬实物法两种方法。了解患者咬合时牙齿有无疼痛，如有牙隐裂则产生疼痛，急性根尖周炎时咬诊也可出现疼痛。

（二）口腔检查

主要包括唇、颊、牙龈、舌、系带、腭和黏膜、口底等。

1. 唇　主要检查唇部皮肤、黏膜、形态，有无肿胀、疱疹、脱屑、皲裂、口角有无糜烂、色素沉着、白斑及增生物等。正常唇呈粉红色，若出现苍白或青紫多为疾病所致。

2. 颊　主要检查颊部的色泽、对称性、有无肿胀、压痛、感觉障碍与过敏等；在检查颊部黏膜时应从色、形、质三方面检查。并注意颊黏膜有无角化异常、表面发白的情况；特别应注意腮腺导管乳头有无充血、水肿等。

3. 牙龈　主要检查牙龈组织的色、形、质的改变，是否有色素沉着；有无瘘管存在，牙龈有无出血、发炎、红肿、增生、萎缩、溃疡、坏死和窦道等。正常牙龈呈粉红色,有点彩。牙龈炎、牙周炎的常见表现是点彩减少或消失。

4. 舌 检查时注意舌质的色泽,舌苔的变化,舌乳头是否充血、肿大、有无肿物、舌的运动与感觉功能有无异常等。正常舌质淡红,舌体柔软滋润有光泽,舌背表面覆盖有薄层白苔,无裂隙。舌腹部黏膜薄而平滑。

5. 系带 是口腔内一种带状的纤维结缔组织,依其所在部位不同,而命名为唇系带、颊系带、舌系带。检查时应注意其数目、形状、位置及附着情况,对牙齿及口腔功能有无影响等。

6. 腭 观察有无畸形、肿块、充血、水肿、溃疡、假膜等异常变化。硬腭黏膜正常呈粉红色,黏膜下有骨质,软腭黏膜略呈暗红色,黏膜下没有骨质。

(三)牙齿检查

包括问诊、视诊、探诊、叩诊、触诊及牙齿松动度的检查。

1. 问诊 是诊断口腔疾病最重要的依据。主要询问患者牙病发生、发展、治疗经过,牙病的部位、发病时间、牙痛性质及有无反射痛等。

2. 视诊 可根据患者的主诉和病史,分别对可疑病变部位进行重点检查。先检查其主诉部位,依一定顺序进行。如检查牙齿的形态有无锥形牙、融合牙、畸形中央尖及畸形舌侧窝等。检查牙齿的数目是否有额外牙、阻生牙、先天性缺牙或拔除牙等。检查牙色有无斑釉牙、釉质发育不全及死髓牙等。检查牙齿的位置有无错位,其方向是唇向、颊向、舌向、近中或远中错位及高、低错位。检查牙体牙周组织:注意牙冠的长短,恒牙牙根形成情况,如观察有无龋齿、楔状缺损、过度磨耗、牙折等;牙龈的颜色、形态,龈沟的深度,牙周有无溢脓等。

3. 探诊 使用探针检查并确定病变部位,如探测牙有无龋齿,确定其好发部位、深浅、大小,有无探痛及牙髓是否暴露。检查牙龈是否出血,牙周袋的深度、龈下结石的分布以及窦道的方向,必要时可用标明毫米距离的特制牙周探针准确测量牙周袋的深度。

4. 叩诊 主要目的是检查牙周膜的炎症反应程度。用口镜或镊子柄端垂直或侧方轻轻叩击牙齿,应先叩正常牙作为对比,以观察患者反应,有无疼痛。如有根尖周炎及牙周炎的患牙多有不同程度的叩击痛。

5. 触诊 也称扪诊。用手指对牙周组织进行触诊。用手指轻压龈缘,观察龈缘处是否有脓液溢出,以便了解牙周袋的炎症情况;触诊根尖部的牙龈,注意检查是否有压痛或波动。

6. 检查牙齿松动度 主要用牙科镊子检查牙齿的活动。检查方法:前牙用牙科镊子夹住牙冠唇、舌面摇动,后牙将镊子尖合拢置于牙齿𬌗面,摇动镊子,即可检查出牙齿松动情况。牙齿的活动是检查牙周膜和牙槽骨健康状况的重要指标。健康牙齿可以有 1 mm 幅度的活动度,超出此幅度为病理性松动。临床上常用的牙松动度测量和记录的方法分类如下。

Ⅰ度松动:牙齿向唇(颊)舌侧方向活动幅度在 1 mm 以内。

Ⅱ度松动:牙齿向唇(颊)舌侧方向活动幅度为 1~2 mm,且伴有近远中方向活动。

Ⅲ度松动:牙齿向唇(颊)舌侧方向活动幅度在 2 mm 以上,且伴有近远中及垂直向多方向活动。

(四) 颌面部检查

主要用视诊和触诊。

1. 视诊　首先要注意观察面部表情与神志意识,颜面部外形左右是否对称,比例是否协调,有无突出和凹陷、畸形、肿胀、包块等,皮肤色泽、弹性、皱纹,有无瘢痕、瘘口等。眼、耳、鼻面部器官与颌面部疾病关系密切,检查时应注意检查眼睑的活动及睑裂大小,瞳孔的大小,对光反射;对外伤后有耳、鼻损伤者,应注意耳、鼻损伤的部位及损伤的大小以及有无脑脊液耳漏、鼻漏等。

2. 触诊　要按照颌面部分区由上到下、由外到里逐一触诊。注意病变的部位、形态、大小、表面特征、硬度、浸润区域、与邻近组织的关系、活动度及有无压痛、波动等;触诊骨组织应注意骨膨隆或肥厚的部位、骨面有无乒乓球感等;可用针刺颜面对比法检查面部三叉神经感觉支的功能变化;淋巴结检查也可用触诊的方法,特别应注意淋巴结的数目、大小、硬度、活动度、压痛等,这对判断肿瘤的转移具有重要的临床意义。

(五) 颞下颌关节检查

主要检查关节运动是否正常。

常用的方法是:医师站在患者的前方,将双手的示指及中指的腹面部分贴放于两侧耳屏前髁状突的外侧面(下关穴处)或用两手的小指末端放在两侧的外耳道内,以拇指放在颧骨部固定,请患者做开闭口及侧方、前伸运动,以触知髁状突运动是否协调、有无杂音、滑动情况如何,同时观察下颌运动是否居正中或向一侧偏斜等。再用手指触诊髁状突前、后方,喙突、乙状切迹及咀嚼肌群的肌肉等,若有压痛可协助关节病的诊断。如翼外肌痉挛的患者在下关穴深层有压痛;如关节后区损伤者,髁状突后有压痛;患有夜磨牙症者,在触压咀嚼肌或颞肌时,常有酸胀或痛感等。还应检查𬌗关系是否正常,有无紊乱,有无牙齿的磨耗及程度,正中关系位与正中𬌗位是否协调,正中接触是否平衡,义齿是否合适等。

(六) 涎腺检查

检查重点是三对大涎腺,即腮腺、颌下腺和舌下腺的检查。

主要观察腺体是否对称,形态大小有无变化,导管开口处有无红肿、狭窄、瘢痕和分泌物情况,特别应注意分泌物的颜色、量和性质。采用示指、中指、无名指三指指腹由后向前揉压腺体及导管,观察分泌物的性质和量,是否清亮,有无脓液或混浊、水样或黏稠样等。颌下腺和舌下腺的触诊要用双手触诊法。触诊导管时要了解是否有结石存在,导管的质地如何。

(七) 张口度检查

采用圆规或卡尺测量上、下切牙间距离,也可用手指宽度表示。如有异常可参考以下标准:

1. 轻度张口受限　上切牙、下切牙切缘间距离可置入两横指,2~3 cm。
2. 中度张口受限　上切牙、下切牙切缘间距离可置入一横指,1~2 cm。
3. 重度张口受限　上切牙、下切牙切缘间距离不足一横指,不足1 cm。
4. 完全性张口受限　完全不能张口,也称牙关紧闭。
5. 张口过度　张口度超过4.5 cm。

张口受限常见于翼外肌痉挛,张口过大常见于翼外肌功能亢进。

第三节 口腔科常用的护理诊断

通过对口腔科患者的护理评估,得出相应的护理诊断,是选择护理措施的基础。口腔科患者常见的护理诊断如下。

1. 急性疼痛　主要与根尖周炎急性发作,慢性炎症、牙槽脓肿未引流或引流不畅有关。

2. 慢性疼痛　与口腔黏膜病损及食物刺激有关。

3. 牙齿受损　与牙齿松动、牙釉质变色、过多的牙结石或牙齿结构的完整性受到破坏等有关。

4. 体温过高　与口腔颌面部炎症感染有关。

5. 焦虑　与缺乏口腔科有关医学知识、疾病性质不明、就诊环境改变及对手术效果担心有关。

6. 自我形象紊乱　与颌面部外伤、面神经麻痹、面部畸形或手术后面容及功能改变有关。

7. 潜在并发症:海绵窦血栓性静脉炎、败血症、面部蜂窝织炎、出血等　与炎症扩散、手术、伤口感染等有关。

8. 清理呼吸道无效　与颌面部手术、外伤、术后喉头水肿、分泌物增多及切口疼痛等有关。

9. 创伤后综合征　与颌面外伤后社会支持不足或角色转移等势不可挡的事件适应不良有关。

10. 有误吸的危险　与颌面部手术、外伤后上颌、下颌牙齿栓丝等可能导致胃内容物、呼吸道内分泌物误吸入气管或支气管有关。

11. 恶心　与全身麻醉手术后或使用化学治疗药物或抗生素有关。

12. 有口腔黏膜受损的危险　与口腔损伤、炎症、牙龈萎缩、牙龈增生、内分泌疾病、免疫异常、外伤等引起的唇部和口腔软组织的损伤有关。

13. 知识缺乏　与患者缺乏相关口腔科和自我护理方面的相关知识有关。

14. 社交孤立　与口臭、颌面部毁损、唇腭裂语音障碍等有关。

15. 吞咽障碍　与口腔科疾病引起的口腔、咽部结构功能缺陷和运动异常有关。

16. 自理能力缺陷　与口腔颌面部手术后,自己完成口腔卫生活动的能力受损有关。

17. 有孤独的危险　与腭裂病儿的父母处于无力创造、维持或恢复一个能促进儿童最适合的成长和发展的环境有关。

18. 有感染的危险　与颌骨骨折、组织损伤、不易清洁口腔、机体抵抗力降低、营养不良或手术后个体处于受病原体侵犯的危险性增加有关。

19. 尿潴留　与颌面部外科全身麻醉手术后膀胱不能完全排空有关。

20. 语言沟通障碍　与口腔颌面部疼痛、张口受限、口腔敷料填塞、颌面外科全身麻醉术后患者呼吸道插管,以及腭裂患者传递语言信号系统的能力减弱、迟缓与丧失

21. 应对无效　与患者感知控制水平有限，不会合理使用可获得的资源，对一些应激原做出的估价或实际反应不恰当有关。

22. 进食自理缺陷　与口腔颌面部疾病手术后完成进食活动的能力受损有关。

23. 不依从行为　与患者的信仰、文化、健康及获得口腔科疾病知识技能、经济状况、理解、记忆能力有关。

24. 睡眠形态紊乱　与患病后患者的生理、心理因素改变，住院后环境改变等因素，引起睡眠质量在一定时间内混乱有关。

第四节　口腔科常用护理技术操作

一、含漱法

【目的】

(1) 减少口腔的细菌数目及菌斑形成，适用于牙周手术及其他口腔内手术或长期卧床不能自理口腔卫生的患者。

(2) 预防伤口感染、消除炎症、消肿止痛、促进溃疡愈合的作用。

(3) 使口腔湿润，清除大块食物残渣和分泌物、血渍、异味。

【物品】

弯盘、漱口杯、治疗巾、吸管、小毛巾、痰盂、手电筒等。

常用的含漱液有以下几种：

1. 甲硝唑含漱液　抗厌氧菌感染药，可抑制及杀灭牙周致病菌，抑制菌斑；预防和消除牙龈炎、牙龈出血、牙周炎、口臭，对口腔黏膜无刺激。

2. 氯己定溶液(洗必泰溶液)　为外用广谱抗菌剂，可抑制菌斑，减少细菌数量，抑制龈上菌斑形成，控制牙龈炎，预防伤口感染，促进愈合。其药效持续时间较长，毒性小，几乎不被机体吸收，不容易使机体产生抗药性。但对口腔黏膜有轻微刺激，长期使用可使牙体和黏膜表面染色。

3. 温热液含漱　具有改善局部血液循环、缓解肌肉痉挛、促使炎症消散、使患者感到舒适的作用。用盐水或普通水均可。注意急性炎症扩散期时，不宜用温热液含漱。

4. 其他　常用的有1%~3%的过氧化氢，1∶5 000的高锰酸钾溶液。它们均为强氧化剂，有消毒、防腐、止血、除臭、清洁的作用。每日2次，用后立即用生理盐水反复漱口。

【操作步骤】

(1) 洗手，戴帽子、口罩，核对患者床号、姓名，向患者说明操作目的和方法，做好解释工作，取得配合。

(2) 根据医嘱使用口腔护理溶液，携用物至患者床旁，使患者头偏向一侧，颌下垫治疗巾。

(3) 帮助患者用吸水管吸取漱口液。

(4)指导患者用舌头上下、左右、前后反复地搅拌或轻鼓颊部,使漱口液在口内流动,然后吐出,反复2～3次,每次2～5 min。

(5)漱口完毕后,帮助患者擦拭嘴角流出的液体,协助患者取舒适卧位。

(6)撤去治疗巾及用物,整理床单位。

(7)整理用物,清洁、消毒后备用。特殊感染者的用物按传染病用物处理。

【注意事项】

(1)此法只适用于无意识障碍的患者。

(2)昏迷患者禁止漱口。

(3)指导患者正确的漱口方法,避免呛咳或者误吸。

(4)含漱时患者的头稍向后仰并偏患侧,使药液作用于患区。

二、擦洗法

【目的】

(1)保持口腔清洁、湿润、舒适,预防感染等并发症。

(2)观察口腔黏膜有无出血、溃疡,舌苔变化及特殊气味。

【物品】

弯盘、弯止血钳、开口器、压舌板、口镜、吸水管、棉签、石蜡油、手电筒、治疗巾、漱口水等。

【操作步骤】

(1)洗手,戴帽子、口罩,核对患者床号、姓名,向患者说明操作目的和方法,做好解释工作,取得配合。

(2)准备用物,根据医嘱使用口腔护理溶液。携用物至床旁,协助患者头偏向健侧,取治疗巾围于颈下及枕上,置弯盘于口角旁。

(3)观察口腔有无出血、溃疡等现象,口角有干裂时先湿润。

(4)协助患者用温开水或生理盐水漱口后,嘱患者咬合上下齿,用压舌板或口镜轻轻撑开对侧颊部,以弯血管钳加紧湿棉球,按一定的先后顺序清洁擦洗口唇、牙齿各面、颊部、舌及硬腭。

(5)擦洗完毕,嘱患者张口或用口镜及手电筒检查口腔是否清洁彻底,有无炎症、溃疡、糜烂等。

(6)口腔黏膜有溃疡,可用1%甲紫或冰硼散抹于溃疡处,口唇可涂润滑油。

(7)清点棉球,帮助患者用吸水管漱口,必要时用注射器沿口角将温水或生理盐水缓慢注入,嘱患者漱口,然后吸出。

(8)撤去治疗巾及用物,整理床单位。

(9)整理用物,清洁、消毒后备用。特殊感染者的用物按传染病用物处理。

(10)洗手,做好记录。

【注意事项】

(1)注意操作动作应当轻柔,避免金属钳端碰到牙齿,损伤黏膜及牙龈,对凝血功能差的患者应当特别小心,防止引发出血。

(2)指导患者正确的漱口方法,避免呛咳或者误吸。对昏迷患者应当注意棉球的湿度,禁止漱口。

(3)患者如有活动的义齿,应先取下再进行操作。

(4)使用开口器时,应从臼齿处放入。

(5)进行口腔护理操作时,避免清洁、污染交叉混用。

(6)操作前后必须清点棉球数量。擦洗时须用止血钳加紧棉球,每次1个,防止棉球遗留在口腔内。

(7)擦洗法适用于昏迷、不合作的患者,在常规口腔护理的基础上,利用喉镜为昏迷患者实施口腔护理,能够清楚直观地观察到口腔、舌黏膜的情况及口腔污垢的位置和量,以便更有效地进行口腔护理。

三、涂药法

【目的】

具有消除炎症、消肿止痛、促进伤口愈合的作用。

【物品】

治疗盘内放漱口杯、漱口液、棉签、药液、镊子、棉球、治疗巾,必要时备手电筒。局部常用的消炎药如下:

1. 碘甘油　具有杀菌、防腐和收敛的作用。主要用于牙龈炎、冠周炎和牙周袋的局部消炎。

2. 复方碘液　具有杀菌、防腐和收敛的作用。对黏膜有刺激,收敛腐蚀作用较强。可腐蚀牙周袋内壁上皮和炎性肉芽组织,收敛溃疡面,控制感染,减少炎性渗出,促进创面愈合。

3. 甲硝唑　是治疗厌氧菌感染的首选药,主要治疗牙龈炎、牙周炎、根尖周炎、冠周炎、坏疽性口炎等。

4. 碘酚　为腐化性较强的药物,杀菌力强,使用于有脓液的牙周袋。

【操作步骤】

(1)洗手,戴帽子、口罩,核对患者床号、姓名,向患者说明操作目的和方法,做好解释工作,取得配合。

(2)准备用物,根据医嘱使用口腔护理溶液及药液。携用物至床旁,协助患者头偏向一侧,取治疗巾围于颈下。

(3)置弯盘于口角旁。帮助患者用漱口液漱口。

(4)用棉签黏取或用镊子夹取沾有药液的棉球,将药液直接涂抹在口腔病变位置。一般用复方碘液、碘甘油涂抹在牙周袋内;10%硝酸银涂抹在初期的溃疡面上;菠萝蛋白酶糊剂涂抹在口疮的溃疡面上;维甲酸鱼肝油糊剂、5% 5-氟尿嘧啶霜剂涂抹在黏膜白斑、扁平苔藓黏膜上。

(5)撤去治疗巾和用物,整理床单位。

(6)整理用物,清洁、消毒后备用。特殊感染者的用物按传染病用物处理。

(7)洗手,做好记录。

【注意事项】

(1)首先用漱口水清洁口腔,把食物残渣等漱去,然后用干净的棉签轻拭后再局部用药,以使药物直接黏附在溃疡面上。

(2)使用碘酚时注意用棉球遮住健康牙,探针蘸取药液引入牙周袋内,然后吸去外溢药液。切不可用棉拭子取药涂擦,也不可以让患者自用,以避免造成灼伤。

四、牙周袋及冠周盲袋冲洗法

【目的】

这是一种实用有效的治疗牙周炎和冠周炎的方法。

【物品】

治疗盘内放漱口杯、漱口水、治疗巾、冲洗液、治疗碗、20 ml 注射器,必要时备手电筒。常用的冲洗液为 1%~3% 的过氧化氢、生理盐水、1∶5 000 呋喃西林或高锰酸钾溶液等。

【操作步骤】

(1)洗手,戴帽子、口罩,核对患者姓名、床号,向患者说明操作目的和方法,做好解释工作,取得配合。

(2)准备用物,根据医嘱使用药液。携用物至床旁。

(3)患者取仰卧位,颌下垫治疗巾,帮助患者用漱口液漱口。

(4)用自制的钝弯针头慢慢插入盲袋或牙周袋底部进行彻底冲洗。仅在盲袋浅部冲洗则作用小。反复冲洗 2~3 次后,擦干局部,再涂抹 3% 碘甘油,效果更好。涂药时用探针或镊弯导入盲袋底部。

(5)撤去治疗巾及用物,整理床单位。

(6)整理用物,清洁、消毒后备用。特殊感染者的用物按传染病用物处理。

(7)洗手,做好记录。

【注意事项】

(1)注意操作动作应当轻柔,注意观察患者的反应,避免呛咳。

(2)冲洗时注意消毒隔离制度,做到无菌操作,冲洗后按规定处理用物。

第五节 口腔科患者手术前后护理常规

口腔颌面部解剖关系复杂,血流丰富,口腔手术的创伤、麻醉及疾病本身的刺激均可引起人体机体发生一系列神经内分泌反应,如生理功能的紊乱和心理压力,从而减弱机体的防御功能和对手术的耐受力,直接影响患者手术后的恢复,因此,在手术前充分做好护理常规极为重要。

一、手术前护理常规

1.一般护理

(1)入院评估:了解患者既往健康史,即有无高血压、心脏病及糖尿病等,尤其与现患疾病相关的病史和用药情况,初步评估患者手术耐受性,了解患者现病史、饮食习惯、嗜好、过敏史、手术麻醉史、家族病史、遗传病史和女性患者的生育史等情况。

(2)心理护理:了解患者有无恐惧、焦虑、自卑、悲伤、孤独、无望感、身体意象紊乱等表现。评估患者亲属、朋友、社会的支持程度以及经济状况等,有利于及时提供有效的心理护理。

(3)身体状况:通过患者生命体征和主要体征,了解患者身体情况,有无心、肝、肺及肾等器官功能不全;有无营养不良或肥胖;有无张口困难以及进食情况;了解各项辅助检查情况,评估患者对手术的耐受性。

(4)生活指导:帮助患者戒烟,练习在床上使用便器。协助患者使用恰当的、无创的解除疼痛措施,如松弛法、皮肤冷热刺激法,必要时根据医嘱使用镇痛剂。

2.常规护理

(1)皮肤准备:是预防手术切口感染的重要环节,重点做好术区皮肤准备,时间一般在手术前2 h为宜,皮肤准备的时间若超过24 h,应重新准备。面部手术应进行面部剃须、剃净患侧耳后3~5 cm毛发,并剪去鼻毛。腭裂患者术前3 d用呋喃西林、麻黄碱或其他抗生素滴鼻液滴鼻。涉及头皮或额瓣转移的手术应剃光头发。备皮范围应大于手术区5~10 cm。

(2)口腔清洁:术前3 d开始用1∶5 000氯己定或1%艾力克漱口。牙结石过多者应先行牙洁治。

(3)过敏试验:术前1 d做抗生素的过敏试验并记录结果,阳性者及时告知医生。

(4)全身麻醉术前护理常规:如消化道的准备,前一晚应清洁灌肠。

(5)术前0.5~2.0 h,根据医嘱静脉输入预防性抗菌药物,并观察患者用药后的反应。

(6)病房护士与手术室护士认真交接患者的病情、病历和药品等,并在患者核对表上签名,并对患者家属进行心理支持。

二、手术后护理常规

1.患者术后回到病房 应与手术人员做好交接班。了解手术过程,连接好各种引流管,严密观察引流物的变化,做好记录。

2.全身麻醉未清醒患者 应去枕平卧,头偏向一侧,保持呼吸道通畅。清醒后,保持患者半坐卧位,有利于颌面部分泌物的引流和排痰;指导患者采用合适的方法咳嗽:即在吸气末屏住呼吸3~5 s,然后用力从胸部咳出,进行两次短促有力的咳嗽。

3.伤口护理 观察伤口肿胀及敷料渗出情况,保持引流管的通畅,并注意观察引流物的量、色、性状,做好记录(一般术后12 h引流量不超过250 ml),密切监测患者生命体征的变化。

4.术后营养 对颌面外科术后患者的恢复非常重要,术后遵医嘱给治疗饮食。

5. 对术后疼痛的患者 应认真评估疼痛的部位、性质和程度。伤口引起的疼痛可采取松弛法或注意力转移法等护理措施,或者必要时遵医嘱给予止痛剂。

6. 口腔护理 保持口腔湿润、清洁,防止切口感染,按医嘱使用抗生素。

7. 有效沟通 对语言沟通障碍的患者鼓励其用文字或手势进行表达和交流。

8. 心理护理 缓解患者焦虑和恐惧。加强护士巡视以及与患者的沟通交流,鼓励患者说出自身感受和焦虑原因并分析,尽量帮助其解决问题;根据患者病情,提供相应的健康知识,帮助患者尽快康复。

9. 健康教育 指导患者学会自我护理。

第六节 口腔科诊疗的感染控制与常规工作程序

由于口腔疾病的普遍性和口腔临床工作的特殊性和复杂性,在口腔诊疗的过程中,需要各种器械和物品在口腔内进行操作,诊疗过程中常常会触及唾液、血液,传染病患者的唾液和血液中存在着大量的病原微生物,如乙型肝炎病毒、艾滋病病毒等,它们可以直接污染各种口腔设备、器械以及医务人员的手等;当牙钻、洁牙机、三用枪停止使用时形成负压,导致水和气流回吸,从而引起治疗台内水道和气道污染;给疾病的传播提供了便利的条件,从而引起医护之间、医患之间及患者之间的交叉感染。因此口腔科工作人员在工作过程中,要严格操作程序,避免疾病的传播。

一、感染源

(一) 口腔门诊污染的环境

高速涡轮手机、超声波洁治机产生的水雾混合患者的血液、唾液及龈沟液及义齿打磨的粉尘等可造成空气污染。

(二) 病原携带者

包括患者、医护人员及陪护人员,被感染了病原微生物,但大多数没有明显症状,不易发现。

(三) 口腔医疗器械和设备的污染

高速手机使用中有负压回吸动作,管道内易有污染物存留。石膏模型、光固化灯、水汽枪等也容易被污染。医用设备如牙椅、X射线机、门把手等也是间接传染源。

二、感染途径

(一) 空气飞沫

口腔治疗过程中,使用的高速涡轮机操作时产生带有病原微生物的飞沫和气雾随同牙质碎屑或固体颗粒、腐败坏死组织等从患者的口腔扩散到周围空气中,也可直接污染口腔医务人员的手,当污染空气的尘埃、飞沫降落到治疗桌、治疗椅和口腔器械、器具上时可导致这些物品的污染,降落到诊室的地上,污染诊室的地板。

(二) 接触传播

1. **直接接触** 医师、护士在与患者直接接触中通过手的污染而形成医务人员与患者、医务人员之间、患者与患者之间的交叉感染,这是口腔科感染的主要途径。

2. **间接接触** 主要通过被病原微生物污染的公用或专用物品而感染,这是口腔科感染的接触传播又一重要途径。

(三) 媒介传播

1. **水传播** 在口腔诊疗中多表现为经由牙科综合治疗台的手机供水系统和吸唾器所致的水污染传播。当手机在停止转动的瞬间,手机头部的空气呈负压状态,导致患者口腔中的唾液、血液、微生物、切割碎屑等污染物回收吸入手机内部的死角。当再次使用手机时,回收入手机内部的污染物可以随水雾进入患者口腔,导致交叉感染。

2. **口腔材料传播** 主要通过口腔治疗中大量成型或半成型卫生材料污染所致。如口腔种植体、印模材料、印模托盘、蜡、修复体及各种类正畸矫治器等。

三、控制和防护

(一) 环境管理及个人防护

1. **保持诊疗室内空气流通净化** 各诊疗室对流通风,每日早、中、晚各一次,每次30 min 以上,这是最为简便有效的空气净化手段;每日治疗结束后空气消毒,应用循环风紫外线消毒器或静电吸附空气消毒器消毒 1 h。每周应用化学消毒剂熏蒸消毒。以减少细菌存留污染;实验室、技工室、消毒室的工作环境必须备有有效的通风设备以控制有毒的蒸汽,在通风设备及冷热空调上应备有滤膜,并注意维护;每日治疗结束后,应立即湿拭清洁地面,冲洗消毒洗手池,用消毒液刷洗痰盂,凡与患者有表面接触的治疗用品及工作面均应采用相应的消毒剂擦拭消毒,有外套覆盖的物体应及时更换覆盖外套。

2. **洗手与隔离** 用七步洗手法洗手是清除手上的病原微生物,切断通过手传播的途径,防止感染扩散的最简单而最重要的一项措施,洗手后使用一次性擦手纸巾;所有医务人员均应穿着洗净的工作服,最好应每天换工作服,如果有可见的污染应及时更换;正确使用防护用具,包括手套、眼罩和口罩、橡皮障隔离(做牙体治疗时应尽可能使用橡皮障)、常规使用有外通风的高效吸引器等。

3. **医务人员的健康防护** 口腔医护人员应定期体检和免疫,应当坚持一年一次的健康检查,对免疫力低下的职工应给予注射最新免疫疫苗;应注意个人卫生,其中手的防护尤为重要,接诊前后洗手并注意正确使用手套;每日定期更换工作服,对可疑交叉感染的衣物应单独按要求处置。在非诊疗区以外的食堂、商场等公共场所禁止穿着工作服。

4. **锐器伤的处理** 医务人员工作中若有锐利器械和针头误伤应让伤口的血液自由流出,然后用流动水彻底冲洗伤口,并用抗菌液泡手。如果器械或针头为传染病患者所接触过的,则应根据传染病防护措施及时处理,并向有关部门报告并做好记录。

(二) 口腔器械设备消毒灭菌管理

1. **消毒灭菌概念及方法** 消毒是指用物理或化学方法杀死存在于传播媒介上的致病微生物;灭菌是指杀灭所有微生物,包括芽孢。常用的消毒灭菌方法有物理和化学方法两类。

2. 口腔设备器械的特殊性　现代化口腔设备器械的特点是种类繁多、精密度高、价格昂贵、形态大小不一、材质各异。口腔设备器械使用频繁，被血液、唾液、残屑及炎性坏死组织等污染的机会多，必须进行严格的消毒。如果稍有疏忽，消毒不彻底，极易造成医院交叉感染。

3. 手机消毒灭菌卫生流程管理　按要求将各诊室使用后的手机装入启封后的手机消毒袋内以避免用后手机污染环境，同时起到保护手机避免直接碰撞损伤。①手机灭菌室人员去各科室收取手机；②将取回的手机逐个安放在加热清洗消毒柜内的手机插座上，对个别黏附有大量血液及组织的手机应先擦拭清洗，然后再放置于热清洗消毒柜内；③将手机逐个从清洗消毒柜中取出，进行内部干燥和注油养护，将完成养护的手机放入一次性手机灭菌纸袋内，经压膜封口后，送入高温高压蒸汽灭菌器内灭菌；④灭菌程序结束后，将手机从灭菌器内取出，查看手机灭菌纸袋上的指示剂是否变色，黑色为彻底灭菌标记；⑤将灭菌好的手机放入无菌箱内发送至各诊室。

4. 特殊器械、材料消毒灭菌管理　一般情况下不穿透人体或不与黏膜组织接触的器械、材料可做消毒处理；任何能穿透人体并伸入口腔组织和黏膜及灭菌区域的器械、材料应做到绝对灭菌处理；高危人群患者所使用过的器械，都应采取灭菌处理。①口腔印模的消毒：首先用流动自来水冲洗，选择合适的消毒液和浸泡时间进行浸泡消毒，再次冲洗，灌注石膏。②口腔修复体及矫正器的消毒：从患者口中取出修复体，彻底用自来水刷洗或超声清洗；将修复体浸泡于适宜的消毒液中；待消毒时间到后，取出用自来水冲洗；树脂修复体冲洗后保存在稀释的漱口液中。③咬合蜡、𬌗堤、模型及咬合记录的消毒：美国 ADA 建议使用碘伏采用"喷-擦-喷"的方法进行咬合蜡及𬌗堤的消毒，并保持一定的湿度及达到杀灭结核菌的时间，咬合记录若使用 ZOE 或复合印模时，也可使用上述方法消毒印模。石膏模型可采用消毒剂消毒喷雾到足够湿度，以及用 1:10 次氯酸钠或碘伏浸泡的方法。④其他器械的消毒：其他一些耐高温的器械，如面弓、正畸钳、镊子、金属印模托盘、金属用刀、不锈钢碗、根管治疗器械以及磨光用的轮、杯、刷、钻等也应热力灭菌。对光固化机头不耐高温的器械，可采用保护薄膜覆盖加碘伏擦拭消毒处理。

四、护理管理在口腔科感染控制中的作用

在医院感染管理中，预防远比治疗重要。自南丁格尔倡导科学护理以来，清洁、消毒、灭菌、无菌操作以及隔离技术日益为护理界所重视，因此，严格地执行消毒、隔离、灭菌和护理管理制度是预防医院感染的前提，而运用现代护理和管理手段则是降低医院感染发生率的重要途径。

护理管理是医院管理系统中的主要组成部分，完善的护理管理是以质量管理为核心，技术管理为重点，组织管理为保证。护理人员是预防和控制医院感染的主力，消毒灭菌和隔离等技术措施都离不开护理操作，严格地执行消毒灭菌、无菌操作和隔离技术是预防医院感染的重要保证。为贯彻执行全院统一消毒隔离规章制度、操作规程和质量控制标准，达到预防和控制医院感染的目的，在这个过程中护理管理起着决定性的作用。

(孟晓红)

思考题

深夜两点医院送来一急诊患者,男,56岁,因发生交通事故,面部损伤严重,伴牙齿断裂,呼吸暂停,休克状态,医生决定立即手术抢救。

请问:

(1)护士如何对患者进行护理评估?

(2)提出该患者的护理诊断。

(3)患者须立即手术,护士如何进行术前准备?术后如何进行常规护理?并应注意什么问题?

同步练习

一、名词解释

1. 张口受限
2. 口腔四手操作
3. 按摩牙龈

二、填空题

1. 牙疼的特点主要是_____、_____、_____和_____。
2. 术区皮肤的准备,时间一般则手术前____h为宜,皮肤准备的时间若超过____h,应重新准备。
3. 叩诊的主要目的为检查_____反应,叩痛的程度用_____、_____、_____表示。

三、选择题

A 型题

1. 可以用来叩诊牙齿的器械是(　　)
   A. 镊子柄　　　　　　　　B. 探针
   C. 镊尖　　　　　　　　　D. 口镜
   E. 拔牙钳

2. 视诊时应首先检查的部位是(　　)
   A. 面部　　　　　　　　　B. 全口牙齿
   C. 口腔黏膜　　　　　　　D. 舌苔
   E. 主诉部

3. 颌面外科术后引流量若12 h内超过(　　)应及时处理
   A. 100 ml　　　　　　　　B. 150 ml
   C. 200 ml　　　　　　　　D. 250 ml
   E. 300 ml

B 型题

   A. 上、下切牙切缘间距离可置入两横指,2~3 cm
   B. 上、下切牙切缘间距离不足一横指,不足1 cm
   C. 上、下切牙切缘间距离可置入一横指,1~2 cm
   D. 张口度超过4.5 cm
   E. 完全不能张口

4. 轻度张口受限是指(　　)
5. 中度张口受限是指(　　)
   A. 牙齿向唇(颊)舌侧方向活动幅度在1 mm以内

B. 牙齿向唇(颊)舌侧方向活动幅度为 1～2 mm,且伴有近远中方向活动

C. 牙齿向唇(颊)舌侧方向活动幅度在 2 mm 以上,且伴有近远中及垂直向多方向活动

D. 牙齿向唇(颊)舌侧方向活动幅度为 1～2 mm

E. 牙齿向唇(颊)舌侧方向活动幅度在 2 mm 以上

6. Ⅰ度松动是指( )

7. Ⅱ度松动是指( )

X 型题

8. 颌面外科手术后期维持适当呼吸功能的措施有( )

 A. 保持呼吸通畅

 B. 随时抽吸呼吸道、口、鼻腔内的分泌物

 C. 鼓励病人深呼吸、咳嗽

 D. 意识恢复的病人应摇高床头,采取半坐卧位

 E. 疑有颅内压增高时应限制病人咳嗽

9. 牙齿松动包括( )

 A. Ⅰ度松动   B. Ⅱ度松动

 C. Ⅲ度松动   D. Ⅳ度松动

 E. Ⅴ度松动

第二十四章 口腔内科患者的护理

第一节 牙体牙髓及根尖周疾病患者的护理

一、龋病

龋病(dental caries or tooth decay)是在以细菌为主的多种因素影响下牙体硬组织发生慢性进行性破坏的一种疾病。牙齿硬组织遭到破坏后,缺乏修复和自愈能力,而在发病初期患者常常没有明显不适,就医时已发展到比较严重的程度。它是现代人类最常见的口腔疾病之一。

【病因与发病机制】

目前被普遍接受的龋病病因学说是四联因素论。包括:①口腔致龋菌群的作用;②蔗糖等适宜的细菌底物;③敏感的宿主;④在口腔滞留足够的时间。该理论把龋病的发生归结为细菌、食物、宿主、时间共同作用的结果,比较全面地阐述了龋病发生的基础和根本原因(图24-1)。

1. 细菌 细菌的存在是龋病发生的先决条件。口腔中主要致龋菌是变形链球菌。变形链球菌需要借助牙菌斑黏附在牙齿表面。口腔滞留食物中的碳水化合物被降解后,一方面聚合产生高黏性葡聚糖,形成菌斑基质,另一方面菌斑深处缺氧,碳水化合物的代谢不完全,使致龋菌产生各种有机酸,在酸的作用下,牙齿硬组织发生脱矿,形成龋病。

2. 食物 食物与龋病的关系十分密切,蔗糖及其他低分子量糖在其中的作用最为明显。许多研究调查报告都指出,龋病的发生与进食的蔗糖量直接相关。细菌能利用糖类代谢产生酸并合成细胞外多糖和细胞内多糖,所产的有机酸有

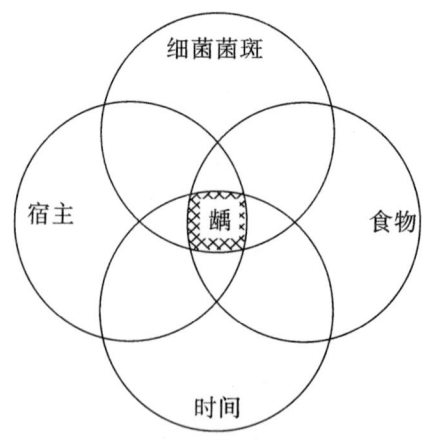

图24-1 龋病发病的四联因素论

利于产酸和耐酸菌的生长,也有利于牙体硬组织的脱矿,多糖能促进细菌在牙面的黏附和积聚,并在外源性糖缺乏时,提供能量来源,因此,糖类是龋病发生的物质基础。

3. 宿主 宿主主要包括牙和唾液,特别是牙齿对龋病的敏感性或抗龋能力。牙齿的形态、矿化程度和组织结构与龋病发生有直接关系,如牙齿的窝沟处和矿化不良的牙较易患龋。而矿化程度好,组织内含氟量适当的牙抗龋力较强。唾液对维持口腔正常 pH 值,保持牙面完整性,促进牙的再矿化有着重要作用,因为唾液的缓冲能力能中和细菌所产生的酸,唾液中的无机盐通过离子交换可使牙釉质中某些脱矿区域再矿化。此外一些微量元素,如氟、镁、锶等亦有抑制龋病的作用。

4. 时间 龋病的发生有一个较长的过程,从初期龋到临床形成龋洞一般需要 1 年半至 2 年时间。2～14 岁这段时间是乳恒牙患龋的易感期。

【护理评估】

(一) 健康史

评估患者牙齿情况、口腔卫生及饮食习惯,患者有无睡前吃甜食的嗜好。如有疼痛,了解疼痛的性质,疼痛与冷热刺激是否有关。

(二) 身体状况

龋病病变是一个连续进行性的破坏过程,主要由牙釉质或牙骨质表面由浅入深逐渐累及到牙本质。是牙体硬组织的色、形、质的改变。

1. 龋病好发部位 龋病的好发部位与食物是否容易滞留关系密切,包括窝沟、邻接面和牙颈部。

2. 龋病好发牙齿 龋病的牙位分布一般左右对称,下颌多于上颌,后牙多于前牙。

3. 龋坏程度 临床上为便于诊断和治疗,根据龋坏程度分为浅龋、中龋及深龋(图 24-2)。

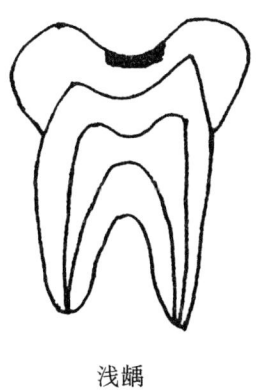 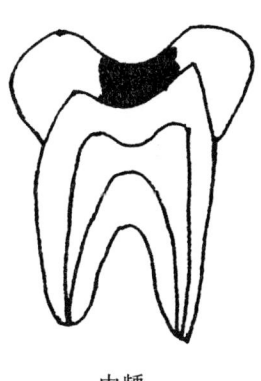 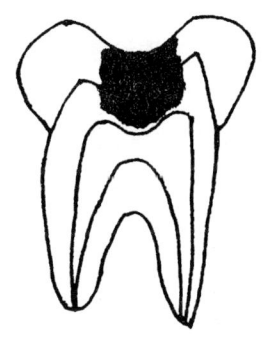

浅龋　　　　　　　　中龋　　　　　　　　深龋

图 24-2 龋病的三个阶段

(1) 浅龋:龋蚀只限于牙齿的表层即牙釉质或牙骨质。初期表现为龋损部位脱矿所致的白垩色斑块,继之成黄褐色或黑色,一般无明显龋洞,仅探诊时有粗糙感,后期可出现局限于釉质的浅洞,无自觉症状,探诊无明显反应。

(2) 中龋:龋蚀已进展到牙本质浅层,有明显龋洞,患者在冷、热、酸、甜等刺激后出现疼痛,对冷的刺激尤其明显,但去除外界刺激后,症状即可消失,无自发性痛。

(3)深龋:龋蚀进展到牙本质深层时为深龋,临床上可看见较深的龋洞,由于深龋病变接近牙髓,所以对温度变化及化学刺激敏感,食物嵌入洞内压迫发生疼痛,探查龋洞时酸痛明显,但无自发性痛。

(三)辅助检查

1.温度刺激试验 当龋洞达到牙本质时患者即对冷热或酸甜刺激发生敏感甚至有难忍的酸痛。医生可用冷热刺激进行检查,亦可使用电活力测试仪测定。

2.X射线检查 可借助X射线摄片检查有无邻面龋或颈部龋,了解龋洞的深度。

3.透照 用光导纤维装置进行透照检查,能直接看到龋损部位及病变深度和范围。

(四)心理-社会状况

龋病患者初期常无自觉症状,不影响日常生活,故易延误治疗时机从而导致其他严重口腔问题的产生,如根尖周病等。因此,患者的年龄、口腔卫生习惯、口腔卫生保健知识、文化层次、经济状况,以及不愿就诊的原因等是护士的评估重点。

【治疗要点】

1.化学疗法 化学疗法(chemical therapy)是用化学药物处理龋损,使病变终止或消除。主要适用于浅龋,常用的药物有75%氟化钠甘油糊剂和10%硝酸银涂于患处。

2.再矿化治疗 再矿化治疗(remineralizative therapy)是用人工的方法使已脱矿、变软的釉质发生再矿化,恢复硬度,使早期釉质龋终止或消失。常用不同比例的钙、磷和氟配成再矿化液,用浸过再矿化液的棉球涂于患处或配成漱口液进行含漱。

3.窝沟封闭 窝沟封闭(pit and fissure sealing)是预防窝沟龋的有效方法。运用封闭剂将窝沟与口腔环境隔绝,阻止食物、食物残渣等致龋因子进入窝沟。

4.修复性治疗 用手术的方法去除龋坏组织,制成一定洞形,选用修复性材料修复缺损部分,从而恢复牙的形态和功能。

【常见护理诊断/问题】

1.舒适受损:对冷、热、酸、甜刺激过度敏感 与牙齿龋坏造成牙本质外露有关。

2.知识缺乏 缺乏龋病的发生、发展、预防及早期治疗的知识。

3.潜在并发症 牙髓炎、根尖周炎等。

【护理目标】

(1)积极配合医生完成治疗,修复缺损的牙体组织,消除不适感。

(2)了解龋病不及时治疗的危害性,增强其防病意识,预防并发症的发生。

(3)养成良好的口腔卫生习惯和饮食习惯,预防疾病的发生。

【护理措施】

1.心理护理 热情接待患者,向患者解释疾病相关知识,介绍治疗方法,消除其恐惧心理,使其能积极地配合医生完成各项治疗。

2.药物治疗的护理 进行药物治疗时遵医嘱备好所需药物,协助牵拉口角,隔湿、吹干牙面。涂布氟化钠时使用橡皮障进行隔离,防止患者吞入。用硝酸银涂布时,需使用还原剂,使其生成黑色或灰色沉淀,该药有较强的腐蚀性,操作时注意切勿损伤患者口腔黏膜。

3. **修复性治疗的护理** 充填术是龋病最常用的修复方法,其方法是祛除龋坏组织,制备一定洞形,然后选用适宜的修复材料修复缺损部分,以恢复牙齿的形态和功能。协助医生进行操作治疗。

4. **健康指导** 向患者宣传预防龋病的有关知识,增强口腔健康保健意识。

(1)保持口腔卫生:养成早晚刷牙、饭后漱口的习惯,以减少菌斑及食物残渣的滞留时间。

(2)定期口腔检查:一般2岁至12岁的儿童半年一次,12岁以上一年一次,以便早期发现龋病,及时治疗。

(3)合理饮食:少吃酸性刺激、糖分高食物,临睡前不吃零食,多吃富含钙、无机盐、高纤维粗糙食物。

【护理评价】

通过治疗和护理计划的实施,评价患者是否能够达到:

(1)牙齿感觉恢复正常。

(2)了解龋病早期治疗的重要性。

(3)掌握正确的刷牙方法并养成良好的口腔卫生习惯。

(4)对龋病有正确的认知。

(5)无并发症发生。

二、楔状缺损

楔状缺损(wedge shaped defect)是牙齿唇、颊侧颈部硬组织发生缓慢消耗所致的缺损,由于这种缺损常呈楔形因而得名。

【病因与发病机制】

1. **刷牙** 发生楔状缺损的主要原因。

(1)用力横刷的人常有典型和严重的楔状缺损。

(2)不发生在牙的舌面,常伴有牙龈萎缩。

(3)唇向错位的牙楔状缺损常比较严重。

2. **酸的作用** 龈沟内的酸性渗出物易导致牙质缺损,临床有时见到龈缘下硬组织的缺损。

3. **牙颈部的结构特点** 牙颈部结构比较薄弱,易被磨损,有利于缺损的发生。

4. **牙体组织的疲劳** 唇颊侧牙颈部,是咬合力应力集中区。长期的咀嚼力,使牙体组织疲劳,于应力集中区出现破坏。

【护理评估】

(一)健康史

评估患者牙齿的缺损程度,询问患者的刷牙方法,是否有其他并发症的发生,以及患者的心理状况。

(二)身体状况

(1)典型楔状缺损,由2个平面相交而成,有的由3个平面组成,少数缺损呈卵圆形,缺损边缘整齐,表面坚硬而光滑(图24-3)。一般均为牙体组织本色,有时可有程度不等的着色。

(2) 根据缺损程度,可分为浅形、深形和穿髓形。浅形和深形可无症状,也可发生牙本质过敏症。深度和症状不一定成正比关系。穿髓形有牙髓病、根尖周病症状,甚至发生牙齿横折。

(3) 楔状缺损好发于前磨牙,尤其是第一前磨牙,因其位于牙弓最突出处,刷牙时受力大,次数多,一般有牙龈退缩。

(4) 随年龄的增长,楔状缺损有增加的趋势,年龄愈大,楔状缺损愈严重。

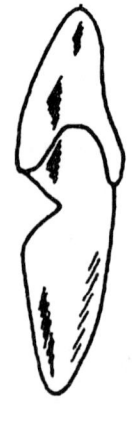
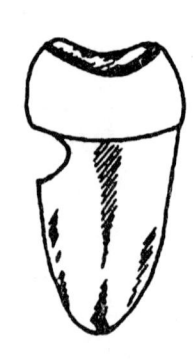

图24-3　楔状缺损

(三) 辅助检查

X射线检查可了解牙根、根尖周病变情况。

(四) 心理-社会评估

患者早期一般无明显症状,就医时常已有其他并发症的发生,如牙髓病、根尖周病等,故护士应注意评估患者年龄、生活习惯、文化层次、对疾病的认知程度,尤其是否采用错误的刷牙方法,有无并发症的发生。

【治疗要点】

(1) 组织缺损少且无牙本质过敏症者,一般无须特别处理。

(2) 有牙本质过敏症者采用脱敏疗法。

(3) 缺损较大者可行充填修复治疗。

(4) 牙髓感染或根尖周病者,可行牙髓治疗或根管治疗。

【常见护理诊断/问题】

1. 知识缺乏　缺乏正确刷牙方法的知识。

2. 潜在并发症　牙髓病、根尖周病等。

3. 自我形象紊乱　与牙齿缺损有关。

【护理目标】

(1) 掌握正确的刷牙方法,认识到横刷法对牙齿造成的危害及后果。

(2) 配合医生完成治疗,缺损处得以修复。

(3) 无并发症发生。

【护理措施】

(1) 正确的刷牙方法能有效预防楔形缺损的发生,指导患者刷牙时不要过分用力,并选用质地较软的牙刷和磨料较细的牙膏,以减轻对牙齿的磨损。

(2) 对于牙本质过敏症者,协助医生进行药物脱敏治疗。

(3) 协助医生完成充填治疗。

【护理评价】

通过治疗和护理计划的实施,评价患者是否能够达到:

(1) 掌握正确的刷牙方法,认识到横刷法对牙齿的危害。
(2) 缺损得到及时修复。
(3) 无并发症发生。

三、四环素牙

四环素牙(tetracycline pigmentation teeth)是指四环素族药物引起的着色牙。

【病因与发病机制】

在牙的发育矿化期服用四环素族药物,药物结合到牙组织内,使牙着色,有时也合并釉质发育不全。

【护理评估】

(一)健康史

评估患者四环素族药物的治疗过程。

(二)身体状况

四环素可在母体通过胎盘引起乳牙着色,前牙比后牙着色明显,乳牙比恒牙着色明显。初呈黄色,在阳光照射下呈明亮荧光黄色,以后逐渐由黄色变成棕褐色或深灰色。早期服用四环素可引起牙着色和釉质发育不全,6~7岁再给药一般不会引起牙着色。

(三)心理-社会状况

患者常因牙齿的异常颜色而有心理负担,就诊时一般期望较高。

【治疗要点】

(1) 复合树脂修复。
(2) 烤瓷冠修复。
(3) 漂白治疗:常用于不伴有釉质发育不全者。

【常见护理诊断/问题】

1. 知识缺乏 缺乏四环素牙自我护理及预防知识。
2. 有个人尊严受损的危险 与长期牙齿着色异常有关。

【护理目标】

(1) 牙齿着色改变。
(2) 对四环素牙有正确的认知。

【护理措施】

(1) 进行四环素牙知识的介绍,了解患者的担忧,提供有效的应对措施。
(2) 协助医生进行四环素牙治疗的配合。
(3) 健康指导:四环素牙经过美白,牙齿可能会有轻微发酸的现象,主要是由于牙体过敏所导致的,如果症状比较重的,要及时到医院进行复诊检查和治疗。注意口腔卫生的清洁,定期做牙齿洁护。

【护理评价】

通过治疗和护理计划的实施,评价患者是否能够达到:

(1)牙齿着色改变。
(2)对四环素牙有正确的认知。

四、牙本质过敏症

牙本质过敏症（dentine hypersensitivity）又称过敏性牙本质（hypersensitivity dentine），不是一种独立的疾病，而是多种牙体疾病共有的症状，发病高峰年龄在40岁左右。

【病因与发病机制】

磨耗、楔状缺损、牙折、龋病以及牙周萎缩等各种牙体疾病导致牙本质暴露时，均可发生牙本质过敏症。

【护理评估】

（一）健康史

评估患者牙齿情况，是否有磨耗、楔状缺损、牙折、龋病以及牙周萎缩等牙体疾病。

（二）身体状况

牙本质过敏症的主要表现为刺激痛，当刷牙、吃硬物、遇酸、甜、冷、热刺激时可引起酸痛，对机械刺激最敏感。疼痛发作迅速，疼痛尖锐，时间短暂，患者多能指出患牙。

（三）辅助检查

牙髓温度试验可明确患牙。

（四）心理-社会状况

牙本质过敏症与牙齿磨耗、楔状缺损、牙折、龋病及牙周萎缩等牙体疾病导致牙本质暴露有关，早期无明显不适，常常不为患者重视，出现难以忍受的疼痛时就医，且求治心切。

【治疗要点】

1. 脱敏治疗　使用氟化物进行局部涂擦，治疗牙本质过敏。
2. 修复治疗　脱敏治疗无效者，以及磨损接近牙髓者，可考虑进行牙髓治疗，并做全冠修复。

【常见护理诊断/问题】

1. 疼痛　与刺激诱发牙本质过敏有关。
2. 知识缺乏　缺乏牙本质过敏症自我防护及治疗知识。

【护理目标】

(1)疼痛减轻。
(2)能配合医生进行治疗。
(3)对牙本质过敏症有正确的认知。
(4)养成良好的口腔卫生习惯，定期进行牙齿检查。

【护理措施】

(1)进行牙本质过敏症相关知识的介绍，减轻患者的心理负担。

(2) 协助医生进行脱敏治疗和修复治疗。

(3) 健康指导:避免过冷、过热、酸性物质对牙齿的刺激,选用软毛刷刷牙,温水漱口,治疗患牙,养成良好的口腔卫生习惯。

【护理评价】

通过治疗和护理计划的实施,评价患者是否能够达到:

(1) 疼痛减轻。

(2) 能配合医生进行治疗。

(3) 对牙本质过敏症有正确的认知。

(4) 养成良好的口腔卫生习惯,定期进行牙齿检查。

五、牙髓病

牙髓病(disease of dental pulp)是指发生在牙髓组织的疾病。牙髓病和根尖周病的病因大多相似,牙髓组织和根尖周围组织通过根尖孔密切相连,牙髓组织中的病变产物、细菌及其毒素等很容易通过根尖孔扩散到根尖周围组织,引起根尖周病;牙周组织疾病,其细菌也可经根尖孔进入髓腔引起逆行感染。

牙髓病包括可复性牙髓炎、不可复性牙髓炎、牙髓坏死、牙内吸收和牙髓钙化。

【病因与发病机制】

牙髓炎主要由细菌感染所致,深龋是引起牙髓感染的主要途径。龋洞内的细菌及毒素可通过牙本质小管侵入牙髓组织或经龋洞直接进入牙髓而引起牙髓炎。其次是牙周组织疾病,其细菌经根尖孔进入髓腔引起的逆行感染。另外,化学药物及物理因素如温度、电流刺激亦可引起牙髓炎。

牙髓组织为疏松的结缔组织,四壁由坚硬的牙体组织所包裹,狭窄的根尖孔与牙周组织相通,缺乏侧支循环系统,一旦发生炎症,无法得到彻底的引流,使髓腔压力急剧增加,压迫神经,引起剧烈疼痛。同时也使牙髓循环发生障碍,牙髓组织缺氧,而导致牙髓坏死。

【护理评估】

(一) 健康史

询问患者有无全身性疾病,如心脏病、糖尿病等。了解患者口内是否有未经彻底治疗的龋齿及牙周病,询问疼痛的性质、发作方式和持续时间。

(二) 身体状况

1. 可复性牙髓炎　可复性牙髓炎(reversible pulpitis)是牙髓组织以血管扩张、充血为主要病理变化的初期炎症表现。

(1) 患牙受冷、热、酸、甜刺激时,立即出现短暂的疼痛尤其对冷刺激更为敏感,刺激祛除疼痛随即缓解,无自发痛。

(2) 患牙常见有接近髓腔的牙体硬组织损伤,或有深牙周袋及咬合创伤。

2. 不可复性牙髓炎　不可复性牙髓炎(irreversible pulpitis)是一类病变较为严重的牙髓炎症,最终为牙髓全部坏死,按临床发病和病程特点,分为急性牙髓炎(包括慢性牙髓炎急性发作)、慢性牙髓炎、残髓炎和逆行性牙髓炎。

(1)急性牙髓炎:急性牙髓炎(acute pulpitis)发病急,剧烈疼痛。疼痛的特点:自发性、阵发性疼痛;夜间加重,可能与体位有关;疼痛不能定位;温度刺激加剧。当牙髓化脓时对热刺激极为敏感,而遇冷刺激则能缓解疼痛,临床上常见患者口含冷水止痛。检查时可探及近髓的深龋,探痛明显。

(2)慢性牙髓炎:慢性牙髓炎(chronic pulpitis)一般不发生剧烈的自发痛,几乎所有患者均有长期冷热刺激痛的病史,患牙常有咬合不适或轻度叩痛,且患者多能定位患牙。检查可见穿髓孔或牙髓息肉。

(3)残髓炎:残髓炎(residual pulpitis)是根管治疗后残留的少量牙髓发炎。常表现为自发性钝痛、放射性痛、温度刺激痛。炎症发生于近根尖孔处的根髓组织,故患牙多有咬合不适感。探查根管有疼痛感觉。

(4)逆行性牙髓炎:逆行性牙髓炎(retrograde pulpitis)来源于患牙牙周病所致的深牙周袋。患牙有长时间的牙周袋病史,可诉有口臭、牙松动、咬合无力或咬合疼痛等。对患牙进行温度测试,可为激发痛、迟钝或无反应。

3.牙髓坏死 牙髓坏死(pulp necrosis)患者一般无自觉症状,主要表现为牙冠变色,呈暗黄色或灰色,无光泽,牙髓活力试验无反应。

4.牙内吸收 是指正常的牙髓组织肉芽性变。

5.牙髓钙化 牙髓钙化(pulp calcification)一般不引起临床症状,个别情况出现与体位有关的自发性痛。牙髓活力测试可异常,表现为迟钝或敏感。

(三)辅助检查

用电活力测试牙髓活力、温度试验及叩诊可帮助确定患牙,X射线牙片有助于龋齿的检查。

(四)心理-社会状况

牙髓炎多由深龋引起,疼痛症状不明显时,常常不为患者重视,忽视对龋齿的早期治疗。当急性牙髓炎发作,出现难以忍受的疼痛时,特别是夜间疼痛加重时,患者难以入睡,烦躁不安,常以急诊就医,且求治心切。

【治疗要点】

1.止痛 用药物或开髓减压的方法缓解患者的疼痛。

2.保存正常的牙髓组织或保留患牙 保存牙髓的方法有盖髓术、活髓切断术,保存牙体的方法有牙髓塑化治疗、根管治疗等。

【常见护理诊断/问题】

1.急性疼痛 与炎症引起血管扩张、牙髓腔压力增加,压迫神经所致有关。

2.恐惧 与患者惧怕疼痛、射线或治疗器械有关。

【护理目标】

(1)通过治疗疼痛缓解至消失。

(2)了解治疗目的,消除恐惧心理,积极配合完成各阶段治疗。

【护理措施】

1.应急止痛治疗的护理

(1)药物止痛:遵医嘱备丁香油或樟脑酚棉球置于龋洞内可以暂时止痛,同时口服止痛药。

(2) 开髓减压:是止痛最有效的方法。

2. 心理护理 治疗过程中对患者进行心理安慰,稳定情绪,向其说明目的,消除恐惧心理,以取得患者的合作。

3. 手术配合 协助医生做好保存正常的牙髓组织或保留患牙的手术配合。

4. 健康指导

(1) 牙髓炎一旦得不到及时救治。如牙髓死亡,牙体将失去代谢而变性,使其变得脆而易折,极易导致牙齿缺失。故应向患者介绍牙髓炎的相关知识,使患者能意识到及时救治的重要性。

(2) 保持良好的口腔卫生习惯,定期清除牙结石,保持牙齿清洁、健康。

(3) 合理膳食,加强体育锻炼。

【护理评价】

通过治疗和护理计划的实施,评价患者是否能够达到:

(1) 疼痛得到缓解或消除。

(2) 通过保牙或保髓的各阶段治疗,达到预期的效果。

六、根尖周病

根尖周病(periapical periodontitis)是指发生在牙齿根尖部及其周围组织包括牙周膜、牙槽骨及牙骨质的各种类型的疾病。

根尖周炎(apical periodontitis)是指局限于根尖周围组织的炎症。多数是牙髓炎的继发疾病,而根尖周炎又可继发颌骨及颌周组织炎。临床上将根尖周炎分为急性根尖周炎和慢性根尖周炎,而以慢性根尖周炎最为常见。

【病因与发病机制】

根尖周炎多由感染的牙髓通过根尖孔刺激根尖周组织,引起急性感染。其次,创伤和牙髓治疗时如砷剂用量过大,封药时间过长,药物渗出根尖孔也能引起化学性根尖周炎。

【病理】

慢性根尖周炎由于根尖部长期受病原物刺激而发生慢性炎症性变化,病理表现为根尖周肉芽肿、根尖周囊肿、慢性根尖周脓肿。

【护理评估】

(一) 健康史

询问患者是否患过牙髓炎,有无反复肿痛史及牙髓治疗史。

(二) 身体状况

1. 急性根尖周炎

(1) 急性浆液性根尖周炎:患牙有咬合痛、自发痛、持续性钝痛。患者常出现因疼痛而不愿咀嚼,影响进食。患者能定位患牙。患牙可见龋坏、充填体或其他牙体硬组织疾病,有时可查到深牙周袋,出现牙冠变色,叩诊疼痛。

(2)急性化脓性根尖周炎

1)根尖周脓肿:患牙出现自发性剧烈、持续的跳痛,患者因此不敢咬合,根尖部牙龈潮红,无明显肿胀,扪诊感轻微疼痛,相应的下颌下淋巴结或颏下淋巴结可有肿大及压痛。

2)骨膜下脓肿:患牙持续性、搏动性跳痛更加剧烈,轻触患牙感觉疼痛难忍,影响睡眠和进食,可伴有体温升高、乏力等全身症状,严重者颌面部可出现蜂窝织炎,牙龈红肿,有明显压痛,扪诊深部有波动感。

3)黏膜下脓肿:根尖区黏膜的肿胀局限,呈半球状隆起,扪诊波动感明显,脓肿表浅易破溃,患牙胀痛及咬合痛减轻,全身症状缓解(图24-4)。

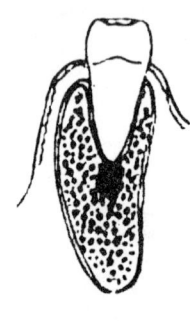
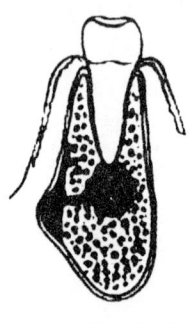
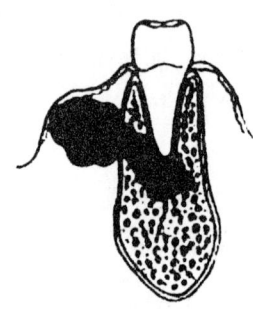

根尖周脓肿　　　　骨膜下脓肿　　　　黏膜下脓肿

图24-4　急性化脓性根尖周炎发展的3个阶段

2.慢性根尖周炎　一般无明显自觉症状,或症状较轻,常有反复肿胀疼痛的病史。口腔检查可发现患牙龋坏变色,牙髓坏死,探诊及牙髓活力检查无反应,但有轻微叩痛,根尖区牙龈可发现窦道;根尖周囊肿大小不等。

(三)辅助检查

慢性根尖周炎由于牙髓坏死,牙髓活力测试无反应,X射线片显示根尖区有稀疏阴影,或圆形透射区。

(四)心理-社会状况

急性根尖周炎患者患牙出现剧烈疼痛,患者就医时常焦虑不安。当急性期治疗不彻底时可转为慢性。慢性根尖周炎患者自觉症状不明显,常被忽视。当出现脓肿及窦道时,才促使患者就诊。

【治疗要点】

1.开髓引流　急性期应打开髓腔、拔除根髓,保证根管通畅,使炎症得到引流。

2.切开引流　急性化脓期脓液到达骨膜或黏膜下时,在脓肿明显处切开,引流排脓。

3.根管治疗术　急性期缓解后,彻底清除根管内感染物,严密充填根管。

4.病变严重　保守治疗无效者,则应拔除患牙。

【常见护理诊断/问题】

1.急性疼痛　与根尖周炎急性发作,牙周脓肿未引流或引流不畅有关。

2.口腔黏膜改变　与慢性根尖周炎形成窦道、脓肿有关。

3. 知识缺乏　缺乏根尖周病防护知识。

【护理目标】

(1) 疼痛缓解至消失。

(2) 积极配合医生完成治疗计划,使口腔黏膜恢复正常,窦道封闭。

(3) 了解引起根尖周炎的原因,重视疾病的早期治疗。

【护理措施】

1. 开髓引流的护理配合　协助医生在局部麻醉下用高速手机打开髓腔,拔除牙髓,使根尖周渗出物通过根管引流,达到止痛、防止炎症扩散的目的。护士抽吸3%过氧化氢液及生理盐水,供医师冲洗髓腔,吸净冲洗液,吹干髓腔及用消毒纸尖吸干根管,备消毒酚棉球及短松棉捻供医师置入髓室内。

2. 如已形成骨膜下或黏膜下脓肿　应及时切开引流。切开脓肿前,护士协助医师对术区进行清洁、消毒、隔湿准备。按医嘱准备麻醉药物及器械。脓肿切开后冲洗脓腔,在切口处放置橡皮引流条,定期更换至伤口清洁。

3. 按医嘱服用抗生素、镇痛剂、维生素等药物。嘱患者注意适当休息,高热患者多饮水,进食流质及半流质食物,注意口腔卫生。

4. 急性炎症控制后或慢性根尖周炎　应做牙髓塑化治疗或根管治疗,以消除感染,防止根尖周组织的再感染,促进根尖周组织愈合。本节重点介绍根管治疗术的护理。

根管治疗术(root canal therapy,RCT)是治疗牙髓病及根尖周病的一种方法,通过清除根管内的炎症和坏死物质,并进行适当消毒,充填根管,以祛除根管内容物对根尖周围组织的不良刺激,防止根尖周病变的发生或促进根尖周病变的愈合。

(1) 治疗前准备:引导患者上椅位,备好检查盘、调节椅位及光源。根据治疗方法准备药物及用物。

(2) 治疗配合

1) 根管预备器械:选用时应检查根管锉或扩大针有无弹性、螺纹是否松懈等,若有折断迹象应立即更换。

2) 协助医师进行根管工作长度的测量,根据根管锉工作长度做好标记并逐号排放在治疗盘中。

3) 每更换一次不同型号的根管器械,配合用3%过氧化氢与生理盐水交替冲洗根管一次,并及时吸唾。

4) 根管充填时遵医嘱选用并按产品说明调拌根管充填糊剂。

5) 牙胶尖准备:遵医嘱根据根管的工作长度和根管预备后主尖锉的型号选择相应型号的主牙胶尖,测量长度并做好标记,同时准备数根副牙胶尖。

6) 充填配合:按诊疗步骤传递光滑髓针、根管糊剂、主副牙胶尖及根充侧压器。根管充填完成后,协助切断多余的牙胶尖。

(3) 根管显微镜治疗的护理:根管显微镜是将显微镜技术应用于牙髓治疗的一项较新技术。主要用于根管内异物的取出、根管再处理、钙化根管再通、根折及根管侧穿的诊断与修补、寻找并定位根管口以及进行根尖手术等。

1) 用物准备:显微镜、超声根管治疗仪、带柄根管锉、超声机手柄及工作尖、强吸管、纸尖、显微镜专用口镜和探针以及橡皮障、简易开口器等。

2）根管显微镜调整目镜镜体，将显微镜的关节旋钮锁好，以固定视野。将信号输出端接入录像机或计算机，供术中观察和拍摄图片。

3）安置橡皮障：协助医师安置橡皮障，隔离患牙和唾液，保持术野清晰。可在患牙对侧磨牙上放置简易开口器，固定开口度，减轻患者面部肌肉和关节疲劳。

4）保持术野清晰，及时吸唾。

5）使用超声手柄时，须将超声工作尖固定好并调整到恰当的功率范围。不同的工作尖所需的功率不一样，更换工作尖时对功率进行调整。

6）术中协助医师拍摄或录制图片。

7）术后将根管显微镜光源、机身开关和电源关闭，各臂回到自然状态。显微器械应分类进行消毒灭菌待用。

5. 健康指导

（1）向患者讲解根尖周炎的发病原因、治疗过程及可能出现的问题。开髓减压及脓肿切开仅为应急处理，当症状消退后，必须继续采取根除病源的治疗方法，即根管治疗或牙髓塑化治疗，才能达到消除病源的目的。

（2）遵医嘱准时连续治疗。

（3）根管治疗后牙体组织变脆，避免用患牙咬硬物，防止牙体崩裂。避免食用刺激性食物。

（4）定期口腔检查，养成良好的口腔卫生习惯。

【护理评价】

通过治疗和护理计划的实施，评价患者是否能够达到：

（1）急性根尖周炎患者疼痛缓解或消失。

（2）慢性根尖周炎患者口腔内的瘘管已封闭。通过根管治疗或牙髓塑化治疗是否达到预期效果。

（3）患者认识到疾病早期治疗的重要性。

龋病的发生是牙对菌斑及其代谢产物的反应，主要变化是牙体硬组织脱矿，脱矿后的有机物在各种酶的作用下分解，使牙齿原有结构破坏。随着咀嚼时的撞击、唾液的冲洗，最终组织崩解而形成龋洞。这种破坏的过程是由表向里缓慢进行的。

第二节 牙周病患者的护理

牙周病（periodontal diseases）指牙齿支持组织，包括牙龈、牙周膜、牙槽骨及牙骨质发生的慢性、非特异性、感染性疾病。其中以牙龈炎和牙周炎最为常见。在口腔疾病中牙周病与龋病一样,是人类最常见的疾病之一。随着年龄的增长,患病率和严重程度也逐渐增高。

一、牙龈炎

牙龈是附着在牙齿周围及槽突表面的黏膜。牙龈病是指一组发生于牙龈组织的病变,包括牙龈组织的炎症及全身疾病在牙龈的表现。牙龈病一般不侵犯深层牙周组织。根据牙周病分类法,牙龈病分为由菌斑引起的牙龈病(如慢性龈缘炎、青春期龈炎、妊娠期龈炎、药物性牙龈增生等)和非菌斑引起的牙龈病(如病毒、真菌等引起的牙龈病,全身疾病在牙龈的表现及遗传病变等)。牙龈炎若未及时治疗,有可能发展为牙周炎。

【病因与发病机制】

1. 局部因素　牙菌斑是最主要的病因,如口腔卫生不良,形成牙结石,以及其他因素(如食物嵌塞、不良修复体及牙错位拥挤),均可促进菌斑的积聚,引发或加重牙龈的炎症。

2. 全身因素　如内分泌紊乱、维生素 C 缺乏、营养障碍与系统性疾病也可引起或加重牙龈炎。

3. 其他因素　如有口呼吸习惯的患者,可因上前牙区的唇侧长期暴露在空气中而致该区发生牙龈肥大,妊娠期由于性激素水平的改变也可使原有的慢性牙龈炎加重。

【护理评估】

(一)健康史

了解患者身体状况及口腔情况,有无用口呼吸的习惯。

(二)身体状况

1. 慢性龈缘炎　慢性龈缘炎又称边缘性龈炎(marginal gingivitis)或单纯性龈炎(simple gingivitis)。是菌斑性牙龈病中最为常见的类型,病损主要位于游离龈和龈乳头。

(1)牙龈变为鲜红或暗红色。

(2)龈乳头圆钝肥大,点彩消失,表面光亮。

(3)牙龈轻触即出血。

(4)龈沟深达 3 mm 以上,形成假性牙周袋,但上皮附着仍位于釉牙骨质界处,是区别牙龈炎和牙周炎的重要指征。

2. 青春期龈炎　青春期龈炎(puberty gingivitis)是指发生于青春期少年的慢性非特异性牙龈炎,女性多于男性。

(1)好发于前牙唇侧的牙间乳头和龈缘,肿胀明显,颜色暗红或鲜红光亮,有龈袋形成,扪诊易出血。

(2)一般无自觉症状,偶有刷牙或咬硬物时出血或口臭等。

3. 妊娠期龈炎　妊娠期龈炎(pregnancy gingivitis)指妇女在妊娠期间,原有的牙龈慢性炎症加重,牙龈肿胀或形成瘤样改变,分娩后可自行减轻或消退。

(1)龈缘和龈乳头呈鲜红或暗红色,有龈袋形成,轻探易出血。

(2)妊娠前即有龈缘炎表现,从妊娠2~3个月后出现明显症状,分娩后约2个月龈炎可恢复至妊娠前水平。

(3)妊娠期龈瘤发生于妊娠4~6个月,在牙列不齐或有创伤的牙间乳头区,瘤体呈扁圆形,直径一般不超过2 cm。

4.增生性龈炎 增生性龈炎(hyperplastic gingivitis)是指在慢性炎症的基础上,牙龈组织受到某些局部因素刺激而发生的炎症性增生,主要表现为牙龈组织明显的炎性肿胀,伴有细胞和胶原纤维的增生。

(1)早期以牙龈炎性肿胀为主,牙龈呈深红或暗红色,松软光亮,探之易出血。

(2)龈缘肥大,龈乳头呈球状增生,形成龈袋或假性牙周袋,按压龈袋表面可见溢脓。自觉症状较轻,有牙龈出血、口臭或局部胀痒的感觉。

(3)病程较长者炎症减轻,龈乳头和龈缘呈实质性肥大,质地坚硬有弹性。

5.药物性牙龈增生 药物性牙龈增生(drug-induced gingival hyperplasia)是指服用某些药物(苯妥英钠、环孢素、硝苯地平等)而引起的牙龈纤维性增生和体积增大。

(1)苯妥英钠所致牙龈增生一般服药后1~6个月开始,牙龈质地坚硬,略有弹性,呈淡粉红色,一般不易出血。

(2)无自觉症状,无疼痛,牙龈增生只发生于有牙区,拔牙后增生的牙龈组织可自行消退。

6.牙龈纤维瘤病 牙龈纤维瘤病(hereditary gingival fibromatosis)又称为家族性或特发性牙龈纤维瘤病,是牙龈组织的弥漫性纤维增生。

(1)一般开始于恒牙萌出后,牙龈广泛增生,可累及全口的龈缘、龈乳头和附着龈。

(2)增生的牙龈覆盖部分或整个牙冠,牙常发生异位。

(3)增生的牙龈颜色正常,组织坚韧不易出血。

7.牙龈瘤 牙龈瘤(epulis)是一种炎性反应性增生,多发生于牙龈乳头,亦可发生于龈缘,来源于牙周膜及牙龈的结缔组织,因其无肿瘤的生物学特征和结构,故非真性肿瘤。

(1)多发生于唇颊侧牙龈乳头处,一般为单个牙。

(2)肿块呈圆形或椭圆形,蒂如息肉状,生长较慢。

(3)可发生牙槽骨壁的破坏,X射线可见骨质吸收,牙周膜间隙增宽。

(4)牙可松动、移位。

8.急性龈乳头炎 急性龈乳头炎是指病损局限于个别牙间乳头的急性非特异性炎症。牙间乳头发红肿胀,探触和吸吮时易出血,牙可有轻度叩痛。有自发性胀痛和明显的探触痛,亦可表现为自发痛和冷热刺激痛。

(三)辅助检查

X射线检查示无牙槽骨吸收。

(四)心理-社会状况

牙龈炎一般无自觉症状,容易被患者忽视而得不到及时治疗,当出现牙龈出血、口臭而影响人际交往时,才引起患者重视。

【治疗要点】

1.慢性龈缘炎 洁治术彻底清除菌斑和牙石,纠正不良修复体等刺激因素,可用

1%~3%过氧化氢溶液冲洗龈沟,必要时可用氯已定漱口剂含漱。

2.青春期龈炎　洁治术配合局部药物治疗,如龈袋冲洗及袋内上药,含漱剂清洁口腔。口腔卫生宣教。

3.妊娠期龈炎　提倡在婚前或孕前进行彻底的口腔检查。去除局部刺激因素,严格控制菌斑。牙龈炎症明显、龈袋有溢脓时,可用1%过氧化氢溶液和生理盐水冲洗,含漱剂清洁口腔。体积较大的妊娠龈瘤可手术切除。手术时机应选择在妊娠期的4~6个月,以免引起流产或早产。

4.增生性龈炎　去除局部刺激因素,施行洁治术。口呼吸患者应针对原因进行治疗。龈袋内可用3%过氧化氢溶液冲洗。牙龈纤维增生的部分,可施行牙龈成形术,以恢复生理外形。

5.药物性牙龈增生　在内科医师的协助下,停药或更换其他药物是最根本的治疗,也可采取药物交替使用等方法,以减轻副作用。去除局部刺激因素,用3%过氧化氢溶液冲洗龈袋,在袋内放入抗菌消炎药物,并给予抗菌含漱剂。在全身病情稳定时,可进行手术切除并修整牙龈外形。但术后若停药和不保持口腔卫生,仍易复发。

6.牙龈纤维瘤病　行牙龈成形术,切除增生的牙龈并修整外形,或用翻瓣术的内斜切口结合龈切除术,保留附着龈。

7.牙龈瘤　手术切除。将瘤体连同骨膜完全切除,裸露骨面,并磨削表层骨皮质,刮除相应部位的牙周膜组织,以防止复发。

8.急性龈乳头炎　去除局部刺激因素。以1%~3%过氧化氢溶液冲洗。急性炎症消退后,充填邻面龋和修改不良修复体等。

【常见护理诊断/问题】

1.口腔黏膜改变　与炎症引起牙龈乳头充血、红肿、点彩消失有关。
2.牙齿异常　与无效的口腔卫生导致牙结石过多有关。
3.知识缺乏　缺乏牙齿保健知识。
4.自我形象紊乱　与口臭及牙龈出血有关。

【护理目标】

(1)通过药物治疗使患者牙龈组织恢复正常,出血、口臭症状消失。
(2)配合医生,完成洁牙治疗。
(3)患者能够掌握正确的刷牙方法和正确使用牙线、牙签等工具,保持良好的口腔卫生。

【护理措施】

(1)消除食物嵌塞。取下口内不良修复体。
(2)配合医生为患者进行局部药物治疗。病情严重者,指导患者遵医嘱服用抗生素及维生素。
(3)龈上洁治术和龈下刮治术,是去除牙结石和菌斑的基本手段。其方法是使用器械或超声波洁牙机除去龈上、龈下结石,消除结石和菌斑对牙龈的刺激,以利于炎症和肿胀消退。
(4)护士注意向患者讲解治疗方法,以免患者过分紧张,协助医生治疗。
(5)行全身麻醉手术治疗者按口腔全身麻醉手术护理常规进行。

(6)健康指导：①使患者了解牙龈炎是可以预防的,患牙龈炎后要及时治疗,如发展到牙周炎将会对口腔健康带来严重的危害。②向患者介绍正确的刷牙和漱口方法及其他保持口腔卫生的措施,如牙线及牙签的正确使用,认识到早、晚及饭后刷牙的重要性,养成良好的口腔卫生习惯。

【护理评价】

通过治疗和护理计划的实施,评价患者是否能够达到：

(1)牙龈组织恢复正常。

(2)口腔卫生状况得到改善。

(3)患者掌握正确的刷牙方法及牙线、牙签的正确使用方法。

二、牙周炎

牙周炎(periodontitis)是由牙菌斑中的微生物所引起的牙周支持组织的慢性感染性疾病,导致牙周支持组织的炎症、牙周袋形成、进行性附着丧失和牙槽骨吸收,最后可导致牙松动拔除,是我国成人丧失牙的首位因素。现有的牙周炎治疗手段可以使牙龈的炎症消退,疾病停止发展,但已被破坏的牙周支持组织则不能完全恢复到原有水平,其危害远大于牙龈炎。

【病因与发病机制】

牙周炎是多因素疾病,其病因基本上与牙龈炎相同。

1. **局部因素**　如牙结石、食物嵌塞、不良修复体、牙排列拥挤、解剖形态的异常等导致牙菌斑的滞留,均可成为牙周炎的局部促进因素。

2. **全身因素**　全身因素尚不明了,可能与营养代谢障碍、内分泌紊乱、精神因素、自主神经功能紊乱等有关。

3. **牙龈炎**　如未及时治疗或由于致病因素增强,机体抵抗力下降,则牙龈炎可能发展为牙周炎。

【病理】

堆积在龈牙结合部的牙面和龈沟内的菌斑微生物及其产物引发牙龈的炎症和肿胀,使局部微生态环境更有利于牙周致病菌的滋生,并形成致病性强的生物膜,由龈上向龈下扩延,引起的炎症范围扩大到深部组织,导致牙周袋形成与牙槽骨吸收,从而引起牙齿松动、脱落。

【护理评估】

(一)健康史

了解患者全身健康状况,有无慢性疾病史。有无牙龈炎、牙解剖形态异常等病史。

(二)身体状况

1. **慢性牙周炎**　慢性牙周炎(chronic periodontitis,CP)原名成人牙周炎(adult periodontitis,AP)或慢性成人牙周炎(chronic adult periodontitis,CAP),为最常见的牙周炎类型,约占牙周炎的95%,由长期存在的慢性牙龈炎向深部牙周组织扩展而引起。牙龈炎和牙周炎之间虽有明确的病理学区别,但在临床上,两者却是逐渐的、隐匿的过渡,因此早期发现和诊断牙周炎十分重要。

(1) 牙龈肿胀出血：牙周炎大多由牙龈炎发展而来，牙龈的形态、颜色的改变较牙龈炎更广泛、更严重。检查可见牙龈组织水肿，颜色暗红，点彩消失。在刷牙、咀嚼、说话时出现牙龈出血。

(2) 牙周袋形成：由于炎症的扩展，牙周膜被破坏，牙槽骨逐渐吸收，牙龈与牙根分离，使龈沟加深而形成牙周袋。

(3) 牙周袋溢脓及牙周脓肿：由于牙周袋内细菌感染呈化脓性炎症改变，轻压牙周袋外壁，有脓液溢出，并伴有口臭。当脓液引流不畅或身体抵抗力降低时，可发生急性牙周脓肿。表现为近龈缘处局部呈卵圆形突起，红肿疼痛，严重病例可出现全身不适，体温升高，常伴有区域性淋巴结肿大等症状。

(4) 牙齿松动：由于牙周组织被破坏，特别是牙槽骨吸收加重时，牙齿支持力量不足，出现牙齿松动、移位等现象。

2. 侵袭性牙周炎　侵袭性牙周炎（aggressive periodontitis）是一组在临床表现和实验室检查均与慢性牙周炎有明显区别的牙周炎。侵袭性牙周炎按其患牙的分布可分为局限型（localized）和广泛型（generalized）。

(1) 局限型侵袭性牙周炎：局限型侵袭性牙周炎特征为局限于第一恒磨牙或切牙的邻面有附着丧失，至少波及两个恒牙，其中一个为第一磨牙，除第一恒磨牙和切牙外，其他患牙不超过两个。患者年龄一般较小，女性多于男性。早期患者的菌斑、牙石量很少，牙龈炎症轻微，但却有深牙周袋，牙周组织破坏程度与局部刺激物的量不成比例。深袋部位有龈下菌斑，袋壁有炎症和探诊后出血，晚期还可发生牙周脓肿。局限于第一恒磨牙和上下切牙，多为左右对称。早期出现切牙和第一恒磨牙松动，自觉咀嚼无力。切牙呈扇形移位，后牙可出现食物嵌塞。

(2) 广泛型侵袭性牙周炎：广泛型侵袭性牙周炎特征为广泛的邻面附着丧失，侵犯第一磨牙和切牙以外的牙数在 3 颗以上。患者的年龄在青春期至 30 岁。病损呈弥漫型。有严重及快速的附着丧失和牙槽骨破坏，呈明显的阵发性。在活动期，牙龈有急性炎症，伴龈缘区肉芽性增殖，易出血，并有溢脓。菌斑牙石的沉积量个体相差悬殊。有时伴有体重减轻、抑郁及全身不适等全身症状。

3. 反映全身疾病的牙周炎　反映全身疾病的牙周炎（periodontitis as a manifestation of system disease）指一组以牙周炎作为其突出表征之一的全身疾病，包括血液疾病（白细胞数量和功能异常、白血病等）和遗传性疾病。有牙周组织表现的常见全身疾病有：①掌跖角化-牙周破坏综合征；②Down 综合征；③白细胞功能异常；④艾滋病；⑤糖尿病。

(三) 辅助检查

X 射线片显示牙槽骨呈水平式吸收，牙周膜间隙增宽，硬骨板模糊，骨小梁疏松等。

(四) 心理-社会状况

牙周炎为慢性疾病，早期症状较轻，容易被患者忽视而得不到及时治疗，或由于惧怕口腔治疗的方法而不愿到医院就诊。晚期由于牙周组织破坏严重，牙槽骨重度吸收，出现牙齿松动、脱落。牙缺失后，常影响咀嚼功能及面容，加之牙周炎治疗效果差，患者感到十分苦恼，表现出焦虑情绪。

【治疗要点】

1.慢性牙周炎 需要采取一系列综合治疗,并针对各个患牙的具体情况,逐个制订治疗计划。

(1)控制菌斑,使有菌斑的牙面只占全部牙面的20%以下。

(2)采用龈上洁治术彻底清除龈上牙石,龈下刮治术清除龈下牙石,刮除暴露在牙周袋内含有大量内毒素的病变牙骨质,使根面平整光滑,使牙龈结缔组织有可能重新附着于根面,形成新附着。洁治术和刮治术使牙周病的基础治疗。

(3)牙周基础治疗后1~2个月后复查疗效,若经完善的基础治疗后仍残留≥5 mm的牙周袋,可考虑手术治疗。

(4)通过松动牙的结扎固定、调整等建立平衡的关系,使患牙消除创伤而得到稳固,改善咀嚼功能。

(5)尽早拔除附着丧失严重、过于松动、确无保留价值的患牙。

(6)对患有某些系统疾病如糖尿病、消化道疾病及贫血等的慢性牙周炎者,应积极治疗并控制全身疾病,以利牙周组织愈合。吸烟者对牙周治疗的反应较差,应劝患者戒烟。

(7)牙周支持治疗,坚持菌斑控制以及定期对病情的复查监测和必要的治疗,防止复发。

2.侵袭性牙周炎 应早期实施洁治、根面平整、牙周手术等局部治疗,彻底清除感染,加强定期复查和必要的后续治疗。选用针对性的抗生素,口服甲硝唑和阿莫西林,两者合用效果优于单一用药。还可在根面平整后的深牙周袋内放置缓释的甲硝唑、米诺环素、氯已定等抗菌制剂。调节机体防御能力。进入维护期后,应进行牙周支持疗法,定期复查监控病情。

【常见护理诊断/问题】

1.口腔黏膜改变 与炎症造成牙龈充血、水肿、色泽改变有关。

2.急性疼痛 与牙周脓肿有关。

3.自我形象紊乱 与口臭及牙龈出血有关。

4.知识缺乏 缺乏牙周炎的防护知识。

【护理目标】

(1)配合完成一系列综合治疗,使炎症消退,病变停止发展。

(2)养成良好的口腔卫生习惯,坚持早晚刷牙饭后漱口。

(3)定期复查,持之以恒地进行菌斑控制,预防复发。

【护理措施】

1.药物治疗的护理 菌斑是牙周病的主要致病原因,临床上常用螺旋霉素、甲硝唑等抗生素来杀灭细菌,控制感染。嘱患者按医嘱服药。局部常用3%过氧化氢液冲洗牙周袋,拭干后用探针或镊子夹取少许复方碘合剂置于牙周袋内。也可在牙周袋内放置抗菌药物,消灭或减少致病菌。用0.1%氯已定液漱口或1%过氧化氢液棉签局部擦洗,也可减少菌斑形成。

2.龈上洁治术或龈下刮治术 是清除牙结石,减缓牙周袋形成的重要手段。

3.消除牙周袋 经局部治疗,牙周袋仍不能消除者,可行牙周手术清除牙周袋。

常用的手术方法有牙龈切除术及牙龈翻瓣术。牙龈切除术是用外科手术切除增生肥大的牙龈组织或牙周袋,重新建立新的龈缘和正常龈沟;牙龈翻瓣术是将黏膜与其下层组织分离,暴露病变区,彻底消除病理组织至龈面光滑后再将龈瓣复位缝合。护理配合以牙龈翻瓣术为例。

(1)器械准备:外科手术刀、牙周探针、骨膜分离器、眼科弯头尖剪刀、刮治器、小骨锉、局部麻醉器械、缝针、缝线、持针器、调拌用具、消毒药品、无菌包。另备牙周塞治剂及丁香油。各类器械消毒后备用。

(2)术中配合:①术前用0.1%氯己定液漱口,75%乙醇消毒口周皮肤,铺消毒巾;②备局部麻醉药物进行术区麻醉;③医师做翻瓣术切口时牵拉口唇,协助止血,及时传递手术器械,用生理盐水冲洗创面,吸去冲洗液,用纱球拭干术区,保持术野清晰;④医师缝合时协助剪线。缝合完毕,调拌牙周塞治剂,将其形成长条状,置于创面,用棉签蘸水轻轻加压,使其覆盖整个术区,保护创面。

(3)术后护理:嘱患者注意保护创口,24 h内不要漱口刷牙,进软食。必要时按医嘱服抗生素。术后5~7 d拆线,6周内勿探测牙周袋,以免影响愈合。

4. 健康指导　牙周炎的治疗效果与患者口腔卫生习惯密切相关,尤其是在牙周治疗后更应经常保持口腔卫生,除早晚刷牙外,午饭后应增加一次,每次不得少于3 min。经常进行牙龈按摩,定期接受医师的检查和指导。指导患者加强营养,增加维生素A、维生素C的摄入,提高机体的修复能力,以利于牙周组织的愈合。

【护理评价】

对牙周炎患者的护理目标,是使患者:

(1)牙周炎症消退,病变得到控制。
(2)保持良好的口腔卫生习惯。
(3)能定期复查和进行预防性洁治。

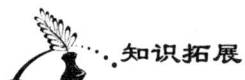

知识拓展

　　近年来,随着微生态学研究的逐步深入,口腔微生态环境日益受到重视,特别是许多疾病的发生与口腔微生态环境的改变有关。微生态系统是由彼此间相互作用、相互依赖的宿主、微生物和微生态环境所构成的整体。这个整体是由不同层次、不同环节相互连接成的立体交叉网络,而这个立体交叉网络中各条链、各个点的相互联系、相互作用是通过微生态系统中的能量流动、物质循环和基因传递实现的。口腔微生物群由超过700种细菌组成。人体口腔微生态的稳定只有在同一生物环境中的不同种群间达到生态平衡才能获得,往往是生物群落中生态活动的结果。微生态环境中关键因素的改变将导致菌斑微生态失衡,从而有利于某些条件致病菌的竞争性生长,使易感部位发病。从微生态的角度可认为牙周病属于菌群失调疾病。

(袁惠平)

思考题

某女,47岁。右上后牙龋坏,一直未治疗,无明显不适。2 d前出现自发性持续性跳痛,患牙浮起感,不敢咬合,无明显冷热刺激痛。1 d前右面部肿胀疼痛,压痛明显,无全身发热等不适,自服"先锋2号(头孢噻啶)"及"甲硝唑"1 d,症状无明显缓解。

体格检查:右眶下区肿胀,皮肤色泽正常,皮温不高,压痛明显,无可凹性水肿。右上第一前磨牙深大龋洞,龈颊沟变平,色红,压痛明显,未触及波动感,冷热测均无反应,X射线示骨硬板消失,根周膜略宽。

问题:

(1)患者最可能的诊断是什么?

(2)患者存在的护理问题有哪些?

(3)护士如何为患者及家属提供健康指导?

同步练习

一、名词解释

1.龋病

2.牙周病

二、填空题

1.急性化脓性根尖周炎患者常有根尖脓肿、_____、_____。

2.急性牙髓炎发病急,剧烈疼痛。疼痛的特点是_____。

三、选择题

A型题

1.下列哪项不属于龋病的四联因素论(　　)

　　A.时间　　　　　　　　　　　B.宿主

　　C.细菌　　　　　　　　　　　D.刷牙

2.楔形缺损发生的最主要原因是(　　)

　　A.横刷法刷牙　　　　　　　　B.外力撞击

　　C.咀嚼坚硬食物　　　　　　　D.缺钙

X型题

3.慢性牙龈炎的临床表现是(　　)

　　A.牙龈肿胀出血　　　　　　　B.牙周袋形成

　　C.牙周袋溢脓　　　　　　　　D.牙周脓肿

　　E.牙齿松动

四、问答题

1.龋病的四联因素包括哪些?

2.牙龈炎患者的临床表现及处理原则是什么?

第二十五章 口腔颌面外科患者的护理

第一节 口腔颌面部感染患者的护理

一、概述

感染(infection)是指细菌、病毒、真菌、寄生虫等病原体侵入人体所引起的局部组织和全身性炎症反应。颌面部感染是指需要外科手术治疗的感染,包括外伤、手术等引起的感染。

口腔颌面部位于消化道与呼吸道的起端,通过口腔和鼻腔与外界相通。口腔、鼻腔、鼻窦的腔隙,牙、牙龈、扁桃体的特殊解剖结构以及这些部位适宜的温度、湿度,使得正常时即有大量细菌微生物寄居、滋生与繁殖;此外,颌面皮肤的毛囊、汗腺与皮脂腺也是细菌最常寄居的部位。在这些部位遭受损伤、手术或全身抵抗力下降等因素影响下,极易导致正常微生物生态失调的内源性或外源性感染的发生。

面颈部具有丰富的淋巴结,口腔、颜面及上呼吸道感染,可顺相应淋巴引流途径扩散,发生区域性的淋巴结炎,特别是儿童淋巴结发育尚不完善,感染易穿破淋巴结被膜,形成蜂窝织炎。

【感染途径】

颌面部感染的途径主要有以下5种。

1. 牙源性　病原菌通过病变牙或牙周组织进入体内发生感染者,称为牙源性感染。其中龋病、牙周病、智齿冠周炎均为临床常见病,故牙源性途径是口腔颌面部感染的主要来源。

2. 损伤性　继发于颌面部损伤后发生的感染。

3. 腺源性　面颈部淋巴结既可继发于口腔、上呼吸道感染,引起炎症改变,又可穿过淋巴结被膜向周围扩散,引起筋膜间隙的蜂窝织炎。

4. 血源性　机体其他部位的化脓性病灶通过血液循环引起的口腔颌面部化脓性病变。

5. 医源性　医务人员行局部麻醉、手术、穿刺等操作未严格遵守无菌技术造成的继发性感染称为医源性感染。

金黄色葡萄球菌、溶血性链球菌、大肠杆菌等厌氧菌通常是引起口腔颌面部感染的原因,最多见的是需氧菌与厌氧菌的混合感染。但口腔内的正常菌群或外来病原菌的污染,不一定都会发生感染,只有当人体局部或全身的防御功能减弱或病原菌数量、毒力过大时才会发病。

因病原菌的不同,口腔颌面部感染可分为化脓性和特异性两大类,后者指结核、梅毒、放线菌等引起的特定病变。

二、面部疖痈

面部皮肤是人体毛囊及皮脂腺、汗腺最丰富的部位之一,又是人体暴露部分,接触外界尘土、污物、细菌机会多,易致细菌感染。单一毛囊及其附件的急性化脓性炎症称为疖(furuncle),其病变局限于皮肤浅层组织。相邻多数毛囊及其附件同时发生急性化脓性炎症称为痈(carbuncle),其病变波及皮肤深层毛囊间组织时,可顺筋膜浅面扩散至皮下脂肪层,造成较大范围的炎性浸润或组织坏死。

【病因与发病机制】

颜面部疖痈的病原菌主要是金黄色葡萄球菌。正常的毛囊及其附件常有细菌存在,但只有在局部因素影响或全身抵抗力下降时,细菌才开始活跃引起炎症。皮肤不洁或剃须等原因引起皮肤的损伤均可成为局部诱因。全身衰竭、患消耗性疾病或糖尿病的患者,也易发生疖痈。

【护理评估】

(一)健康史

仔细询问病史,了解患者是否患消耗性疾病、全身衰竭或糖尿病,有无皮肤不洁或剃须等导致皮肤损伤的情况。了解诊治过程,询问患者有无搔抓、挤压、挑刺、热敷等局部不当的处理措施。

(二)身体状况

1. 疖　初期为皮肤上出现红、肿、热、痛小硬结,呈锥形隆起,有触痛;2~3 d硬结顶部出现黄白色脓头,周围为红色硬盘,患者自觉局部瘙痒、烧灼感及跳痛;以后脓头破溃,排出少许脓液后疼痛减轻;或其顶端形成一个脓栓,与周围组织分离而脱落,炎症逐渐消退,创口自行愈合。疖若处理不当,如随意搔抓或挤压、热敷、药物烧灼腐蚀以及不恰当的切开等,都可使炎症扩散。

2. 痈　好发于唇部(唇痈),上唇多于下唇,男性多于女性。发病初期,局部可形成迅速增大的紫红色炎性浸润块,质地坚硬,界限不清;其后皮肤上出现多数黄白色脓头,破溃后溢出脓血样分泌物,继之脓头周围组织亦有坏死,坏死组织溶解排出后,可形成多数蜂窝状腔洞。感染可波及皮下筋膜层及肌肉组织,使整个痈的病变区组织呈紫色浸润块;痈周围和深部的组织则呈弥散性水肿。唇痈患者因唇部极度肿胀、疼痛、张口受限而致进食、言语困难。局部区域淋巴结肿大、压痛,全身中毒症状明显,如畏寒、高热、头痛、食欲缺乏。唇痈较疖更易伴发颅内海绵窦血栓性静脉炎、败血症、脓毒血症及中毒性休克和水电解质紊乱,从而导致较高的死亡率。

(三)辅助检查

1. **血常规检查** 白细胞计数及中性粒细胞比例增高。
2. **脓液细菌培养** 明确致病菌。
3. **药物敏感试验** 明确敏感的抗生素。

(四)心理-社会状况

当面部疖、痈发生于年轻患者时,常认为影响到自己的面容,妨碍其社会交往,因而表现出焦虑、烦躁。个别患者为使其尽快消除,擅自采用不正确的处理方法,如挤压、烧灼等,这样往往会导致炎症扩散,甚至产生严重并发症。而有的患者则对面部疖、痈重视不够,以致延误治疗导致严重后果。

【治疗要点】

面部疖、痈的治疗应局部和全身治疗相结合。应以局部治疗为主,同时选择必要的药物治疗。

1. 局部治疗

(1)疖初起时可用2%碘酊或碘伏涂搽局部,每日一次,并保持局部清洁。痈局部治疗宜用高渗盐水或含抗生素的盐水纱布局部持续湿敷,可促进早期痈的局限、软化和穿破。

(2)切开引流:在急性炎症得到控制,局部肿胀局限,并已形成明显的皮下脓肿而又久不溃破时,才可考虑在脓肿表面中心、皮肤变薄的区域做保守性的切开引出脓液,切忌分离脓腔。

(3)已溃破或切开引流后,局部仍应以高渗盐水纱布持续湿敷。湿敷一般应持续到脓液消失,创面趋于平复为止。过早停止湿敷,可因脓道阻塞,而使病情反复加重。

2. 全身治疗

(1)给予全身抗菌药物治疗,最好从脓头处取脓做细菌培养及药敏试验,以便正确选用抗生素。

(2)重症患者应加强全身支持疗法,如出现中毒性休克或并发症发生,及时采取相应的针对性措施。

【常见护理诊断/问题】

1. **有感染扩散的危险** 与局部和全身抵抗力低下有关。
2. **潜在并发症** 海绵窦血栓性静脉炎、败血症、面部蜂窝织炎等。
3. **体温过高** 与感染导致全身中毒反应有关。
4. **疼痛** 与炎症刺激有关。
5. **知识缺乏** 缺乏对疖、痈的正确处理知识。

【护理目标】

(1)感染未扩散,无并发症发生。
(2)体温恢复正常。
(3)自诉疼痛缓解。
(4)能自述疖痈的正确处理方法,防止并发症的发生。

【护理措施】

(1)密切观察患者生命体征和病情的变化,警惕并发症的发生,如患者有无脑膜炎、脑脓肿、脑膜刺激征、颅内高压、败血症以及有无中毒性休克等症状,若发现以上异常情况,应及时汇报医生,积极配合给以对症治疗和相应的护理措施。

(2)提供舒适安静的休息环境,嘱患者卧床休息。唇痈患者应限制唇部活动,如说话及咀嚼等。进食可用管饲或鼻饲流质,增加液体摄入。

(3)按医嘱及时使用抗生素,并观察用药后药物疗效。体温过高者予以物理降温或根据医嘱使用解热镇痛药。

(4)健康指导:向患者介绍颜面部的生理特点,让患者知道疖痈处理不当可导致的严重后果。告诉患者当面部发生疖痈时,切忌搔抓、挤压、挑刺、热敷或用苯酚(石炭酸)、硝酸银烧灼等,一定及时到医院请医生处理,防止感染扩散。

【护理评价】

通过治疗和护理计划的实施,评价患者是否能够达到:

(1)感染的症状减轻或消除,无并发症发生。
(2)体温恢复正常。
(3)疼痛症状缓解或消失。
(4)能了解疖痈的正确处理方法,防止并发症。

三、颌面部间隙感染

在正常的颌面部解剖结构中,存在着潜在的彼此相连的筋膜间隙,各间隙内充满着脂肪或疏松结缔组织。感染常沿这些薄弱的结构扩散,故将其视为感染发生和扩散的潜在间隙。根据解剖结构和临床感染常表现的部位,将其分为不同名称的间隙,如眶下间隙、咬肌间隙、翼下颌间隙、颞下间隙、颞间隙、下颌下间隙、咽旁间隙、颊间隙、口底间隙等。感染累及潜在筋膜间隙内结构,初期表现为蜂窝织炎,故此类感染又称为颌面部蜂窝织炎,在脂肪结缔组织变性坏死后,则可形成脓肿。化脓性炎症可局限于一个间隙内,亦可波及相邻的几个间隙,形成弥散性蜂窝织炎或脓肿,甚至可沿神经、血管扩散,引起海绵窦血栓性静脉炎、脑脓肿、败血症等严重并发症。

【病因与发病机制】

口腔颌面部间隙感染均为继发性感染。

(1)最常见的为牙源性感染,如下颌第三磨牙冠周炎、根尖周炎等。
(2)腺源性感染,多见于幼儿。
(3)外伤及血源性感染少见。

感染多为需氧菌和厌氧菌引起的混合感染,由于主要感染菌种的不同,其脓液性状也有差异,如金黄色葡萄球菌为黄色黏稠脓液;混合性细菌感染则为灰白或灰褐色脓液,有明显的腐败坏死臭味;链球菌一般为淡黄色或淡红稀薄脓液。

【护理评估】

(一)健康史

评估患者近期健康状况,了解患者是否存在未经彻底治疗的牙病、上呼吸道感染、外伤史等致病和诱发因素等。

(二)身体状况

患者常表现为急性炎症过程,根据感染的性质、途径、部位不同而表现不同。

1. 局部症状 局部表现为红、肿、热、痛和功能障碍、引流区淋巴结肿痛等典型症状。因感染部位不同,可有其他特殊表现。

(1)眶下间隙感染:感染多来自上颌前牙和第一前磨牙的根尖感染,较少来自鼻侧及上唇底部的化脓感染。临床表现以眶下区红、肿、热、痛最明显,上下眼睑水肿造成睁眼困难,鼻唇沟变浅或消失,脓肿压迫眶下神经时疼痛加剧。感染还可向邻近间隙扩散,引起眼眶蜂窝织炎,颧、颊部蜂窝织炎,海绵窦血栓性静脉炎。

(2)咬肌间隙感染:感染最多来自下颌第三磨牙冠周炎,也可见于下颌磨牙的根尖感染和下颌骨骨髓炎。临床上,早期表现为红肿,压痛明显。病变继续发展,感染向上扩散,肿胀范围可波及整个腮腺咬肌区;向下扩散可累及下颌下区。肿胀区有凹陷性水肿,但无波动感,原因是咬肌肥厚,脓肿难以穿破至皮下。由于咬肌受到炎症刺激而痉挛,产生严重的牙关紧闭和疼痛,穿刺可抽出脓液。

(3)翼下颌间隙感染:感染来源常见为下颌第三磨牙根尖感染或冠周炎等,少数为医源性感染(下牙槽神经阻滞麻醉的并发症),还有从邻近间隙感染扩散而来。若由牙源性感染所致,则发病急,全身反应重,首先表现为张口受限,吞咽不适,疼痛逐渐加剧,面部无肿胀,张口时下颌偏向患侧;医源性所致感染,发病缓慢,进行性张口受限,伴微痛,病情发展则与牙源性表现相同。合并多间隙感染者,全身和局部症状更为严重。

(4)下颌下间隙感染:成人感染常来自下颌磨牙根尖感染和第三磨牙冠周炎,婴幼儿常继发于化脓性下颌下淋巴结炎。牙源性感染病程发展快,全身高热,下颌下区肿胀明显,皮肤充血、发红,有时发亮,有凹陷性水肿和压痛,早期即有脓肿形成,可扪及波动感;腺源性感染病程发展较慢,初为炎性浸润的硬结,逐渐增大,穿破淋巴结被膜后,呈弥散性蜂窝织炎,症状同牙源性感染,但晚期才形成脓肿。

(5)口底蜂窝织炎:感染来源于下颌牙的化脓性或坏疽性根尖周炎或第三磨牙冠周炎扩散;口咽部软组织损伤后继发口底多间隙感染扩散;扁桃体炎、口炎、颌下或下颌下淋巴结炎扩散。化脓性感染的患者,全身出现高热、寒战等症状,白细胞总数升高。局部最初从一侧舌下或下颌下间隙开始红肿,逐渐波及整个口底间隙,肿胀范围广泛,因口底升高而致舌抬高,舌尖被夹于上下前牙之间,影响语言、咀嚼和吞咽。口底组织早期较硬,压痛明显,逐渐变软则可扪及波动感,双侧上颈部皮肤肿胀,下颌下缘消失变粗呈牛颈状。

2. 全身症状 因细菌的毒力及机体的抵抗力不同而有差异,患者表现为畏寒、发热、头痛、全身不适、乏力、食欲缺乏、尿量减少等;严重感染可伴有败血症、脓血症,甚至可发生中毒性休克等症状。

(三)辅助检查

1. 波动试验 波动感是浅部脓肿的重要特征;深部脓肿,波动感不明显,但压痛点比较清楚,按压脓肿区的表面皮肤常出现不能很快恢复的凹陷性水肿。

2. 穿刺法 协助确诊深部脓肿有无脓液或脓肿的部位。

3. B型超声或CT检查 进一步明确脓肿的部位及大小,或引导进行脓肿的穿刺或局部给药等。

4. 脓液涂片及细菌培养检查 确定细菌种类,必要时做细菌敏感试验,指导临床合理用药。

5.实验室检查 一般可见白细胞计数明显升高,但重度感染或大量使用抗菌药物情况下,白细胞计数可无明显增加,但有中毒颗粒和核左移出现。

(四)心理-社会状况

颌面部间隙感染所致局部及全身症状严重,患者对疾病的预后十分担忧,感到紧张及焦虑,常常表现出烦躁不安、失眠、沉默或多语,此时特别需要亲人的安慰和细心的照顾。

【治疗要点】

颌面部间隙感染的治疗要从全身和局部两方面考虑。但对于轻度感染局部治疗即能治愈。

1.局部治疗 注意保持局部清洁,减少局部活动度,避免不良刺激。急性期脓肿未形成阶段,可局部外敷中成药六合丹、抑阳散、金黄散等,可起到消肿、止痛或促进炎症局限的作用。

2.手术治疗

(1)脓肿切开引流术:炎性病灶已化脓并形成脓肿时,应进行切开引流或扩大引流术。或脓肿已自溃而引流不畅时,应及时拔除病灶牙。

(2)清除病灶:感染控制后,应及时清除病灶,以防炎症反复发作。如牙源性感染引起的炎症,治疗好转后,应及时拔除病灶牙。

3.全身治疗

(1)颌面部间隙感染并发全身中毒症状如发热、寒战、白细胞计数明显升高时,都应在局部处理的同时,全身给予支持治疗,维持水、电解质平衡,以减轻中毒症状,并及时地、有针对性地合理使用抗菌药物。

(2)对已发生败血症、海绵窦血栓性静脉炎、全身其他脏器继发性脓肿形成或有中毒性休克等严重并发症的患者,应尽早、及时进行全身治疗,并正确地给予对症处理,如给予止痛剂、镇静剂,如肿胀严重引起呼吸困难者,必要时行气管切开术。

【常见护理诊断/问题】

1.急性疼痛 与感染引起局部肿胀、组织受压有关。
2.体温过高 与感染引起全身反应有关。
3.潜在并发症 海绵窦血栓性静脉炎、脑脓肿、败血症、中毒性休克等。
4.焦虑 与病情严重、全身不适及担心预后不佳等有关。

【护理目标】

(1)主诉疼痛减轻或消失,感觉舒适。
(2)症状减轻,体温恢复正常。
(3)无并发症发生。
(4)情绪稳定,能说出正确应对方法,积极配合治疗及护理。

【护理措施】

(1)及时准确按医嘱用药,严密观察病情和生命体征的变化,严密观察局部及全身症状,做好护理记录。警惕并发症的发生,如海绵窦血栓性静脉炎、败血症、脓毒血症、窒息等。

(2)体温过高时,进行降温处理,如头部湿敷、温水浴、酒精擦浴等。

(3)注意休息,为患者提供安静舒适的休息环境。急性期感染严重者应卧床休息,注意静养,尽量少说话,减少活动,避免不良刺激。

(4)心理护理:耐心向患者解释病情及治疗计划,减轻紧张情绪;鼓励患者说出心理感受,消除焦虑感。

(5)饮食护理:给予高热量、高蛋白、高维生素的流质或半流质饮食,张口受限者采用吸管进食。

(6)口腔护理:保持患者口腔清洁,减轻患者口臭等。病情轻者,嘱其用温盐水或漱口液漱口。病情较严重且患者神志清醒、合作,可采用口腔冲洗法保持口腔清洁。一般每日用0.9%的生理盐水行口腔冲洗3次,必要时可配合使用含氯漱口液或1%~1.5%过氧化氢液漱口。

【护理评价】

通过治疗和护理计划的实施,评价患者是否能够达到:

(1)感染症状减轻或消除,体温恢复正常。

(2)无并发症发生。

(3)患者疼痛缓解或消失。

(4)能主动表述内心的感受,采取积极有效的应对方式。

四、下颌第三磨牙冠周炎

下颌第三磨牙冠周炎(pericoronitis of the third molar of mandible)又称智齿冠周炎(pericoronitis of the wisdom tooth),是指第三磨牙萌出不全或阻生时,牙冠周围软组织发生的炎症。常见于18~25岁的青年,是口腔科的常见病和多发病。

【病因与发病机制】

人类在进化过程中,下颌骨骨体逐渐缩短,致使第三磨牙萌出时缺少足够的空间而不能正常萌出,表现为牙冠仅部分萌出或牙的位置偏斜,少数牙则完全埋伏在骨内,即第三磨牙阻生。阻生的或正在萌出的第三磨牙牙冠被牙龈部分或全部覆盖,构成较深的盲袋,食物残渣进入盲袋后不易清除。冠周盲袋中的温度和湿度有利于细菌生长繁殖。当冠周软组织受到牙萌出时的压力及咀嚼时遭到对颌牙的咬伤,造成局部血运障碍,细菌即可侵入。在机体抵抗力强时,局部症状不明显,当因工作疲劳、睡眠不足、月经期、分娩后或某些伤病使全身抵抗力下降时,冠周炎可急性发作。临床上以垂直位软组织阻生的下颌第三磨牙冠周炎最常见。

【护理评估】

(一)健康史

评估患者近期健康状况,了解患者智齿生长情况,是否有智齿阻生、工作疲劳、睡眠不足、月经期、分娩后或某些伤病使全身抵抗力下降等致病和诱发因素。

(二)身体状况

炎症早期时,仅感磨牙后区不适,偶有轻微疼痛,患者无全身症状。炎症加重时,局部有自发性跳痛,放射至耳颞区。炎症波及咀嚼肌则出现不同程度的张口受限,咀嚼和吞咽时疼痛加剧,口腔清洁差而有口臭。此时有全身不适,发热、畏寒、头痛、食欲缺乏及便秘等症状。血常规检查白细胞总数稍有升高。

(三)辅助检查

1. 口腔检查　可见下颌第三磨牙萌出不全、有龈瓣覆盖、盲袋形成。牙冠周围软组织红肿、龈瓣边缘糜烂、盲袋内有脓性分泌物。有时可形成冠周脓肿,出现颌面肿胀,同侧颌下淋巴肿大,压痛。

2. X射线牙片检查　能发现阻生智齿的存在及其阻生的形态、位置。

3. 化验检查　急性化脓性冠周炎期常有程度不同的白细胞总数增高、中性粒细胞比例上升。

(四)心理-社会状况

下颌第三磨牙冠周炎患者早期无明显不适,一旦发展往往疼痛剧烈,进一步发展可能有全身不适,所以患者就诊时往往比较急,期望较高。

【治疗要点】

1. 急性期　以消炎、镇痛、建立引流及对症处理为主。

(1)全身治疗:应注意休息,进流质饮食,勤漱口,应用抗生素控制感染。

(2)局部治疗:用钝头冲洗针吸入3%过氧化氢溶液和生理盐水依次行冠周盲袋冲洗,然后在隔湿条件下,用探针蘸碘酚或10%碘合剂烧灼盲袋,撒以冰硼散或冠周炎膜,同时理疗,有镇痛、消炎和改善张口的作用。若有冠周脓肿形成,应在局部麻醉下切开脓肿,置入橡皮条或碘仿纱条引流,感染波及邻近间隙,还应做该间隙的切开引流术。

2. 慢性期　应以去除病因为主,可消除盲袋或拔牙。

【常见护理诊断/问题】

1. 急性疼痛　与感染引起局部肿胀、组织受压有关。
2. 体温过高　与感染引起全身反应有关。
3. 潜在并发症　骨膜下脓肿、颌面部间隙感染等。
4. 焦虑　与全身不适及担心预后不佳等有关。

【护理目标】

(1)主诉疼痛减轻或消失,感觉舒适。
(2)症状减轻,体温恢复正常。
(3)无并发症发生。
(4)情绪稳定,患牙得到有效治疗,了解疾病相关知识。

【护理措施】

1. 炎症急性发作期　应遵医嘱准确及时用药,注意观察患者用药反应。
2. 行脓肿切开引流者　注意保持引流通畅,并严密观察病情和生命体征的变化,严密观察局部及全身症状,防止骨膜下脓肿及颌面间隙感染等并发症的发生。如有体温升高,及时告知医生,给予药物或物理降温,做好护理记录。
3. 心理护理　耐心向患者解释病情及治疗计划,减轻紧张情绪;急性发作期,注意疼痛的护理,可遵医嘱给予解热镇痛药物。

4. 饮食护理　鼓励患者进食高营养、高蛋白、清淡易消化饮食。对于患牙拔除者,术后3d给予流质或半流质清淡易消化饮食。

5. 口腔护理　保持患者口腔清洁,减轻患者口臭等。一般每日用0.9%的生理盐水行口腔冲洗3次,必要时可用替硝唑漱口水漱口。

6. 健康指导

(1)指导患者定期进行口腔保健,建议每年洗牙1~2次。

(2)加强营养,多吃水果蔬菜。

(3)加强户外活动及体育锻炼。

【护理评价】

通过治疗和护理计划的实施,评价患者是否能够达到:

(1)感染症状减轻或消除,体温恢复正常。

(2)患牙得到治疗,无并发症发生。

(3)患者疼痛缓解或消失。

(4)能养成良好的口腔卫生习惯。

五、颌骨骨髓炎

颌骨骨髓炎(osteomyelitis lf the jaws)是指各种致病因子入侵颌骨,引起整个骨组织包括骨膜、骨皮质、骨髓及其中的血管、神经的炎症,中医称为"骨槽风"或"穿腮"。颌骨与全身其他骨骼的区别在于颌骨内有牙,牙病引起的化脓性炎症常波及颌骨,因而颌骨骨髓炎的发病率在全身骨骼系统中最高。随着我国口腔保健事业的发展,近年来,化脓性颌骨骨髓炎的发病率明显下降,但是经用放射线治疗口腔癌或鼻咽癌后,发生颌骨坏死并发骨髓炎者常见。

【护理评估】

(一)健康史

详细询问患者发病经过及治疗情况,注意了解是否有患牙,以及患牙的治疗情况,是否进行过口腔或鼻咽部放射治疗,以及是否有全身反应。

(二)身体状况

1. 化脓性颌骨骨髓炎　病变始发于颌骨中央的骨松质和骨髓者,称为中央性骨髓炎;病变始发于颌骨周围的骨膜或骨皮质者,称为边缘性骨髓炎。按其病变的性质可分为急性期和慢性期。

(1)中央性颌骨骨髓炎:急性局限型,多由根尖感染发展而来,上颌骨较下颌骨多见,一般称为牙槽脓肿。患牙剧烈疼痛,为持续性,并伴三叉神经分布区放射痛。患牙及邻牙松动,有叩痛,前庭沟丰满,面颊肿胀。由于上颌骨骨质疏松,骨板薄,脓液容易穿破骨壁向口腔引流,因而炎症逐渐消退,不易在上颌骨内弥漫扩散。下颌骨的牙槽脓肿,由于骨质致密,骨板厚,脓液不易穿破而得到引流,因此炎症易在骨松质和骨髓腔内蔓延,常通过下牙槽神经管波及整个下颌体,发展成急性弥散型骨髓炎。此时患者全身症状加重,高热、寒战、脱水及其他中毒表现,白细胞总数和中性分类增高。局部炎症迅速扩散,短期内下颌多数牙松动,前庭沟丰满,龈袋溢脓;若下牙槽神经受损害,出现下唇麻木;一般在3周以后X射线片方显示骨质广泛破坏。严重者伴发颌周多间隙感染,颌面部肿胀,有不同程度的张口受限。

(2)边缘性颌骨骨髓炎:多见于青年人,好发于下颌支外侧,由下颌第三磨牙冠周炎引起颌周间隙感染而来。急性期不易发现,常被颌周间隙感染症状所掩盖,因此常见为慢性期。临床病理特点主要是间隙感染,如咬肌间隙和翼下颌间隙脓肿,脓液未能及时排除,则会溶解骨膜,使骨皮质的营养中断,发生脱钙、疏松、软化,形成表浅的小块死骨;或因炎症与机体抵抗力处于僵持阶段而出现炎性增生,X射线片可见颌骨表面葱皮样钙化影。临床可在下颌角区或腮腺咬肌区出现炎性浸润硬块、压痛、凹陷性水肿,并有张口受限。脓肿自行穿破处或切开引流区,可见长期溢脓的瘘管,有时脓液内混杂有死骨碎屑。沿瘘管探查,可触及粗涩的骨面,当瘘管阻塞时,炎症又可急性发作。炎症发展深入到骨髓腔时,感染可在骨髓腔内扩散,则可并发中央性骨髓炎,而有大块死骨形成。

2. 婴幼儿上颌骨骨髓炎 急性期发病急,先有全身毒血症或败血症体征。患儿有高热、寒战、哭闹不安、不愿进食、出现皮疹及白细胞总数增高等中毒症状,常就诊于儿科。婴幼儿上颌窦尚未发育,眶缘与上颌牙槽嵴的距离短,颌骨内充满牙胚。发生骨髓炎后,患侧面颊、眼睑和眶周组织红肿,结膜充血水肿,睁眼困难。感染波及眶内时眼球突出,眼球运动受限,有时自内眦或眶下区皮肤穿破流脓,常就诊于眼科。继之口内前庭沟和硬腭黏膜出现红肿,可穿破流脓,有时鼻腔内有脓性分泌物流出,因而就诊于口腔科或耳鼻咽喉科。

3. 放射性颌骨骨髓炎 一般病程较长,病变发展缓慢。在放射治疗后半年至数年内,多数患者唾液分泌减少,牙容易发生猖獗龋,继发牙源性感染,或因拔牙及其他损伤造成伤口长期不愈,瘘管形成但脓性分泌物少,持续性疼痛,口臭。有时软组织可溃烂坏死,死骨暴露而不松动,长期处于慢性炎症过程。若继发颌周蜂窝织炎,可出现不同程度的张口受限。颌骨可以形成大块死骨,常需较长时间才能分离,相应区域的软组织变硬,瘢痕形成。患者全身衰弱、消瘦、贫血,呈慢性消耗性病态。

(三)辅助检查

X射线摄片,根据骨质破坏情况鉴别。

(四)心理-社会状况

患者因病程较长,延期愈合,加重创伤,影响工作、学习、生活、婚姻等心理负担。在护理工作中应分别对患者和家属做思想工作,让家属多理解患者,了解其内心想法,协同做好患者的工作,减轻患者的心理负担,使患者能更好地配合治疗和护理。

【治疗要点】

1. 化脓性颌骨骨髓炎 急性期以全身应用抗生素,局部切开引流或拔除松动牙为主。慢性期应以死骨刮除术及病灶牙拔除为主。

2. 婴幼儿上颌骨骨髓炎 急性期应以全身抗感染和支持疗法为主。当眶周、前庭沟或腭部出现脓肿时,应立即进行切开引流术。慢性期一般治疗偏向保守,应注意冲洗瘘管,保持引流通畅,有时小死骨片或感染坏死的牙胚可自行排除。

3. 放射性颌骨骨髓炎 应以预防为主。放射治疗要注意掌握适应证、剂量和防护。当发生骨髓炎后,一般倾向于保守治疗,全身应用抗生素和支持疗法;局部保持引流通畅,注意口腔卫生,等待死骨分离后手术摘除。

【常见护理诊断/问题】

1. 急性疼痛　与感染引起局部肿胀、组织受压有关。
2. 体温过高　与感染引起全身反应有关。
3. 潜在并发症　骨膜下脓肿、颌面部间隙感染等。
4. 自我形象紊乱　与颌骨骨髓炎引起口臭有关。

【护理目标】

(1) 主诉疼痛减轻或消失,感觉舒适。
(2) 症状减轻,体温恢复正常。
(3) 能够积极治疗患牙,无并发症发生。
(4) 积极治疗原发病,口腔问题得到改善,患者能够获得正确的口腔保健知识。

【护理措施】

(1) 颌骨骨髓炎行病灶刮除术者按一般口腔全身麻醉术后常规护理,行脓肿切开引流者,注意保持引流通畅,观察引流液的量、颜色及性质。

(2) 遵医嘱合理应用药物,急性、发作期应严密监测患者病情及体温变化。注意监测患者全身情况,并做好记录。

(3) 为了预防放射性颌骨坏死及骨髓炎的发生,要采取相应的预防措施。①根据肿瘤的性质选择合适的放射种类、剂量及放射野;②活动义齿须在放射治疗终止后一段时期再行佩戴,以免造成黏膜损伤,放射治疗中,对非照射区应用屏障物予以隔离;③放射治疗前要消除口腔内外的一切感染灶,进行全口洁治。

(4) 拔除无法治愈的病牙,治疗仍能保留的龋齿、牙周炎等病牙,拆除口腔内原有的金属义齿。

(5) 口腔内发生溃疡时,局部涂抗生素软膏,以防止感染。

(6) 饮食护理:鼓励患者多吃水果蔬菜,清淡易消化饮食,忌辛辣油腻刺激性食物。

【护理评价】

通过治疗和护理计划的实施,评价患者是否能够达到:

(1) 感染症状减轻或消除,体温恢复正常。
(2) 患牙得到有效治疗,无并发症发生。
(3) 患者疼痛缓解或消失。
(4) 患者口腔问题改善,能主动表述内心的感受,能定期进行口腔保健。

六、婴幼儿化脓性淋巴结炎

婴幼儿的淋巴结发育尚不完善,淋巴滤泡不成熟,结缔组织少,淋巴结被膜薄,其防御功能较成人差。当淋巴结发生化脓性炎症时,极易穿破被膜而发展为蜂窝织炎,感染还可进入血液循环,而发生毒血症或败血症。

【病因与发病机制】

多因上呼吸道感染、扁桃体炎、麻疹、猩红热、颜面皮肤疖肿、口腔黏膜损伤及乳牙病灶引起相应部位的淋巴结发炎。常见的为下颌下淋巴结炎,其次为颈深上淋巴结炎。

【护理评估】

(一)健康史

详细询问患儿的发病过程、治疗经过及患儿是否有其他感染病史。

(二)身体状况

患儿发病较急,早期淋巴结充血、水肿、变硬,可扪及活动肿大的淋巴结,有压痛。此时全身反应较轻,易被忽略。感染由浆液期进入化脓期,可穿破淋巴结被膜,炎症波及周围组织时,红肿范围扩大,压痛明显,淋巴与周围组织粘连,因而不能扪清其边界。脓肿表浅者,如下颌下脓肿,可扪及波动感,颈深上脓肿因被胸锁乳突肌覆盖,不易扪及波动感,但压痛明显,患区皮肤有炎性浸润块,压之有凹陷性水肿。此时全身症状明显,高热、寒战,甚至抽搐。

(三)辅助检查

局部穿刺抽出脓液,血液检查示白细胞计数增多。

(四)心理-社会状况

患儿往往发病较急并且感染一旦失去控制,患儿出现高热、寒战等全身症状,严重者可发生败血症,威胁生命。患儿父母又因缺乏相关知识,往往就诊较急,且期望较高。

【治疗要点】

(1)急性浆液期局部可外敷中药如金黄散、六合丹或理疗,促进炎症吸收消散。

(2)全身应用抗生素控制感染或口服中药金头蜈蚣煎剂,每天2条,水煎,分3次服用。

(3)化脓期应加强全身支持疗法及抗感染,必要时静脉给药和小量输血。

(4)当脓肿形成、穿刺抽出脓液后,应及时切开引流、排除脓液,减轻中毒症状。

【常见护理诊断/问题】

1.急性疼痛　与感染引起局部肿胀、组织受压有关。

2.体温过高　与感染引起全身反应有关。

3.潜在并发症　颌面部蜂窝织炎、毒血症、败血症等。

【护理目标】

(1)患儿情绪稳定,哭闹停止,能正常进食水。

(2)症状减轻,体温恢复正常。

(3)无并发症发生。

(4)患儿家属能说出正确应对方法,积极配合治疗及护理。

【护理措施】

(1)严密观察病情和生命体征的变化,体温过高时,遵医嘱行药物或物理降温,注意预防患儿高热惊厥。

(2)及时准确按医嘱用药,严密观察患儿局部及全身症状,做好护理记录。

(3) 口腔护理:鼓励患儿多饮水,能配合者行口腔护理 2 次/d。
(4) 心理护理:耐心向患儿家属解释病情及治疗计划,减轻紧张情绪。
(5) 饮食护理:给予高热量、高蛋白、高维生素的流质或半流质饮食,张口受限者采用吸管进食。
(6) 健康指导:为患儿提供安静舒适的休息环境。急性期感染严重者应卧床休息,注意静养,尽量少说话,减少活动,避免不良刺激。

【护理评价】

通过治疗和护理计划的实施,评价患儿是否能够达到:
(1) 情绪稳定,哭闹停止,能正常进食水。
(2) 感染症状减轻或消除,体温恢复正常。
(3) 无并发症发生。
(4) 患儿家属能说出正确应对方法,积极配合治疗及护理。

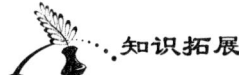

知识拓展

颜面及颌骨周围存在较多相互连通的潜在筋膜间隙,其间含疏松的蜂窝结缔组织,形成感染易于蔓延的通道。颜面部血液循环丰富,鼻唇部静脉又常无瓣膜,致使在鼻根至两侧口角区域内发生的感染易向颅内扩散,因而称之为面部的"危险三角区"。

第二节 口腔颌面部损伤的护理

一、概述

口腔颌面部居人体显露部位,不论平时或战时均易遭受损伤。半时多因工伤、交通事故和生活中的意外所致,战时则以火器伤为主。因此临床上口腔颌面部损伤较为常见。由于损伤原因和程度不同,症状与体征亦各有异,轻者不留后患,重者可丧失生命。

人体遭受损伤后,受伤部位出现肿胀、疼痛、出血、功能障碍和相应的全身反应,这是损伤的共同特点。口腔颌面部由于解剖生理特点及功能的要求,损伤后还有其特殊性。同时,急救措施也有特点。

【口腔颌面部损伤的特点】

(1) 口腔颌面部血运丰富,组织再生修复和抗感染的能力很强。因此,伤后 48 h 或更长时间的伤口,只要没有明显的化脓感染,在清创后,仍可做初期缝合。但是由于血运丰富,伤后一般出血较多,容易形成血肿,作为创伤反应的组织肿胀出现得早而明显,在口底、咽旁、舌根等部位,可因血肿、水肿、组织移位、舌后坠、血凝块、分泌物或异物等的阻塞而影响呼吸道通畅,甚至窒息,必须予以特别注意。

(2) 口腔颌面部腔、窦多,如鼻腔、口腔、鼻窦等,腔窦内常存在一定数量的病原菌。伤口常与这些窦腔相通,容易引起感染,故在清创时,应尽早关闭这些与腔窦相通的创口,以减少感染机会。

(3) 颌骨上有牙,颌骨骨折发生骨折段移位时,则易引起殆关系错乱,导致咀嚼功能障碍。殆关系错乱是诊断颌骨骨折的重要依据之一。因此,在治疗颌骨骨折时,应以恢复正常殆关系为重要标准,而牙常被用作固定颌骨骨折的基础。另外,在高速撞击伤中,被打折的牙或脱位的牙以及碎骨片可能成为"二次弹片",加重周围组织损伤和增加感染的概率。

(4) 口腔是消化道的入口,损伤后常妨碍正常进食,须选用正确的进食方法和食物以维持伤员的营养。进食后应清洗口腔,注意保持口腔卫生,预防伤口感染。

(5) 口腔颌面部又是呼吸道的上端,损伤时最容易发生机械性阻塞,故在抢救伤员时首先应注意保持呼吸道通畅,预防窒息和误吸。

(6) 鼻部、唇部、舌、睑部、眶部和颊部开放性损伤时,如处理不当,伤口愈合后,发生不同程度组织和器官的移位和变形以及瘢痕牵缩畸形。因此,在处理颌面部伤口时尽量保留有可能存活的组织,进行精确的对位缝合是非常重要的。

(7) 颌面部有腮腺、面神经和三叉神经等组织。如腮腺受伤,可并发唾液瘘;面神经损伤,可出现面瘫;三叉神经损伤,则可在相关区域出现麻木。

(8) 颌面部紧邻颅脑,严重的颌面部损伤常合并颅脑伤,如颅骨骨折、脑震荡、脑挫裂伤、颅内血肿、颈椎骨折等;并发颅底骨折时,可发生脑脊液鼻漏和耳漏,在抢救时必须注意鉴别。

【口腔颌面部损伤的急救】

口腔颌面部损伤的伤员可能出现危及生命的并发症,如窒息、出血、休克及颅脑损伤等,应及时抢救。

1. 窒息的抢救　外伤性窒息的原因,大致分两种:阻塞性窒息和吸入性窒息。①阻塞性窒息可因异物、血凝块、移位的组织瓣以及下颌骨颏部或下颌骨双侧骨折及粉碎性骨折造成舌后坠或上颌骨骨折、软腭下后坠,阻塞咽腔而发生窒息;也可因口底、舌根和颈部损伤形成水肿及组织反应肿胀压迫上呼吸道发生窒息。②吸入性窒息多因患者昏迷,分泌物、血液、呕吐物等被吸入气管而引起窒息。窒息的前驱症状有烦躁不安、出汗、面色苍白、口唇发绀、鼻翼扇动,严重时出现"三凹"体征,晚期出现脉弱、脉快、血压下降、瞳孔散大,最后出现完全窒息。急救措施如下。

(1) 解除阻塞:对因各种异物堵塞咽喉部窒息的患者,应立即用手指(或裹以纱布)掏出,或用塑料管吸出堵塞物,同时改变体位,采用侧卧或俯卧位,继续清除分泌物,以解除窒息。对因舌后坠而引起的窒息,应迅速撬开牙列,用舌钳或巾钳把舌牵向口外。即使在窒息缓解后,还应在舌尖后 2 cm 处用粗丝线或别针穿过全层舌组织,将舌拉出,并将牵引线固定于绷带或衣服上,同时托下颌角向前,保持头偏向一侧,或俯卧位,便于分泌物外流。上颌骨骨折及软腭下坠时,可用夹板、木棍、筷子等,通过两侧上颌磨牙,将下坠的上颌骨托起,并固定在头部的绷带上(图 25-1)。对口咽部的肿胀,可安置不同型号的通气管。如情况紧急,又无适当的通气管,应立即用 15 号以上的粗针头由环甲膜刺入气管,以解除窒息,随后行气管切开术。如呼吸已停止,应立即做紧急气管内插管,或行紧急环甲膜切开术,进行抢救,待伤情平稳后再改用气管造口术。对吸入性窒息,应立即进行气管造口术,迅速吸出气管内分泌物及其他异物,恢复呼吸道通畅。对这类患者,应注重防止肺部并发症。

（2）改变患者体位:先解开领部衣扣,患者神志清楚时,使其面部向下;神志不清时,使其俯卧,前额垫高,让分泌物自然流出;也可采用仰卧位,头偏向健侧。

（3）放入通气管:对神志不清的患者,除以上处理外,可再放入通气管。对下颌体前部粉碎性骨折或双侧骨折的患者,须运送时,即使神志清醒,亦应放通气管。

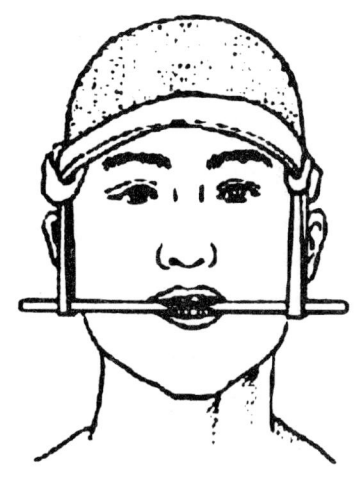

图 25-1　简易上颌悬吊法

（4）药物应用:需要时可注射尼可刹米、山梗菜碱或苯甲酸钠咖啡因以兴奋呼吸中枢。

（5）环甲膜穿刺或气管切开:以上方法都不能使呼吸道维持畅通时,应迅速用粗针头,由环状软骨和甲状软骨之间的环甲膜刺入气管,或将环甲膜切开,暂时解除窒息。随后,尽早行气管切开术。

2.出血的总量　口腔颌面部损伤后出血较多。若伤及较大血管,处理不及时,可导致死亡。对口腔颌面部出血的急救,首先判断出血部位、性质(动脉、静脉或毛细血管出血),并估计失血量。如患者面色苍白、无力、眩晕、出汗、口渴、呼吸浅速、脉搏快弱以及血压下降,估计失血量已超过 800 ml,除立即止血处理外,如有条件,同时给以静脉输液或输血。临时止血法如下。

（1）压迫止血:对于一般性出血,将移位的组织瓣复位后,包扎稍加压力,即可止血。开放性或洞穿性创口或口底出血,可用纱布填塞,外面再用绷带加压进一步止血。如在耳屏前,用手指压迫颞浅动脉与颧弓根部,以减少头顶及颞部区域的出血;在咬肌前缘压迫面动脉于下颌骨上,以减少颜面部的出血;在胸锁乳突肌前缘与舌骨大角交界处稍下方压迫颈总动脉于第 6 颈椎横突上,可减少头颈部大出血等(图 25-2)。但此举有时可能引起心动过缓、心律失常,因而非紧急时一般不采用。

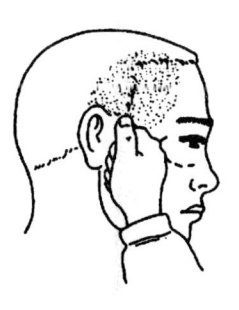　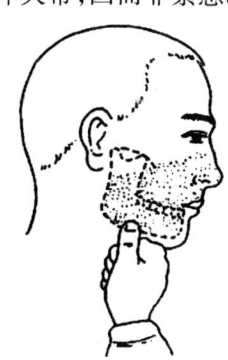　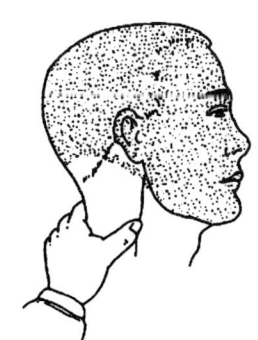

颞浅动脉　　　　　　　面动脉　　　　　　　颈总动脉

图 25-2　指压止血部位示意图

(2) 结扎止血：对较大的出血点，可用血管钳夹住做结扎止血或连同止血钳包扎后转送。

(3) 药物止血：如局部应用云南白药、明胶海绵及止血粉等。全身性止血药物亦可应用，如维生素K、止血敏、安络血等。

3. 休克的抢救　口腔颌面部严重的复合伤，可因出血或创伤导致休克，要注意休克早期和休克期的全身变化。休克的处理原则为安静、镇痛、止血、输液，可用药物协助恢复和维持血压。对失血性休克，可快速输血。

4. 合并颅脑损伤的急救　颌面部损伤，尤其上颌骨严重骨折的患者，常伴有不同程度的颅脑损伤，须加以注意。凡有颅脑损伤的患者，应卧床休息，减少搬动，暂停不急需的检查或手术。如鼻或外耳道有脑脊液外流时，禁止做耳鼻内填塞与冲洗，以免引起颅内感染。如有颅内压增高现象，应控制入水量，并静脉推注或滴注20%甘露醇200 ml或静脉注射50%葡萄糖液40～60 ml，每日3～4次，以减轻脑水肿，降低颅内压。地塞米松对控制脑水肿亦有良效。对烦躁不安的患者，可肌内注射苯巴比妥0.1 g，但不可过多用药，以免影响对患者的观察。一般禁用吗啡，以免抑制呼吸，影响瞳孔变化及引起呕吐，增加颅内压。

5. 预防与控制感染　口腔颌面部损伤常被细菌和尘土等污染，甚至异物嵌入组织内。因此感染对患者的危害性，有时比原发损伤更为严重。所以，预防和控制感染，也是急救治疗中的重要问题。在有条件时，应尽早进行清创缝合术，如没有条件，应早期包扎创口，防止外界细菌继续侵入。为了预防破伤风，伤后应及时注射破伤风抗毒素，及早使用广谱抗生素。

6. 包扎和运送

(1) 包扎：包扎是急救过程中非常重要的一个步骤，包扎有压迫止血、暂时性固定、保护创面、缩小创面、减少污染、减少唾液外流、止痛等作用。颌面部受伤后常用的传统方法有三角巾风帽式包扎法、三角巾面具式包扎法、头颌绷带"十"字形包扎法、四尾带包扎法等。

1) 三角巾风帽式包扎法：适用于头顶、面部或枕部伤口。将三角巾顶角打结放在额前，底边中点打结放在枕部，底边两角拉紧包住下颌，再绕至枕骨结节下方打结，称为三角巾风帽式包扎法（图25-3）。

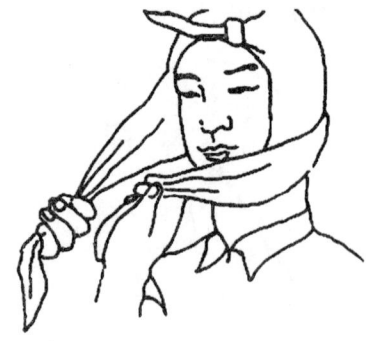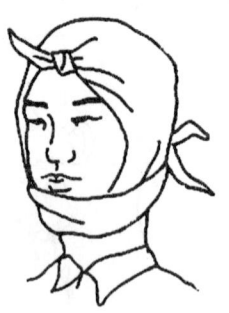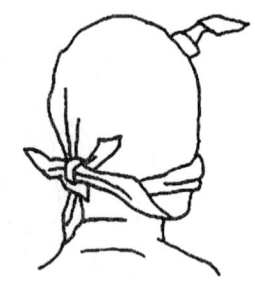

图25-3　三角巾风帽式包扎法

2) 三角巾面具式包扎法：适用于颜面部较大范围的伤口。将三角巾顶角打结，放在下颌处,上提底边罩住头面,拉紧两底角至后枕部交叉,再绕至前额部打结,包扎好后根据损伤情况在眼、鼻、口处剪洞(图25-4)。

3)头颌绷带"十"字形包扎法:用绷带先围绕额枕部缠绕2~3圈后,自一侧反折由耳前区向下绕过额部至对侧,再由耳前区向上越过顶部呈环形包绕,如此反复数次,末端用胶带固定,或在围绕额枕部2~3圈后将绷带穿越绕头绷带而不用反折方法亦可达到同样效果(图25-5)。

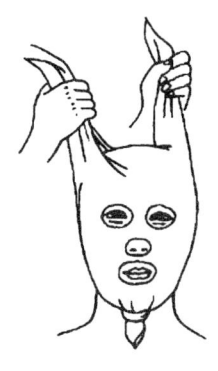
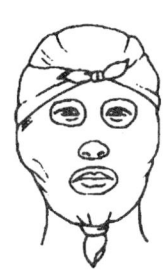
图25-4 三角巾面具式包扎法

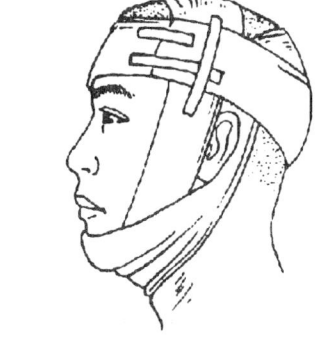
图25-5 头颌绷带"十"字形包扎法

4)四尾带包扎法:将绷带撕(剪)成四尾形,颊部衬以棉垫,将左右后两尾结在头顶前,左右前两尾结在枕骨结下,然后再将二尾末端结扎于头顶部起包扎和制动作用(图25-6)。

(2)运送:运送伤员时应保持呼吸道通畅。昏迷伤员可采用俯卧位,颈部垫高,使鼻腔悬空,有利于唾液外流和防止舌后坠。一般伤员可采取侧卧位或头侧向位,避免血凝块及分泌物堆积在口咽部。运送途中,应随时观察伤情变化,防止窒息或休克发生。搬动疑有颈椎损伤的伤员应2~4人同时搬运,由一人稳定头部并加以牵引,其他人则以协调的力量将伤员平直滚抬到担架上,颌下应放置小枕,头部两侧用小枕固定,防止头的摆动(图25-7)。

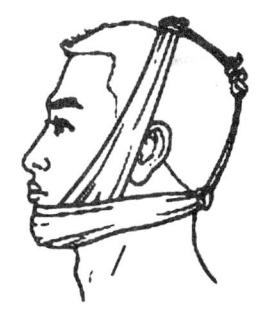
图25-6 四尾带包扎法

二、口腔颌面部软组织损伤

口腔颌面部软组织损伤可以单独发生,也可以与颌面部骨折同时发生。主要是外部暴力所致。

【病因与发病机制】

外部暴力所致,伤因和伤情不同可分为擦伤、挫伤、切割伤、刺伤、挫裂伤、撕裂伤、咬伤及火器伤等。

【护理评估】

(一)健康史

评估患者的神志意识、伤口出血情况、受伤经过及既往史。

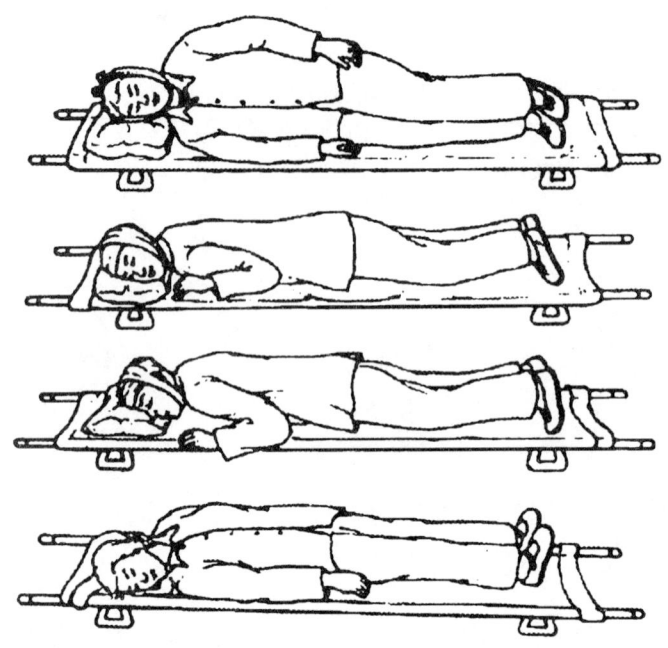

图 25-7 颌面部伤员运送时的体位

（二）身体状况

口腔颌面软组织损伤分为闭合性损伤与开放性损伤。前者常见的有挫伤和血肿，表现为疼痛、肿胀、皮肤变色与皮下淤血等。后者常见的有挫裂伤、刺伤、切割伤、撕裂伤、砍伤、咬伤、烧伤、火器伤等。损伤部位有不同程度的肿胀、伤口出血、疼痛，甚至有咀嚼功能障碍等。

（三）心理-社会状况

颌面部损伤多因工伤、暴力或交通事故所致，常给患者及家属带来重大打击，患者出现不同程度的恐惧与焦虑情绪。

【治疗要点】

口腔颌面部损伤伤员只要全身情况允许，或经过急救好转，条件具备，即应尽早对局部创口进行早期外科处理，即清创术（debridement），清创术是预防创口感染和促进愈合的基本方法。

1. 冲洗　创口细菌在进入创口6~12h，多停留在损伤组织的表浅部位，且尚未大量繁殖，容易通过机械的冲洗予以清除，先用消毒纱布盖住创口，用肥皂水、外用盐水洗净创口四周的皮肤；如有油垢，可用汽油或洗洁剂擦净，然后在麻醉下用大量生理盐水或1%~3%双氧水冲洗创口，同时用纱布团或软毛刷反复擦洗，尽可能清除创口内的细菌、泥沙、组织碎片或其他异物，在冲洗创口的同时，可以进一步检查组织损伤的情况。

2. 清理　冲洗创口后，行创周皮肤消毒，铺巾，进行清创处理，原则上尽可能保留颌面部组织，除确已坏死的组织外，一般仅将创缘略加修整即可。唇、舌、鼻、耳及眼睑等处的撕裂伤，即使大部分游离或完全离体，只要没有感染和坏死的情况，也应尽量保留,争取缝回原位,仍有可能愈合。清理创口时要进一步去除异物,可用刮匙、刀尖或止血钳清除嵌入组织的异物,组织内如有金属异物,表浅者可借助磁铁吸出;深部者要通过X射线摄片或插针X射线定位后取出,但如创口有急性炎症,异物位于大血管旁,定位不准确,术前准备不充分或异物与伤情无关者,可暂不摘除。

3.缝合 由于口腔颌面部血运丰富,组织再生力强,即使在伤后24 h或48 h之内,均可在清创后行严密缝合;甚至超过48 h,只要创口无明显化脓感染及组织坏死,在充分清创后,仍可行严密缝合,对估计有可能发生感染者,可在创口内放置引流物;已发生明显感染的创口不应做初期缝合,可采用局部湿敷,待感染控制后,再做处理。

【常见护理诊断/问题】
1.疼痛 与外伤、皮肤黏膜破损有关。
2.组织完整性受损 与外伤有关。
3.口腔黏膜改变 与损伤有关。
4.恐惧 与突发的伤害及手术有关。
5.潜在并发症 出血、感染、窒息。

【护理目标】
(1)疼痛减轻或消失。
(2)恢复正常的咬合关系和咀嚼功能。
(3)接受现实,恐惧、悲观情绪减轻。
(4)避免并发症发生。

【护理措施】
1.一般护理 口腔颌面部损伤的患者,一般发病急,病情变化快,常因窒息、出血、休克及合并颅脑损伤等而致病情加重。因此,在口腔颌面部损伤患者的急救和治疗工作中,护理工作非常重要。
(1)观察生命体征:测量体温、脉搏、呼吸、血压,观察神志及瞳孔的变化。
(2)遵医嘱进行药敏试验:如青霉素、链霉素、普鲁卡因、破伤风抗毒素等皮肤试验,及时注射破伤风抗毒素。
(3)根据伤情准备急救用品:如吸氧装置、吸引器、气管切开包、急救药品等。
(4)按医嘱要求及时输血、输液,全身应用抗生素。保持患者呼吸道通畅,及时清除口、鼻腔分泌物、呕吐物、异物及血凝块以预防窒息,必要时行气管插管或气管切开术,缺氧患者及时给氧。
(5)患者体位:经急救处理后,患者一般取仰卧·头偏向一侧体位,以利于口内液体自行流出。出血不多及合并颅脑损伤的患者,可采取半卧位,以利于血液回流减轻局部组织水肿。
(6)局部观察:口内有夹板或颌间栓丝固定的患者,应定期检查,发现钢丝松动或刺伤黏膜时及时根据病情调整。
(7)保持口腔卫生:颌间固定的患者不但进食困难,且因无法咀嚼而失去口腔自洁作用,食物残渣很易积聚于夹板、连结丝和牙间隙内。因此,这类患者保持口腔卫生十分重要,在每次进食后,都应用冲洗器、棉签或小牙刷进行口腔的清洗工作。
(8)心理护理:根据患者不同的心理问题加以疏导,鼓励患者说出使其不安及担忧的感觉和想法,给予耐心解释及安慰,使其主动配合治疗。

(9)健康指导:对颌骨骨折患者,应使其掌握开口训练的时机与方法。对口腔颌面部损伤,全身状况良好者,鼓励患者早期下床活动和及时进行功能训练,以改善局部和全身的血液循环,促进患者早期痊愈并减少并发症的发生。

2. 饮食护理　口腔颌面部损伤的患者,正常摄食都很困难。所以合理饮食,对患者减少体内消耗,促进创伤恢复非常重要。根据医嘱,可给流质、半流质、软食或普食。根据病情需要,可用高蛋白及高热量、维生素丰富的饮食。特殊患者应由医师特殊制定,如腮腺或颌下腺损伤在治疗期不能进食酸性食物;而腮腺导管损伤后,经导管吻合或导管再造术治疗期间,应让患者多食酸性食物,以促使导管畅通。

【护理评价】

通过治疗和护理计划的实施,评价患者是否能够达到:

(1)疼痛减轻或消失。

(2)恢复正常的咬合关系和咀嚼功能。

(3)接受现实,恐惧、悲观情绪减轻。

(4)避免并发症发生。

三、口腔颌面部骨折

【病因与发病机制】

外部暴力所致,伤因和伤情因骨折部位不同。

【护理评估】

(一)健康史

评估患者的神志意识、伤口出血情况、受伤经过以及既往史。

(二)身体状况

颌面部骨折的临床表现,除了肿胀、疼痛、出血、移位及畸形等一般骨折表现外,损伤部位不同而各自不同。

1. 鼻骨骨折　多为闭合性骨折。局部疼痛,软组织肿胀或皮下淤血;可见鼻梁偏斜,骨折侧鼻背塌陷;肿胀明显时可掩盖外鼻畸形;擤鼻后可出现伤侧下眼睑、颜面部皮下气肿;伤及鼻腔黏膜可有鼻出血;鼻中隔若受累可有血肿、脱位等产生的鼻塞、下段鼻梁塌陷等症状;若鼻中隔血肿继发感染,则引起鼻中隔脓肿,导致软骨坏死,鞍鼻畸形。

2. 额窦、筛窦骨折　额窦前壁线形骨折者,额窦前壁未变形,但有软组织肿胀,局部压痛;前壁凹陷性骨折可见前壁塌陷入窦腔内,眶上区肿胀,睑部淤血、皮下气肿;额窦前后壁骨折常合并筛窦、眼眶和鼻骨的损伤,即所谓鼻额筛眶复合体骨折,表现为鼻腔上部出血,鼻根及眼眶部肿胀,鼻梁塌陷畸形,视力障碍,患侧瞳孔散大,直接对光反射消失,但间接对光反射存在。

3. 颌骨骨折　软组织肿胀淤血时,面部肿胀不明显,一旦肿胀减轻即显现面部塌陷,损伤眶底时可有眼球内陷、复视、视力减退等内眼外伤性改变(晶状体脱位、玻璃体积血)。

4. 颧骨、颧弓骨折　肿胀不明显或消退,可出现颧面部畸形;明显内陷的颧弓骨折骨折段可压迫颞肌并阻碍下颌支冠突的运动,可出现张口疼痛或张口受限;伴有眶底骨折时,可有鼻腔出血。

(三)辅助检查

常拍摄下颌骨侧位片、后前位片和下颌骨全景片。髁突骨折的伤员应加拍颞下颌关节 X 射线片,必要时拍摄颞下颌关节断层片和 CT 片,从而明确骨折类型、范围和性质以及有无邻近骨骼的损伤。

(四)心理-社会状况

颌面部骨折患者常伴有功能障碍、面形改变和疼痛,护士及时给予心理护理,多向患者传达有利信息,对其进行鼓励和支持,减轻患者心理负担。

【治疗要点】

颌面部骨折的治疗原则是尽早复位和固定,恢复正常咬合和面形的对称和匀称,同时使用防止感染、镇痛、合理营养、增强全身抵抗力等方法,为骨折的愈合创造良好条件。必须密切注意有无全身其他部位并发症的发生,一定要在全身情况稳定后再进行局部处理。颌骨骨折的正确复位是固定的前提。上颌骨血供丰富,骨折愈合快,骨折的复位固定应争取在 2 周内进行,下颌骨应争取在 3 周内复位固定。否则易发生错位愈合,影响疗效。常见的颌骨骨折复位方法有颌骨骨折的手法复位和外固定、颌骨骨折的手术复位和内固定。颧骨颧弓骨折无张口受限或畸形不明显者,可做保守治疗,其他应进行复位。常见的颧骨、颧弓骨折复位方法有口内切开复位、面部小切口切开复位、颞部切开复位法、巾钳牵拉法、冠状切口切开复位内固定。

【常见护理诊断/问题】

1. 组织完整性受损　与外伤致皮肤黏膜破损、骨折有关。
2. 吞咽困难　与疼痛、咬合错乱、咀嚼功能障碍、下颌制动致吞咽不适有关。
3. 营养失调:低于机体需要量　与张口受限、咀嚼及吞咽困难有关。
4. 潜在并发症　出血、感染、窒息。
5. 自我形象紊乱　与外伤及手术导致面形改变有关。

【护理目标】

(1)疼痛减轻或消失。
(2)恢复正常的咬合关系和咀嚼功能。
(3)接受现实,恐惧、悲观情绪减轻。
(4)避免并发症发生,顺利康复出院。

【护理措施】

1. 术前护理
(1)执行口腔颌面外科全身麻醉术前护理。
(2)协助患者摄片明确骨折部位,进行各项血液检查、心肺功能检查,如有传染性疾病者应及时做好防护。
(3)有软组织损伤时先进行清创处理,按清创缝合术护理。
(4)有鼻眶筛骨折的患者常用手法复位或手术切开复位,有鼻腔出血而无脑脊液鼻漏者,可吸净鼻腔内分泌物及血凝块,以免误吸。

(5)术前清洁外耳道,眶周骨折须用生理盐水进行眼睛清洗。

2.术后护理

(1)密切观察病情变化。应注意体温、脉搏、呼吸、血压、神志及瞳孔的变化,注意有无并发症如颅脑损伤、窒息、感染等。

(2)保持呼吸道通畅,及时吸出口鼻腔分泌物。患者有舌后坠时,应将舌牵出口外固定。

(3)颌面部骨折固定术6 h内取去枕平卧位,6 h后患者可取半坐卧位,以利于伤口引流和减轻局部肿胀。

(4)术后24 h内疼痛和肿胀时,可给予面部冰块冷敷,以减轻肿胀和疼痛,减少出血。24 h后可热敷,促进肿胀和淤血的消退。保持敷料清洁、干燥、固定,不要自行松脱,以防引起出血和感染。

(5)重症患者要注意变换体位,鼓励患者咳嗽排痰,防止坠积性肺炎的发生。

(6)做好口腔护理,术后患者口腔自洁作用减弱,牙列上有结扎固定的金属板夹者固定时间一般为2~4周,污物更易积存和滞留,不易清除,有利于细菌的生长繁殖,容易引起感染。每日进行口腔护理1~2次,鼓励患者漱口,可用替硝唑漱口液,每日3~4次。4~6周拆除固定装置后,指导患者练习张口和饮食方法,以逐渐恢复咀嚼功能。

(7)遵医嘱用药,密切观察药物反应。合并颅脑或胸部损伤时禁用吗啡。

(8)鼻眶筛骨折患者术后须吸净鼻腔分泌物;必要时遵医嘱使用1%麻黄碱滴鼻,每日3次,以减轻鼻黏膜水肿。

(9)检查咬合关系是否正常,发现异常及时通知医生进行调整。

(10)功能训练:通过张口练习,以加强肌肉、关节的活动,促进血液循环,加速骨折的愈合,避免术后张口受限。患者可用开口器、筷子或木楔等器材进行训练。

3.健康教育

(1)心理指导:颌面部骨折患者术后常伴有功能障碍、面形改变和疼痛,术后护士及时反馈手术完成情况,多向患者传达有利信息,对其进行鼓励和支持,以免患者术后心理负担过重。

(2)饮食指导:全身麻醉清醒6 h,可根据医嘱进食温凉、低盐、高蛋白的流质饮食(如米汁、牛奶、果汁等)或半流质饮食(如稀饭、馄饨、烂面条、蒸鸡蛋等);忌辛辣、油腻、刺激及过热食物。

(3)如有鼻腔填塞,须保持鼻腔内的填塞物固定,不要自行拽出。不要用力咳嗽、打喷嚏、擤鼻,学会控制咳嗽、打喷嚏的方法:指压人中、舌尖抵住上腭、深吸气。保持大便通畅,预防便秘,避免过度用力,防止鼻腔填塞物脱出。

(4)术后3 d内患者的体温稍高,一般不超过38.5 ℃,属于外科手术吸收热,应提前告诉患者和家属,避免增加其心理负担。

(5)全身状况良好者,鼓励患者早期下床活动。

(6)保持口腔清洁,进食后清洁口腔。颌间固定患者可用儿童牙刷清洁口腔。如使用颌间弹性牵引的患者,在2~3周后,即骨折处已发生纤维性愈合时,可在饭前取下颌间牵引的橡皮圈,饭后用漱口液漱口后,挂上橡皮圈,以维持牵引状态。须注意重新悬挂橡皮圈的位置和方向与摘除前保持一致。

(7)颧骨颧弓骨折的患者为避免骨折块移位,术后10 d内限制大张口活动,如咧嘴大笑。

(8)术后7~10 d拆线,出院后1个月复查,如发现结扎丝脱落、松解、断裂,咀嚼时颌骨、牙齿疼痛应及时就诊。

(9)在颌骨骨折固定期(术后2~4周),骨折部位制动,禁忌用力咀嚼,出院后复诊时调整牵引及固定。在此期间不能吃坚硬食物,以免复折。

4. 出院指导

(1)3个月内避免剧烈活动、挤压碰撞患处。3个月后门诊复查,如局部有红、肿、痛时,及时就诊。

(2)15 d内不要碰撞、压迫、手捏颌面部,洗脸时用毛巾擦拭面颊,不要触及骨折部位,以保持复位后的位置,预防骨折片移位。

【护理评价】

通过治疗和护理计划的实施,评价患者是否能够达到:

(1)疼痛减轻或消失。

(2)恢复正常的咬合关系和咀嚼功能。

(3)接受现实,恐惧、悲观情绪减轻。

(4)避免并发症发生。

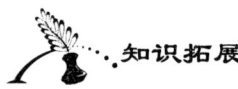

伴随我国现代化进程,交通及工业事故伤逐年增多,已成为社会第一公害。创伤作为"发达社会疾病"日趋严重地威胁着人类的健康,以致影响到人口素质及其生存质量。据不完全统计,在人类前5种寿命损失原因中,创伤高居榜首,潜在寿命损失年达17.09%。我国交通事故发生次数从20世纪90年代初至90年代末增加了20%,达30多万次,直接死亡人数713万,伤19万。因伤致死或致残不仅严重危害个人和家庭,还会引起一系列社会问题,如民事或医疗纠纷、法医鉴定、保险与赔偿等。我国政府非常重视创伤的防治与救护,已将相关研究(严重创伤损害机理与救治的基础研究)列入"973计划"。口腔颌面创伤在和平时期占全身伤的7%~20%。早期流行病学调查显示,20世纪60~80年代的致伤原因主要为工业事故,交通事故仅占5%~15%,损伤类别中,单纯软组织伤居多,骨损伤仅占24%~47%。90年代,交通事故在致伤原因中升至首位,据全国第二次口腔颌面创伤专题研讨会于2000年4月统计口腔颌面外伤中骨折达46%~80%,平均57%。骨折类型中,下颌骨骨折占40%~71%,平均62%,面中部骨折占5%~42%,平均22%。近年来创伤发病呈逐年上升态势,伤度加重、伤情复杂,陈旧性骨折发生率明显增高。

(袁惠平)

第三节 口腔颌面部肿瘤患者的护理

口腔颌面部肿瘤，与全身肿瘤(tumor)一样，是当今严重威胁人民健康的常见病、多发病，是人体组织细胞由于内在和外界致病因素长时间的作用，使细胞的遗传物质——脱氧核糖核酸产生突变，对细胞的生长和分裂失去控制而发生异常增生和功能失调所造成的一种疾病。

在全身肿瘤中，良性与恶性的比例为1:1。口腔肿瘤的排序在全身各部位中居第10位。据统计，口腔颌面部肿瘤占全身肿瘤的8.2%~9.97%。据文献报道，我国口腔及咽部恶性肿瘤的发病率为$8.7/10^6$(男)及$6.0/10^6$(女)。高发年龄，我国以40~60岁为高峰，60岁前占73.7%。

在口腔颌面部肿瘤中，由于包括了囊肿、瘤样病变在内，一般良性比恶性多，男女性别差异日趋缩小。良性肿瘤以牙源性及上皮源性肿瘤为多见，如成釉细胞混合瘤等；其次为间叶组织瘤，如管型瘤、纤维瘤等。恶性肿瘤以上皮源组织来源最多，尤其是鳞状上皮细胞癌最为常见；其次为腺源性上皮癌及未分化癌；肉瘤较少，主要为纤维肉瘤、骨肉瘤等。

一、舌癌

舌癌(carcinoma of tongue)是最常见的口腔癌，多为鳞状上皮细胞癌，约占80%。男性多于女性，但近年来有女性增多及发病年龄年轻化的趋势。

【病因与发病机制】

舌癌的致病原因迄今尚未明确，可能与下列因素有关。

(一)外在因素

1. 物理因素　紫外线、X射线及其他放射性物质、热、损伤及长期慢性刺激等都可能成为致癌的因素。

2. 化学因素　烟草和酒精被证实是致癌的因素。口腔癌与吸烟有关，酒精与烟草致癌有协同作用，酒精常被看作一个致癌的促进剂。

3. 生物因素　实验证明某些恶性肿瘤可以由病毒引起，如人乳头瘤病毒(human papilloma virus, HPV)是诱发该疾病的相关因素。

4. 营养因素　癌瘤的发生与营养不良或营养过度，包括某些维生素及微量元素的变化均有一定关系，维生素A和维生素B、维生素E缺乏与口腔癌发生有关。

(二)内在因素

1. 神经精神因素　精神过度紧张，心理平衡遭到破坏，造成人体功能失衡，可促进肿瘤的发生。

2. 内分泌因素　内分泌功能紊乱可引起某些肿瘤的发生。

3. 机体免疫状态　实验证明，癌瘤之间存在着肿瘤抗原与免疫反应。患有免疫缺陷病或异体器官移植后的病员，其发生恶性肿瘤的概率比普通人增高。

4. 遗传因素　癌症患者可有家族史，但需要一定的环境因素才能发病。

5.基因突变 近年来研究认为人类染色体中存在着癌基因。在各种外来因素的作用下,癌基因被激活或抗癌基因被抑制的情况下人体才会发生肿瘤。

(三)其他因素

地区、年龄、民族、环境、地方风俗、生活习性等内外因素与肿瘤的发生也有密切的关系。

【护理评估】

(一)健康史

1.了解病史 详细询问患者最初出现症状的时间、确切的部位、生长速度以及最近是否发生突然加速生长;此次就诊的主要原因和治疗目的;仔细询问患者发病前的全身健康状况,过去有无炎症史、损伤史,有无严重的全身疾病和外科大手术史。患者预防接种史和药物过敏史;询问患者是否到过医院就诊;是否接受过治疗,治疗的方式和效果,目前的治疗情况。

2.生活史 询问患者的出生地和生活环境,婚姻和生育情况等问题;重点了解有无烟酒嗜好,有无锐利牙嵴、残根或不良修复体长期对口腔黏膜的损伤,口腔内有无白斑或扁平苔藓等危险因素。

3.家族史 询问患者家族中有无类似疾病发生的病史。

(二)身体状况

1.症状

(1)疼痛:多数舌癌的早期症状不明显;当病灶范围超过1 cm时,出现舌部疼痛;如有继发感染或侵犯舌根常发生剧烈疼痛,疼痛可发射至耳颞部及整个同侧的头面部。

(2)进食吞咽和言语困难:癌灶侵犯舌肌时,引起舌运动受限,患者说话、进食及语言表达均发生困难。

2.体征

(1)舌部癌灶:舌癌多发生于舌前2/3、舌缘,其次是舌尖、舌背、舌根等处。常为溃疡型或浸润型,也有菜花型。

(2)舌体运动受限:舌癌一般恶性程度较高,生长迅速,浸润性较强,常波及舌肌,致舌运动受限,晚期使全舌固定。

(3)淋巴结肿大:舌部具有丰富的淋巴管和血液循环,加之舌的机械运动频繁,故舌癌早期便有淋巴转移,远处可转移至肺部。

3.并发症

(1)感染:与肿瘤患者存在一系列易感因素有关,包括癌灶局部感染、肺炎、尿路感染等。

(2)出血:由于口腔颌面部肿瘤生长于血液循环丰富的部位,癌组织破溃、坏死或侵蚀血管,引起出血。

(三)辅助检查

1.X射线检查 了解舌癌有无颌骨浸润及其侵犯范围,并常规行胸部摄片检查肺部有无转移。

2. CT(MRI)　主要用于判断舌癌病损的部位、范围、破坏性质、病变累及范围、大小及性质。

3. 活检　以确定病变性质、肿瘤类型及分化程度等。

4. 肿瘤标志物检查　协助对肿瘤的诊断，也可用于对患者治疗效果及其预后进行有效的监护。

(四) 心理-社会状况

应评估患者是否存在恐惧或焦虑等心理问题，个别晚期患者会因不堪忍受疼痛、吞咽或言语困难，对治疗丧失信心而产生轻生念头。还应了解患者的家庭经济状况、家庭成员和氛围、医疗费用的来源和支付方式等。

【治疗要点】

本病的治疗原则是综合治疗。早期高分化的舌癌无论放射治疗、手术效果都很好。晚期舌癌则应采用综合治疗，根据患者的具体情况，选择手术加化学治疗，或放射治疗加手术、化学治疗等多种方法。早期病变或癌肿局限于舌尖的可考虑局部切除外，一般都进行原发癌与颈淋巴联合根治术，为了保留舌的功能，有时对早期患者可选用间质内放射治疗；晚期病例应首选手术治疗，首先做术前诱导化学治疗，待肿瘤缩小后再行外科手术切除，对波及口底及下颌骨的舌癌，应施行一侧舌、下颌骨及颈淋巴联合清扫术。若对侧有转移时，应行双侧颈淋巴清扫术。为恢复舌的功能，1/2 以上的舌缺损均应行一期舌再造术。此外，化学药物治疗也适用于有远处转移的患者；对年老体弱或有其他全身疾病不能承受手术的病例，也可考虑冷冻治疗。

【常见护理诊断/问题】

1. 恐惧　与被诊断为癌症和缺乏治疗和预后的知识有关。

2. 有窒息的危险　与术后易发生舌后坠而致呼吸道阻塞有关。

3. 语言沟通障碍　与舌切除有关。

4. 潜在并发症　伤口出血、感染、移植皮瓣坏死。

5. 营养失调：低于机体需要量　与术后张口受限、咀嚼及吞咽困难有关。

6. 有感染的危险　与术后口腔卫生清理困难、局部创口经常被唾液污染，机体抵抗力下降有关。

7. 知识缺乏　与缺乏出院后自我护理知识和技能有关。

【护理目标】

(1) 患者能采取有效的方法应对恐惧，恐惧感减轻或消失。

(2) 手术前后呼吸道保持通畅，患者不发生窒息及口腔伤口感染。

(3) 切口愈合好，无出血和感染发生。

(4) 移植皮瓣成活，切口无出血。

(5) 进行有效沟通。

(6) 患者进食，营养状态改善或未发生营养失调。

(7) 掌握自我护理知识和技能。

第二十五章 口腔颌面外科患者的护理

【护理措施】

（一）手术前护理

1. 心理护理 根据患者的心理反应提供心理调节方案，并取得家属支持，唤起患者的社会认同感。介绍同种病例术后恢复期的患者与其交流，使其减轻恐惧感，以最佳的心理状态接受治疗。对于情绪持续低落者，需要心理医师的帮助，恢复他们的心理健康。

2. 饮食护理 鼓励患者进平衡膳食。对不能进食者应从静脉给予必要的营养补充（如氨基酸、蛋白质等），以保证机体需要量。

3. 口腔护理 术前根据患者的口腔情况做牙周清洁，及时治疗口腔及鼻腔炎症。给予含漱剂漱口，防止术后伤口感染。

4. 常规准备 按外科手术术前常规备血、皮试，教会患者有效的咳痰方法，戒烟，学会床上大小便等准备。如患者病灶过大，须做邻近组织瓣转移或游离组织瓣整复者，用肥皂及热水清洁供皮区，然后用75%乙醇消毒后包扎备用。

5. 几项特殊护理

（1）语言沟通障碍的护理：教会患者简单的手语；通过文字表达感受和需求；对不能读写的患者采用图片进行交流。术后由于舌切除或气管切开，部分患者可能出现言语不清，在术前可以教会患者一些固定的手势表达基本的生理需要，或用书面的形式进行交流，也可制作图片让患者选择想表达的含义。

（2）修复体准备：做一侧下颌骨切除者，术前应为患者做好健侧的斜面导板，并试戴合适便于术后立即佩戴，防止下颌偏位，影响患者呼吸。

（二）手术后护理

1. 体位 未清醒的患者平卧位，头偏向一侧；清醒的患者采取半卧位，有利于防止颌面部水肿，减轻缝线处张力，并有利于分泌物的排出和伤口引流，以防误吸。

2. 保持呼吸道通畅 患者因一侧舌体切除及下颌骨切除易引起舌后坠，发生呼吸道阻塞。故应及时清除呼吸道的分泌物，防止呕吐物或血液误吸入气管引起呼吸障碍或窒息。鼓励患者深呼吸和轻轻地咳嗽，排出气道分泌物。若患者保留有气管内插管或人工气道，应维护人工气道的正确位置，待病情许可后方能拔除。否则患者舌体用7号缝线牵拉固定以防舌后坠，应注意保持缝线固定稳妥。

3. 密切观察病情 密切观察患者神志、意识、瞳孔、生命体征、心电图及病情变化、引流物颜色、形状；皮瓣色质、出入量等，及时做好记录；同期双侧颈清扫术者，密切观察有无颅内高压症状和四肢的活动情况。

4. 伤口护理 观察口内伤口及颈部伤口有无出血或渗血情况；观察伤口肿胀情况及敷料包扎松紧度，若包扎过紧，影响呼吸时须立即报告医生处理；并做好记录。

5. 口腔护理 术后因张口受限，咀嚼困难，有时伴有伤口出血，以致漱口不便，故必须定时进行口腔护理。口腔冲洗法是通过用一定冲击力的漱口液，冲洗口腔内各面及牙齿各面，以进一步清除口内脏垢，提高清洁效果，该方法适用于神志清楚合作的患者。对口内无伤口的患者采用一般口腔护理即可达到清洁口腔的目的。对口内有伤口或移植皮瓣的患者，一般口腔护理无法进行或效果较差，应采用口腔冲洗法清洁口腔。一般先用0.9%的生理盐水冲净，然后用氯己定（洗必泰）液或复方硼砂液含漱，每日3~4次,减轻口臭,防止伤口感染。若口内有皮瓣移植者勿用过氧化氢溶液,以免影响皮瓣成活。

6. 饮食护理　给予高热量、高营养的饮食,如混合奶、要素饮食等。全身麻醉患者清醒6h后无呕吐者可给少量温开水或糖水,并根据患者情况和手术的部位、大小给予流质、半流质饮食。大多数术后患者主要通过鼻饲流质补充营养,术中或术后第一天即可插入胃管,胃管一般保留7~10d;当伤口愈合良好,就可以进行口饲,即将口饲管沿口角放置于咽部,用30ml注射器抽吸流质饮食通过口饲管缓慢注入。

7. 负压引流的护理

(1)手术后安有负压引流管的患者,应保持引流管通畅,并密切观察引流液的量、颜色及性状。

(2)常规手术后12h内引流量不超过250ml,若量超过250ml或短时间内引流物过快、过多,呈鲜红色,应考虑出血的可能;若无引流物流出或流出甚少而面颈部肿胀明显,可能为引流管阻塞、折叠或放置于伤口部分的引流管位置不佳,应汇报医生,立即进行处理。

(3)一般引流液颜色正常情况下应从深红转为淡红色并逐渐变淡。若引流液为乳白色,应考虑为乳糜漏(为术中损伤胸导管所致),应汇报医师拔除负压引流管,局部行加压包扎,并遵医嘱给予禁食或低脂饮食。严重者还要重新打开术区,缝合胸导管。

(4)在术后第三天,24h引流量少于30ml时,医师即可拔除负压引流管,并行伤口加压包,护士应继续观察伤口肿胀情况。

8. 术后行游离组织瓣整复的护理

(1)皮瓣监测:是术后护理的重点,护士应密切观察皮瓣的颜色、温度、皮纹和质地等。

(2)体位:患者术后平卧,头部保持正中位,制动3~7d。

(3)室温:保持在25~28℃,防止过冷刺激引起血管痉挛。

(4)皮瓣颜色:一般术后1~2d皮瓣颜色苍白,以后逐渐恢复正常。如发现皮瓣颜色发紫、变暗,为静脉回流障碍所致;如皮瓣表面起水疱或为灰白色,为动脉血流受限。

(5)皮瓣温度:皮瓣移植温度一般低于正常组织3~6℃。温度过低,颜色出现变化则应汇报医师探查处理。

(6)皮纹:皮瓣表面正常的皮纹皱褶肿胀。如发生血管危象则皮纹消失,皮纹肿胀。

(7)质地:皮瓣移植后仅有轻度的肿胀,如皮瓣明显肿胀,质地变硬,可能出现血管危象,应予以处理。

(8)皮瓣毛细血管充盈反应:可用棉花签轻压皮瓣,压后皮瓣在5s内颜色恢复至正常者为良好。

9. 术后功能锻炼

(1)肢体锻炼:根治性颈淋巴清扫术切除了包括副神经等在内的重要组织,会导致患者术后斜方肌瘫痪、萎缩,出现垂肩、耸肩无力、肩周疼痛、上臂活动受限等功能障碍症状,严重影响患者的生存质量。肢体功能锻炼可以减少不适,增强上臂和肩的功能。术后第二、三天护士即可为患者做被动运动。祛除引流管和敷料后,可嘱患者进行主动运动和肌肉的逐步锻炼。

(2) 吞咽功能的训练:指导患者在吞咽后、吸气前,以咳嗽祛除集聚在声带上的食物,防止误吸。

(3) 语言功能的训练:舌癌术后的患者,语言功能训练是重点,专业要求很高,最好在语言训练师指导下完成。

(三)健康教育

1. 休息指导　患者出院后可继续日常活动,睡眠时适当抬高头部。
2. 饮食指导　患者出院1个月内避免进食辛、辣、硬饮食,食物营养丰富平衡。
3. 伤口保护指导　避免压迫、撞击术区;用柔软的牙刷刷牙,每餐后漱口;保持切口处干燥,洗脸时勿触及伤口,洗头时避免水污染伤口。
4. 用药指导　遵医嘱正确服药。
5. 修复体使用指导　指导患者正确掌握摘戴修复体与清洁修复体的方法。
6. 异常症状立即返院检查　如出现呼吸困难,伤口出血、裂开、肿胀,体温超过38 ℃,或其他任何异常症状。

【护理评价】

患者是否能够达到:
(1) 对疾病正确认知,恐惧感减轻或消除。
(2) 保持呼吸道通畅。
(3) 皮瓣存活良好。
(4) 伤口愈合好,无出血,无感染发生。
(5) 患者能主动进行沟通交流,主动参与社会活动。

二、牙龈癌

牙龈癌(carcinoma of gingiva)在口腔鳞癌构成比中居第二或第三位。下牙龈癌较上牙龈癌多见,男性多于女性。

【病因与发病机制】

牙龈癌发病原因与发病机制和舌癌一样,可能与口腔卫生不良、不良牙体或义齿修复有一定关系;饮食习惯亦与牙龈癌发生有一定关系。

【护理评估】

(一)健康史

1. 了解病史　护士应询问患者发病时间,发病前的健康状况,口腔卫生习惯,有无不良牙体或义齿修复;有无癌前病损存在;饮食习惯,有无烟酒嗜好,是否长期喜食辛辣刺激性食物;了解患者就诊和治疗情况。
2. 生活史　询问患者的出生地和生活环境,婚姻和生育情况等问题。
3. 家族史　了解患者家族中有无类似疾病发生的病史等。

(二) 身体状况

1. 症状

(1) 牙龈癌生长缓慢,早期无明显症状,以菜花状溃疡型多见。

(2) 患者早期多以牙龈疼痛、牙松动等症状就诊。

(3) 上牙龈癌可侵入上颌窦及腭部;下牙龈癌可扩散至口底,如发展到磨牙后区及咽部时,可引起张口困难。

2. 体征 上牙龈癌可转移到患侧下颌下及颈深淋巴结。下牙龈癌淋巴转移到颌下或颏下淋巴结,以后转移至颈深上淋巴结。

(三) 辅助检查

1. X射线检查 主要用以了解牙龈癌破坏牙槽突和颌骨情况及其侵犯范围,并常规行胸部摄片检查肺部有无转移等。

2. CT(MRI) 主要用于判断牙龈癌病损的部位、范围、破坏性质、病变累及范围、大小及性质。

3. 放射性核素检查 常在X射线检查无表现之前就可以出现阳性表现,协助牙龈癌临床早期诊断有无骨质破坏或远处转移。

4. 活组织检查 牙龈癌患者一般可通过此检查明确诊断,以确定病变性质、肿瘤类型及分化程度等。

5. 肿瘤标志物检查 可以协助对肿瘤的诊断,也可用于对患者治疗效果及其预后进行有效的监护。

(四) 心理-社会状况

与舌癌患者心理表现相似。牙龈癌患者由于手术将对患者的面容及生理功能造成破坏,常会给患者带来极大的痛苦。如上颌骨切除可使患者面部塌陷,双侧不对称,下颌骨切除后使颌骨偏斜或畸形,患者的语言功能、咀嚼功能和吞咽功能均会骤然降低或基本丧失,这将极大地影响患者的生活质量及在家庭和社会中的地位和交往,患者常常产生严重的心理和精神创伤,出现悲观厌世,甚至自杀。

【治疗要点】

本病的治疗原则是手术治疗。牙龈癌以外科手术为主。早期下牙龈癌仅波及牙槽突时,应将原发灶及下颌骨做方块切除,以保持颌骨的连续性及功能。如癌瘤范围较广,侵入颌骨时,则应将原发灶及下颌部分或一侧切除;切除后用钛板或克氏钢针固定。切除断骨的两端或用斜面导板固定,以免下颌骨偏位而发生咬合紊乱,将来再植骨。有条件时,也可行一期植骨整复术。由于下颌牙龈癌淋巴结转移率较高,一般应同期进行选择性颈淋巴清扫术。

上牙龈癌应做上颌骨次全切除。如已波及上颌窦内,可考虑将一侧上颌骨全切除,切除后的缺损可用赝复体整复。上牙龈癌一般不同期行选择性颈淋巴清扫术,应加强术后随访观察,待有临床转移征象时,再行颈淋巴清扫术;如已有淋巴结转移,也可以行同期原发灶及转移淋巴结根治性切除术。在手术治疗的同时,对于未分化的牙龈癌可行放射治疗。其他大多数牙龈癌为高分化鳞状上皮细胞,对放射治疗不敏感,如采用大剂量放射治疗,容易发生放射性骨坏死。

【常见护理诊断/问题】

1. 焦虑　与被诊断为癌症和缺乏治疗和预后的知识有关。
2. 有窒息的危险　与手术后全身麻醉未醒,分泌物误吸及舌后坠有关。
3. 潜在并发症　伤口出血。
4. 自我形象紊乱　与颌骨切除后导致面部组织缺损有关。
5. 营养失调:低于机体需要量　与手术创伤致张口受限及咀嚼困难有关。

【护理目标】

(1)了解焦虑的原因并能采取有效的方法应对。
(2)手术前后呼吸道保持通畅,无窒息发生。
(3)手术切口愈合好,无出血和感染发生。
(4)正视颌面部结构和功能的改变,并表现出适应的行为。
(5)患者进食基本能满足身体需要。

【护理措施】

1. 术前护理　可参考"舌癌患者的术前护理措施"。
2. 术后护理

(1)可参考"舌癌患者的术后护理措施"。

(2)患者上颌骨切除口内植皮者,应注意观察包扎的碘仿纱布有无脱落;一般于术后1周拆除上唇、皮肤的缝线,10~12 d拆除口内植皮处的缝线。下颌骨切除后有颌间结扎者维持4~6周后换用斜面导板,并维持半年以上。上颌骨切除者,待创口初步愈合应及早进行张口训练,及时进行义颌修复。

(3)患者眶内容物摘除或做单眼包扎者,应及时了解其精神状态及年龄,以决定其安全需要;将患者经常使用的物品放在患者伸手能拿到的地方;保持周围无障碍物;加强生活护理,随时关心患者的需要。

(4)患者做下颌骨同期植骨者,按以下护理进行。

1)术后采用鼻饲流质方式进食,待伤口完全愈合后改为口腔进食,以防感染伤口。

2)部分患者须做颌间结扎固定,应注意结扎丝有无松动,并观察患者呼吸是否通畅等情况。

3)采用肋骨、肋软骨移植者,应观察有无皮下气肿及胸闷、气急等气胸的征象;取骨处用腹带加压包扎;患者咳嗽时用手护住伤口,以防伤口裂开。

4)采用髂骨移植的患者,供骨区用沙袋压迫3~4 d,防止出血;可采用负压引流的方式,保持供骨区分泌物引流通畅,防止感染发生;患者须卧床休息7~10 d;鼓励患者咳嗽,防止肺部并发症的发生。

5)采用腓骨游离组织瓣移植者的护理:全身麻醉清醒后取半卧位,下肢抬高,膝屈曲,足居中立位。密切观察供骨肢体远端足背皮肤的湿度、温度、足背动脉搏动、足趾血液循环状况、小腿的移动功能、脚趾运动功能及小腿、足背的感觉功能。协助患者进行功能锻炼:卧床期间,鼓励患者适当活动脚趾及伸展下肢;一周后练习拄杖持轻物,10~12 d后练习行走;当患者进行功能锻炼时,护理人员或家属应在旁协助并给予鼓励,以增加患者的信心。

(三) 健康教育

(1) 积极引导患者正确对待手术后面部外观的改变,鼓励患者保持积极向上的乐观心理状态。

(2) 主动介绍有关术后恢复的知识,及早进行义颌修复,以恢复正常的语言及进食功能;下颌骨植骨后,若恢复正常,6个月后可做牙列修复;供骨区恢复顺利并配合理疗,年轻人在术后2周、老年人在术后3周可负重,但要循序渐进;坚持膝关节、踝关节的功能锻炼。

【护理评价】

评价患者是否能够达到:
(1) 认知引起焦虑的原因,进行自我控制。
(2) 保持呼吸道通畅。
(3) 伤口愈合良好,无出血和感染发生。
(4) 正视颌面部结构和功能的改变,并表现出积极的适应行为。
(5) 进食满足机体需要,无营养不良发生。

第四节 先天性唇裂与腭裂患者的护理

先天性唇裂与腭裂是口腔颌面部最常见的先天性畸形,其患病率为1∶1 000左右,即每1 000个新生儿中,就有一个患先天性唇裂、腭裂畸形。根据我国出生缺陷检测中心1996—2000年所得的调查结果显示,我国唇、腭裂的患病率有上升趋势。与近期国外报道的结果相似。据统计,唇、腭裂男女性别比为1.5∶1,男性多于女性。唇、腭裂患者常有不同程度的功能障碍和外貌缺陷。

一、先天性唇裂

唇裂(cleftlip)是颌面部最常见的一种先天性畸形,常伴有腭裂,少数患者还有身体其他部位的畸形。唇裂可造成唇部外形缺陷和吸吮、咀嚼、语言、表情等功能障碍。唇裂通过手术治疗可恢复接近正常的外形和功能。

【病因与发病机制】

唇裂是胎儿在发育过程中,受到某些因素的影响,使上颌突与球状突未能融合而发生裂隙。导致胚突发育和融合障碍的原因与发病机制目前尚未完全明了,可能为多种因素影响而非单一因素所致。

(一) 遗传因素

唇裂患者的多个基因均具有遗传倾向,当多个基因的效果叠加达到一定限度时,就会发生唇裂。多基因遗传性疾病亲属患病率高于群体患病率,亲属关系愈密切患病率愈高。

(二) 感染

在妊娠初期母体感染病毒可能影响胚胎发育,导致先天畸形。目前已证实风疹病毒、巨细胞病毒、流感病毒和病毒H1与唇裂畸形的发生有一定关系。

(三) 营养因素

科学家经动物实验发现小鼠缺乏维生素 A 及泛酸、叶酸等时，可以发生包括腭裂在内的各种畸形，但人类是否也会因缺乏这类物质而导致胎儿先天性畸形的发生，尚不十分明确。

(四) 损伤

临床发现，母体在妊娠初期遇到某些损伤，特别是引起子宫及邻近部位的损伤，如不全人工流产或不科学的药物堕胎等均能影响胚胎的发育而导致畸形。

(五) 药物因素

多数药物进入母体后都能通过胎盘进入胚胎。有些药物可能导致胎儿畸形的发生，如苯妥英钠、环磷酰胺、甲氨蝶呤、抗组胺药物等。

(六) 内分泌的影响

根据动物实验认为孕妇因生理性、精神性及损伤等原因，可使体内肾上腺皮质激素分泌增加，从而诱发先天畸形。

(七) 物理因素

胎儿发育时期，如孕妇频繁接触放射线或微波等有可能影响胎儿的生长发育而导致唇裂的发生。

(八) 烟酒因素

流行病学调查表明，妇女妊娠早期大量吸烟（包括被动吸烟）和酗酒，其子女唇裂的发生率比无烟酒嗜好的妇女要高。

【护理评估】

(一) 健康史

(1) 了解患儿全身发育、营养、体重情况，有无先天性疾病，如先天性心脏病、胸腺肥大等。

(2) 询问有无过敏史及传染病史等。

(二) 身体状况

1. 症状　因唇部缺隙，吸吮及进食有一定困难。
2. 体征　出生时即发现唇部裂开，按裂隙程度分类为 3 度（图 25-8）。

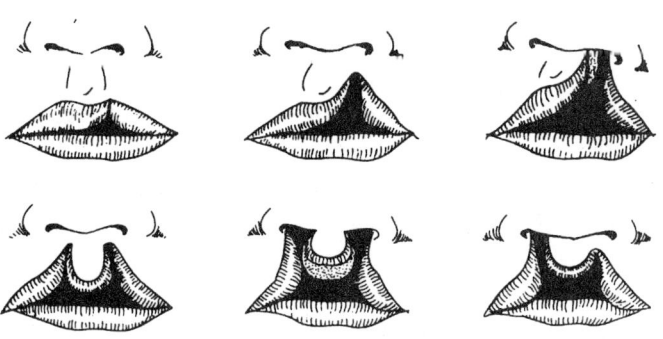

图 25-8　唇裂的类型

(1)Ⅰ度唇裂:仅限于红唇部裂开。
(2)Ⅱ度唇裂:上唇部分裂开,但未裂至鼻底。
(3)Ⅲ度唇裂:整个上唇至鼻底完全裂开。

(三)辅助检查

1.X射线检查 了解心肺有无异常,胸腺有无肥大。

2.实验室检查 血、尿常规检查,了解患儿的发育情况。

(四)心理-社会状况

先天性唇裂患者如未在婴幼儿期进行整复术者,常有自卑心理,性格孤僻不愿与人交往,常会受到同龄儿童的歧视。患儿父母亲也受到极大的心理创伤,对本病治疗方法、术后效果和患儿的前途担忧。患儿及家属的文化水平和接受能力,对疾病和治疗方案的了解和接受程度,有关疾病信息的来源,影响患儿和家属对医疗和护理的配合。

【治疗要点】

(一)手术治疗

手术治疗是修复唇裂的唯一重要手段。单侧唇裂整复术一般在婴儿3~6个月时进行,体重达6~7 kg以上;双侧唇裂整复术一般在6~12个月施行。早期进行手术,可以尽早恢复上唇的正常功能和外形。不同患者的手术年龄应根据患者的全身状况及生长发育情况而定。

(二)其他方法

唇粘连术、牙槽突矫治复位、唇裂整复术、牙槽突裂植骨术、鼻唇畸形的二期整复术、正颌外科、术前术后正畸治疗、心理治疗以及语音训练等。

【常见护理诊断/问题】

1.语言沟通障碍 与唇部畸形造成生理缺陷导致说话不清有关。

2.营养失调:低于机体需要量 与唇部畸形,不能正常进食;父母缺乏喂养知识有关。

3.知识缺乏 与父母对疾病认识不足及缺乏正确的喂养知识有关。

4.体液不足 与禁食,摄入过少有关。

5.潜在并发症 窒息、出血、伤口裂开、感染等并发症。

6.有窒息的危险 与全身麻醉后咳嗽反应减弱或与患者的体位不正确有关。

7.有感染的危险 与唇部切口暴露,未及时清除鼻涕、血痂或食物残渣有关。

8.口腔黏膜改变 与口腔手术后伤口疼痛,患儿不愿意进食,口腔不洁有关。

9.自我形象紊乱 与唇部畸形造成心理上的缺陷,长期受到别人的嘲笑有关。

【护理目标】

(1)患儿父母能正确照顾和喂养患儿。
(2)患儿语言功能得到改善。
(3)患儿呼吸道通畅,无呼吸困难等症状。
(4)伤口清洁干净,无出血症状。
(5)患儿无脱水症状,出入量平衡,体温正常。

(6)口腔清洁,无异味。
(7)患儿手术切口愈合良好,无感染发生、无伤口裂开。
(8)患儿体重增加,全身状况有改善。
(9)自我形象改善。

【护理措施】

(一)术前准备

1. 全面检查　包括体重、营养状况、心肺情况、血红蛋白、白细胞、出血时间及凝血时间都应在正常范围。如有明显发育不良或面部有湿疹、疖疮、皮肤病时,为预防感染,均应推迟手术。

2. 心理护理　向患儿及家属介绍唇裂的治疗和预后情况,消除自卑感和心理创伤,增强自信心,积极鼓励参与社会活动和人际交往。

3. 饮食指导　幼儿术前3 d停止母乳或奶瓶喂养,改用汤匙喂养。婴幼儿术前4 h给予10%葡萄糖液或糖水100～150 ml口服,随后禁食禁饮;成人术前8～12 h禁食禁饮。

4. 皮肤准备　保持口周皮肤清洁干燥,术前1 d清洗唇鼻部,擦洗口腔,成人应剪去鼻毛,剃胡须。

5. 预防呼吸道感染　注意保暖,预防上呼吸道感染的发生,以免延误手术。

(二)术后护理

1. 体位　麻醉未醒前,应使患儿平卧,头偏向一侧,以免误吸。麻醉清醒后,取半卧位,头偏向一侧,以利口内分泌物流出。

2. 严密观察病情和生命体征变化　伤口有无出血、肿胀等,并认真记录。有无脱水、高热等症状,并及时处理。注意保暖,防止感冒流涕,以免引起创口糜烂,甚至裂开。

3. 伤口护理

(1)防止伤口裂开。保持安静,减少婴幼儿哭闹,以免哭闹增加创口张力;对戴用唇弓的患者注意唇弓的固位,对婴幼儿应用小夹板固定双臂制动或戴手套,以免患儿手部搔抓唇弓及伤口。

(2)防止伤口感染。术后第1天可加压包扎,防止伤口出血。术后第2天即可祛除唇部创口包扎敷料,涂抗生素油膏,任其暴露;每日以0.9%盐水清洗创口,保持创口清洁,但切忌用力拭擦创口;如伤口表面已形成血痂,用3%过氧化氢溶液、0.9%生理盐水清洗,以防痂下感染,保持创口清洁。

(3)张力较大时,使用唇弓固定,唇弓松紧度要适度。使用唇弓期间,应注意观察皮肤对胶布有无过敏反应及皮肤压伤,如有发生应及时拆除。一般于术后10 d拆除。

(4)观察患儿术后有无脱水、高热等症状,并及时处理。注意保暖,防止感冒流涕,以免引起创口糜烂,甚至裂开。

4. 饮食护理　患儿全身麻醉醒后4 h,可给予少量葡萄糖水,若无呕吐,可用汤匙、管、壶等开始喂食流质。喂食时,汤匙置于健侧,尽量不接触伤口,以免引起伤口感染。

5. 保持口腔清洁　成人每次餐后用漱口剂漱口,小儿每次餐后多饮水,保持口腔清洁。

6. 伤口护理 遵医嘱给予适当的抗生素,预防伤口感染。如伤口愈合良好,可在术后 5~7 d 拆去缝线。口内缝线可稍晚拆除或任其脱落,特别是不合作的幼儿,无须强行拆线。如有缝线感染,应提前拆除,并行清洁换药和加强减张固定。术后或拆线后,须提醒患儿家属防止患儿跌跤及碰撞唇部,否则,已愈合伤口仍有裂开的危险。

(三)健康教育

(1)教会患儿父母清洁唇部及牙槽骨的方法。

(2)注意保护创口,拆线后可继续用唇弓 10~14 d,避免唇部碰伤。

(3)婴幼儿术后用汤匙喂食营养丰富的流质饮食,喂食时尽量不要接触伤口,以免引起伤口感染。术后 10 d 方可吸吮母乳或奶瓶。

(4)术后 3 个月内复诊,如发现唇部或鼻部的修复仍有缺陷,可考虑 12 岁后或适当时间行二期整复术。

【护理评价】

患者是否能够达到:

(1)患者及父母能正确认识疾病相关知识,掌握正确的喂食方法,患儿体重增加,全身状况有改善。

(2)患儿手术和语音训练后,基本能与人进行交流沟通。

(3)患儿及家属消除自卑及焦虑心理,积极进行主动沟通。

(4)患儿呼吸道通畅,无呼吸困难等症状。

(5)患儿无脱水症状,出入量平衡,体温正常。

(6)伤口愈合良好,无出血,无裂开,无感染发生。

(7)口腔清洁,无异味。

二、先天性腭裂

腭裂(cleft palate)是口腔颌面部最常见的一种先天性畸形,可单独发生也可与唇裂同时存在。腭裂不仅有软组织畸形,更主要是骨组织畸形。腭裂患者的吸吮、进食、语言等生理功能障碍及面容比唇裂更为严重,对患者的生活、学习、工作均带来一定的影响。

【病因与发病机制】

腭裂与唇裂一样,是胎儿在发育过程中,因某种因素的影响,使面部各突起的互相连接受到阻挠而形成的裂隙。大多数畸形的发生是遗传与环境两种因素共同作用的结果。此外妇科疾病或经常接触放射线等,也可能导致胎儿发生畸形。

【护理评估】

(一)健康史

询问患者有无家族史,了解患者全身发育、营养、体重情况及有无其他疾病史、有无过敏史等。

(二)身体状况

1. 症状

(1)吸吮障碍:由于患者腭部裂开,使口、鼻相通,口腔内不能或难以产生负压,因此患者无力吸吮母乳,或乳汁从鼻孔溢出。

(2)腭裂语音:腭裂语音的特点是发出的元音很不响亮而带有浓重的鼻音(过度鼻音),呈含橄榄语音。因共鸣腔的异常而难以进行正常的发音和说话,反而形成各种异常的发音习惯来代替正常发音,更难听懂。

(3)自洁环境的改变:由于腭裂使口、鼻腔直接相通,进食时,食物和鼻内分泌物很容易流入口腔,造成或加重口腔卫生不良,同时易引起局部感染。

(4)听力下降:腭裂造成的肌性损害,使咽鼓管开放能力较差,影响中耳气流平衡,易患分泌性中耳炎。同时由于不能有效地形成腭咽闭合,吞咽进食时常有食物反流,易引起咽鼓管和中耳的感染。因此腭裂患者中耳炎的发生率较高,部分患者有不同程度的听力损害。

(5)颌骨发育畸形:有相当数量的患者常有上颌骨发育不足。随着年龄的增长而越来越明显,导致反𬌗或开𬌗。

2. 体征

(1)腭部裂开:出生时即发现腭部裂开。按裂开部位和程度可分以下几种类型(图25-9)。

1)软腭裂:软腭裂开,有时只限于腭垂,不分左右,一般不伴唇裂。

2)不完全性腭裂:软腭完全裂开,伴有部分硬腭裂,但牙槽突完整,无左右之分。

3)完全性腭裂:分单侧和双侧两种。单侧指软腭全部裂开,常伴有牙槽嵴裂及同侧完全性唇裂;双侧腭裂常与双侧完全性唇裂同时发生,鼻中隔、前颌突及前唇部分孤立于中央。

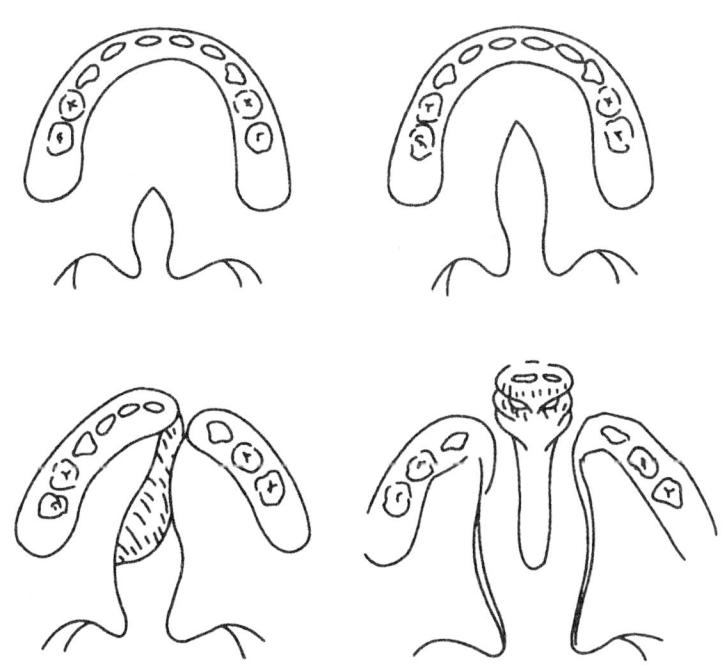

图25-9　腭裂的类型

(2)面部畸形:多数患者常有上颌骨发育不足,随着年龄的增长而越来越明显,导致反𬌗或开𬌗,以及面中部凹陷畸形。

(三)辅助检查

1. X射线检查 了解心肺有无异常,胸腺有无肥大。

2. 实验室检查 血常规、尿常规检查。

(四)心理-社会状况

多数患者因发音障碍、颌面部畸形,有自卑、孤僻等心理;患者父母常呈焦虑状态,因对本病治疗方法、效果和患者的前途担忧。患者及家属的知识水平、经济情况、对疾病和治疗方案的了解和接受程度以及有关疾病信息的来源等,都影响对医疗和护理工作的配合程度。

【治疗要点】

本病的治疗原则是手术治疗。腭裂整复术最合适的手术年龄至今仍有争议,归纳起来大致有两种意见:一种意见是主张早期手术,在8~18个月左右手术为宜,在患者开始说话时完成腭裂整复术,可以得到较为理想的发音效果;另一种意见认为在5~6岁施行手术,避免因早期手术影响面部血运,以及术后瘢痕等加重上颌骨发育畸形,同时减轻麻醉和手术风险。除手术修复外还需采用一些非手术治疗,如正畸治疗、缺牙修复、语音训练以及心理治疗等。

【常见护理诊断/问题】

1. 焦虑 与患者及家属对手术的方式及效果的担心等有关。
2. 语言沟通障碍 与腭裂导致说话不清有关。
3. 营养失调:低于机体需要量 与腭部畸形吸吮困难有关。
4. 有窒息的危险 与全身麻醉术后呕吐、口咽部组织水肿、呼吸道分泌物增加及喂养不当有关。
5. 口腔黏膜改变 与口腔内手术,伤口疼痛,患儿不愿意进食,口腔不洁有关。
6. 潜在并发症 切口出血、伤口感染、伤口裂开等并发症。
7. 知识缺乏 与患者及家属对腭裂疾病认识不足和缺乏正确的喂养知识有关。
8. 自我形象紊乱 与腭部畸形,影响患儿发音,造成患儿心理上的缺陷;以及患儿长期受别人的嘲笑有关。

【护理目标】

(1)患儿父母能正确照顾和喂养患儿。
(2)患儿及家属焦虑程度降低或缓解。
(3)患儿呼吸道通畅,无呼吸困难等症状。
(4)伤口清洁干净,无出血症状。
(5)患儿手术切口愈合良好,无感染发生、无伤口裂开。
(6)患儿体重增加,全身状况改善。
(7)口腔清洁,无异味。
(8)患儿语言功能得到改善。

【护理措施】

(一)术前护理

(1)与唇裂手术一样,术前须对患儿进行全面的健康检查。因腭裂手术时间长,出血较多,还应做好输血准备。

(2)帮助患者及家人正确认识疾病,向患者和家人介绍腭裂治愈情况,增强患者及家人的信心,积极鼓励患者参与社会活动和人际交往。

(3)婴幼儿术前4~6 h禁食禁饮;成人全身麻醉术前8 h禁食禁饮。婴幼儿入院起停止母乳和奶瓶喂养,指导患儿父母改用汤匙或滴管喂养,以适应术后的进食方法。告知患儿家属或成年患者,术后保持安静,不能大声哭笑和喊叫,不吃过烫和过硬的食物,以免影响伤口愈合。

(4)注意保暖,预防上呼吸道感染的发生。

(5)保持口周皮肤清洁干燥,术前1 d清洗唇鼻部,擦洗口腔,成人应剪去鼻毛,剃胡须。

(6)术前3 d开始用1∶5 000呋喃西林液漱口,呋喃西林麻黄碱液滴鼻,每日3次。用含漱剂反复漱口,保持口鼻清洁。

(二)术后护理

(1)全身麻醉未清醒前,取平卧位,头偏向一侧,以便口内分泌物流出,防止窒息或吸入性肺炎。麻醉完全清醒后可取头高卧位,以减轻局部水肿。

(2)保持呼吸道通畅,用吸痰管及时吸出口、鼻腔血性渗出物和呕吐物。吸引时切勿接触伤口,以免引起伤口出血。

(3)密切观察伤口及鼻腔有无渗血及喉头水肿,保持腭护板固位良好,防止松脱。

(4)指导患者合理饮食,患者清醒后2~4 h如无呕吐,可用汤匙或滴管喂少量温水,观察30 min,若无呕吐,可喂流质饮食,速度不宜过快,每次喂食量不宜过多。术后10~14 d进食全流质,以后逐渐改为半流质,3周后可进普食。避免进食过烫、过硬食物。

(5)做好伤口护理:①防止伤口裂开,避免患者大声哭闹和将手指、玩具等放入口中,以免伤口裂开。②预防伤口感染,每日清洗口腔,成人每次餐后用漱口剂漱口,小儿餐后多饮水,保持口腔卫生和伤口清洁。

(6)医嘱应用抗生素,预防感染。鼻内可用1%呋喃西林麻黄碱液滴入,每日3次。

(7)术后两周拆线,1~2个月后做语音训练。

(三)语音训练

(1)腭裂整复术后为正确发音、语言创造了解剖条件,但一般仍须进行语音功能训练,才能获得较正确的语音。尤其是年龄较大方行手术的患者,因其已经形成一定的腭裂语音习惯。

(2)腭裂整复术后1~2个月开始进行语音训练。其训练分为两个阶段进行。

第1阶段:主要是练习软腭及咽部的肌肉活动,使其有效地完成"腭咽闭合"动作。常用方法:①吹气法。可用玻璃管吹水泡或肥皂泡,或练习吹气球、吹笛子喇叭、吹口琴等。②练习唇舌部肌肉活动。唇舌的肌肉活动对正确发音有密切关系。腭裂患者在发音时常常运用唇舌运动强行代偿,因此,必须重新训练,以纠正其不正确的习惯。使唇舌肌肉变得灵活和协调。

第 2 阶段:在"腭咽闭合"已基本恢复正常后,可以开始第 2 阶段的发音训练。①练习单音。②练习单字的拼音。能够准确发出元音及辅音字母后,即可以开始练习单字的拼音。③练习语句,开始讲话。从简单句开始,逐渐过渡到朗读较长的文章,加快速度。可从练习唱歌、朗诵、读报等做起,然后再练习谈话,要求语句中的每个单字发音清楚,互不混淆。语音训练方法专业性强,须在语音治疗师的参与下完成。

(四)健康教育

(1)做好饮食指导,术后 1~2 周进流质饮食,以后逐渐过渡到半流质饮食,3 周后可进普通饮食,避免进食过烫、过硬食物,以免影响伤口愈合。成人每次餐后用漱口剂漱口,小儿餐后多饮水。

(2)指导患儿家属出院 1 个月后复诊。

【护理评价】

评价是否能够达到:

(1)患者及家属正确认识腭裂相关知识,情绪稳定。

(2)手术切口愈合良好,无出血、无感染、无裂开。

(3)患儿体重增加,全身情况有改善。

(4)语言功能得到改善,能较好地与他人进行沟通交流。

(5)患儿口腔清洁干净,无异味。

(6)患儿及家属消除自卑心理,积极进行主动沟通。

(孟晓红　袁惠平)

思考题

1. 某男,20 岁,约 3 d 前患者左下后牙出现疼痛,1 d 前左侧下颌下出现肿胀,并伴有剧烈疼痛,口服消炎药无明显缓解,自述有发热病史。既往健康,否认有系统性疾病史。

体格检查:左侧下颌下区丰满,下颌下三角区肿胀,下颌骨下缘轮廓消失,皮肤紧张、压痛,按压有凹陷性水肿。左侧颌下可触及一边界清楚的肿大淋巴结,压痛。张口度约 1 横指,周围牙龈红肿,龈沟内可见少量黏稠液体流出。

问题:

(1)该患者可能的临床诊断是什么?

(2)该患者目前主要的护理诊断/问题是什么?

(3)应采取哪些护理措施?

2. 患者,男,46 岁,有不良嗜好,自幼抽烟、酗酒,10 年前因交通事故致牙齿断裂,而后修复。近期出现舌部疼痛,偶感剧烈疼痛,伴同侧放射性头痛至今而来院就诊。查体:患者发育消瘦,舌缘溃疡型病灶,颈部淋巴结肿大。

请问:

(1)该患者的临床诊断是什么?

(2)提出该患者的护理诊断。

(3)护士应采取哪些护理措施?

(4)如果患者需手术,护士须做哪些护理工作?并应注意什么问题?

3.患儿,女,6个月,因出生后唇腭裂至今而来院就诊。因患儿先天唇腭裂,容貌破坏,喂养困难,体格发育消瘦,其母亲非常自责、心情焦虑。查体:患儿上唇完全裂开,鼻底裂隙超过软硬腭交界处。

请问:

(1)该患者的临床诊断是什么?

(2)提出该患者的护理诊断。

(3)护士应采取哪些护理措施?

(4)如果患者需手术,护士须做哪些护理工作?并应注意什么问题?

同步练习

一、名词解释

1. 颌面部蜂窝织炎

2. 原位癌

3. 先天性唇裂

二、填空题

1. 窒息患者的抢救包括_____、改变患者体位、放入通气管、药物应用、环甲膜穿刺或_____。

2. 腭裂术后第_____天可以拆线。

3. 唇腭裂术后正确的喂养方式是_____。

三、选择题

A 型题

1. 舌癌切除行游离组织瓣整复者,术后1~2 d皮瓣一般呈(　　)

　A. 鲜红色　　　　　　　　　　B. 暗红色

　C. 紫色　　　　　　　　　　　D. 苍白色

　E. 灰白色

2. 目前多主张行唇腭裂整复术的年龄为(　　)

　A. 18个月　　　　　　　　　　B. 6个月

　C. 3岁　　　　　　　　　　　D. 5~6岁

　E. 8~12岁

B 型题

　A. 平卧,头偏向一侧　　　　　B. 半卧位,头偏向一侧

　C. 头高脚低卧位　　　　　　　D. 平卧位

　E. 半卧位

3. 先天性唇裂术后麻醉未醒前应取(　　)卧位

4. 先天性唇裂术后麻醉清醒后应取(　　)卧位

　A. 软腭裂开,有时只限于腭垂,不分左右,一般不伴唇裂

　B. 软腭完全裂开,伴有部分硬腭裂,但牙槽突完整,无左右之分

　C. 软腭完全裂开,伴有部分硬腭裂

　D. 软腭全部裂开,常伴有牙槽嵴裂及同侧完全性唇裂

　E. 常与双侧完全性唇裂同时发生,鼻中隔、前颌突及前唇部分孤立于中央

5. 单侧完全性腭裂是指（　　）
6. 双侧完全性腭裂是指（　　）

X型题

7. 颌面部感染的途径有（　　）
   A. 牙源性   B. 损伤性
   C. 腺源性   D. 血源性
   E. 医源性

8. 唇裂病人的主要症状是（　　）
   A. 上唇裂开   B. 鼻翼塌陷
   C. 发音不清   D. 食物从鼻腔流出
   E. 进食困难

9. 唇裂患儿常见的护理问题包括（　　）
   A. 知识缺乏   B. 语言沟通障碍
   C. 呼吸困难   D. 有感染的危险
   E. 有窒息的危险

10. 腭裂术后护理要点包括（　　）
    A. 注意创口情况   B. 避免搔抓创口
    C. 第5天开始拆线   D. 进流质半个月
    E. 术后1~2个月开始进行语音训练

四、问答题

1. 简述口腔颌面部损伤的特点。
2. 颌面部损伤急救的原则是什么？

第二十六章 口腔修复科患者的护理

第一节 口腔修复科常见病的特点

口腔修复临床常见的是牙列缺损,是指在上、下颌牙列内的不同部位有不同数目的牙齿缺失,牙列内同时有不同数目的天然牙存在。牙列缺损后破坏了咀嚼器官的完整性,如未及时修复,可造成缺隙的邻牙倾斜移位,影响口腔功能,或引起龋病、牙周病、颞颌关节功能紊乱等疾患。牙列缺损的常用方法是义齿修复,可分为活动义齿和固定义齿。

【病因与发病机制】

(一)龋病

若患龋病未得到及时治疗,可导致牙齿硬组织不断破坏,形成残冠或残根,可导致感染继续扩散,而引起根尖周组织病变,出现根尖脓肿、患牙松动,一部分牙齿因无法治疗而被拔除,从而造成牙列缺损。

(二)外伤

突如其来的暴力或跌伤,可导致前牙或后牙受伤折断或脱落,可能伴有牙槽嵴或颌骨的缺损。也可因错𬌗导致不均匀磨耗,在咀嚼硬食物时,造成牙折而又无法治疗。患牙拔除后,造成牙列缺损。

(三)牙周病

患牙周病后,因牙周组织逐渐破坏形成牙周袋,牙槽骨吸收,牙齿松动、脱落或被拔除,形成牙列缺损。

(四)颌骨疾病

如颌骨骨髓炎、上下颌骨的各种肿瘤等也可导致牙列缺损。

(五)发育障碍

儿童在生长发育期,因疾病、遗传、营养不良、内分泌障碍等原因,均可影响颌骨及牙齿的发育。牙齿萌出过程或钙化发生障碍时,不形成牙胚,或形成牙胚后又因萌出障碍、钙化而使牙不能萌出;或发育成畸形如冠小根短,在颌骨内不稳固而过早的自行脱落或被拔除后形成牙列缺损。

【治疗要点】

牙列缺损采用义齿进行修复。按照其固位方式不同,分为固定义齿和可摘局部义齿两种。义齿修复的原则不但要求符合机械学原理,而且要重视生理学的原则,即设计制作的义齿要能恢复缺损牙列的形态和生理功能,而且要求义齿不能损害口腔组织。对口腔组织增加的负荷,不能超过其生理适应范围,否则,会引起口腔组织的病理改变。

(一) 目的

固定义齿和可摘局部义齿修复的目的都是为了恢复缺失牙的生理功能和形态,但各有其优缺点和适应范围,应根据患者的具体情况和患者的意愿进行选择。当患者有全身疾病,无法耐受修复过程,或者患者口腔内有未经治愈的恶性肿瘤及黏膜病,一旦修复会促使疾病发展恶化者,可不考虑进行修复。

(二) 活动义齿

可摘局部义齿是利用天然牙与黏膜作为支持,通过固位体卡环和基托将义齿固定在牙列内,患者可以自行取戴,故称为活动义齿,又称为可摘局部义齿。

(三) 固定义齿

固定义齿是利用缺牙间隙相邻两侧或一侧的天然牙或牙根作为基牙,通过其上的固位体将义齿黏固于天然牙上,患者不能自行取戴,故称为固定义齿,也称为固定桥。此外,由于种植技术的应用,也可利用种植体作为桥基进行固定义齿修复。

【适应证与禁忌证】

(一) 适应证

(1) 修复区有足够高度和宽度的健康骨质。
(2) 口腔黏膜健康。

(二) 禁忌证

(1) 健康状况欠佳,患有心脏病、高血压等心脑血管疾病、内分泌系统疾病或恶性肿瘤等的患者。
(2) 对钛金属过敏体质的患者。

第二节　口腔修复科患者的护理

口腔修复临床常见的是义齿修复,包括活动义齿和固定义齿。它能显著提高患者的咀嚼功能,且不损伤其他牙齿,舒适度好,患者可得到满意效果。

【护理评估】

(一) 健康史

口腔修复不但要评估患者口腔缺损、缺失情况,也要了解及收集患者的全身状况。询问患者健康状况,有无慢性疾病或传染性疾病,有无药物过敏史或牙用材料过敏史。

(二)身体状况

患者因牙体、牙列缺损的范围、程度、部位、数量的不同,可有不同的临床表现,如牙体牙髓症状、牙周症状、咀嚼功能减退、发音功能障碍、面容改变等。

(三)辅助检查

通过X射线摄片检查,了解患者患牙当前情况或治疗情况。

(四)心理-社会状况

评估患者对修复治疗的认知情况,对修复体的期望程度,了解患者的个性特征,对手术是否存在恐惧、紧张心理,对修复治疗必要的牙体制备有无足够的思想准备,患者的经济状况及文化背景等。

【常见护理诊断/问题】

1. 恐惧　与惧怕磨牙及陌生的治疗环境有关。
2. 牙齿受损　与牙齿缺损、折断、磨损、脱落所致有关。
3. 组织完整性受损　与牙列缺损所致有关。
4. 语言沟通障碍　与前牙缺损导致发音不清有关。
5. 知识缺乏　与缺乏对修复治疗的方法及相关知识的了解有关。
6. 自我形象紊乱　与牙齿缺失有关。

【护理目标】

(1)患者能愉快接受治疗和护理,使组织完整性得到修复。
(2)对修复治疗的方法及相关知识有所了解。

【护理措施】

修复治疗过程中,护士应根据治疗需要,及时增减器械及传递所需用物,主动进行椅旁配合。以可摘局部义齿的护理为例。

(一)一般护理

评估患者身体状况,协助患者做好术前检查,向患者讲解手术过程及手术注意事项,以便术中配合。

(二)牙体预备的护理

1. 治疗前准备　引导患者上椅位,戴上胸巾,调节椅位及光源。医师进行牙体预备前,向患者解释磨牙的目的,取得患者合作。
2. 协助牙体预备　根据医师修复设计的需要,对支托凹、隙卡沟进行预备时,协助选择、更换砂石针及金刚砂车针,牵拉口角、吸唾、暴露术区。

(三)制取印模的护理

制作可摘局部义齿首先需要制取反映口腔软硬组织形态特点的印模,后灌注成与口腔形态完全一致的模型,准确获得印模才保证义齿的精确度。

1. 选择托盘　要按患者牙弓的大小、形状、高度,缺牙的数目、部位,以及印模材料的不同来选择托盘。如无合适的托盘,也可为患者制作个别托盘。
2. 印模材料选择　根据可摘局部义齿制作要求选择藻酸盐印模材料或硅橡胶印模材料。

3. 取印模体位要求　取上颌印模时,让患者坐直或微仰,避免印模材料向后流动刺激患者软腭,取下颌印模时患者头稍向前倾。

4. 调拌印模材料　取适量藻酸盐印模材料粉剂放于橡皮碗内,按比例加适量清水,用调拌刀调匀,调匀后放入托盘。

5. 取印模的方法　将调拌好的印模材料盛入托盘中,取上颌印模时,右手持托盘,以旋转方式从左侧口角斜行旋转放入口内,使托盘的后部先就位,前部后就位,可使过多的印模材料从前部排出。托盘柄要对准面部中线,也可以将托盘由前向后轻轻加压,使印模材料由后部排出。以同样方法制取下颌印模。

(四)义齿试戴护理配合

(1)核对患者病历、姓名及义齿,安排患者于治疗椅上。将已完成的义齿放入检查盘内,备齐所需用物。

(2)医师调磨义齿基托倒凹及过长的边缘时,应用强力吸引器吸去磨除的碎屑。医师在试戴调磨过程中,及时添加咬合纸,协助更换砂石针。

(3)若义齿基托与组织面不密合或咬合过低,用自凝树脂直接法在口内重衬或恢复咬合接触时,调拌牙托粉或造牙粉。做重衬时,用棉签蘸取液体石蜡供医师涂于患者口腔黏膜的重衬区域,待自凝树脂呈黏丝状时涂于基托组织面或须增加咬合的殆面,将义齿戴入患者口内就位。备温热水,医师将树脂尚未完全凝固的义齿取下后放入其中,加速自凝树脂的聚合。

(4)义齿经试戴合适后,将义齿在布轮上进行抛光、消毒后交患者戴入。应教会患者取戴方法,直到掌握为止。

(五)健康指导

(1)使患者明确口腔修复的重要性。

(2)了解修复体戴用后的注意事项。初戴义齿常有异物感、发音不清、咀嚼不便、恶心或呕吐等,告知患者经耐心戴用1~2周后,即可习惯。

(3)掌握可摘局部义齿的使用及保护方法。可摘义齿使用时不可强力摘戴;戴义齿时不要用牙咬殆就位;初戴义齿时,让患者最好不吃硬食,不咬切食物,先练习吃软食物,以便逐渐适应。

(4)养成保持义齿清洁的习惯。在饭后及睡前应取下可摘义齿刷洗干净。可用清水蘸肥皂刷洗,也可用牙膏刷洗,但切忌放入沸水或乙醇等药液中。

(5)嘱患者按时复诊,平时注意观察牙周情况,发现问题及时处理。

【护理评价】

评价患者是否达到:

(1)患者能愉快接受口腔修复,使组织完整性得到恢复。

(2)对口腔修复治疗的方法及相关知识有所了解。

(孟晓红)

第二十六章 口腔修复科患者的护理

思考题

小张,男,23岁,2年前因参加跳高比赛致上颌前牙牙齿断裂,到医院就诊,医生建议修复。
请问:
(1)修复前如何进行治疗准备,修复过程中怎样进行医护配合?
(2)修复完成后如何对病人进行健康指导?

同步练习

一、名词解释
1. 牙列缺损
2. 活动义齿
3. 固定义齿

二、填空题
1. 义齿按其固定方式不同,可分为_____和_____。
2. 义齿试戴时,护士应首先核对患者_____、_____和_____。

三、选择题

A型题

1. 口腔修复临床常见的是( )
   A. 龋病	B. 牙列缺损
   C. 牙周病	D. 发育障碍
   E. 外伤

2. 楔形缺损好发于( )
   A. 第一前磨牙	B. 第二前磨牙
   C. 尖牙	D. 第一磨牙
   E. 前牙

3. 牙列缺损可采用( )进行修复
   A. 手术	B. 义齿
   C. 按摩	D. 切除
   E. 牙槽骨吸收

B型题
   A. 坐直或微仰	B. 卧位
   C. 俯卧位	D. 头低脚高位
   E. 稍向前倾

4. 取上颌印模时,护士应让患者取( )体位
5. 取下颌印模时,护士应让患者取( )体位
   A. 时钟7~12点	B. 时钟8~12点
   C. 时钟3~6点	D. 时钟2~4点
   E. 时钟4~7点

6. 四手操作时医生的工作区位于( )
7. 四手操作时护士的工作区位于( )

X型题

8. 牙列缺损的病因是（　　）
   A. 龋病　　　　　　　　　　　B. 牙龈炎
   C. 外伤　　　　　　　　　　　D. 牙周炎
   E. 年龄增长

9. 口腔修复患者常见的护理诊断是（　　）
   A. 恐惧　　　　　　　　　　　B. 牙齿异常
   C. 组织完整性受损　　　　　　D. 语言沟通障碍
   E. 自我形象紊乱

第二十七章 口腔正畸科患者的护理

第一节 口腔正畸科常见病的特点

口腔正畸是指矫正口腔牙颌面间关系不协调而引起的各种畸形。临床上最常见的是错𬌗畸形,即儿童在生长发育过程中,由于先天的遗传因素或后天的环境因素,如疾病、口腔不良习惯、替牙异常等,导致的牙齿、颌骨、颅面的畸形。

【病因与发病机制】

错𬌗畸形形成因素和机制是错综复杂的过程,可能由单一因素,也可能是多种因素或多种机制共同作用的结果,大体分为遗传因素和后天因素两大类。

(一)遗传因素

一般来说,遗传因素可通过两种途径形成错𬌗畸形,第一种可能是在牙大小与颌骨大小之间遗传的不协调,即牙量和骨量不协调,这将产生牙拥挤或牙间隙。第二种可能是上下颌骨大小与形状之间遗传的不协调,这将导致异常的𬌗关系。常表现家族遗传倾向,属多基因遗传病。

(二)后天因素

一般是指出生后由环境因素以及其他尚未预测的因素造成。

1. 营养不良　胚胎期的营养不良和出生后的营养不良,都会影响儿童颌面部的生长发育。

2. 急性及慢性疾病　急性、慢性疾病对身体健康都有影响,尤其在儿童时期能影响颌面以及全身的生长发育。

3. 佝偻病　由于幼儿紫外线照射不足,维生素 D 缺乏及钙、磷摄入失去平衡,导致骨骼发育异常或发生畸形。

4. 内分泌功能异常　与错𬌗畸形有密切关系的是垂体和甲状腺,它们的功能直接影响到骨骼的生长发育。

(三)口腔不良习惯

常见口腔不良习惯如咬唇习惯、吮指习惯、啃物习惯、偏侧咀嚼习惯等均可造成错𬌗畸形的发生。

(四)乳牙期及替牙期的局部障碍

乳牙过早缺失、乳牙滞留、恒牙早萌、恒牙早失、恒牙萌出顺序紊乱、乳尖牙磨耗不足等是形成错𬌗畸形常见的局部因素。

(五)功能因素

有的儿童吃的食物过于细软,缺少足够的硬度,咀嚼功能得不到充分的发挥,牙颌系统发育缺乏正常的生理性刺激,这是引起牙弓发育不良、牙齿拥挤的一个重要因素。

【治疗要点】

(一)阻断矫治

早期可通过简单的方法进行矫治,阻断错𬌗畸形向严重发展,将咬合及颌面的发育导向正常的方法称阻断矫治。如早期发现牙列严重拥挤,应采用顺序拔牙治疗等。

(二)预防矫治

在牙颌颅面的发育过程中,各种环境因素均可影响其发育而造成错𬌗畸形,而采用各种预防措施来防止各种错𬌗畸形的发生,是预防矫治的主要内容。如母亲妊娠期注意营养,防止过量放射线照射及注意药物的使用以防止影响胚胎的不良发育。儿童出生萌牙后要定期进行口腔检查,早期发现问题早期防治,如龋齿的早期治疗、口腔不良习惯的早期破除、乳牙早失的缺隙保持以及滞留牙多生牙的及时拔除等,通过这些可防止错𬌗畸形的发生。

(三)一般矫治

最多见,根据不同牙颌面畸形选用各类矫治器,如可摘矫治器、固定矫治器、功能性矫治器等。

1. 可摘矫治器 是由固位装置的卡环、邻间钩、基托、矫正弹簧等组成。患者可自行摘戴。其矫治功能较单纯。目前较多用于预防矫治及阻断矫治。

2. 固定矫治器 是指矫治器通过黏合剂将一些矫正附件黏固于牙面,通过矫正弓丝与牙齿上的矫正附件发生关系而来矫正牙齿。患者不能自行摘戴,但其矫治功能较完善。目前最为广泛应用的是方丝弓系列矫治器,其他还有 Begg 细丝弓矫治器等。

3. 功能性矫治器 其主要特点是其矫治牙齿的矫治力主要来源于患者的口颌系统肌力。

4. 外科矫治 是指对生长发育完成后的严重的骨源性错𬌗畸形须采用外科手术的方法来矫正其错𬌗,称为正颌外科。

第二节 口腔正畸科患者的护理

口腔正畸临床常用的是矫治畸形,包括阻断矫治、预防矫治和一般矫治。它能帮助患者提高咀嚼功能,恢复口腔协调。

【护理评估】

(一)健康史

询问患者有无扁桃体炎、鼻炎、佝偻病等可引起错𬌗畸形的相关病史,有无家族遗传史。

(二)身体状况

(1)个别牙齿错位牙偏离在牙弓的正常位置。

(2)牙弓形态和牙齿排列异常。可见牙列拥挤、牙列稀疏和牙弓狭窄。

(3)牙弓、颌骨、颅面关系的异常,如前牙开𬌗,下牙弓前突,双颌前突,前牙反𬌗和上颌前突下颌后缩等。

(4)错𬌗畸形可以影响颌面的发育、口腔的健康、口腔功能、容貌外观和身心健康。

(三)辅助检查

X射线照片包括口内牙片、咬合片、全颌曲面断层片、颞下颌关节片、闭口侧位片等显示全口牙齿发育情况及上颌骨、下颌骨情况;手腕骨片主要了解生长发育情况,是否处于生长发育的快速期,以决定最佳口腔正畸的时期及方法。

(四)心理-社会状况

评估患者对自身所患疾病的理解及通过治疗想要达到的效果,对正畸治疗的配合和耐受力;患者对治疗相关知识及日常保健知识的掌握程度,患者对治疗费用的承受能力。

【常见护理诊断/问题】

1. 疼痛 与矫治器的机械力作用于牙齿和口腔黏膜有关。
2. 口腔黏膜改变 与矫治器的机械力作用,使口腔黏膜破损或形成溃疡有关。
3. 知识缺乏 与患者及家属缺乏正畸矫治的知识相关。
4. 不合作 与疗程过长、需要经常复诊有关。
5. 潜在牙周炎 与戴上矫治器后牙齿清洁困难有关。

【护理目标】

(1)在治疗过程中痛苦减轻或无痛苦。

(2)患者及家属积极有效的配合治疗,了解正畸矫治的相关知识。

(3)对疗程采取积极合作的态度。

(4)能够保持良好的口腔卫生,预防并发症。

【护理措施】

(1)调整好椅位和光源,指导患者上椅位,围好胸巾,让患者处于舒适的体位。

(2)准备用物、材料。向患者解释清楚每一项具体治疗中的注意事项及配合。

(3)清洁口腔。嘱患者漱口,佩戴矫治器前进行牙齿洁治,并教会患者佩戴矫治器后使用软毛牙刷刷牙的方法,防止因不便于清洁而发生牙龈炎、龋病及矫治器附件的损坏。

(4)治疗过程中按"四手操作"方法传递材料、器械和调拌各种黏合剂。

(5)戴活动矫治器时协助加力、调磨,戴固定矫治器的患者协助黏结带环、托槽及其他附件。

(6)健康指导:指导患者正确刷牙,保持良好的口腔卫生;按医嘱佩戴橡皮圈及按预约时间复诊。交代清楚注意事项,如不能自行扳动、调整,勿食过硬、过黏的食物,不做啃咬的动作等。

【护理评价】

评价患者是否达到：

(1)在治疗过程中痛苦是否减轻。

(2)患者及家属对口腔正畸的相关知识有所了解。

(3)患者积极配合治疗。

(4)养成良好的口腔卫生习惯,掌握了正确的刷牙方法。

(5)正畸矫治过程中未出现牙周炎、龋病等并发症。

(孟晓红)

思考题

患者,女,16岁,有口腔不良习惯,致牙齿畸形,牙颌面间关系不协调,建议正畸。请问：

(1)提出该患者的护理诊断？

(2)护士应采取哪些护理措施？

(3)正畸后,护士须做哪些健康指导？

同步练习

一、名词解释

1. 口腔正畸

2. 错𬌗畸形

3. 阻断矫治

二、填空题

1. 错𬌗畸形形成的因素可分为_____和_____两大类。

2. 错𬌗畸形常见的护理诊断包括_____、_____、_____、_____和_____。

3. 可摘矫治器目前多用于_____和_____。

三、选择题

A 型题

1. 临床最常见的口腔正畸是(　　)

　A. 错𬌗畸形　　　　　　　　　B. 颅面畸形

　C. 颌骨畸形　　　　　　　　　D. 替牙异常

　E. 偏侧咀嚼

2. 口腔正畸的功能性矫治器属于(　　)

　A. 阻断矫治　　　　　　　　　B. 预防矫治

　C. 一般矫治　　　　　　　　　D. 外科矫治

　E. 固定矫治

B 型题

　A. 牙齿洁治　　　　　　　　　B. 漱口

　C. 咬合　　　　　　　　　　　D. 咀嚼

E. 软毛牙刷刷牙
3. 佩戴矫治器前,护士应让患者进行( )
4. 佩戴矫治器后,护士应让患者进行( )
   A. 多基因遗传病　　　　　　　　B. 乳牙期及替牙期的局部障碍
   C. 龋病　　　　　　　　　　　　D. 外伤
   E. 牙周病
5. 错𬌗畸形形成的先天因素是( )
6. 错𬌗畸形形成的后天因素是( )

X型题

7. 错𬌗畸形的危害包括( )
   A. 影响𬌗面的发育　　　　　　　B. 影响口腔健康
   C. 影响口腔功能　　　　　　　　D. 影响容貌外观
   E. 影响身心健康
8. 错𬌗畸形的矫治方法有( )
   A. 预防矫治　　　　　　　　　　B. 阻断矫治
   C. 一般矫治　　　　　　　　　　D. 外科矫治
   E. 功能矫治

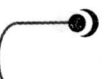

第二十八章 口腔疾病的预防与健康教育

以龋病和牙周病为主的口腔疾病在人群中属于常见病和多发病,其对人体的健康构成很大危害,且疾病发生后造成的牙体组织的缺损或牙周组织的破坏往往是不可逆性的改变。因此,对口腔疾病的预防就显得尤为重要。医学科学的发展,使人类拥有了预防口腔疾病和保护口腔健康的宝贵经验和丰富知识,诸如刷牙、氟化物防龋等口腔保健措施的推广,良好口腔卫生习惯的养成,卓有成效地提高了人类口腔健康水平。

第一节 龋病的预防

龋病是危害人类口腔健康最常见的疾病,是世界卫生组织的三个重点防治疾病之一。龋病向纵深发展,可引起牙髓炎、根尖周炎、牙槽脓肿等并发症。因此,早期检查、早期发现、早期治疗对龋病的预防保健具有重要的意义。龋病的预防原则是针对龋病的致病因素,增强宿主抗龋能力,控制菌斑,限制甜食的摄入,但由于龋病的发病因素复杂,要达到预防或减少龋病发生,不是某个单一防龋方法所能实现的。因此,国内外学者基本上公认,预防龋病必须采取综合性的防龋措施。

一、影响龋病流行的因素

(一)饮食习惯

人体主要的营养来源于食物,口腔内的微生物也利用残留食物获取的能量进行合成和分解代谢,糖是微生物代谢产酸的重要物质基础。糖在牙面上停留的时间越长,龋坏危险性越大。因此,控制糖的各种影响因素有利于防止龋病的发生。

(二)氟摄入量

氟是人体健康所必需的一种微量元素,在牙齿和骨组织的正常发育和矿化过程中起着非常重要的作用。正确和合理地使用氟化物有利于机体的代谢及预防龋病的发生。氟化物的防龋作用已经得到公认。

二、龋病的三级预防

(一) 一级预防

开展口腔健康教育,促进口腔健康。提高自我口腔保健意识,定期检查。控制和消除危险因素,合理使用预防措施,如氟化物防龋、窝沟封闭防龋、预防性充填和非创伤性充填技术等。

(二) 二级预防

早期诊断和早期充填。包括定期口腔检查、X射线片的辅助诊断,对早期龋及时干预治疗。

(三) 三级预防

防止龋病并发症的蔓延。对由于龋病而引起的牙髓病、根尖周病进行牙髓或根管治疗,以保存患牙,防止自然牙列的缺失和功能障碍,保持牙列的完整性。有牙体组织缺损和牙齿缺失的尽量恢复牙颌系统的生理功能,保持口腔健康和身体健康。

三、龋病的预防方法

(一) 控制菌斑

细菌是引起龋病的重要因素之一,致龋细菌必须在菌斑这一特定的微生态中才能形成龋坏。因此,通过控制菌斑数量、滞留时间、致龋菌毒性作用等,来达到预防龋病的目的。

(二) 应用氟化物

氟化物防龋技术获得了世界卫生组织和许多国家口腔医学界、卫生界权威机构的推荐。

1. 氟水漱口　是一种使用方便且容易掌握、价格较低、安全可行的方法。适用于低氟地区,是龋病预防的公共措施之一,还可用于易感人群、特殊矫治患者或不能自我保健患者的防治。

2. 氟化物牙膏　牙膏中加入氟化钠,是一种便于推广的防龋措施之一。适用于学龄期以上儿童,其防龋使用人群仅次于饮用水氟化,这是龋病发病率大幅度下降的一个主要原因。世界卫生组织的专家推荐含氟牙膏的广泛使用以促进人类的口腔健康,在使用牙膏前应教会儿童如何吐出牙膏与唾液的混合物,避免残留的氟积存于体内。

3. 局部涂氟法　是最早在局部使用氟防龋的方法。常用药物为2%氟化钠溶液,但涂氟程序复杂,必须由专业人员进行,不适宜作为公共卫生措施使用,只能在有条件的专业医院或诊所内实施。

(三) 窝沟封闭和预防性充填

1. 窝沟封闭　又称点隙裂沟封闭,是指不去除咬合面牙体组织,在其表面涂布一层黏性树脂,保护牙釉质不受细菌及代谢产物侵蚀,达到预防龋病发生的一种有效防龋方法。窝沟封闭所使用的高分子材料,称为窝沟封闭剂,又称为防龋涂料。采用窝沟封闭法来防止窝沟龋的发生是龋病预防措施的重要进展(图28-1~图28-4)。

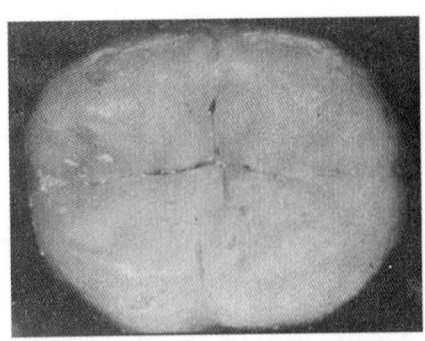
图28-1 窝沟封闭前(1)

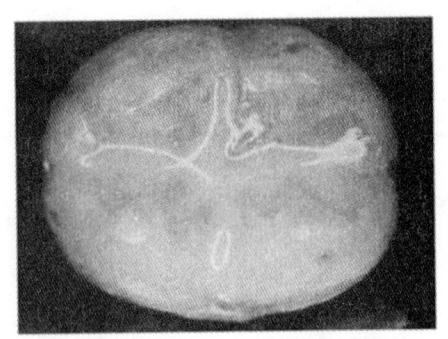
图28-2 窝沟封闭后(1)

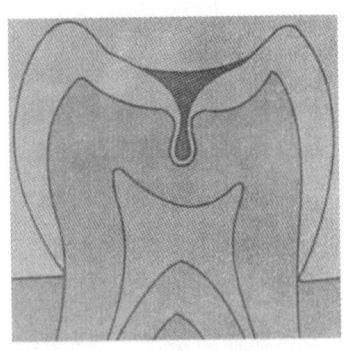
图28-3 窝沟封闭前(2)

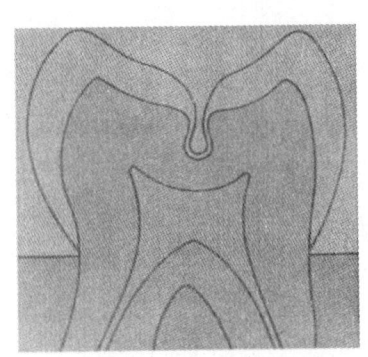
图28-4 窝沟封闭后(2)

2. 预防性充填　去除窝沟处的病变牙釉质或牙本质,根据龋损的大小,采用酸蚀技术和树脂材料充填早期的窝沟龋,并在咬合面上涂布一层封闭剂,这是一种窝沟封闭与窝沟龋充填相结合的预防性措施,是预防早期窝沟龋进一步发展的新方法。

（四）改良糖类食品

糖是龋病发生的一个重要因素,可用糖代用品来减少糖的摄入量。糖代用品有两类:一类是高甜度代用品,如甜叶菊等,有抑菌作用;另一类是低甜度代用品,如木糖醇等。在现实生活中,糖代用品还不能完全代替蔗糖,因此控制食糖频率,吃糖后及时清洁口腔,减少糖在口腔内的滞留时间显得十分重要。

（五）增强宿主的抗龋能力

1. 加强孕期及婴幼儿口腔保健　注意孕妇口腔卫生保健和全身健康及营养,防止感染,保证婴儿的正常生长发育。

2. 加强儿童及青少年口腔保健　建立良好合理的饮食习惯和咀嚼功能,加强健康教育,增强口腔保健意识。

第二节　牙周病的预防与健康教育

一、牙周疾病的三级预防

(一)一级预防

主要是口腔健康教育和指导,以清除菌斑和其他有害刺激为目的,培养定期进行口腔检查的习惯,纠正不良习惯和减少牙周疾病的局部促进因素。

(二)二级预防

主要是早发现、早诊断、早治疗,达到减轻疾病严重程度,防止进一步发展的目的。采用专业手段进行诊治,消除病变,制订相应的常规复查计划,强化患者采取预防措施的意识,使患者得到积极治疗。

(三)三级预防

属于治疗的范畴,即采用各种药物和牙周手术方法,最大限度地治愈牙周组织病损,防止功能障碍,并通过随访和口腔健康维护,达到巩固疗效、防止复发的目的。

二、牙菌斑控制

牙菌斑是牙周病的主要病因刺激物,而且除去之后几小时还会不断地在牙面重新形成。因此,必须坚持每天彻底地清除菌斑,才能预防牙周病的发生。对于已患牙周病者,除了在治疗过程中彻底清除牙面的菌斑、牙石外,还必须掌握自我控制菌斑的方法,才能保证牙周病治疗的顺利进行以及维持疗效,防止复发。

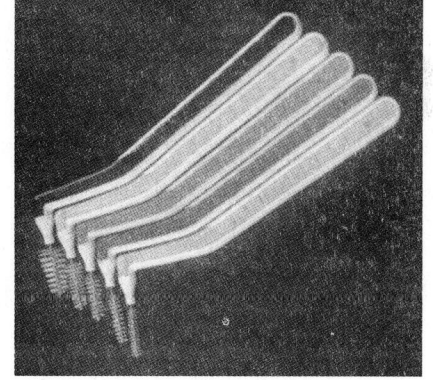

图28-5　各型牙间隙刷

(一)机械性措施

刷牙、牙线、牙签、牙间隙刷(图28-5)及橡胶按摩器的使用,预防性清洁术和洁牙术等。

(二)化学方法

临床上通常使用氯己定,对革兰氏阳性、阴性菌和真菌有效。

(三)生物学方法

用抗菌剂和抗菌斑附着剂,主要是抑制致龋菌和抑制细菌吸附及解除吸附作用。

(四)相关局部因素

改善食物嵌塞、去除不良习惯、预防矫治错𬌗畸形、制作良好的修复体。

三、刷牙术

刷牙是一种重要的保持口腔清洁的方法,是人们日常卫生习惯之一。正确的刷牙方法可以去除菌斑和软垢,按摩牙龈,增进牙龈组织的血液循环和上皮组织的角化程度,提高牙周组织的防御能力,维护牙龈的健康。

(一)牙刷的选择

牙刷是最常用,也是最重要的口腔卫生用品。因年龄和口腔的具体情况不同,牙刷的设计也各种各样,如儿童和成年人使用的牙刷大小不同;牙周组织的健康状况不同,使用的牙刷刷毛的软硬程度要有一定区别。应根据成人或儿童、口腔的大小、牙周组织的健康程度的差异来挑选牙刷。

(二)牙刷的种类

1. 普通牙刷 牙刷以直柄为宜,刷毛软硬适度,排列整齐,各束之间要有一定间距。

2. 电动牙刷 电动牙刷有多种运动形式,有的是往复式弧形或直线运动,有的是两者运动相结合,有的为圆形或椭圆形运动(图28-6)。

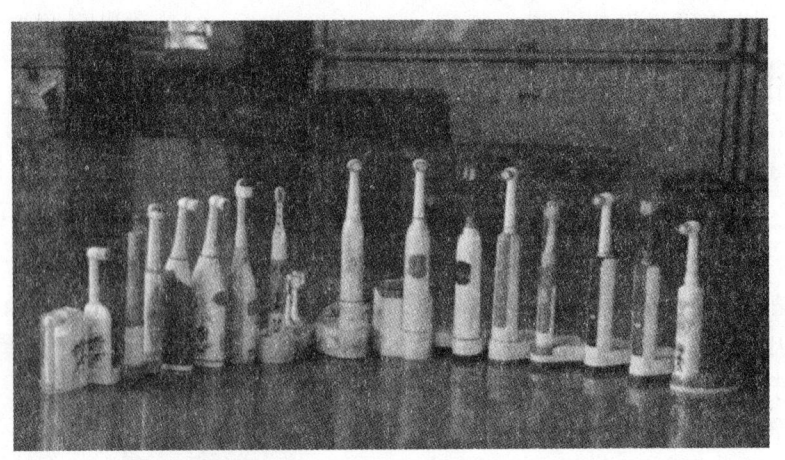

图28-6 电动牙刷

3. 牙间隙刷 可分为单束毛刷与多束毛刷及小插刷等,主要用于清洁牙邻面菌斑与食物残渣、固定修复体、种植牙、牙周夹板、间隙保持器以及其他常用牙刷难以进入的部位。

4. 指套牙刷 是一种指套式乳胶柔软牙刷,套在拇指或示指上,以指代柄,凭借手的感觉,使牙刷在刷牙时更加细微,主要是为婴儿刷牙时使用(图28-7)。

(三)牙膏的选择

牙膏可消除或减轻口腔异味,保持口气清爽;帮助去除食物残渣、软垢和牙菌斑,保持清洁、美观和健康。牙膏主要组成部分包括摩擦剂、胶黏剂、防腐剂、甜味剂、芳香剂、洁净剂、润湿剂和水等。还可以根据不同需要加入不同药物的药物牙膏具有特殊功效。药物牙膏有氟化物牙膏、防龋非氟化物牙膏、牙周药物牙膏、脱敏牙膏等。

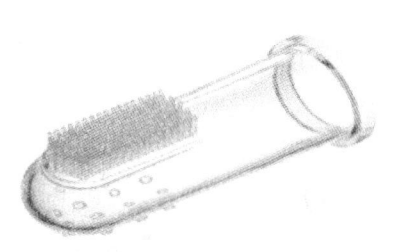
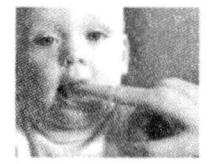
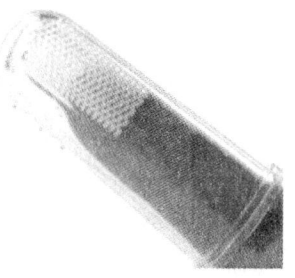

图 28-7 指套牙刷

（四）刷牙方法

各种刷牙方法不尽相同，各有优缺点，这里介绍常用的四种方法。

1. 旋转法　其方法为手握刷柄，刷毛方向约与牙面呈 45°角，刷毛指向牙龈，上颌牙向上，下颌牙向下。轻压使刷毛屈曲，对准牙龈轻压刷毛一侧，可见牙龈发白。手腕稍做转动，在牙面上缓慢旋转牙刷，刷毛仍保持屈曲，部分刷毛可到达牙间隙。重新放置牙刷在不同位置，反复转动 3 次以上。

2. 竖刷法　将刷毛与牙长轴平行，紧贴牙面，毛刷尖端对牙龈缘，转动牙刷，使刷毛进入牙间隙；上牙从上向下刷动，下牙从下向上刷动；动作宜慢，每个部位重复刷 7~10 次，以清除前牙唇舌面和后牙颊腭面的菌斑；咬合面来回刷。本方法适合大多数人使用。

3. 巴斯法　主要选用软毛刷，使用时将刷毛与牙长轴呈 45°角，刷毛尖伸入龈沟，水平位颤动（幅度 2~3 mm）不少于 10 次，然后再顺牙间隙刷。刷洗牙合面时，刷毛紧压牙面，使毛端深入沟裂点隙做短距离前后向颤动。本方法因刷洗力较强，可以清除牙颈部和龈沟内菌斑，适合于牙周疾病患者的刷牙，使用时注意用力的大小合适（图 28-8）。

4. 圆弧法　这是一种青少年容易学习和掌握的刷牙方法。具体操作是在牙咬合状态下，牙刷进入颊间隙，用很小的压力将刷毛接触上腭最后一颗磨牙的牙龈区，用较快较宽的圆弧动作从上颌牙龈拖拉至下颌牙龈，前牙的上下牙切端对齐接触做圆弧形颤动。

（五）刷牙相关事项

1. 刷牙基本要点　刷牙的方法有很多，不管用什么方法刷，刷牙的基本要点都是一样的。①刷牙前辨认菌斑的附着位置；②刷毛与牙面紧贴；③牙刷头的动作：通常使用刷毛像扫帚一样清扫动作和刷毛末端擦洗牙面的基本方式，同时配合牙刷头的纵向、横向、旋转和颤动四种基本动作来完成刷牙过程；④刷牙时不需用大力，采用适宜的刷牙力量。

2. 刷牙的顺序　一般将口腔分为上下左右 4 个大区，每个大区又分为唇（颊）面、舌（腭）面与牙合面 3 个小区，按照一定的次序系统刷牙，以免遗漏，能使每一牙齿的每个牙面洁净。

巴斯刷牙法

切让：刷牙手法比刷牙工具更重要！！！

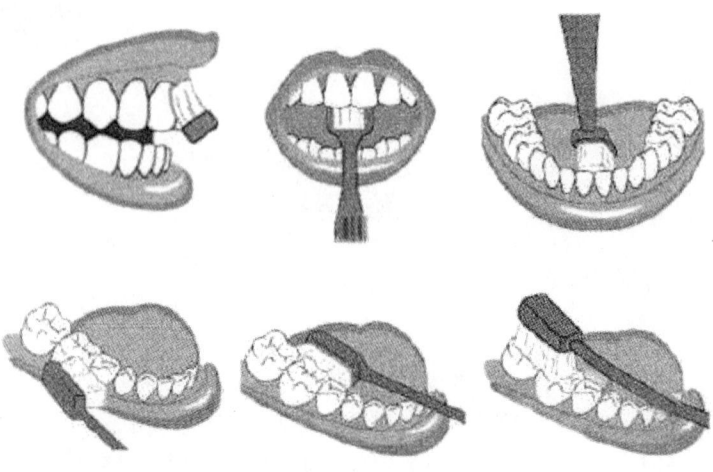

1. 选用软毛刷头
2. 刷头与牙长轴45°角倾斜
3. 力道轻柔，每次短距离的水平颤动
4. 认真刷够3 min！

图28-8　巴斯刷牙法

3. 刷牙的次数和时间　现主张采用"三三三"刷牙法，即每日三餐后刷牙，每次刷牙三分钟，刷洗三个牙面(唇、舌、𬌗面)。

第三节　口腔健康教育

近年来，人们物质文化生活水平不断提高，预防的观点、方法和手段已渗透到个人和社会的全部领域，随着医院职能的扩大，卫生防疫职能的转移，加强健康教育，做好预防保健工作显得愈加重要。在口腔疾病中，我国龋病的发病率出现上升的趋势，牙周病患病率也很高，但受传统观念的影响，许多人往往只在出现症状时才就医，而我国的口腔医务人员较为缺乏，大多数只从事单一性治疗工作，口腔预防保健工作相对落后。因此，如何控制口腔疾病，提高自我口腔保健意识，尽快改善口腔健康状况，是口腔科的重要任务，同时也是口腔科护士的重要责任。

一、口腔健康教育的基本原则

(一) 思想性
口腔健康教育内容要以我国卫生工作方针、卫生法规为依据,规划口腔保健项目和开展健康教育活动。

(二) 科学性
口腔健康教育内容应有科学依据,概念表达准确,引用的资料、数据正确无误。并且采用正面教育方法,不搞恐吓、强行命令,也不能一次灌输内容过多,一次灌输内容过多,群众不能消化吸收,也易导致疲劳厌倦心理。

(三) 群众性
传播口腔保健知识和技能,应通俗易懂、深入浅出、形象生动。首先是语言大众化,要尽可能利用生动活泼的语言来宣传口腔科学知识,使群众愿意听、听得懂,其次在宣传时可多进行比喻,多举实例,可利用图表、幻灯片、实物标本和模型,让抽象的口腔知识形象化,群众易于接受。

(四) 针对性
口腔健康教育要根据对象的年龄、性别、职业、文化、心理状态和卫生保健的需求,因人施教,投其所好。例如,对幼儿,因其活泼好动,可通过游戏竞赛的方式完成教育过程;对青年人,可结合其爱美的心理,讲清口腔卫生和健康在青年人中的重要性,以及在社会交往中的作用;对老年人,可根据其身体状况,讲明口腔健康与消化功能等整体健康密切相关,以调动其积极性。

(五) 艺术性
口腔健康教育应根据不同教育对象的心理特点、兴趣爱好和卫生保健的需求,力求教育内容和形式具有趣味性、直观性和艺术感染力,以取得潜移默化的教育效果。

二、重点人群口腔健康教育的内容

(一) 妇幼口腔保健

1. 妊娠期妇女的口腔健康教育　妊娠期妇女不仅要接受自身的口腔健康教育和指导,还应接受有关胎儿口腔健康教育的信息和口腔卫生知识指导。此期的口腔健康教育对促进孕妇、胎儿的健康具有双重的意义。妊娠期妇女口腔保健的内容:①强调保持口腔清洁卫生的重要性,指导她们掌握正确的口腔保健方法;②定期口腔健康检查;③建立良好的生活习惯,尽量避免有害因素影响胎儿的正常生长发育;④产前咨询教育,指导孕妇如何维护自身及儿童的口腔健康,并回答她们的疑问(图 28-9)。

2. 婴儿时期的口腔保健　主要是针对某些致龋危险因素采取相应的预防措施。定期口腔检查。婴儿应在 6～12 个月内安排第一次口腔检查,以后每隔半年定期进行一次口腔健康检查。注意观察乳牙的萌出情况,牙列和咬合情况,龋患与软组织状况等。

3. 幼儿期口腔保健　乳牙列完全萌出后,幼儿期是龋病的高发期(图 28-10)。对幼儿及家长应强调预防龋病,维护乳牙列完整的重要性,做好口腔清洁指导。幼儿是智力迅速发展的时期,2岁以后的儿童应培养其自己刷牙,使用含氟牙膏应适量和慎重,避免幼儿吞食牙膏。

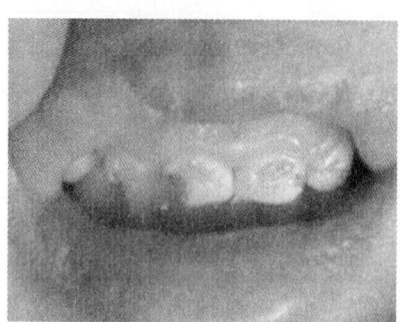

图28-9 牙釉质发育不全

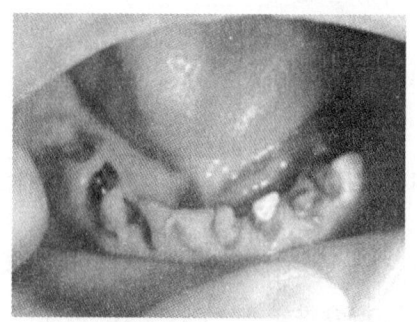

图28-10 幼儿龋

4. 学龄前儿童的口腔保健 这一时期的抵抗力比之幼儿期又有所增强。体格发育速度减慢,达到稳步增长,智力发育日趋完善。有一定的独立性,但仍不具备独立自我口腔保健能力,还需父母的照料、教育、监督。逐步培养学龄前儿童独立的口腔保健能力,建立良好口腔卫生和饮食习惯。加强龋病预防措施,特别注意对六龄齿的龋病预防,六龄齿萌出后应尽早做窝沟封闭(图28-11)。

(二)中小学生口腔保健

中小学生时期是长身体、长知识的重要时期,一般年龄在6～13岁,正处在牙颌系统快速增长期。小学生时期是恒牙开始萌出与乳牙依次替换完毕的时期,是混合牙列阶段,为儿童颌

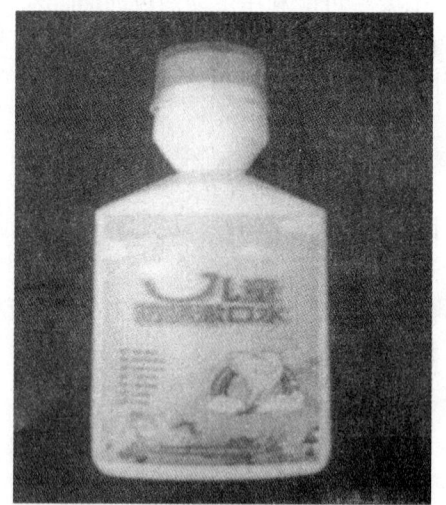

图28-11 儿童漱口液

骨和牙弓主要发育成长期。此期的口腔预防保健直接关系到恒牙列的健康与恒牙𬌗关系的建立。

1. 口腔健康教育 给学生传授基本的口腔卫生知识和技能,根据年龄由浅入深的强化教育,培养其良好的口腔卫生习惯。健康教育内容:①讲解有关口腔的生理卫生知识,牙齿的形态与功能,乳牙与恒牙的萌出与结构;②介绍口腔常见疾病的症状和特点;③可通过口腔教育实验课的方式,教育学生学习口腔疾病的预防与治疗方法。

2. 青春期的主要口腔问题 青春期是从儿童到成人所经历的一个转变时期,此期生长发育明显加快,全部恒牙均已萌出。口腔保健的重点是加强牙颌生长发育知识和口腔健康观念的行为指导,使之建立和养成良好的生活和口腔卫生习惯,戒除不良习惯,积极调整内分泌平衡,加强自我口腔保健与专业性口腔护理,彻底清除牙菌斑和牙结石,预防口腔疾病。定期进行口腔检查,检查牙、牙列、咬合关系及软组织是否正常,早期矫正是青春期口腔保健的重要内容之一。

(三)老年人口腔保健

老年人是社区的服务重点对象。针对老年人全身、口腔健康状况的不同、生活方式和各种口腔疾病问题的差异和需要,有计划地进行口腔保健活动,包括口腔健康教育与促进、提供具体口腔卫生技术指导;定期口腔检查、推荐口腔保健用品、适当地安排治疗与功能康复,以促进老年人群口腔预防、治疗、修复与康复保健水平的提高。老年人的口腔卫生保健主要包括以下几个方面。

1. **养成良好的口腔卫生习惯**　做到坚持不断地、彻底地清除牙菌斑。①科学刷牙:掌握正确的刷牙方法是自我保持口腔清洁的最好方法,也是一种最基本、最充分的日常口腔保健措施;②漱口:用漱口水清洗牙齿是作为刷牙的一种补充,不能替代刷牙;③洁牙:由于老年人牙龈萎缩、牙根外露、牙缝增宽、牙齿松动,光靠刷牙不足以保持牙齿清洁,有条件时,可推荐使用牙间隙刷、牙线(图28-12),对清除牙间隙食物残渣及牙邻面菌斑有很好的效果,每次餐后都要养成自我洁牙习惯;④基牙和义齿的护理:基牙保健最主要是每天认真仔细地刷牙,尤其邻面,基牙有牙病更需要及时治疗。同时,每餐之后须刷净义齿,睡前取出义齿,浸泡于清水之中,已经修复的义齿,需要医生检查。

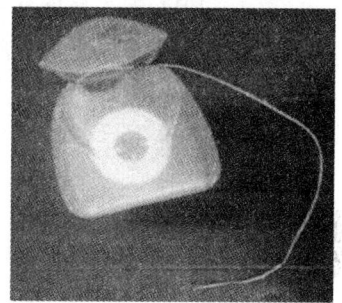
图28-12　牙线

2. **纠正不良的口腔习惯和生活方式**　口腔不良习惯为影响口腔健康的重要因素之一。长期只用一侧咀嚼食物时,可造成非咀嚼侧组织衰退,且缺乏自洁作用,易堆积牙石,导致牙周疾病的发生。如有饮酒又有吸烟习惯,或口腔卫生差,两者则有协同作用。应戒除烟酒等不良习惯。

3. **合理膳食**　由于多种因素的影响,老年人特别容易引起营养不良,增龄过程本身就影响营养状况。建议坚持一日三餐,限制过量的甜食和饮料。两餐之间更要避免吃甜食。平时多吃新鲜蔬菜、瓜果与进食粗糙及纤维性食物,食物不断地与牙龈摩擦的生理性按摩刺激作用,可增加牙龈组织对疾病的抵抗力。

4. **消除影响口腔健康的不利因素**　口腔中不能治疗的残根、残冠应拔除,以免慢性不良刺激形成溃疡和病变;缺失牙须及时修复,以免引起邻牙移位及对颌牙伸长,还可减轻余留牙的负担,恢复口腔基本功能;不良修复体应及时磨改、处理。保持义齿处于功能状态。

5. **定期口腔健康检查**　由于老年人口腔卫生状况普遍差,口腔疾病常处于较晚期阶段,口腔功能亦差。加之老年人多有义齿,有条件的老年人最好每三个月检查一次,至少也应一年一次定期去医院进行口腔检查并清洁牙齿,以便及时发现,可以做到有病早治、无病早防的目的。

知识拓展

1989年,由卫生部、教育部等部委联合签署,确定每年的9月20日为全国爱牙日。宗旨是通过爱牙日活动,广泛动员社会的力量,在群众中进行牙病防治知识的普及教育,增强口腔卫生保健能力。我国的龋

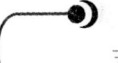

病、牙周病患者众多,而口腔保健的人力、物力、财力十分有限,因此,解决牙病问题的根本出路在于预防。建立爱牙日是加强口腔预防工作,落实预防为主方针的重要举措。

近几年爱牙日主题:

2011年:"健康口腔,幸福家庭",副主题"呵护孩子,防止龋齿"

2012年:"健康口腔,幸福家庭",副主题"关爱自己,保护牙周"。

牙齿健康要自己做主

2013年:"健康口腔,幸福家庭",副主题"关爱老人,修复失牙"

2014年:"健康每一天,从爱牙开始"

2015年:"定期口腔检查,远离口腔疾病"

2016年:"口腔健康 全身健康"

(姜瑞中)

同步练习

一、名词解释

1. 三级预防
2. 窝沟封闭
3. Bass 刷牙法

二、填空题

1. 牙周病的一级预防是_____,二级预防是_____,三级预防是_____。
2. 应用氟化物防龋的方法有_____、_____、_____。
3. 预防龋病使用的糖代用品有_____与_____。
4. 控制菌斑的机械性措施有_____、_____、_____、_____、_____。

三、选择题

A型题

1. 以下哪种不是控制菌斑的方法( )

   A. 认真刷牙　　　　　　　　　　B. 氯己定漱口

   C. 吃糖代用品　　　　　　　　　D. 使用牙签

2. 以下属于龋病二级预防的是( )

   A. 氟化物防龋　　　　　　　　　B. 定期口腔检查

   C. 早期龋及时干预治疗　　　　　D. 窝沟封闭防龋

3. 以下刷牙的要点不对的是( )

   A. 刷牙前辨认菌斑的附着位置

   B. 刷毛与牙面紧贴

   C. 牙刷头纵向、横向、旋转和颤动四种基本动作来完成刷牙过程

   D. 刷牙时须用较大刷牙力量

四、问答题

1. 对妊娠期妇女如何进行口腔健康教育?
2. 老年人的口腔卫生保健包括什么内容?
3. 什么是三三刷牙法?
4. 龋病的预防措施有哪些?

参考文献

[1] 博民魁. 口腔正畸学[M]. 北京:人民卫生出版社,2007.

[2] 张志愿,俞光岩. 口腔科学[M]. 7版. 北京:人民卫生出版社,2008.

[3] 樊明文,周学东. 牙体牙髓病学[M]. 北京:人民卫生出版社,2008.

[4] 赵佛容. 口腔护理学[M]. 2版. 上海:复旦大学出版社,2009.

[5] 席淑新. 眼耳鼻咽喉口腔科护理学[M]. 3版. 北京:人民卫生出版社,2012.

[6] 狄淑亭. 五官科护理学[M]. 上海:上海科学技术出版社,2012.

[7] 张秀梅. 五官科护理[M]. 3版. 北京:人民卫生出版社,2015.

[8] 李颖,任红波,韩富根,等. 慢性化脓性中耳炎患儿感染病原菌分布与药敏分析[J]. 2016,26(7):1647-1649.

[9] 张伟琳. 慢性化脓性中耳炎脓液的菌种分布和药物敏感性分析[J]. 临床合理用药杂志,2014,7(22):54.

[10] 熊观霞,白晶,吴旋,等. 慢性化脓性中耳炎的细菌学监测和药物敏感性动态分析[J]. 中山大学学报(医学科学版),2012,33(2):228-234.

[11] 朱新颖. 药物敏感试验在慢性化脓性中耳炎治疗中的临床意义[J]. 中外医学研究,2010,8(30):123.

[12] 李斌,赵荣祥,唐旭霞. 113例慢性化脓性中耳炎术中细菌培养结果分析[J]. 浙江临床医学,2015,17(1):92-93.

[13] 林晓昕,吴昌竹,张志明. 鼻内镜下治疗鼻腔填塞无效的鼻出血[J]. 中国耳鼻咽喉头颈外科,2015,22(10):534-535.

[14] 蒋松琴. 护理干预对减轻鼻骨骨折患者不适程度的效果评价[J]. 中国实用护理杂志,2012,28(8):53-54.

[15] 赵春娜,付丽,马淑颖,等. 音乐干预对鼻中隔偏曲矫正术后疼痛及睡眠质量的影响[J]. 护士进修杂志,2015(15):1352-1355.

[16] 吴春华. 延续护理促进鼻内镜下鼻窦术后患者远期康复的效果[J]. 解放军护理杂志,2012,29(12A):44-46.

[17] 李丽娜,张延平,周凤书,等. 咽喉反流与声带息肉之间的相关性研究[J]. 中国耳鼻咽喉颅底外科杂志 2012,18(6):431-433.

[18] KALIT A D, SHOME D, JAIN V G, et al. In vivo intraocular distribution and safety of periocular nanoparticle carboplatin for treatment of advanced retinoblastoma inhumans[J]. AmJ Ophthalmol. 2014,157(5):1109-1115.

耳鼻咽喉科篇

口腔科篇

眼科篇

小事拾遗：

学习感想：

　　学习的过程是知识积累的过程，也是提升能力、稳步成长的阶梯，大家的注释、理解汇集成无限的缘分、友情和牵挂，请简单手记这一过程中的某些"小事"，再回首时定会有所发现、有所感悟！

学习的记忆

姓名：_____

本人于20____年____月至20____年____月参加了本课程的学习

此处粘贴照片

任课老师：_____ _____   班主任：_____

班长或学生干部：_____ _____

我的教室（请手写同学的名字，标记我的座位以及前后左右相邻同学的座位）